科学出版社“十四五”普通高等教育本科规划教材

儿童作业治疗学

主　编　杨珊莉

副主编　林国徽　郭凤宜　韩　平

科 学 出 版 社

北　京

内 容 简 介

本教材系科学出版社“十四五”普通高等教育本科规划教材之一。本书系统介绍了儿童作业治疗的理论、实践模式、参考架构、实践策略与方法、评估等，以知识为目标分析案例，内容涵盖广泛且深入，旨在帮助儿童克服功能障碍，提升日常生活能力和学习表现。

本教材适合作业治疗学专业的学生、治疗师、康复医师及相关领域的研究人员阅读。同时，也适合从事特殊教育、儿童心理辅导及家长护理的人员阅读。

图书在版编目（CIP）数据

儿童作业治疗学 / 杨珊莉主编. -- 北京 : 科学出版社, 2025. 6. -- (科学出版社“十四五”普通高等教育本科规划教材). -- ISBN 978-7-03-081110-3

Ⅰ. R179; R49

中国国家版本馆 CIP 数据核字第 2025JS5719 号

责任编辑：鲍　燕 / 责任校对：刘　芳

责任印制：徐晓晨 / 封面设计：蓝正设计

科学出版社出版

北京东黄城根北街 16 号

邮政编码：100717

http://www sciencep com

固安县铭成印刷有限公司印刷

科学出版社发行　各地新华书店经销

*

2025 年 6 月第　一　版　开本：787×1092　1/16

2025 年 6 月第一次印刷　印张：23

字数：602 000

定价：145.00 元

（如有印装质量问题，我社负责调换）

《儿童作业治疗学》编委会

主　编　杨珊莉

副主编　林国徽　郭凤宜　韩　平

秘　书　严朝珊　屠金康

编　委　（按姓氏拼音排序）

郭凤宜（美国印第安纳大学医学院儿童发展中心）

韩　平（福建中医药大学）

李诗嘉（美国芝加哥西奈山医院 Chicago Mount Sinai Hospital）

廖宇君（广州医科大学附属第五医院）

林　诚（福建医科大学）

林国徽［广州市残疾人康复中心（广州博爱医院）］

林玮佳（福建中医药大学附属康复医院）

马　红（中国康复研究中心附属北京博爱医院）

屠金康（复旦大学附属中山医院闵行院区）

王文新（福建中医药大学附属人民医院）

王志灼（福建医科大学）

严朝珊（同济大学附属养志康复医院）

杨珊莉（福建中医药大学附属康复医院）

伊文超［南京医科大学第一附属医院（江苏省人民医院）］

贠瑞生（北京大学第六医院）

曾　奕（福建中医药大学）

前　言

本教材坚持“三基五性”的原则，在充分借鉴国内外临床研究和实践的基础上，融入我国本土文化以适应临床需求。

儿童发育障碍已经成为当今社会亟待解决的问题，严重影响许多孩子的身心健康、生活及学习。为了帮助这些孩子更好地成长和发展，我们编写了这本《儿童作业治疗学》教材，旨在为从事儿童发育障碍工作的治疗师、教师和家长提供实用的指导和帮助。

党的二十大报告指出“加强教材建设和管理”“加快建设高质量教育体系”。本教材融合了国内外众多儿童康复专家多年的临床经验和研究成果，系统地介绍了儿童发育障碍的基本知识、评估方法、治疗方法，并对实际案例进行分析。本书共分为二十二章，第一至四章结合理论、实践模式、参考架构、实践策略与方法，以儿童发育障碍为出发点进行课程学习；第五、六章结合实践策略与方法、评估过程与方法，以课程性质为根据注重拓展知识；第七至十五章结合运动控制、感觉统合和视知觉等，以知识为目标分析案例；第十六至十九章，结合新生儿重症监护病房、儿科重症监护病房、家庭、社区和学校，以宣传教育为载体探索不同环境。第二十至二十二章结合转衔、儿童常见疾病或障碍作业治疗特性、远程医疗，以先进技术为突破提升能力。每一章均由浅入深，包含学习目标、总结等内容，形成一个完整的教学体系。其中，依恋关系是本教材的特色，从理论、评估与诊断、干预三个层面深化并巩固。

我们希望通过对本教材的学习，能够帮助读者朋友们更好地理解儿童发育障碍的本质，掌握科学的评估和治疗方法，以帮助提高临床治疗效果。

本教材的编写遵循了以下基本原则。

1. 全面性原则：本教材涵盖了儿童发育障碍的多个方面，主要内容包括基本知识、评估方法、治疗方法及实际案例的分析，使得读者可以全面了解儿童发育障碍的治疗过程和方法。

2. 实用性原则：本教材注重理论与实践相结合，提供了大量的案例分析和实例练习，可以帮助读者更好地掌握所学内容，提高治疗技能。

3. 通俗性原则：本教材尽量避免使用过于专业的术语和复杂的理论，以通俗易懂的语言向读者传递知识和技能，使得读者能够轻松理解和应用。

然而，由于教材的篇幅限制，本教材可能无法涵盖所有的儿童发育障碍问题，只能选择一些常见的发育障碍进行介绍。另外，儿童发育障碍的研究和治疗方法不断更新和发展，本教材的内容可能无法及时更新和跟进最新的研究成果与治疗方法。

总之，本教材旨在为从事儿童发育障碍工作的治疗师、教师和家长提供实用的指导和帮助，希望他们能够更好地应对儿童发育障碍问题，促进儿童的健康成长和发展。

在此特别感谢各位编委在本书的编写过程中所付出的辛勤努力，鉴于编者水平有限，教材中难免有疏漏之处，恳请各位读者在使用过程中不吝指正。

杨珊莉

2024 年 2 月 4 日

目　　录

第一部分　理　　论

第二部分　评　　估

第三部分　实践范畴

第四部分 实践领域

第五部分 拓展

第一部分

理　论

第一章　儿童作业治疗理论

学习目标

读完本章后，读者将能够：

✓ 定义儿童作业治疗。

✓ 阐述儿童作业治疗临床实践的理论基础。

✓ 运用作业治疗在儿童领域实践。

第一节　儿童作业治疗概述

一、儿童作业治疗简介

儿童作业治疗是一项专门针对儿童和青少年发育障碍或其他功能障碍的治疗方法，其目标是促进儿童的感觉和运动功能发育，提高他们的生活自理能力和学习能力。这一治疗方法不仅关注儿童的生理健康，更重视其心理和社会适应能力的提升。通过有目的、有意义的训练、游戏和活动，儿童作业治疗能够帮助孩子们克服障碍，更好地适应社会环境，并为他们未来的成长和发展奠定坚实的基础。同时，此治疗方法还关注儿童家庭的支持和参与，强调家庭与儿童之间的互动和合作，以共同促进儿童的全面发展和成长。

儿童在日常生活中主要扮演与其他儿童互动玩耍的角色。作业治疗师在评估儿童技能时，需关注他们玩耍时的表现、在学校的表现及日常生活活动（activities of daily living，ADL）中的表现，并与同龄儿童的发展水平进行对比。此外，治疗师还会处理与儿童相关的感官、社交、行为、运动及环境问题，以帮助他们完成日常生活中的挑战性任务。儿童作业治疗旨在培养儿童的独立能力，同时强化其发育功能，包括发展社交所需的精细运动技能、感觉运动技能及视觉运动技能。

二、儿童作业治疗的过程

儿童与成人作业治疗的过程在结构上相似，均需经过作业评定、设定预期目标、制订作业治疗方案、实施作业治疗、再评定及康复转归六个阶段（图 1-1-1）。然而，在实际操作中，我们需要充分考虑儿童的年龄、生长发育水平、身体结构与功能状况、日常活动与参与能力及所处环境的特点，确保治疗方案能够适应他们的特殊需求。此外，各干预阶段之间通常是相互交织、部分重叠的，它们既可以同步进行，也可以按照一定的顺序逐步实施。这样的处理方式有助于确保治疗过程的连贯性和有效性。

作业治疗过程应包括全面收集患者作业史信息、深入分析患者作业表现及依据分析结果制订并实施个性化的干预计划。针对儿童作业治疗，应注重运用科学证据指导治疗计划，同时定期收集相关数据以评估治疗效果。作业治疗应以患者需求为核心，积极促进医患合作，让患者充分参与治疗方案的制订与实施，共同决策，以实现患者的核心治疗目标。

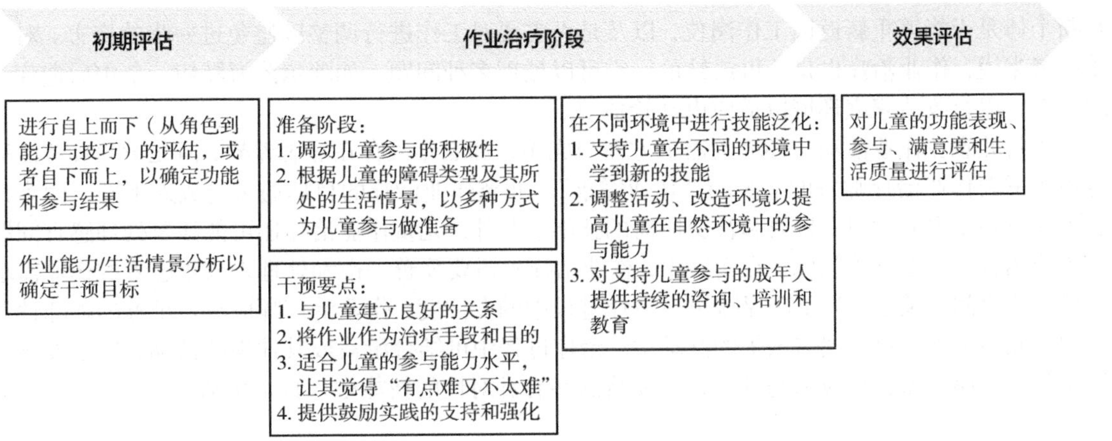

图 1-1-1　儿童作业治疗的过程

在评估和干预过程中，作业治疗师采用“以患者为中心”的实践模型和参考框架作为临床推理的基础。实践模型着重评估人、环境和作业之间的相互作用，旨在寻找一个合适的作业治疗参考框架。该参考框架为孩子的干预提供了具体的策略和技术，能确保治疗的有效性和针对性。

作业治疗师在评估过程中，可以采用自上而下的方法，深入了解孩子在日常生活中与各类人群的互动程度，以此启动评估流程。同时，也可选择自下而上的评估路径，专注于探究可能阻碍孩子功能表现和作业表现的个体因素。为确保评估的全面性，我们需综合运用多种工具和方法，如家长或教师访谈、儿童自我报告、活动观察及标准化评估工具等。这些方法各具特色，能为评估提供不同维度的信息。在评估过程中，我们还应关注环境对孩子作业表现的影响。作业治疗师需细致评估孩子的学习、玩耍及互动环境，并在自然环境中完成观察与评估工作。此外，我们还应考虑在不同环境（如家庭、学校、幼儿园和社区等）中孩子的作业表现，以便深入了解各种环境对孩子作业表现和参与度的影响。

在儿童作业治疗实践中，为了改善儿童的作业表现和参与度，我们采取一系列严谨的干预措施。首先，我们提供有针对性的干预措施，旨在提高儿童的作业能力。其次，我们提出活动调整和环境改造的建议，以适应儿童的需求，为其创造更适宜的治疗环境。此外，我们还提供咨询、辅导和教育，确保儿童在多个方面得到充分的支持。这些方法相辅相成，共同应用于儿童作业治疗实践中，以促进儿童的功能发育和作业表现的提升。

在治疗过程中，我们始终坚持以孩子为中心的原则。在可行的范围内，我们鼓励孩子参与决策，让他们在治疗目标和治疗计划的制订中发挥积极作用。为了增强孩子的参与意愿，我们设计了一系列有意义的治疗活动，并与孩子共同选择他们感兴趣的活动。这种方式使得治疗过程更具趣味性和吸引力，从而使孩子更愿意接受必要的技能挑战。通过这些干预方法的应用，我们力求为孩子创造一个充满动力的治疗环境，助力他们在作业表现方面取得显著进步。

三、儿童实践与成人实践的异同

作业治疗是一门独特的学科，其涵盖了从新生儿到老年人的各个年龄段。尽管作业治疗师能够为各年龄段的患者提供帮助，但针对儿童的作业治疗与其他领域的作业治疗在某些方面存在差异。在许多实践方面，儿童的作业治疗与成人或老人的作业治疗颇为相似。儿童作业治疗师秉承与其他领域作业治疗师相同的理念，并参与相同的干预过程。

对于受到伤害或面临障碍的成年人来说，作业治疗是一种重要的工具。作业治疗师可以协助成年人培养或增强他们所需的技能，以适应新的工作或保持现有工作。此外，他们还可以进行评估，判断个体是否能够重新返回工作岗位，以及是否需要对工作进行调整以避免进一步的伤害。对于老年患者来说，作业治疗也是不可或缺的。它可以处理多种问题，如阿尔茨海默病、卒中后遗症、预防跌倒，以及改造家庭环境以适应电动轮椅等。

尽管儿童在作业活动与环境的需求方面与成年人和老年人存在显著差异，但儿童的日常活动仍可视为需要作业治疗师协助解决的“作业需求”。儿童作业治疗的目标通常与成人不同，因为其核心关注点在于提升学习、玩耍和社交所需的技能。此外，儿童作业治疗还可能涉及处理感官问题及言语或语言发育迟缓等问题。在实践中，作业治疗师需要妥善平衡和处理未成年患者的作业需求与父母期望之间的关系。为了确保孩子在治疗过程中的专注度，作业治疗师应具备足够的趣味性和创造力，能够全身心投入到与孩子的互动中。治疗过程中可结合游戏或其他趣味活动，以激发孩子积极参与的意愿。家长也应参与其中，以便将这些有针对性的技能融入日常生活。

第二节　儿童作业能力的发展

一、儿童作业、表现技能和情景

作为自然人，天生具备学习、控制和掌握的欲望，这是他们内在的动机和能力。这种能力对于建立目标、实现身体和情感健康、提高生活质量具有关键作用。在儿童时期，这些内在动机和能力表现在多个方面，包括受教育、玩耍和休闲、社会参与、基本日常生活活动（basic activities of daily living，BADL）和工具性日常生活活动（instrumental activities of daily living，IADL）、休息和睡眠及上学。儿童和青少年在这些作业领域的发展和能力将对其成年期的作业成果、兴趣和价值观产生深远影响。因此，在儿童和青少年时期，应当重视他们的内在动机和能力，为其提供适当的发展机会，促进其全面健康成长。

知识拓展 1-2-1　作业与作业活动

作业活动对于服务对象（个人、团体或人群）的健康、身份及能力感具有至关重要的影响，且对服务对象具有特殊的价值和意义。在最新的作业治疗实践框架（OTPF-4）中，作业被定义为人们在个人生活、家庭和社区中所从事的日常活动，这些活动占用时间，并为生活带来意义和目标。作业涵盖了人们需要、想要和被期望完成的事情。

（一）表现技能

表现技能是具有功能性目的，具备可观察到的功能因素的一组能力，由运动技能、处理技能和社交互动技能共同构成。为了深入了解儿童在自然环境中的实际表现，作业治疗师需在真实环境中对儿童的表现技能进行评估和分析。在执行某项活动时，运动技能和处理技能主要体现在使用物品的行动中，而社交互动技能则主要表现在与他人的交流和互动过程中。

（1）运动技能：指的是个体在特定任务环境和自我互动中，实现有效移动和相互作用的能力。具体来说，这包括日常生活中的运动技能及在学校的运动技能等。

（2）处理技能：指的是个体在执行任务时，选择、使用工具和材料，采取必要的个人行动和步骤，并在遇到问题时及时修正表现的能力。这种能力同样可以体现为在日常生活中的处理技能及学业处理技能等方面。

（3）社交互动技能：是指在持续的社会交流过程中，个体所展现出的作业表现能力。这种能力强调的是个体在人际交往中的沟通、协作和互动能力。

（二）情景

情景是一个复杂且广泛的概念，它涉及每个服务对象——无论是个人、团体还是人群——所特有的环境因素和个体因素。这些因素在很大程度上影响着作业活动和参与者的表现。环境因素对儿童获得作业机会和作业表现的质量及满意度具有重要影响，这一点不容忽视。与此同时，个体因素同样重要，它们可能促进或阻碍儿童的作业表现。

为了使儿童能够充分、有意义地参与作业活动，作业治疗师不仅要发挥自身专业知识和技能，还需要能够舒适地融入儿童所处的独特情境中。这意味着治疗师需要深入了解儿童的生活背景、家庭状况、教育水平及个人兴趣爱好等方面。通过对这些因素的细致考察，治疗师可以更好地理解儿童的需求和挑战，从而制订出更具针对性的作业治疗方案。

此外，治疗师还需要关注环境因素对儿童作业活动的影响。例如，家庭环境的舒适度、学校设施的完善程度及社区资源的丰富程度等都可能对儿童的作业表现产生积极或消极的影响。因此，在治疗师制订治疗方案的过程中，需要将这些外部环境因素纳入考虑范围，确保治疗方案的有效性。

二、神经生理学上的发育

作业治疗师在制订作业表现指导方针时，会充分运用神经学、生理学、生物学及情感成长方面的知识。这些知识是设计干预措施的基础，其核心目标是提升作业表现。尽管个体发展的里程碑和进展因各种因素和期望的影响而有所不同，但它们仍可作为评估婴儿、儿童或青少年当前功能状况的重要指标。

在婴儿期、儿童期和青春期，个体身体结构和功能的健康发育起始于怀孕期间的宫内环境。对于孩子的身体和运动发育，应在出生后进行持续监测，以确保获得适当的营养、适宜的环境刺激，以及建立与照顾者的心理社会依恋关系。中枢神经系统的功能对于上述时期的作业参与和生活质量具有直接的影响。

中枢神经系统的发育固然受基因表达的指导，但理想的大脑发育绝非孤立存在，而是深受环境和经历的影响。这一过程发生在大脑成熟的关键时期。关键时期是大脑发育的关键阶段，此时环境刺激和作业参与对发育和学习的效果达到峰值，促使儿童在功能上适应并响应其所处的环境。在这一阶段，语言接触、感觉运动体验和刺激等要素决定了突触的形成、髓鞘的形成及神经元的活动，因此这一阶段被认为是发育关键期中最重要的阶段。在青春期早期，顶叶-颞叶和额叶皮质的突触形成也呈现出类似的模式。在 7～15 岁，人类额叶皮质的突触密度会减少 40%，这一现象被视为环境适应性反应效率和复杂性的体现。青春期不仅是大脑神经回路不断完善和成熟的时期，也是社交行为增加、对新奇事物充满好奇及情绪不稳定的阶段。在这一时期，前额叶皮质进入一个关键阶段，对决策、心理理论和复杂社会行为的调节起到关键作用，被称为执行功能时期。

思考 1-2-1

对于刚出生的婴儿，作业治疗如何开始评估干预？

思考 1-2-1 答案

在刚出生时，评估婴儿是否存在原始反射。原始反射是婴儿健康和安全所必需的自动生存反应。反射是由本体感觉、触觉和前庭神经刺激引起的可预测的运动反应。原始反射是一种自动的运动，通常是由感官因素刺激而产生的，不需要有意识地参与。这些反射从怀孕的最后三个月开始，并在出生后持续存在。原始反射通常在一岁之内就会整合。一岁后原始反射持续存在可能预示着将来作业表现会出现问题。

三、从作业科学的角度看人类发育理论和概念

儿童作为具有个性、潜力和挑战的个体，其成长过程中需要满足基本需求，如提供充足的营养摄取、稳定的住所和适当的监护人，以确保其身心健康的正常发展。一旦这些基础需求得到满足，大多数儿童便能在适当的资源和环境下，结合成人的支持，有效参与到日常生活中。作业治疗师与儿童、青少年及其相关人员进行合作，致力于在各种生活场景中提升他们的作业表现和能力。这需要家庭成员、照顾者、同龄人、学校教职工和社区组织的共同协作。作业治疗干预的核心目标在于促使儿童积极参与各类必要的、期望的和有意义的活动，从而提升他们的生活质量。最终，这将有助于促进儿童从婴儿期至青春期的健康发育和成长，并确保成年后的生活质量。

作业科学的研究成果显示，作业活动对于社会参与和人类长期健康具有积极的影响。根据作业科学理论，作业治疗师需要转变原有的发展理论视角，更加关注情景下的作业活动，并采用发育顺序和线性的方式观察儿童的发育与发展。

作业活动是一种多感官活动，需要充分运用中枢和末梢神经系统及其他身体系统。最新的神经成熟和神经可塑性研究表明，在多感觉、目标导向的活动中，大脑各区域之间会建立复杂的神经连接。因此，作业活动是塑造大脑的有力工具。

建议作业治疗师应采用整体和自上而下的观点来关注儿童作业的发展。以作业活动为中心的发展视角强调作业治疗的独特性，重点是将功能性参与作为一种手段和目的。这一过程不仅限于对发展技能的定量检测，还应延伸至对儿童在参与环境中的整体作业活动功能的定性检测。

四、儿童作业能力的发育

（一）发展理论视角

儿童发展理论致力于深入剖析儿童在童年阶段的成长与变化过程。这些理论广泛关注发展的各个方面，尤其重视社交、情感和认知领域的成长。众多理论均致力于揭示儿童的成长路径与发展机制。尽管儿童发展理论并非尽善尽美，但它们为我们提供了宝贵的机会，使我们能够更深入地了解儿童的生长、发展和变化过程。

发展理论作为思考人类成长与学习的重要框架，致力于理性地研究个人生活中有序的心理转变。此研究领域，起初主要聚焦于儿童的成长过程，但随着时间的推进，研究范围逐渐拓展至人一生的成长。发展理论的视角强调，身体能力的发展与神经发育程度及遗传因素控制的生理发育有着直接关联。例如，儿童在求学期间写作能力的提升，便与这一时期的神经生长现象相吻合。青春期阶段，孩子的身体开始进入生理上的成熟期。众多内外因素均对个体发展产生直接影响，这表明实现目标的方式具有多样性。此外，这也意味着孩子们在成长过程中可以选择不同的路径以达成各自的目标。

知识拓展 1-2-2　常见的儿童发展的主要理论

1. 弗洛伊德的心理发展理论：儿童发育发生在一系列阶段，每个阶段都有其特定的冲突和危机。在每个阶段，孩子都会遇到在发展过程中发挥重要作用的冲突。弗洛伊德相信，早期的经历在塑造心理发展中发挥了最大的作用。弗洛伊德认为，人格在 5 岁时基本上已经成形。

2. 埃里克森的心理社会发展理论：埃里克森的八阶段心理社会发展理论描述了整个生活中的成长和变化，重点关注在不同发展阶段出现的社会互动和冲突。埃里克森认为社会交往和经验起着决定性的作用，他的八阶段人类发展理论描述了从婴儿到死亡的过程。在每个阶段，人们都面临着影响后来运作和进一步发展的冲突。

3. 行为儿童发展理论：儿童发展的行为理论着重于环境互动如何影响行为，发展被认为是对奖励、惩罚、刺激和加强的反应。这个理论与其他儿童发展理论有很大不同，纯粹着重于体验如何塑造我们。从这种开发方式中产生的两种重要的学习类型是经典调节和操作调节。经典条件反射包括通过将自然发生的刺激与以前的中性刺激进行配对来学习。操作调节利用强化和惩罚来改变行为。

4. 认知发展理论：认知理论关注的是人的思维过程的发展。理论家让·皮亚杰（Jean Piaget）提出了最有影响力的认知发展理论之一。

5. 鲍尔比的依恋理论：与照顾者的早期关系在儿童发展中扮演着重要角色，并在整个生活中持续影响社会关系。鲍尔比的依恋理论认为，孩子天生就需要形成依恋。通过确保儿童得到照顾和保护，从而有助于儿童生存。

6. 社会学习理论：通过观察包括父母和同伴在内的其他人的行为，孩子们可以发展新的技能并获得新的信息。

7. 社会文化理论：父母、看护者、同龄人和整个文化都负责开发更高层次的功能。孩子能够通过与他人互动，学习并建立个人对世界的理解。

（二）游戏技巧和游戏行为的发展

儿童时期的日常活动的重要组成部分即游戏，它是儿童生长发育不可或缺的一部分。游戏不仅提供了理解与欣赏儿童作业表现的手段，同时，在发育迟滞的情况下，它也是提升作业表现的重要工具。在游戏中，儿童的感官、运动、认知和社交技能都能得到锻炼。此外，文化、社会和物理环境及时间和虚拟环境都会对儿童的游戏选择产生重大影响。游戏的性质通常是社会性和认知性的结合，因此可以将游戏行为分为社会性形态和认知性形态。

在婴儿 12 个月前的成长阶段，游戏具有探索性和社会性特点，并和他们与照顾者之间建立的关系紧密相关。探索游戏，也被称为感觉运动游戏，主要是为了享受活动本身带来的身体感觉。这类游戏强调重复动作，注重玩具引发的听觉、视觉和触觉等感官体验。婴儿通过将玩具放入口中、在空中挥舞或用手触摸玩具表面等方式，进行感知学习并从中获得快乐。

随着年龄的增长，婴儿在 2 岁左右开始从事功能性或关系性的游戏。此时，孩子开始理解玩具或物品的功能，并根据这些功能来决定自己的动作。当孩子开始使用自己的身体模仿物品的用途时，如假装喝水或梳头，标志着装扮游戏的开始。这种自我指导的行为是孩子认知发展的重要标志，进一步体现了游戏在儿童成长过程中的重要作用。

在发展过程中，游戏延伸至两大核心领域。首先，孩子学会了如何将多个动作连贯起来形成游戏流程（例如，将一个玩具置于另一个玩具之上，或将玩具并排摆放）。这种动作组合展现了孩子在游戏中追求的目标，即实现玩具间的功能匹配。其次，2 岁的孩子开始出现与现实生活相仿的行为模式，他们在进行游戏时所使用的物品大多与现实生活中的物品相似，如将娃娃放在玩具床上并盖上被子，模拟喂食填充动物玩具，或驾驶玩具车通过玩具车库。在 2 岁这个阶段，游戏仍是孩子的主要活动，他们已具备更强的注意力集中能力及整合多种动作进行游戏的能力。象征性或想象类玩具的出现，为孩子们提供了首次实践生活技能的机会。

知识拓展 1-2-3　儿童游戏模式（children's play model）

游戏被视为儿童必要和主要的作业活动。从孩子的角度来看，一个快乐的、自我选择的游戏经历被模拟为一个沙堡图表模型。在该模型中，游戏与沙堡具有相似的特征，沙堡的每个组成部分都描述了游戏情节的组成部分（图 1-2-1）。

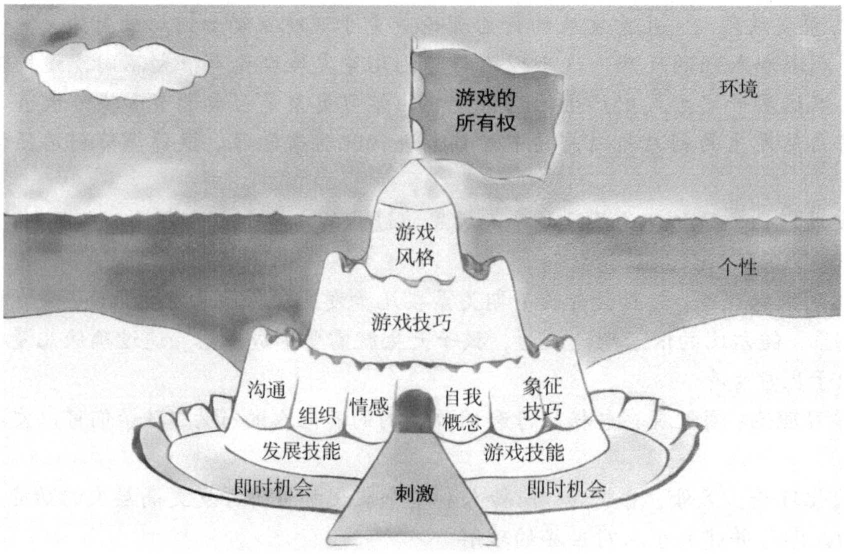

图 1-2-1　儿童游戏模式

来源：Sturgess J.A model describing play as a child-chosen activity — is this still valid in contemporary Australia?[J].Australian Occupational Therapy Journal，2003，50（2）：104-108.

该模型将健康的游戏功能视为儿童的获得感，包括身体、认知、社交、解决问题、创造力、专注力和组织能力等领域的发展。该模型认为游戏是随机发生的，因为许多因素似乎都影响游戏。游戏是由参与的人来定义的，他们选择游戏，或者按照别人的建议去游戏，或者把一种不同风格的活动（如学习）转变为游戏活动。选择沙堡模型是因为它的图案可以随意地建造，但在无数的风格中，它需要用到一些预先存在的技能，最终建成不同坚实度的、独立的沙堡。

作业治疗师面临的挑战是将游戏作为童年时期的主要作业活动，我们相信儿童是通过自发的、不受成人约束的、时间充裕的游戏来学习的。为了保持游戏的能力，作业治疗师需要运用他们丰富的解决问题的专业知识来解决诸如儿童玩耍的空间和时间限制、父母对环境存在的危险的焦虑、父母担心玩耍会占用学习时间、父母对自己的焦虑的表现技巧等问题，并结合对儿童的发育发展的考虑，以解决影响健康游戏的问题，并将游戏作为儿童的主要作业活动。作业治疗师需要对每个前来寻求帮助的儿童进行以游戏为中心的作业治疗介入，以及积极寻求更广泛的社区和政策支持。

（三）个人日常生活活动的发展

儿童的日常生活能力，是他们适应家庭和社会环境的基础要素。儿童在独立完成日常生活活动时，所展现的自我控制和自信，是他们成长过程中的重要标志。这种能力的发展，从婴儿时期便已开始，儿童通过逐步地学习和适应，逐渐掌握相关技巧。随着年龄的增长和身体发育的成熟，这些技巧会逐渐变得熟练，形成稳定的生活习惯。

提升儿童的日常生活能力，不仅有助于他们的身体发育和健康维护，更对培养儿童的独立性、责任感和解决问题的能力具有积极影响。当儿童能够独立完成更多任务时，他们会感到自豪和自信，从而更好地融入社会。

作业治疗师在促进儿童独立性方面起着关键作用。他们可以通过调整环境和使用辅助技术，为儿童或青少年提供必要的训练和支持。同时，考虑到每个家庭的文化背景和价值观，作业治疗师还需灵活调整对儿童日常生活活动和自我照顾的要求。

自出生之日起，儿童首先接触的作业活动便与日常生活息息相关，包括饮水、进食、洗澡、个人卫生、仪容整洁等。他们需学习如何照料自己的身体，如排便、排尿和保持身体清洁。随着年龄的增长，儿童在日常生活活动方面表现得越来越独立，能更好地调整自己的作息，如休息、睡眠等。同时，儿童也需学习如何在社会环境中恰当地进行日常生活活动，并养成良好的生活习惯和常规作息。这样，他们便能在家庭和社区中参与其他作业活动，如接受教育、玩耍、休闲、社交互动、共同作业、IADL 及工作等。

（四）给孩子的家务建议

有目的地引导孩子从事力所能及的家务劳动，是培养孩子独立生活能力的有效手段，同时也有助于增强他们的责任心。当孩子具备初步的指令理解能力后，我们就可以逐步赋予他们一些家庭职责。这些职责包括在协助下整理玩具、清洗餐具、将脏衣物放入洗衣篮及参与扫地等家务活动。通过在指导下实际参与家务劳动，儿童不仅能够提升自身的工作技能，还能进一步了解社会规范和文化价值观。那些参与家务劳动的孩子往往自尊心更强，更具责任感，且更能应对挫折。事实上，孩子童年时期是否参与家务劳动，是预测他们未来能否取得成功的关键因素之一。

知识拓展 1-2-4　不同年龄段可以进行的家务内容

3～4 岁：引导进行简单家务，如收拾玩具、学习叠衣服、学习摆桌子、选择要穿的衣服、丢垃圾等。

4～7 岁：家长邀请孩子一同做家务，如饭前摆好碗筷、饭后收拾餐桌、收拾书包、擦桌子、学习清洗水果蔬菜等。

6～8 岁：独立完成家务，如独立整理书包、整理穿戴、学习垃圾分类、打扫自己的房间、饭后收拾碗筷并放入水槽、独自准备好上学等。

7～9 岁：使用一些电器参与家务，提醒用电安全，如使用电饭煲煮饭、学习洗碗、学习使用微波炉、在帮助下做简单的早饭等。

8～10 岁：让孩子参与到家庭计划的制订中，鼓励孩子提出意见，如准备菜单、写采购清单、会煮饭和做简单的菜、把衣服分类放入洗衣机清洗、叠衣服、整理衣柜、家庭大扫除等。

（五）自动反应的发展

每一个刺激作用于婴儿的感觉系统，均有可能对其觉醒状态造成影响。在发展的过程中，感觉统合能力起着至关重要的作用，使婴儿能适应不断变化的环境。幼儿往往容易受到过度刺激，如水温的波动、体位的改变、听觉或视觉刺激的增强。然而，随着感觉统合能力的提升，年龄较大的孩子能够更好地应对刺激变化，通过自我调节行为来适应，如安抚行为（吮吸拇指或抱着喜欢的毯子）或兴奋行为（跳跃或唱歌）。这种自我调节过程从新生儿期便开始，并贯穿整个幼儿期。

（六）粗大动作技能在第一年的发展

粗大运动能力（gross motor skills）对儿童的生长发育至关重要。根据正常的发育进程，婴儿在 3 个月时应开始尝试翻身，6 个月时应能稳定地独坐，8 个月时应能自由爬行，10 个月时应能尝试站立，1 岁至 1 岁半时应能独立行走，而到了 2 岁时则应能自如地奔跑。

在婴儿 0～1 个月时，应通过给予多种感官刺激和触摸刺激，训练他们张开发紧的手，并尝试竖立头部。

在 2～3 个月时，婴儿应开始俯卧并尝试抬头，同时进行触摸或抓握训练。此时，家长可以辅助孩子翻身，刺激他们够取物品，促使他们的动作从不随意向随意转化。

在 4～6 个月时，婴儿应能够俯卧抬头 90°，并逐渐学会用一只手支撑自己、自由转动头部和伸出另一只手取物。家长应辅助孩子翻身，并训练他们从仰卧到侧卧、从侧卧到俯卧的连续翻身。同时，可以开始训练孩子靠坐和独立坐。

在 7～9 个月时，婴儿应能独坐一会儿，并在 9 个月时达到动作协调和稳定的独坐能力。此时，他们可以坐着吃东西并转身。此外，孩子还应学习匍匐爬行、拉栏杆站立和扶持站立等动作。家长可以鼓励孩子跳跃，并教他们踢球和打球等动作。

在 10～12 个月时，婴儿应能独自站立片刻，并逐渐学会扶着家具行走和从站立到坐下。

（七）目标的够取、抓握和放开的发展

新生儿手臂动作幅度较大，主要向身体一侧移动。在出生后前 3 个月，婴儿主要通过视觉接触物体，而非用手触碰。到了 3 个月大时，婴儿能够画出一条平滑的弧线，穿越中线，这表明其视觉和动作控制能力在逐步发展。1～2 个月大时，婴儿学会了用手滑动物体。起初，这种触摸方式并不准确，但到了 5 个月大时，婴儿的触碰准确性已显著提高。尽管如此，婴儿在抓取和够取物体时仍面临困难，可能需要多次尝试才能成功抓取远处物体。随着姿势稳定性的增强，婴儿逐渐学会了控制手臂和手的运动，并将其作为探索环境中的物体和材料的手段。6 个月大时，婴儿已经能够进行直接的单侧和双侧接触，并能平稳、准确地伸出手臂抓取目标物体。

（八）婴幼儿的社会心理、沟通和情绪调节

自我调节是指个体自主控制自身行为、情绪、思想和行动的能力。它是对冲动进行合理控制的过程，是人们日常生活中必不可少的一项技能。自我调节能力的高低，直接影响着个体的心理健康和人际关系。因此，培养自我调节能力至关重要。

婴幼儿由于尚未具备独立调节情绪的能力，需要成年人给予及时的介入和帮助。在这一阶段，爱心和耐心是关键。成年人需要密切关注婴幼儿的情绪变化，理解他们的需求，并采取适当的方法来协助他们调节情绪和行为。例如，通过拥抱、安抚、转移注意力等方式，帮助婴幼儿缓解不良情绪，让他们学会如何平复自己的情绪。

随着年龄的增长，幼儿开始逐步学习自我调节的技能。在这一过程中，实践和外部支持是不可或缺的。父母可以通过鼓励幼儿自主解决问题、适度满足他们的需求、引导他们理解他人的感受等方式，帮助幼儿逐步掌握自我调节的技能。同时，父母也要给予幼儿足够的关爱和支持，让他们在实践中不断尝试、总结经验，逐步提高自我调节能力。

自我调节能力的提高，有助于促进幼儿的身心健康发展。当幼儿能够自主控制自己的情绪和行为时，他们的自信心和适应能力也会随之增强。这不仅有助于他们在学校和社会中更好地表现自己，也有助于他们建立良好的人际关系，为未来的发展打下坚实的基础。

（九）学龄儿童和青少年的社会心理与情绪发展

儿童的神经发育性心理健康障碍是一个复杂的问题，可能在出生时就已经存在，并对儿童的认知、身体和社交发展造成深远的影响。这些障碍可能会影响儿童的大脑发育，从而影响他们的思维、感觉和行为方式。由于大脑发育在儿童早期是非常关键的，因此这种障碍可能会对儿童的发展造成长期的负面影响。

学龄儿童和青少年在情绪表达方面与儿童和成人存在显著差异。他们通常对于情绪的流露反应更为强烈，更容易经历负面情绪，并且感受到各种复杂的情绪交织在一起。这是因为青少年的大脑发育尚未完全成熟，对于情绪的处理和控制能力相对较弱。此外，学龄儿童和青少年也更容易受到同龄人和社交环境的影响，从而影响他们的情绪状态。

在某些情况下，学龄儿童和青少年也更容易爆发情绪。这可能是因为他们正在经历生理和心理上的巨大变化，同时还要应对学校、家庭和朋友之间的压力。此外，由于他们的自我调节能力相对

较弱，所以更容易表现出冲动和易怒的行为。这对于他们自己和周围的人来说都是一种挑战，需要得到及时的关注和支持。

为了帮助学龄儿童和青少年应对这些挑战，家长和教育工作者需要提供支持和指导。他们可以鼓励孩子们表达自己的情绪，帮助他们学会控制情绪的方法，并提供必要的心理支持。此外，家长和教育工作者还可以通过与孩子们建立亲密的关系，帮助他们建立自信心和培养解决问题的能力。通过这些努力，我们可以帮助学龄儿童和青少年克服神经发育性心理健康障碍，并促进他们的全面发展。

第三节　儿童作业治疗临床实践的理论基础

一、参考架构的结构：从理论到实践

作业治疗师遵循以患者为中心的实践模型和参考框架，以此来引导治疗推理。此模型注重人类作业的独特性，尤其是儿童和青少年从事的活动对他们的意义与身份的重要性。此模型为作业治疗师提供了专业术语、原则、评估和干预方法，使他们能够协助儿童和青少年重新获得或培养其角色，进而提升他们的生活满足感和整体生活质量。

在以患者为中心的实践模型的指导下，治疗师在制订干预计划时会充分考虑患者的需求和利益，确保儿童和青少年能够参与那些对他们来说重要的事情。此模型能帮助作业治疗师全面了解孩子的实际情况，包括他们的优势、面临的挑战及可实现的治疗目标。此外，此模型还鼓励治疗师在评估作业表现时，充分考虑患者所处的更广泛的环境。有时候，一些重要的障碍或促进因素可能来自患者的外部环境。因此，治疗师需对患者的整体背景进行全面考量，以确保治疗的针对性和有效性。

采用以患者为中心的实践模型，作业治疗师在评估和干预过程中能够充分考虑作业活动的独特价值，同时结合更广泛的背景或社会条件来制订干预措施。这种实践模型为作业治疗师提供了一个总体的框架和结构，确保干预活动的针对性和有效性。而参考框架则针对特定人群或条件提供了具体的干预活动或技术，使作业治疗师能够根据患者的具体情况制订个性化的治疗方案。通过这种方式，以患者为中心的实践模型和参考框架的结合，能够更好地满足患者的需求，提高治疗效果。

思考 1-3-1

作业治疗的主要目标是确保人们参与日常生活活动，提高他们的参与表现。作业治疗注重通过组织人、活动、环境或部分或全部的人来提高人的能力，以增加社会参与。因此，作业治疗模式和治疗参考框架对于作业治疗师的日常工作尤其重要。作业治疗模式和参考框架为人们提供了一种如何选择活动和产生体验的感觉。它还能描述人们活动中的问题并带来如何合理解决问题的方案。

✓　针对儿童和家庭的作业治疗干预的模式和常用治疗参考框架主要有哪些呢？

思考 1-3-1 答案

✓　作业治疗模式：

1. 人-环境-作业活动（person-environment-occupation，PEO）模式。
2. 人类作业模式（model of human occupation，MOHO）。
3. 作业活动调适（occupational adaption，OA）。
4. 人类表现生态模式（ecology of human performance，EHP）。

✓ 参考框架：
1. 感觉统合（sensory integration）。
2. 神经发育疗法（neurodevelopment treatment，NDT）。
3. 作业活动分析（occupational analysis）。

二、作业治疗关注的范畴：与儿童作业治疗临床实践相关

作业治疗主要针对的儿童群体，是由于各种原因导致身心、社会功能障碍，甚至无法以正常方式参与个人或社会生活的儿童。这些儿童可能患有发育障碍、中枢神经系统疾病、神经肌肉疾病、遗传代谢疾病或先天性疾病等。对于这些儿童，作业治疗旨在通过有针对性地训练和干预，帮助他们恢复或提高身体功能，增强自信心和适应能力，从而更好地融入社会。

根据儿童生长发育不同阶段的需求和特点，以及其所处的环境条件，作业治疗的内容需要进行相应的调整。在制订治疗方案时，必须充分考虑儿童的年龄、生理和心理发展状况，以及家庭和社会环境的影响。通过个性化的作业治疗，确保儿童能够获得最适合其生长发育需求的干预措施。大致可概括为以下几点。

（1）有助于促进儿童在粗大运动和精细运动领域的成长，以及在姿势控制、感知、感觉统合、认知、交流和社交适应等方面的全面发展。

（2）游戏和娱乐活动在儿童成长中扮演着至关重要的角色，类似于成人工作在社会中的作用。通过参与游戏和娱乐活动，儿童可以培养必要的作业技能。

（3）通过精心设计的工艺、文书和肢体活动，可以有效提升儿童的作业技能，如手部功能、读写能力等。进行书写前的准备、书写技巧和绘画等作业活动训练，有助于提高儿童的学习能力。

（4）提升儿童的日常生活活动能力，确保他们能够更好地适应日常生活需求。

（5）对辅助器具的设计、制造、应用及环境的改造进行必要的考虑和规划，以促进儿童的发展和功能恢复。

（6）进行就业前培训和就业培训，帮助儿童更好地适应社会和工作环境。

三、情景对儿童实践的影响

儿童作业治疗师在评估过程中，需细致观察情景对儿童表现的影响，并对其在自然环境中进行观察。作业治疗师需对儿童学习、游戏和互动的环境进行全面评估。为了更全面地了解儿童在不同环境中的表现，治疗师需在多种环境（如家庭、学校、幼儿园、社区）中进行评估。这样的评估有助于作业治疗师深入了解不同环境对儿童表现和参与度的影响。在评估过程中，除了观察儿童的生理需求，还需考虑其社会需求。在自然环境中进行评估，有助于更准确地判断儿童的实际表现与预期表现之间的差异。此外，作业治疗师还需关注儿童家庭环境的文化因素、资源及其价值体系。为了确保评估结果的准确性，治疗师还需考虑儿童或青少年的表现是否与环境的要求和期望相契合。例如，在以学校为基础的实践中，需关注儿童的表现是否与教育背景和课程要求相匹配。

为了确保青少年能够顺利适应未来的工作环境，作业治疗师会对其表现进行细致的考量。这一考量不仅涉及具体的工作任务，还与实际工作环境紧密相关。通过深入的任务分析和表现分析，作业治疗师能够准确识别出青少年在完成工作任务时所必需的技能，并找出其现有技能与实际需求之间的差距。此外，为了全面了解孩子的兴趣和能力，团队还会在社区和家中进行评估。因为这些信

息对于孩子未来在社区生活中的适应性和发展至关重要。

总　结

1. 儿童作业治疗是针对儿童生长发育障碍的干预措施，旨在提升运动和认知能力，促进身心发展。这有助于儿童在日常、学习、游戏和社交场合中达到最佳状态，建立积极互动关系，实现独立生活，融入社会，并为社会发展做出贡献。

2. 作业治疗师评估时采取自上而下的方式全面分析作业表现。这有助于治疗师深入理解环境、任务要求及儿童或青少年的作业优势与局限如何影响活动参与度。

3. 儿童作业治疗涉及姿势控制、手功能、移动能力、感觉统合、感知与认知、心理状况、进食能力、日常生活自理及游戏和书写等多个领域。

第二章 实践模式

学习目标

读完本章后，读者将能够：

✓ 定义 ICF-CY。
✓ 描述 ICF-CY 在儿童作业治疗中的应用。
✓ 明确发展模式的定义和在儿童作业治疗中的应用。
✓ 明确 PEO 模式的定义和在儿童作业治疗中的应用。
✓ 明确 CMOP 模式的定义和在儿童作业治疗中的应用。

第一节 ICF-CY 在儿童作业治疗中的应用

一、ICF-CY 概述

（一）ICF-CY 简介

1. 背景 发育是个动态的过程，儿童从婴幼儿时期完全依赖他人完成所有活动逐渐过渡到青春期身体、心理和社会各方面的成熟和独立。在这个过程中，孩子的功能不断发展，这有赖于在一个亲密的社会环境中与家庭中主要照顾者的持续互动。在这个发育阶段，家庭互动对孩子功能的影响比在个人生命后期的任何阶段都要大，因此要在家庭背景下去看待儿童功能的发展变化。在生命的最初 20 年中获得各种技能，物理和社会环境发挥至关重要的作用。

《国际功能、残疾和健康分类（儿童和青少年版）》（*International Classification of Functioning, Disability and Health for Children and Youth version*，ICF-CY），是针对婴幼儿、儿童和青少年的《国际功能、残疾和健康分类》（*International Classification of Functioning, Disability and Health*，ICF）的衍生版本，通过提供具体的内容和额外的细节，扩大了 ICF 的覆盖范围，包括针对婴幼儿、儿童、青少年的身体功能和结构、活动、参与和环境，可用于指导功能状态评估、目标设定、治疗计划实施和监测及结果测量。针对残疾婴幼儿、儿童和青少年的干预与康复服务是跨学科的，它需要专业人员之间使用“共同的语言”，以方便干预目标的制订和干预框架的实施。ICF-CY 使用了一种可跨学科、政府部门和国家边界应用的共同语言，促进了儿童和青少年服务、政策和研究的发展。儿童和青少年的残疾与健康状况在性质、强度、影响上的表现都与成年人不同，考虑到这些差异，ICF-CY 使用通用语言和术语，旨在记录发展中儿童的特征及其周围环境的影响，对促进他们的成长、健康和发展具有重要意义。

2. ICF-CY 的适用范围 ICF-CY 涵盖的年龄范围是从出生到 18 岁。供临床医生、教育工作者、决策者、家庭成员、消费者和研究人员来记录儿童和青少年的健康与功能特征。

3. ICF-CY 的内涵 ICF-CY 建立在 ICF 框架的基础上，说明了在环境因素和个人因素的影响下，婴幼儿、儿童和青少年的健康和与健康相关的状态，包括身体结构和功能、活动、参与和环境因素（图 2-1-1）。该框架集成了医学和社会模式，强调功能，以界定和记录婴幼儿、儿童和青少年的健康、功能与发展。ICF-CY 的目的是描述婴幼儿、儿童和青少年功能限制的性质与严重程度，并确定影响这种功能的因素。

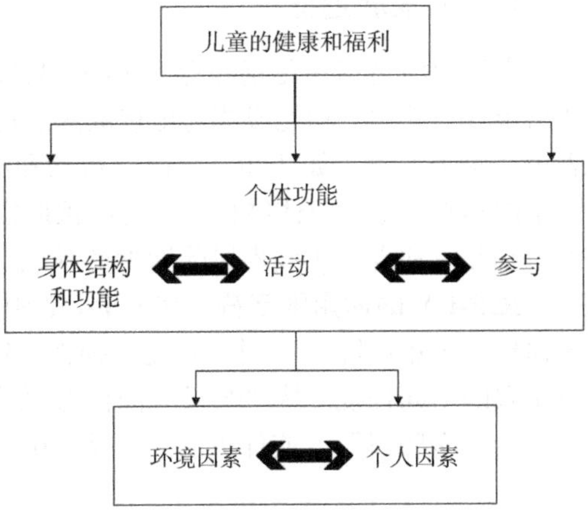

图 2-1-1 《国际功能、残疾和健康分类（儿童和青少年版）》

（二）ICF-CY 的编码系统

1. ICF-CY 的字母数字编码系统 ICF-CY 使用字母数字编码系统。字母“b”表示身体功能，“s”表示身体结构，“d”表示活动/参与，“e”表示环境因素。数字代码以章节号（一个数字）开头，后跟第二级标题（两个数字）、第三级标题和第四级标题（各一位数字）。在小数点后输入从“0=无问题”到“4=完全问题”的通用限定符，用于指定功能或活动与预期状态的不同程度。环境因素的正值代表了环境因素的促进作用，而负值则表示环境的阻碍影响，如 d115.2（中度听力困难）。

2. ICF-CY 的编码步骤

（1）定义用于编码的信息，并确定它是否与身体功能、身体结构、活动/参与或环境因素等领域有关。

（2）在与要编码的信息最接近的领域中找到章节号（4 个字符的代码）。

（3）阅读 4 个字符代码的描述，并注意与描述相关的任何注释。

（4）审查适用于代码的任何包含或排除注释，并相应地对照信息进行一一鉴定。

（5）确定要编码的信息是否与 4 个字符级别一致，或者是否应该检查 5 个或 6 个字符代码上的更详细的描述。

（6）继续到与要编码的信息最接近的代码级别。查看适用于该代码的描述和任何包含或排除说明。

（7）选择代码并审查可用的信息，以便为通用限定符分配一个值，该限定符定义了身体结构和功能、活动、参与受限的不同程度（从“0=没有损伤/困难”到“4=完全损伤/困难”），或环境障碍的不同程度（从“0=无障碍”到“4=完全障碍”），或促进因素的不同等级（从“0=无促进因素”到“4=完全促进因素”）。

（8）在第二、三和四级分配限定符的代码，如 d115.2（中度听力困难）。

（9）在信息可用的情况下，对每个功能或残疾的表现重复步骤（1）到（8）。

二、儿童的身体结构和功能发展

（一）身体结构和功能

1. 身体结构 是指身体的解剖部分，如器官、四肢及其组成部分。

2. 身体功能 是指身体各系统的生理功能和心理功能。

3. 损伤 是在身体结构或功能上的问题，作为一种相较于正常的重大的偏差或损失。在儿童和青少年时期，损伤也可能表现为在发育过程中身体功能出现的延迟或滞后。

（二）发展迟滞

发展迟滞是指在儿童和青少年中，身体结构、功能和获得与个体差异相关技能的出现时间存在滞后差异。结构、功能或能力出现的滞后可能不是永久性的，但反映了一定程度的延迟。它们可以表现在每个方面（如认知、言语、行动和沟通等），是年龄特定的，并且受到生理、心理和环境等因素的影响。这些身体结构、功能或预期发展技能的表现的变化定义了发展迟滞的概念，并往往作为识别儿童和青少年残疾风险增加的基础。

ICF-CY 的通用限定符 在 ICF-CY 中，所有领域的通用严重程度限定符包括五个级别，从“0=无损伤、困难或障碍”到“4=完全损伤、困难或障碍”。限定符定义了身体结构和功能、活动、参与受限的不同程度（从“0=没有损伤/困难”到“4=完全损伤/困难”），或环境障碍（从“0=无障碍”到“4=完全障碍”），或促进因素（从“0=无促进因素”到“4=完全促进因素”）。

三、儿童的活动和参与：从孩子对家长的依恋到游戏到社交等方面的参与互动，孩子才能获得技能

（一）活动和参与的相关定义

1. 活动和活动受限 活动是指个人执行的任务或动作。活动受限是指个人在执行活动时可能遇到的困难。

2. 参与和参与受限 参与是指参与到一种生活状况中来，代表了功能的社会视角。参与受限是指一个人在参与生活情境中可能遇到的问题。

（二）儿童的参与

由于儿童和青少年的生活状况、环境与成人有显著不同，因此 ICF-CY 的参与得到了特别关注。从与主要照顾者的依恋关系到幼儿的独自玩耍，再到社交玩耍、同伴关系和学龄儿童的学校教育，儿童的生活状况发生了巨大的变化，参与也变得更为复杂。儿童越小，照顾者或服务提供者就越有可能主导儿童的参与。家庭环境和儿童所处的其他环境是了解儿童参与不可或缺的一部分，特别是在儿童早期。幼儿与社会互动的能力会在与他人的密切关系中发展，如父母、兄弟姐妹和同龄人。社会环境在整个发展时期仍然是一个重要的因素，但环境的性质和复杂性从儿童早期到青春期都在发生变化。

参与是一个关键问题，而学前教育是儿童成长的一个共同环境，因此在这些环境中理解参与的概念变得越来越重要。参与学前教育可以预测儿童在学龄期及未来的发展、学习和幸福感。儿童的活动参与和社会互动的实践是学前教育的主要内容。有研究结果显示，学龄前儿童的参与度主要与学习和应用属于活动、参与的知识有关，但是对儿童日常功能的更广泛的视角需要进一步评估，并考虑到其他因素之间的相互影响。使用 ICF-CY 作为一种共同语言，能够促进儿童支持者之间的公开讨论，阐明不同观点和知识，并讨论决定如何在幼儿园和家庭的日常生活中对儿童开展干预和支持。

四、环　　境

环境因素被定义为人们生活和进行活动的物理、社会、态度环境。ICF-CY 中环境因素包括产品和技术，自然环境和对环境的人为改变，支持和相互关系，态度，服务、体制和政策，以及个人因素等。

（一）物理环境

物理环境包括产品和技术、自然环境等。儿童在成长过程中需要物理环境的支持，且需求随年龄的增长而发生变化。

（二）社会环境

社会环境包括政治、法治、文化、服务、体制和政策等，对人生的发展有重大影响。

（三）态度环境

态度环境包括习俗、实践、意识形态、价值观、规范、事实信仰和宗教信仰的可观察后果的态度。这些态度在各个层面影响个人行为和社会生活，从人际关系和社区联系到政治、经济和法律结构。

从医学到更广泛的生物-心理-社会-残疾模式的范式转变中，隐含的人-环境相互作用需要特别关注儿童和青少年的环境因素。环境的性质和复杂性会随着生长发育阶段的转变而发生巨大的变化。环境的变化与儿童的能力和独立性增加有关。对于幼儿来说，玩耍的同伴和主要照顾者是他们生活的主要部分；而对于学龄儿童来说，他们的日常生活环境与家庭和学校密切相关；对于年纪更长的青少年来说，社区和社会环境则逐渐变得更加多样化。环境的物质和社会因素对儿童的功能发展有重大影响，而且负面的环境因素对儿童的影响往往比对成年人的影响更大。儿童缺乏营养的食物、清洁的水及安全和卫生的环境，不仅损害健康，也损害学习能力和其他功能。因此，促进儿童健康的干预和预防工作的重点是促进良好的身体、社会和心理环境。

实训活动 2-1-1

目的：学会参照 ICF-CY 编码表进行编码。

步骤：个案 B 是一名 10 岁男孩，他在学校时无法专注于学业，很容易分心，不能保持安静，这使他的学习成绩受到影响。他在阅读和写作方面的表现处于二年级水平，还表现出难以适应同其他孩子社交的情况。

任务：为个案 B 存在的问题编码。

思考 2-1-1

如何通过 ICF-CY 架构对儿童的健康和与健康相关的状态进行全面评估？

思考 2-1-1 答案

ICF-CY 建立在 ICF 框架的基础上，说明了在环境因素和个人因素的影响下，婴幼儿、儿童、青少年的健康和与健康相关的状态，包括身体结构和功能、活动、参与和环境因素。对儿童的健康和与健康相关的状态进行评估时需全面考虑身体结构和功能、活动、参与和环境因素。首先明确儿童的个体健康和功能状况，并做好记录。根据评定结果可以明确患儿身体结构和功能的损伤、活动受限、参与受限及是否存在不利的环境因素和有利的个人因素，以此为依据制订干预和治疗计划。一般来说康复方案包括近期、远期康复目标，治疗计划的实施方案，以及家庭康复指导等。后期根据患儿的康复计划及预计目标，定期跟踪患儿的发展进步情况，定期评估。

知识拓展 2-1-1

· International Classification of Functioning，Disability and Health（Children and Youth Version）.（第一章，第四章；World Health Organization，2007 年）

· ICF-CY as a Framework for Understanding Child Engagement in Preschool.（doi：10.3389/

feduc.2018.00036）

· The International Classification of Functioning, Disability and Health and the version for children and youth as a tool in child habilitation/early childhood intervention - feasibility and usefulness as a common language and frame of reference for practice.（https://doi.org/10.3109/09638288.2010.516787）

总 结

1. ICF-CY 是针对婴幼儿、儿童和青少年的 ICF 的衍生版本。

2. ICF-CY 的目的是描述功能限制的性质和严重程度，并确定影响功能的环境因素。

3. ICF-CY 的内涵：在环境因素和个人因素的影响下，婴幼儿、儿童、青少年的健康和与健康相关的状态，包括身体结构和功能、活动、参与和环境因素。

实训活动 2-1-1 答案

✓ 这个 10 岁的男孩出现的问题包含了在身体功能组件“b”的第 1 章中的一些代码。

✓ 对于活动和参与部分，第 1、2、3、7 和 8 章适用于记录他的活动水平及满足课堂情境和学术需求的困难。

第二节 发展模式在儿童作业治疗中的应用

一、发 展 模 式

（一）发育

发育是指儿童在生物成熟和环境经验中发生的功能的连续变化，是儿童从生命开始逐渐走向成熟的自我构建和组织的过程。

（二）发展模式及理论

发展模式解释和描述了人类生物能力和环境感知之间的关系。发展理论主要关注的是儿童将发展转化为功能表现的能力，而不仅仅是发展纯粹的顺序性质。发展理论一般可分为三类：阶段特异性理论、生态学理论和习得学习理论。阶段特异性理论和生态学理论描述了不同领域的发展顺序和模式，包括运动/身体、认知、社会/情感、交流/语言和自理，该理论为治疗师提供了关于生物成熟和环境影响的参考框架。习得学习理论描述了学习及环境因素如何促进或抑制儿童的行为改变。

1. 阶段特异性理论 阶段特异性理论强调生物决定因素，此理论认为，发展涉及不同的阶段，每个阶段都有不同的行为，而一个过程的组成部分必须在整个技能获得或学习之前发生。一些理论认为，发展在自然界中更像金字塔，技能的发展必须有一个潜在的基础，金字塔底部的所有基石必须坚固并安全放置以为上层提供支撑，较高层的技能是以较低层的技能为基础的。

2. 生态学理论 生态学理论强调环境体验，此理论认为，儿童是由子系统构成的，有机体是在与环境相互作用的基础上发生变化的。儿童的发展是以儿童与环境的互动为导向的，儿童功能的心理、行为和生物方面与环境的社会、文化和物理方面之间的持续互动过程指导着儿童的发展。以动态系统理论举例，将发展视为一个开放系统，基因活动、神经活动、行为和环境（包括物理、社会和文化环境）以特定的方式相互作用，共同促进儿童的发展。这四个方面在发展过程中同样重要，因此治疗师在评估和治疗时需要考虑这些系统的所有方面。

3. 习得学习理论 在20世纪初，行为科学家基于行为主义、认知科学和神经科学领域的假设和实验研究为习得学习理论奠定了基础。习得学习理论认为行为是对环境的反应，即环境及儿童与环境的互动塑造了儿童的行为。后天技能是基于预先建立的基础创建的，也可能通过学习和技能习得发生，或者是学习和成熟的组合。

二、在儿童作业治疗中的应用

（一）在ICF-CY中运用发展理论

发展理论相对于传统理论有着更为广阔的视野，这扩宽了实践范围，也丰富了可操作的干预手段。儿童的能力可以看作是各种特定技能的综合体，治疗师专注于确定儿童的发展水平，以解决这些技能的发展。在发展理论中，运动、心理和社会发展都是相互联系、相互依存的。当治疗师看到儿童典型的发展时，他们把它描述为有序的、可预测的，然而治疗师还需要探索环境的外部因素、与护理提供者的互动、文化及儿童的生理变化。基于发展模式，治疗师可以确定儿童的缺陷和可能的影响因素，利用有关正常生长发育、解剖学、神经生理学和生活任务等方面的专业知识，制订对儿童存在的任何疾病后遗症或任何有缺陷的特定系统发展的干预计划。环境对儿童的发展起着举足轻重的作用，儿童与环境相互作用，导致儿童发展的变化，同时他们对周围环境也产生影响。发展理论与治疗师关于环境的重要性、系统的可塑性、培育在发展中的作用及参与有意义的活动以促进发展的重要性的观点是一致的。真正的发展参照体系并非具体的，而是治疗师的临床推理、对环境的操控、教学和学习理论的使用、提供额外的促进成长的经验，以及有意识地认识和探索自我的结合。在这些情况下，治疗师在正常发育序列中识别儿童所需要的关键技能，并使用治疗模式和外部因素来促进这些技能的发展。

（二）模式指导评估

作业表现的发展受到儿童个体和环境中的许多系统、变量的影响。感官、运动、认知和社交技能支持了孩子在作业活动中的表现。发展模式关注儿童如何在其发展基础的背景下从事有意义的作业，无论采用何种发展理论，目的是促进儿童学习不同水平的功能性技能。在ICF-CY参考框架中，发展理论提供了动态的理论信息，描述了儿童的发展模式和顺序，以及作业治疗师可以通过何种措施来改变环境因素，以促进儿童行为的改变。儿童的发展是一个不断变化的动态过程的一部分，并且在内部和外部环境中不断发生。利用发展模式，治疗师可以通过儿童发展的阶段、速度和时间，评估其正常发育顺序是否发生变化。

（三）发展模式作为作业治疗干预的基础

正常发育顺序的变化表明中枢神经系统功能障碍，识别有发育缺陷或显著迟缓的儿童仍然是紧要任务。发展的观点不是可单一描述的，相反地，是基于科学、哲学或实用主义观点的理论家的多个视角的综合观点。因此，作业治疗师需要站在各种观点的中心，了解不同因素如何影响作业治疗干预。实施作业治疗干预之前，必须明晰儿童发展的特点和规律，顺应和体现儿童的发展，根据发展特点设置特别的活动，并注意循序渐进以体现发展的渐进性。治疗师以发展模式作为干预基础，其目的是促进儿童学习不同水平的功能性技能，在环境中充分发挥自己的能力。

思考 2-2-1

发展模式在ICF-CY参考架构中的作用是什么？

思考 2-2-1 答案

发展模式在 ICF-CY 参考架构中的作用主要体现在以下几个方面。

1. 提供评估框架：ICF-CY 参考架构结合发展模式，帮助治疗师确定儿童在身体功能、身体结构、活动和参与等方面的发展水平。发展模式强调生物成熟和环境体验对儿童发展的影响，ICF-CY 架构中的环境因素和个人因素部分，为治疗师提供了全面评估儿童发展影响因素的框架。治疗师可以考虑家庭环境、社会文化背景、教育机会等环境因素，以及儿童的个性、兴趣等个人因素，综合分析其对儿童发展的影响。

2. 指导干预计划制订：①制订个性化干预目标：基于发展模式对儿童发展水平和影响因素的评估，ICF-CY 架构可帮助治疗师制订个性化的干预目标。②选择合适的干预方法：ICF-CY 架构中的活动和参与维度，结合发展模式中对儿童作业表现的关注，指导治疗师选择合适的干预方法。

3. 促进多系统整合：ICF-CY 架构基于生物-心理-社会模式，发展模式中的阶段特异性理论、生态学理论和习得学习理论，进一步丰富了这一模式的内涵。治疗师在实践中，可以综合考虑儿童的生物学基础、心理发展需求和社会环境支持，实现多系统的整合干预，促进儿童全面协调发展。ICF-CY 架构中的环境因素部分，使治疗师能够从动态系统的视角出发，关注儿童与环境的持续互动，及时调整干预策略，以适应儿童发展的变化和需求。

知识拓展 2-2-1

- Pediatric Occupational Therapy.（Part1，Part2; Elsevier Science Health Science div, 1993 年）
- Occupational Therapy for Children and Adolescents.（Section Ⅱ，Section Ⅲ; Elsevier Science Health Science div, 2015 年）

总　结

1. 发展理论主要关注的是儿童将发展转化为功能表现的能力，而不仅仅是发展纯粹的顺序性质。一般可分为三类：阶段特异性理论、生态学理论和习得学习理论。

2. 发展模式可作为指导儿童发展的评估和作业治疗干预的基础。

第三节　CMOP 模式在儿童作业治疗中的应用

一、CMOP 模式

（一）CMOP 模式简介

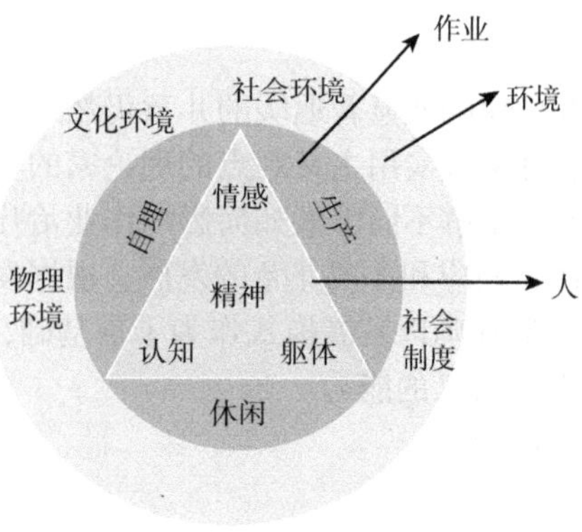

图 2-3-1　加拿大作业表现模式

加拿大作业表现模式（Canadian model of occupational performance，CMOP）是由作业表现模式（occupational performance model，OP 模式）演变而来。CMOP 模式的主要重点是作业表现，是模式中各个组成部分（人、环境和作业）之间互动的结果。人包括认知、情感、躯体、精神；作业活动范畴包括自理、生产和休闲；环境包括物理环境、社会环境、文化环境和社会制度（图 2-3-1）。

1. 人　认知、情感、躯体，这三个组成部分描述了人们用来从事作业表现任务的技能和属性。CMOP 模式是首个将“精神性”归为人的核心位置的框架，这种精神性为个体的动机和驱动力，是通过作业来塑造和表达的，是自我的本质。

2. 环境 OP 模式是二维的，没有反映作业的动态性质，环境位于人之外；而新模式将人置于社会环境背景下，作业是在一个动态的、多方位的环境的背景下完成的。环境以不同方式影响着作业和个人，这些被分为四个部分：物理环境、文化环境、社会环境和社会制度。这些资源可用于制订解决作业表现问题或可能导致作业表现困难的战略。

3. 作业 CMOP 模式将作业定义为一种由文化定义和与年龄相关的基本人类需求，有助于理解作业本身的复杂性。作业分为自理、生产和休闲。通过作业，人与环境进行互动，作业是人与环境之间的联系，也是对环境采取行动的一种措施。

（二）CMOP 模式的延伸——CMOP-E 模式

加拿大作业表现和参与模式（Canadian model of occupational performance and engagement，CMOP-E）是 CMOP 模式的进一步扩展，在原来的基础上增加了“参与”这一概念。参与也是人、作业和环境之间相互依赖的动态关系的结果。CMOP-E 模式的发展是目前以作业为基础、以客户为中心、以证据为根本的作业治疗实践所必需的。

二、在儿童作业治疗中的应用

CMOP 模式有明确的以患者为中心的实践原则，为作业治疗师提供了一种方法，以考虑残疾或疾病对特定作业表现的影响，以患者为中心的儿童发展确保儿童和家庭成员积极参与治疗过程，尊重多样性，促进伙伴关系，并分享所有参与者的知识和经验。治疗的重点是儿童或家庭成员需要或期望从事的作业活动。作为一个多层框架，CMOP 可以理清涉及儿童的多种因素，帮助梳理出儿童成长的复杂交互作用和行为，解释了儿童为参与“生活活动”需要做什么、如何利用个人优势和他们各自环境中的资源。同时，其动态性意味着模式的任何层次的干扰都会影响其他层次。该模式的性质允许在不同的年龄组和不同疾病诊断中使用，也可与其他工具结合使用，具有一定的灵活性。

在儿童作业治疗中，CMOP 模式提供了一个概念框架，治疗师以儿童的健康状态为中心，强调活动、参与及环境的影响，在实施作业治疗干预之前，需要与患者及家属进行合作，全面考虑儿童的需要，通过强化他们的身体功能，提高活动能力，并通过辅助技术和环境改造来促进儿童参与。

思考 2-3-1

CMOP 模式在儿童作业治疗中的作用?

思考 2-3-1 答案

CMOP 模式提供了一个概念框架，治疗师以儿童的健康状态为中心，强调活动、参与及环境的影响，在实施作业治疗干预之前，需要与患者及家属进行合作，全面考虑儿童的需要，通过强化他们的身体功能，提高活动能力，并通过辅助技术和环境改造来促进儿童参与。

知识拓展 2-3-1

- Feeding the infant with congenital heart disease：an occupational performance challenge.
- The Canadian model of occupational performance and engagement（CMOP-E）.
- Using the Canadian model of occupational performance in occupational therapy practice：a case study enquiry.

总 结

1. CMOP 模式的主要重点是作业表现，是模式中各个组成部分（人、环境和作业）之间互动的结果。

2. CMOP 模式有明确地以患者为中心的实践原则，为治疗师在整个作业治疗过程中有效地与患者合作提供了一个概念框架。

第四节　PEO 模式在儿童作业治疗中的应用

一、PEO 模式

（一）PEO 模式简介

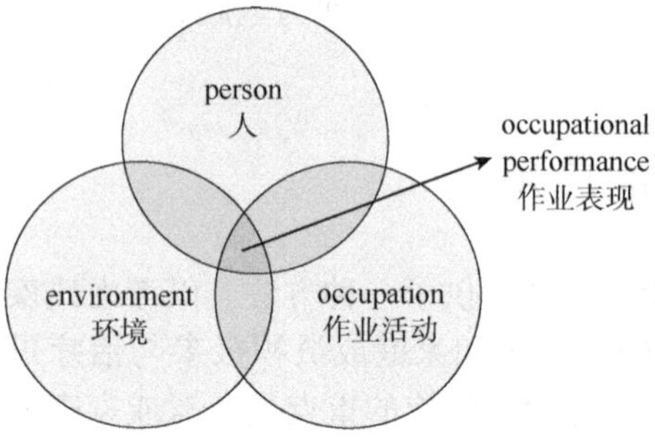

图 2-4-1　PEO 模式

1994 年，加拿大的 Law 博士对加拿大作业表现模式做出了修改，提出了人-环境-作业模式（person-environment-occupation model，PEO 模式）。该模式认为，作业表现是人、环境、作业三者相互作用的结果（图 2-4-1）。这个过程是动态的，三者相互关联，又互相影响。

1. 人　是指一系列组成人的能力及技能的部分，包括身体结构（关节活动度、肌力、心血管耐力等）、认知（思维、感知、记忆、判断、学习等）、情感（主观感受、内在经验、动机、情绪、欲望等）和精神（信仰、价值观等）。

2. 环境　人的活动和参与是在环境中进行的，环境是每个人的作业表现所处的背景，包括物理环境（建筑、温度、地形、天气等）、制度环境（法律、经济、政治等）、文化环境（习俗、庆典、态度、信仰、传统等）和社会环境（与家人、朋友、人群的关系等）。

3. 作业　是指个体生活中具有独特意义和目的的活动，是人们所做的“占据”自己的每一件事情，包括自理活动（穿衣、吃饭、梳洗、转移、购物等）、生产活动（工作、学习、家务等）、休闲活动（阅读、探访朋友、徒步旅行等）。

4. 作业表现　是人-环境-作业三者重叠的部分，与个人的满意度和功能有关，是基于个人经验的质量方面的判断。它们之间的重叠或配合越紧密，就说明它们之间的互动越和谐，更多的相容性的结果被表示为更理想的作业表现。

（二）PEO 模式的应用

PEO 模式体现了以患者为中心的实践原则，考虑到了人类功能和经验的复杂性，在一个框架内评估作业表现问题，同时也为干预方法的制订提供了基础和方向。PEO 模式蕴含的人、环境和作业元素重叠的部分越大，作业表现越好。三个元素会随时间和空间的改变而改变，作业表现也会随着人生不同阶段而改变。通过加强人、环境、作业三个元素的互动，拉近三者的距离，作业表现也会随之提高。因此，通过遵循 PEO 模式的框架，PEO 模式可以整合到实际应用中。一旦确定了作业表现的问题，治疗师可以通过评估环境条件、分析作业要素（活动、任务、时间、顺序）及患者在特定环境中与作业表现有关的要素，通过关注人与环境的关系、人与作业的关系、环境与作业的关系，共同探讨作业表现的支持因素和阻碍因素，并同患者及其支持者一起制订干预计划。通过可增加的支持和消除阻碍的措施，以达到三者的最佳配合，提高患者的作业表现。PEO 模式为作业治疗的临床实践提供了优势，丰富和扩大了作业治疗的方法。

二、在儿童作业治疗中的应用

面对一个案例时，利用PEO模式进行情况分析-评估-介入-评价/跟进，灵活调整人、环境和作业因素，实施最佳策略，后续随访以不断调整策略。PEO模式可以帮助预测各个方面随时间推移而发生的变化，因此，可以通过寻求PEO模式动态关系的最佳配合，从而保持三者的最佳配合和良好的作业表现。

在对儿童进行全面评估时，首先以PEO模式框架为基础建立一个作业表现档案，了解儿童在作业活动和例行活动中的参与程度，评估在多种环境下儿童的作业表现，以便了解不同的环境如何影响孩子的表现和参与情况。在评估的基础上，治疗师全面了解儿童存在的作业表现问题及环境的影响程度，进而探索制订使PEO模式动态关系最佳配合的策略，消除障碍因素，增加促进因素，提供儿童参与的支持（辅助技术、环境改造、家庭和学校的支持等），促进儿童最大化地参与。该模式的灵活性使治疗师能够考虑到儿童PEO模式三个元素的各种变化及在不同环境和时间三者的交互影响。作业不仅是治疗的手段，也应是治疗的目的，最大限度地提高儿童的作业表现应是PEO模式应用于儿童治疗的核心目标。

思考 2-4-1

在儿童治疗中如何应用PEO模式？

思考 2-4-1 答案

在对儿童进行全面评估时，首先以PEO模式框架为基础建立一个作业表现档案，了解儿童在作业活动和例行活动中的参与程度，评估在多种环境下儿童的作业表现，以便了解不同的环境如何影响孩子的表现和参与。在评估的基础上，治疗师全面了解儿童存在的作业表现问题及环境的影响程度，进而探索制订使PEO模式动态关系最佳配合的策略，消除障碍因素，增加促进因素，提供儿童参与的支持（辅助技术、环境改造、家庭和学校的支持等），促进儿童最大化地参与。

知识拓展 2-4-1

- Occupational Therapy for Children and Adolescents.（第二章）
- Person-Environment-Occupation Model.（第三章）
- The Person-Environment Occupation Model：a transactive approach to occupational performance.
- Application of the Person-Environment-Occupation Model：a practical tool.

总 结

1. PEO模式中，作业表现是人、环境、作业三者相互作用的结果，这个过程是动态的，三者相互关联，又互相影响。

2. 通过遵循PEO模式的框架，PEO模式可以整合到实际应用中，为作业治疗的临床实践提供了优势，丰富和扩大了作业治疗的方法。

3. 在PEO模式框架的基础上，治疗师可以对儿童进行全面的分析-评估-介入-评价，灵活调整人、环境和作业因素，实施最佳策略，后续随访以不断调整策略，寻求PEO模式动态关系的最佳配合。

第三章　参考架构

学习目标

读完本章后，读者将能够：

✓ 叙述儿童作业治疗参考架构的发展。
✓ 说明儿童作业治疗参考架构在临床实务工作中的应用情况。
✓ 叙述参考架构在儿童作业治疗应用时需要注意的事项。

第一节　儿童作业治疗理论基础

一、参考架构介绍

Louis Pasteur 曾说过“如果没有理论和参考架构，临床工作只是依照惯性而为”。作业治疗师的实务工作必须不只以实证医疗证据为基础，并且要有理论依据或参考文献。儿童作业治疗参考架构（frames of reference）反映了作业治疗在国际上长久发展以来，以理论及多元化架构作为临床实务工作的正规方法和流程。临床实务工作必须有理论依据，参考架构提供一个将理论应用到临床中的有效媒介，是作业治疗师建构临床判别的一个重要蓝图。本节使用了世界卫生组织的《国际功能、残疾和健康分类》（ICF）的词汇，并结合 ICF 来探讨儿童参与日常生活中有意义的活动。

参考架构截取一个或多个理论的部分内容，并使其变得实际且有用。它是依据一个或多个理论基础，并系统组织其知识和内容，再转化为临床实务工作可应用的一个结构。在作业治疗的服务过程中，参考架构的应用将确认及解决临床问题所需的知识组织起来。在了解参考架构在儿童作业治疗的实用性之前，对儿童发展理论先有一个基本的理解是很重要的。

在科学领域中，理论是以对现象的观察为基础的。研究者将他们所观察到的现象分类，接着运用此分类系统在事物或事件之间做预测。理论为概念、定义及理论假说的正式组合，用以预测在特定情况下行为和事件的关联。一个理论还具有其基本的前提假设。在支持儿童生长发育的专业领域当中所运用的许多理论，虽然是由不同的专业所共享，如心理、教育、医疗都使用儿童发展理论，儿童作业治疗参考架构则将这些理论专业化，使其可被作业治疗师运用。

儿童作业治疗参考架构提供一个确认相关理论的结构，根据此知识概述出作业治疗师在评估及提供干预时的指导方针。作业治疗师所有的干预，都是从全方面了解儿童与其家庭，以及他们独特的社会环境因素开始，来达到专业确实可信性，所有的评估及干预都必须有理论依据及适当的参考架构支持。

在儿童作业治疗的过程中，虽然诊断分类可以帮助作业治疗师了解儿童的神经行为发育及相关障碍，以及提供了解儿童所需的基础医疗信息，但作业治疗师最主要关注的是患者的功能表现。参考架构的理论基础引导作业治疗师适当地了解儿童与家庭的优势及限制。他们不单只是聚焦于诊断、障碍或损伤，而是提供作业治疗师建构临床判别的一个非常重要的蓝图。

参考架构包括下列组成要素：理论基础、功能和失能连续体（包含功能与失能的指标，如评估指引、有关改变的假说及临床实务工作的应用）。由 Mosey（1981，1996）所定义的“功能与失能的指标”，也被称为评估指引。“评估指引”的内容提供了适合评估个案表现的方法与工具，使评估更符合特定的参考架构。另外 Kramer、Hinojosa 和 Howe（1999）在参考架构的基本组成元素中增加了“临床实践应用”，“临床实践应用”说明了作业治疗师应该如何将参考架构运用在评估和治疗中。例如，作业治疗师可以针对一个个案的特殊情况，使用特定或多个参考架构同时考虑临床使用的情景包括物理环境及儿童当时参与评估或治疗的可能状况，对活动及治疗环境做出适当的调整。

将理论知识及参考架构应用到临床工作中对每一位治疗师都是挑战。从理论到实践是一个复杂的过程，它需要将抽象的概念转变为能够使用的程度。当选择参考架构时，作业治疗师会评估孩子与家庭的优势、能力、限制、需求、环境与目标，根据对于这些事项的全面了解，选择最适合儿童及家庭的方式来提供服务，参考架构能够帮助作业治疗师在评估及治疗儿童时，提供更系统性的临床观察与判断。

二、参考架构的结构

（一）理论基础

系统及专业的教育提供给作业治疗师一个宽广的知识基础。研读各种不同理论，是专业教育过程中一个重要的部分。理论涉及一事件如何发生、在何种情境下发生及事件之间的关联，理论发展的目的是针对事件和现象间的关系做预测和解释。理论提供了参考架构的基础。参考架构的发展可以是从一个或多种理论整合而来。如果引用了不止一个理论，理论整合的目标方向和具体内容必须有一定的一致性，或来自于共同的基本前提。

理论基础大致描绘出参考架构在宽广的作业治疗范畴中所关注的领域，通常是参考架构中最复杂抽象的部分，一个完整的参考架构必须包含恒常与动态理论的知识，恒常理论并不涉及变化是如何发生的，或变化的过程。例如，解剖学的理论说明人体及其各部分之间的关系，并不会解释身体是如何发育或成熟的，因为这些理论被认为是恒常的；在小儿医学中，典型发育里程碑理论也被认为是恒常理论，这些恒常理论描述各种特定的阶段，以及儿童在各阶段的长处和特点。

为了让恒常理论在参考架构中有其实用性，它会与动态理论一起使用。动态理论与变化有关，治疗师可以运用动态理论知识来促进一个人改变。作业治疗的最大目标强调改善个案的功能参与。因此，其临床运用需要结合恒常与动态理论基础，来解释如何促进功能性的改变。这个过程包括前提假设、概念、定义及假说。理论基础的组织架构说明了这些要素之间的关系。

（二）功能和失能连续体

功能和失能连续体能清楚指出参考架构所关注的功能领域和预测的表现。例如，治疗师可以根据理论基础中对功能的定义，结合儿童生长发育里程碑的表现，以及临床观察和评估的技巧，来判断儿童是否有功能表现上的缺失，以及在日常生活和学习中对参与的影响程度。

1. 评估指引 作业治疗的评估与功能和失能连续体的指标相关，评估指引能够系统性地提供给治疗师在评估的过程中需注意的领域，其中包括评估方法及流程，临床观察，标准化与非标准化评量工具，以及在与儿童和家庭互动或治疗中的临床思维和判断。经由评估指引，治疗师决定儿童在每一个功能和失能连续体上的落点，同时判断儿童是靠近功能端，或在功能表现领域上产生较多的困难，进而需要考虑进行治疗干预。

在临床实践工作中，并非所有的参考架构都有合适使用的标准化评估工具。然而作业治疗的参考架构中都有非标准化的评估方法，他们可能包含一组能够提供必要信息的活动或任务。作业治疗师使用标准化或非标准化的工具来了解功能参与及表现技能，并根据过程当中收集到的资料，发展出对个案有意义的干预计划及活动。例如，作业治疗师可以使用适龄且具有常模的标准化生长发育和游戏量表来收集数据，使用标准化评估工具来了解该儿童与同龄孩子的差异虽然重要，但是治疗师知道，单靠此测验数据无法提供足够的讯息来发展治疗计划，作业治疗师还可以在儿童与其朋友互动和玩耍的过程中进行观察，并判断该儿童的动作发展和游戏技能，补充标准化评量的数据，使用功能和失能的指标作为评估结果判断的指引，提供治疗师和儿童在广泛的情境中，对于功能参与及表现技能更有评估价值及干预意义的讯息。

2. 关于改变的假说 假说有两种，即理论假说与关于改变的假说。理论假说存在于参考架构的理论基础之中，叙说 2 个或更多概念之间的关系。关于改变的假说，如同功能和失能的连续体，必须与理论基础中的假说相关，其中包含人（孩子、父母和治疗师），事（治疗活动），物（评估和干预中使用的设备和物品）和情境。作业治疗师在评估和干预过程中，有技巧地创造适当的环境，使用活动分析和特定的治疗技巧，来引导功能参与的表现和达成以个案为中心的功能目标。

活动分析涉及将活动分解为影响活动在通常执行的环境中如何选择、组织和有效执行的重要因素。功能目标和表现分析是一种观察一个人从事对个人有意义的活动的方法，以确定什么支持或阻碍他们能够参与到他想要的水平。活动和功能表现分析是结构化且系统完整的，并且始终在一个人想要或需要执行的活动的背景下。

活动分析指导作业治疗师记录发生的环境背景下的关键特征，包括提示以考虑儿童和家庭的个体化、社会环境的背景、物理空间及所用工具的质量。需要了解的是，治疗师通常并非真的造成儿童改变，而是制造一个容许改变发生的环境，借由提供儿童治疗性的活动，以及家庭主动积极参与的机会，共同促进正常生长发育和学习的可能性。

关于改变的假说是参考架构中非常重要的元素，它将理论基础中所陈述的抽象概念转变为治疗师可以用来促进儿童改变所需采取的实际行动，并且提供治疗师一个使用参考架构的方向，来选择和计划评估过程及干预治疗活动。

3. 临床应用 是透过关于改变的假说所引导，它描述治疗师如何将理论付诸行动以促进儿童的改变。其中包括：成功执行参考架构所使用的特定技巧与策略，描述如何结合理论与参考架构的应用，以及将理论结合参考架构引导到临床工作的层次，并提供清楚的执行范例。

（三）儿童发展理论的基本原理

作业治疗对儿童的评估和干预是基于对正常人类发展的了解与重视，发展理论一般被视为儿童生长发育过程的顺序或发展之特质，常常采用的发展理论具有顺序性的特质，并大致倾向分为 3 种类别：线性进程、金字塔型及社会环境对儿童和家庭的影响。

1. 传统发展观点 支持线性发展进程的研究者认为，要获得或学习到一种技能，其中的先决条件是基础的元素必须先出现。这就像一条锁链当中的环节，其中每一个环节对提供整条锁链的力量来说，都是重要的组成部分。行为学派与学习理论都以此观点为基础。然而，现今对于神经科学的了解，这些理论已变得更加复杂，并且被认为儿童生长发育并非属于线性进程。有些儿童发展研究者认为，进展的本质比较属于金字塔型，他们相信儿童必须先有基本的基础技巧，以为未来的进一步高阶功能提供发展支持。

认为发展的趋势像金字塔的治疗师，倾向于关心每一层次的功能发挥，以提供较高层次技能所需的基础，照顾者系统有效的支持发展过程，能够为较复杂的发展水平提供重要的准备。在儿童作业治疗的领域中，线性进行与金字塔型的程序同属于发展理论，都试图了解神经发育进程，虽然对儿童发展真正的运用和解释两者的看法有很大的差异，却共享共同的人类发展原则。

2. 儿童发展的新观点 较现代的发展观点倾向于通过与儿童和家庭互动，来促进其日常生活的功能参与和对神经行为发展的影响力，这些不同的发展观点与作业治疗的评估方法和干预的流程可能较为一致。例如，作业治疗强调以家庭为中心，以孩子的长处为导向，以促进家庭整体生活质量为目标，强调个体化功能性发展，结合环境的动态系统理论，共同支持神经可塑性及多样性。因此，在儿童作业治疗的理念中，鼓励儿童和家庭主动参与有意义的活动，共同促进儿童神经行为发育及功能性表现的最大效能。

人类对于神经科学和儿童发展的探索与了解，是一个不断变化的过程，因此，作业治疗师需要尽可能完整地了解儿童发展的理论，具备批判性思考的精神，培养专业的临床思维，才能够有效地结合具有循证验证的方式，为家庭和社群赋能。

（四）国际功能分类系统

作业治疗在国际上整合及采纳不同的分类系统，以提供一种共通的专业沟通语言。其中包括以健康照顾体系为基础的《统一名词》（Uniform Terminology，UT），《国际疾病分类》（International Classification of Diseases，ICD），《国际功能、残疾和健康分类》（ICF）。正当国际上为作业治疗的统一名词进行第四度的修正期间，WHO 公布了 ICF，文件中所使用的词汇对许多作业治疗师而言非常熟悉，美国作业治疗协会（AOTA，2002）将统一名词更新为作业治疗实践架构：领域与过程（occupational therapy practice framework：domain and process），一般称为实践架构。

对作业治疗师而言，WHO 的 ICF 中的九个日常生活领域项目被视为有意义的参与活动，一般认为是作业治疗专业的核心基础概念。以功能参与为基础的生活追求是作业治疗的核心内容，也是儿童作业治疗在运用国际功能分类系统中非常关注的重点。作业治疗师在进行儿童评估和治疗活动时，会运用学习和知识领域的资讯来了解学生特定的学校参与技能，如专注力、执行功能、社交、情感和学习能力。当治疗师协助儿童实现日常生活常规和学习，应用情绪调节策略于活动参与时，会使用功能分类系统来进行活动分析，以支持儿童的功能参与及操作表现。

（五）儿童作业治疗常用的方法论

作业治疗拥有和各种临床工作领域相关的参考架构，每位治疗师会根据他所评估个案的个体化需求，而选择使用不同的参考架构，每一个参考架构都会论及理论，改变的过程，或治疗师促进个案改变的方法。在此，简要介绍儿童作业治疗常用的方法论。

1. 临床推理 是指了解与整合关于文化、社会、环境及个案的众多讯息之后，有效地解决临床问题的能力。临床推理是作业治疗师用以计划、引导、执行及反思个案的复杂过程。在这个过程中结合了两个概念：反思与推理，以便能够有效地服务个案。例如，作业治疗师需要对儿童有系统性及完整的生长发育评估，整合家庭的功能目标，同时考虑背景文化和社会环境的资源，运用临床推理来选择适当的参考架构。

2. 有意识性的自我使用 治疗师在评估及干预的过程中，可以将自己作为一个动力来源，来造成正向的改变，这个过程有时也会称为“治疗性的自我使用”。美国作业治疗协会将其定义为临床工作者有计划地运用自己的人格特质、洞察力及判断力，作为治疗过程的一部分。在许多情况下，有意识性的自我使用，不只是与儿童互动，更扩及家长。治疗师经常会将家长、兄弟姐妹、老师、学校成员及专业人员都纳入治疗关系中，来共同促成跨专业协作。

3. 治疗性使用活动 作业治疗师关心每一个人参与日常生活的能力，针对儿童的族群，最有效的治疗活动就是游戏。治疗性使用活动是选择最适合个案的活动，借此创造一个个案可以学习、发展技巧、表达感受的环境，并能够在活动参与之中，促进适应性的反应，以得到正面的效果。因此，作业治疗师对于活动分析与合成的了解及使用，是最基本的专业技能。儿童从游戏中学习，游戏包括感觉、动作、建构、想象、与团体社交、互动等不同类型。感觉动作游戏的特征是运用感觉处理及动作要素，建构性游戏是透过建构去创造物件来促成功能参与，想象性游戏则包含具有创造性的认知能力，团体游戏是一种互动的过程，其中提供了儿童在群体当中互动及交流的机会。

治疗师的技巧与能力，对孩童的了解，对环境的评估，以及对参考架构的认识和运用，对治疗性使用活动的效能非常重要。参考架构可以引导治疗师如何使用、调整、改变或创造活动。

4. 环境的考虑 环境涉及空间与时间因素，包含自然环境与人为改变的环境，以及辅助支持与科技。作业治疗针对环境的考虑会因人与时空的差异而有所改变，儿童作业治疗师经常考虑的环境因素可能包含家居生活中常使用的物品、学校的教具及家里或邻居饲养的宠物。

5. 教学过程 儿童作业治疗是一个教学相长的过程，其中包括与儿童的互动、对家长的科普和对于社区公共大众的专业知识传播。治疗师根据儿童的表现给予反馈，是在治疗过程中使用教学的一个例子。为了确保干预效果可以结合并且扩展到日常生活与学校常规当中，提供完整持续的专业知识传播就变得越加重要。

（六）与参考架构相关的社会和环境因素

儿童的成长发育和改变，与社会环境因素息息相关。人类发展是随着时间，以个人的生物心理特质之稳定与变化及人与环境之间的交互关系来解释的。在儿童发展的一生中，这些过程会变得越来越复杂，家庭和社会环境中的体验都会对儿童的发展有重要的影响。

当选择参考架构计划作业治疗服务时，需要考虑儿童生长发育的情境。家庭是儿童发展的第一个情景，具有多种特点，包括不同成员、信仰、社会经济条件和地位、传统及不同的生活形态。家庭动态当中，还包括不同成员的角色和兴趣组合。家庭系统依照着文化塑造儿童的意识形态，并且提供发展人际关系的机会，如同一个社会系统、连接关系及互相依赖的模式，是家庭功能的重要组成部分。同时，家庭中成员的互动关系与提供的成长机会，对儿童的发展有着重大的影响。因此，作业治疗师必须具备有效沟通与人际关系的知识和技巧，学习每一个家庭独特运作的方式，尊重家庭成员对于儿童生长发育的功能性目标，并给予正向和积极的支持。

在持续提供儿童作业治疗服务时，治疗师通常会保持和家长的联系，虽然双向沟通及互动的程度，一般是由不同的服务场所或模式所决定的，沟通的机会也可能受家长或老师的时间和合作意愿所影响。无论如何，作业治疗师应该努力与儿童的主要照顾者建立坦诚且持续的沟通，积极讨论可行的干预目标和执行方案。例如，在学校系统工作的作业治疗师，虽然通常面对的主要对象是老师，治疗师仍然会透过电话、邮件、书面文字或面对面会议等不同的方式进行双向沟通，共同讨论最优的治疗方案。作业治疗师会从家长及其他团队成员那里收集信息，定期提供家长关于儿童参与治疗的进度，儿童的治疗方案如果有所改变，也会邀请家长参与讨论，共同调整治疗方案。

作业治疗师不论应用何种参考架构，都需要学习与家庭成员相互协作，以及教导家庭成员正向教养的重要性。除了了解家庭动力之外，治疗师还需要了解自己可能对家庭成员的影响，要能够提供有价值和有效的干预，治疗师必须主动和家庭成员进行双向沟通及共同合作，并且留意不要将自己的价值观强加给家庭。治疗师必须知道家庭是如何看待治疗师这个权威角色，并且必须小心不要滥用此力量。

要能有效与家庭成员相互合作，治疗师须具备有效沟通与人际关系的知识和技巧。治疗师必须将家庭成员视为伙伴关系，每个家庭有其需求与关注的问题，在作业治疗的所有阶段中，治疗师需花时间去主动聆听家长的观点、兴趣与优先看重的事情，并且主动提供对儿童康复目标和家庭养育有价值的讯息，以相互信任的关系为基础，坦诚地讨论儿童和家庭的事项。这样的合作可让治疗师清楚了解家庭与儿童所面对的真实生活需求，也帮助治疗师知道儿童的技能和生长发育如何影响家庭动力，以更好地支持家庭养育与提高孩子的功能参与能力。

治疗师必须对儿童独特的环境及家庭文化背景有敏锐的理解，才能有效地进行作业治疗干预。专业的作业治疗师必须承认他可能并不知道所有家庭成员可能提出问题的答案，因此当需要时，会从家庭成员或其他来源取得更多的资讯，为了更好地支持儿童功能及家庭目标，参考架构的选择及干预计划可能会根据儿童技能的改变而有所调整。当干预无效时，治疗师必须检讨多个方面，失败的原因可能是参考架构或治疗方式的选择、文化因素对特殊干预需求的影响、治疗师或家庭之间不实际的期待或治疗师与家庭成员的协作与配合。在执行以家庭为中心的评估和治疗过程中，与家庭成员适时的沟通，选择符合家庭目标的参考架构及方案，共同制订具有功能性及实际可行的具体计划是非常重要的。

与参考架构相关的社会和环境因素会与各个国家的作业治疗专业发展背景、国情、文化、法规及社会资源有绝对的关系。健康照顾、学习教育成长过渡，是现今儿童作业治疗服务的主要类别。其中包括的通用设计与辅助性科技的解决原则，随着数位时代的进展，有助于发展更容易为所有学生使用的通用课程、教学方法和内容。随着数字化及电脑辅助设计的普及，同时促进了作业治疗服务提供方式的潜力，远程作业治疗的开展，也为儿童及家庭提供了多样化的服务，我们将在稍后的章节进行更深入的讨论。

第二节 参考架构范例

儿童作业治疗师使用参考架构作为将理论应用于临床实践的有效蓝图，在本节中我们将只列出在儿童作业治疗中几个常用的参考架构作为范例。

一、习得性参考架构

习得性参考架构（acquisitional frame of reference）强调使用教学过程和活动分析，以实现在环境中获得最佳表现所需的特定技能或适当行为的目标。它还强调环境的背景、功能行为和学习的技能，行为被视为受到环境的影响所做出的应对反应。人们在与环境的互动中学习新技能，因此，环境在引发适应性反应方面的作用是这个参考框架中的主要因素。

功能性表现是儿童成功参与社会环境不同的角色所必需的。例如，掌握参与日常生活活动的技能，为学龄的孩童提供入学准备的必要条件。儿童需要学习特定的技能才能在变化的环境中生存。在理想情况下，作业治疗师使用习得性参考架构，可以用标准化和非标准化的评估方法来分析活动，并了解儿童参与的细节，以确定过程中不同的元素如何干扰任务的完成。在重点观察中，治疗师确定环境当中的正向与积极的支持条件，了解孩子的能力水平是否匹配，以及孩子在参与过程当中可能会遇上困难的部分，在适当时机给予恰好的挑战及需要的支持。

由于日常生活技能与自我照顾是儿童作业治疗关注的主要领域，功能性的活动往往结合使用这种参考架构进行评估与干预。作业治疗师需要对儿童生长发育的里程碑与技能进行适当掌握，并提供内在的强化，激励孩子推广所学的技能，并且运用到日常生活与学习表现中。在干预的早期阶段，表现的质量通常不是主要关注点。为了加强目标技能的完成，儿童可能会被要求在真实和自然的环境中，在尝试和执行技能组成部分的过程中多次操作，通过反复练习来增强技能的稳定发展。

二、发展性参考架构

发展性参考架构（developmental frame of reference）表明，发展是连续的，行为主要受个人主动意识掌握和整合前几个发展阶段的程度的影响。这一观点认为人是动态的、发展的，人们的生活经历了成长和衰退的阶段，这需要个人的适应。人们以不同的速度发展，但每个发展阶段只有在前几个阶段成功完成的情况下才能正常进行。技能或生活阶段的不完整发展将影响随后的功能表现。发展参考架构包括六种适应性技能：感觉整合技能（接收、选择、组合和协调功能使用感官信息的能力），认知技能（感知、表示和组织用于思考和解决问题的感觉与动作信息的能力），二元交互技能（儿童与治疗师之间或儿童与治疗工具之间发生的双向互动技能），群体互动技能（参与各种主要群体的能力），自我识别技能（能够将自己视为一个自主的、整体的、可接受的人，随着时间的推移具有永久性和连续性）和亲密关系技能（将个人认同本质视为良好并参与长期亲密关系的能力）。

三、人类作业模式

人类作业模式（model of human occupation，MOHO）为世界上最被广泛引用的作业治疗参考架构和实践模式。它解释了人类作业如何在日常环境中被激励、模式化和执行，并且强调要了解人类的整体能力，必须了解物理和社会环境。“人类作业模式”源于 20 世纪 70 年代中期基尔霍夫纳（Gary Kielhofner）的硕士论文研究和理论实践。在人类作业模式内，人类被概念化为由三个相互关联的部分组成：

- 意志：参与作业的动机。
- 习惯：将作业参与组织成模式或例行公事的过程。
- 表现能力：作为技能基础的身心能力。

这些概念在这个模型近 30 年的发展中一直保持一致。理论上的改进已经更清晰、更准确地解释了这四个因素如何相互作用，以影响人们在日常生活中的功能参与，以及为什么当慢性疾病、损伤和环境因素中断有意义的活动参与时会出现问题。人类作业模式被设计为适用于整个生命周期，它已被应用于各种群体，如患有慢性疼痛的成年人、注意缺陷多动障碍的儿童、创伤性脑损伤患者、患有阿尔茨海默病的老年人、艾滋病患者和患有精神疾病的青少年。人类作业模式也适用于各种情境，包括医院、门诊、社区、疗养院、康复计划、各种工作场所及社区公益组织。想了解更多，请访问官方网站：https：//moho-irm.uic.edu/default.aspx。

四、游戏或玩耍的参考架构

游戏或玩耍（play and playfulness）的参考架构对于儿童生长发育至关重要，儿童可以在三个元素的参与过程中得到技能发展的体验和支持，每个元素都可以相互协调成为一个连续体。这三个元素分别是：①游戏动机的来源（从内在到外在）；②对参与及细节控制的感知（从内部到外部）；③现实过程中的暂停（从自由到非自由）。

内在动机为个人参与活动提供动力。内部控制（locus of control）是“掌控”自我行为的感觉。换句话说，在主动参与游戏的过程中，儿童可以对自己的参与和表现有所选择，并在活动期间做出适当的决定。暂停现实玩耍的自由是儿童根据自我的兴趣、喜好与长处，主动决定游戏的主题、背景及与客观环境及现实功能需求较为接近的程度。这三个元素的总结贡献是平衡的，它决定了符合年龄及个体功能的有意义的游戏活动。

此外，框架（framing），即儿童主动参与到团体或小组游戏过程当中，向同伴暗示他人应该如何遵守游戏规则，回应和对待其他同伴的能力，对于游戏的功能和社交技巧的发展都很重要。一个好的游戏参与者必须能够给出和阅读社交语言与非语言的暗示，同时对于团体和小组成员的反馈及时做出适当的回应。

游戏或玩耍的参考架构认为儿童玩耍是必要的，游戏和玩耍是儿童最重要的职能，儿童透过游戏培养及锻炼生长发育技能，包括沟通、组织、情感、自我概念和意识。游戏或玩耍的参考架构将健康的游戏功能视为儿童在身体、认知、社会、解决问题、创造力、注意力、组织等方面的发展。作业治疗师使用解决问题的专业知识，并考虑孩子的生长发育技能，以促进儿童对游戏的主动参与，并透过游戏培养适合年龄的社交情感与健康生活。

五、社会参与的参考架构

社会参与的参考框架强调情感的力量，以激励儿童和成人照顾者的社会参与。早期与父母的关系为孩子的社会发展提供了基础，因为孩子透过成人照顾者所提供的情感支持与共同情绪调节，共同创造正向与积极互动的机会，早期的生长发育的体验为儿童自己的情绪赋予意义，并根据他人和环境对他们情绪的反应来学习调节情绪状态的策略。同时，透过照顾者的反应，孩子同时调整行为，并且学习如何在未来的社交互动中调节自己和他人的情绪。在这个参考框架中，假设特殊需求儿童可能调节其生理、认知或身体状态的能力下降，因此该儿童在与照顾者及其兄弟姐妹或同伴的互动中，有可能表现出调节情绪状态困难的现象。他们有可能产生情绪调节失调，对学习任务不专心，因此可能会以更消极的方式与成年人互动。由于生活的挑战与环境的压力而中断的家庭生活，也减少了孩子参加家庭社交活动的机会。所有这些都有可能导致学习社会参与技能的机会减少，这可能导致特殊需求儿童在其他互动中更容易被拒绝，理解和促进情感参与对于激励照顾者和儿童至关重要。

社会参与是人类发展进程的一个重要组成部分，因为它可以促进或阻碍生活质量的提高。儿童和青少年报告说，与同辈、教师和成人照顾者建立积极的关系可以提高他们的安全感和归属感，并提供有利于学习和发展的氛围。与没有特殊需求的同龄儿童相比，特殊需求学童更有可能具有较低的社会地位与更大的社会孤立感。不被同辈普遍接受的学生表现出更多的心理适应反应。

此参考框架确定了影响社会功能的七个领域的功能和功能障碍的迹象，包括个体化特质、适应力、情绪调节、家庭习惯和常规、环境支持、学校的社会参与和同伴互动的环境。在评估过程中，作业治疗师首先需要完整地了解儿童个体化的技能及家庭的长处与资源，确定照顾者和教师对于功能性目标的期待，环境对该儿童的社会需求，儿童的实际参与能力和水平，以及儿童对于自己本身的感知与未来发展目标。干预措施包括照顾者、同伴和儿童，通过日常活动和结构化活动，共同协作来促进儿童的社会参与。

六、感觉统合参考架构

感觉统合（sensory integration，SI），也称为艾尔斯感觉统合®（Ayres sensory integration®，ASI®），是作业治疗的一个专业理论和参考架构，由美国南加州大学 A.J. Ayres 教授（1920～1988 年）发起。感觉统合指：

· 大脑组织参与有意义活动的感觉处理方式。

· 一种基于神经生理的理论和参考架构，为人类行为和表现的维度提供了感知动作的科学视角。

· 一种理解感觉影响发育方式的模型。

· 评估包括标准化测试、系统观察及家长或教师访谈，以确定感觉统合功能对日常生活功能和参与的影响。

· 有系统的针对个人、人群和组织的感知动作信息处理、实践和日常生活参与的干预策略。

感觉统合是建构神经发展的基础，将儿童生长发育视为依序开展的过程，并且受到个人在发展过程当中的环境和经验所影响。婴儿的早期感觉经验来自于照顾者的关爱和对环境的反馈，早期的经验会造成神经系统的处理和整合过程，这将成为往后更高级别的神经行为发展的基础。成功的早期感觉处理和动作协调经验将协助发展中的大脑产生适应性的反应，并进一步促进未来的成长。感觉统合当中强调的“恰好的挑战”及“适应性反应”，指的是治疗师在安全的环境中，透过游戏适当提供儿童探索各种不同感知觉和动作信息的机会，借此引导儿童内在的驱动力来主动参与活动，进而促使儿童调整其当下的功能程度，产生新的技巧和能力。透过持续的临床观察和推理，治疗师可以准确地评估儿童的能力与环境状态，预期儿童所需、发展程度及兴趣，有技巧地调整活动的感觉动作等级，创造出能够诱发动机、自发性的玩及成功表现的情境。这些概念的临床运用会在稍后的章节中详细描述。

大多数感觉统合研究和实践集中在有各种发育和学习困难的儿童，包括早产和高危儿、神经行为发育风险高的儿童、自闭症患儿、注意缺陷多动障碍患儿、学习障碍和发展协调障碍患儿等。系统和全面性的评估对于确定感觉处理问题是否是儿童发育的一个因素至关重要，作业治疗师如果确认是，可以使用评估指引和临床推理来和父母（老师）讨论哪种干预策略对儿童和家庭最有帮助。

艾尔斯感觉统合®（ASI®）通常安排在专门设计的治疗环境中，允许治疗师向孩子呈现特定的感官体验，随着时间的推移，复杂性逐渐增加。这种干预的特点是提供孩子一种有趣的环境，有机会参与适合年龄的游戏和技能活动，在这种氛围中，鼓励孩子主动创造活动内容，灵活地应对新的挑战，并培养信心和能力。感觉统合已经被证实是对自闭症有效的循证干预方法之一。这种干预方法和内容包括与父母、老师和照顾者进行双向沟通和协作，科普培训，优化环境，并提供包括在日常生活中适当感觉处理的系统性活动建议。感觉统合原则在组织中的应用考虑了工作场所的感觉处理需求，针对特定人群的应用则考虑了感觉处理和实践的差异，以及人群对环境的需求。

美国南加州大学感觉统合继续教育认证课程是全球唯一获得美国作业治疗协会和作业治疗专业认可的感觉统合认证课程，课程提供感觉统合的理论，评估和干预原则的专业培训，由美国南加州大学 A.J. Ayres 教授发起。Ayres 博士是作业治疗师和教育心理学家，她开发了感觉统合理论框架，一套感觉统合标准化测试，以及用于识别和支持有感觉统合挑战儿童的临床干预方式和策略。南加州大学感觉统合继续教育认证课程中提供的教材，建立在 Ayres 博士一生及她的团队持续研究发展感觉统合丰富历史的基础上。

第三节　应用参考架构时需要注意的事项

参考架构是建立于彼此相容的理论之上，并提出一套促使改变的一致做法。作业治疗师作为一位医疗专业人员必须了解临床工作领域相关的理论和参考架构，知道在做什么，为什么这样做，也需要能够向患者、观察者、跨学科团队成员和其他专业人员，尤其是家长解释其临床思维理论运用到的评估过程及干预方法，以及可能达到的效果。作业治疗过程是针对个体化的需求，结合专业知识及临床思维，为促进儿童与青少年的功能发展与跨学科团队协作，和个案及家长进行双向沟通，规划及设计可造成改变的治疗性活动。有助于发展全面性、有组织、系统性的介入方法就是适当地运用参考架构，参考架构的正确选择及适当地使用在干预计划当中，可协助治疗师清楚说明其治疗过程与活动内容的知识基础及原理架构。

作业治疗师关心及运用例行的日常活动作为其干预的焦点，由于儿童作业治疗是活动导向的，且经常运用游戏及日常生活的参与为主要的干预方法，结合特定的功能目标、参考架构，提供作业治疗师适当的科学与理论基础，来分析和解释干预过程中所使用活动的复杂度，同时帮助治疗师将理论转化为可以应用到临床的程度。

一、以实证为基础的临床工作方法

国际上的康复医疗在过去数十年间，积极推动着以循证医疗（evidence based practice，EBP）为基础的临床服务。循证医疗一般指谨慎明确，且负责任地运用当前最佳且有效的医疗证据，来决定对个别患者的照顾。如今，循证医疗已成为医疗管理、健康照护专业及临床专业教育课程非常重要的部分。

作业治疗师需要知道该问什么关键性的临床问题，以及如何运用临床思维及批判性的思考，针对患者个体化的评估过程及干预效能，来寻找及使用对患者及家庭有意义的医疗证据。由于循证医疗强调根据当前最佳的实证，关于特定的评估方法和治疗的知识，必须是一个动态且不断开展的过程，因此方法学的更新及治疗的效果必须进行完整的评估及阶段性复评。此评估可根据个别患者和家庭需求使用临床专业判断来进行，但更重要的是，需要考虑其中的差异性，针对特定族群进行更系统化的探究和临床验证。

二、参考架构的效能

作业治疗师如何了解参考架构的效能？Mosey（1996）解释并列出两种专门用于检核参考架构适当性的应用研究形式。应用科学和基础科学探索显然不同，Mosey 认为作业治疗属于应用科学，因此基础科学探索不适合用来检核参考架构的临床适用性。首先，基础科学探究的目的是发展及测验理论，虽然参考架构有其理论基础，但参考架构本身并不是理论，它是一种将理论应用于临床实践的方式。参考架构的理论基础集合自一种或多种理论的概念、定义和假说，它并不是完整的理论，更重要的是参考架构在临床应用过程中，探讨情境中的生物-心理-社会因素，进而促进功能改变机制。

参考架构的效能也可以经由系统方式来验证，如在评估及干预过程中，检验其信度（效能的一致性）、可应用性（考虑个案及家庭的差异与个体化）及特定性。特定性的原则可以同时考虑何时使用、使用的频繁程度与强度及使用时间周期。作业治疗师也需要考虑评估指引中所使用的工具，是否能够提供儿童的完整了解，让治疗师可以决定适当的治疗计划，并确定所选择的干预方法是否符合儿童及家庭的需求。评估指引中的每个工具选择，可以先行探究其适用性，经过系统性的了解及整合，透过质性与量化的两类方式，提供评估过程及干预内容的整体考量。

三、儿童作业治疗的艺术

儿童康复治疗会遇到和成人治疗不同但有趣的挑战，儿童并不是成人的缩影，必须以符合他们发展年龄并且有意义的方式来对待。和成人一样，儿童也有自己的想法和感受，虽然他们可能不会完整地表达，但仍然需要受到重视。治疗关系是治疗师和儿童之间的互动过程，其目的是有效地帮助并且促进儿童达到功能性的改变。因此，治疗师有责任和照顾者建立正向、积极的合作关系，示范适当的社交情感沟通及引导儿童参与，而且某些程度上会调整环境，提供符合儿童发育技能的活动来协助功能表现。

在任何参考架构，治疗性关系对干预过程而言，都是非常重要的。因为每个儿童都是一个独特的个体，作业治疗师可能会通过玩具、物品、游戏或治疗师本身的行动表现，来鼓励儿童及家庭的参与。治疗性地使用自己及活动不只是一种技巧，同时还结合了创造力、热忱、知识基础、选择物品的能力及运用自己让儿童感知与治疗师玩耍的乐趣。

应该有效的治疗性关系，具有许多特点，如温暖、接纳、关心、真诚、同情与同理。要具体描述一个治疗性关系通常是较抽象且困难的，因为它会因为个体化的组合，包括治疗师与儿童和家庭照顾者的不同，而具有独特性。这一部分的治疗技术培养，更加凸显了作业治疗师终身学习及持续专业发展的重要性。

四、新创参考架构的形成

在作业治疗中有系统且明确的陈述更新且原创的参考架构是一个持续进行的过程。作为一个强调艺术与科学结合且动态的专业，作业治疗的理论及参考结构的发展也会根据社会环境与人类健康的需求，而不停地改变。长久以来，知识不断增加，科技也持续进步，这不只造成社会的改变，也使得作业治疗所关心的议题跟着变化，因而发展出新兴作业治疗实践领域。

其中一个例子是在新生儿重症监护的作业治疗，科技的发展使得更多早产新生儿存活下来。早产儿有其特殊的医疗和神经发育需求，需要专门的评估与干预。因此，在这个亚专业领域内，作业治疗师针对体重过低婴儿的特定问题，调整和重新组织传统的参考架构，并以新的大脑神经科学的前沿发展为基础，发展并运用先进的评估流程与干预方法，同时整合现有的最佳医疗证据，以支持新生儿的最佳发育和家庭的整体生活质量。

总 结

随着专业发展和临床经验的积累，治疗师会更善于识别个案的需求及目标，并找出应对不同功能参与及困难的方法。初级治疗师通过对每位个案的治疗使用单一参考框架来开始理解干预过程。在治疗师对指导儿童作业治疗实践的理论感到满意之后，就可以尝试使用各种参考框架的不同方式，包括顺序使用、平行使用和组合使用。经验丰富的治疗师最终可能会制订一个新的参考框架来指导对新实践领域的干预。

一般来说，循证实践对于治疗的临床应用和专业发展至关重要。每个治疗师都应该将临床应用结果与临床推理相结合，然后验证他选择的参考框架，以确定每个参考框架的功效。基于证据的参考框架实践与其结果的基于实践的证据相结合，应该导致参考框架的主要或次要修改，以达到我们个案的预期结果。对各种格式的参考框架的研究对于作业治疗的持续发展是必要的。

第四章　实践策略与方法

学习目标

读完本章后，读者将能够：

✓ 定义从上而下及从下而上策略。
✓ 解释从上而下及从下而上的异同点。
✓ 叙述 ImPACT 项目中与家长合作的方法及五大干预策略。
✓ 说明多学科合作、学科间合作和跨学科合作模式之间的联系、区别。
✓ 叙述补偿与代偿策略的应用场景。
✓ 评价自然情景教学在孤独症儿童作业治疗中的应用。

第一节　从上而下及从下而上策略

一、从上而下及从下而上策略的历史演变

（一）从上而下策略的出现

19 世纪早期，由宗教和政治信仰所引导的道德治疗运动（moral treatment movement）在部分精神病院兴起。这场运动由于其鼓励患者参与到日常生活活动中，被认为是作业治疗的哲学根源。阿道夫·迈尔（Adolph Meyer）以时间、工作和能促进自我满足的活动三个要素为价值观建立作业的原则。作业及后来的“习惯训练”（habit training）都体现了作业治疗早期的哲学理念。社会信仰普遍认为一个人的价值观与他的工作及是否处于“游手好闲”（idle hands）的危险境地之间存在密不可分的联系。这种认知支撑同样塑造了作业治疗早期的哲学理念。这一时期可以被认为是应用改良式从上而下策略的阶段。在这一阶段中，评估或治疗主要关注于作业活动本身，而非表现技巧。

（二）从上而下到从下而上策略的转变

20 世纪初期，医学专注于治疗急重症。在第一次世界大战后，免疫学和外科实践学得到快速发展，然而经济大萧条阻碍了康复学科领域的发展。第二次世界大战后大量伤者的出现，以及随后抗生素的成功应用为康复专业的发展提供了支持性的环境。在这一时期，作业治疗更偏向于使用还原主义医学模式（reductionism medical model），即更着眼于患者躯体功能部分，而忽略了以整体观的视角看待患者的作业和活动。这一系列事件的发生促使了作业治疗经历了从上而下到从下而上策略的转变。

（三）从上而下策略的回归

20 世纪 60 年代，在社会和政治变革的国际大环境下，传统生物医学模式受到挑战。一些作业治疗师开始质疑传统生物医学模式（biomedical model）在作业治疗专业领域中的合理性。随着作业治疗师寻求各自的研究领域，不同的哲学派系开始涌现。在这一时期，治疗师们普遍使用不同的参考架构

（frame of reference）来指导治疗方案。这种以实际问题解决型途径归属于从下而上策略的类别。20世纪 70 年代，Mary Reilly 和 Elizabeth Yerxa 认为作业治疗专业需要摆脱对传统生物医学模式的依赖，并开始发展以作业为中心的治疗。由此，她们提出了一种与参考架构不同的、不需要依赖于其他学科的、明确职业认同感的全面作业治疗理论。这种以作业为中心的理念体现了从上而下策略。

二、从上而下及从下而上策略的定义

（一）从上而下策略的定义

从上而下策略（top-down strategy）从患儿的整体观出发，关注患儿在生活环境中的角色和活动参与，从而决定对患儿、患儿家属和照顾者重要及有意义的治疗性作业活动。

（二）从下而上策略的定义

从下而上策略（bottom-up strategy）关注患儿身体功能组成部分的障碍，如肌力、关节活动度、协调和平衡等，从而了解患儿的优势和局限性。这些基本身体功能障碍的恢复是实现患儿作业表现和活动的先决条件。

三、从上而下及从下而上策略使用场合和局限

（一）从上而下策略使用场合和局限

从上而下策略主要关注评估自我角色能力和意义（role competence and meaningfulness）、角色所包含的任务活动及完成任务活动所遇到的阻碍。对自我角色能力和意义的评估能让患儿和家长清晰地了解到作业治疗的目的。首先，作业治疗师应该清晰地了解到患儿疾病或损伤前所扮演的重要的和有意义的角色，疾病或损伤发生后残存功能所能扮演的角色，以及接受治疗后将能扮演的角色。对这三种角色（过去、现在和未来）的评估能让患儿及其家长看到其中的变化和进展，从而意识到接受治疗的必要性。其次，作业治疗师将理清患儿或其家长定义的角色所涵盖的特定任务活动，患者残存功能是否能满足任务活动的需求，以及残存功能无法满足活动需求的原因。这些认知能够帮助患儿或其家长更好地把患儿能力（功能的组成部分）与作业表现相连接，以及如何通过作业活动来促进功能的改善，并激发患儿参加作业治疗的积极性。运动和程序技能培训（the assessment of motor and process skills，AMPS）是一种遵循从上而下策略原则的评估工具，主要是在自然环境下评估患儿日常生活活动相关表现技能。然而，目前临床上常用的评估量表仍以基本功能评估为主，很少涉及角色、作业和参与等方面。这也进一步阻碍了从上而下策略在临床环境中的应用。

从上而下策略也与以作业为目标（occupation-as-end）的治疗理念相对应。同时，从上而下策略也与《国际功能、残疾和健康分类》（ICF）中的活动和参与部分相呼应。因为从上而下策略以整体观评估患儿，并通过作业活动来改善患儿的功能状况。这也意味着治疗周期需要得到一定的保证。由此可见，从上而下策略并不适用于在重症监护病房中的急重症患儿，如急性烧伤等。一些作业治疗的模式因其以患者为中心的理念也都归属于从上而下策略中，如 CMOP-E 和 PEO 模式。一些参考架构，如获得性参考架构（acquisitional frame of reference）和视知觉参考架构（visual perception frame of reference）也遵循从上而下策略的理念。

（二）从下而上策略使用场合和局限

从下而上策略首先评估患儿的基本功能，如肌力、肌张力、关节活动度、感觉处理等。这些基本功能是患儿完成功能活动的前提条件。从下而上理论是基于运动、认知和心理技能获得/重获将会引起日

常生活活动表现改善的假设。从下而上理论与以作业为方法（occupation-as-means）的治疗理念相同，同时与ICF中的身体结构和功能相呼应。从下而上的评估通常在人为的、标准化的环境下进行，脱离了患儿的日常生活环境，如第二版Peabody运动发育量表。与从上而下策略不同的是，从下而上策略更适用于急重症患儿，因为它首先解决了疾病或损伤造成的躯体障碍。但由于其没有把患儿作为一个整体来对待，忽略了社会和心理因素的作用，所以从长远角度来看，其临床康复效果或满意度会有所下降。

四、从上而下策略和从下而上策略的异同

从上而下策略或从下而上策略都是作业治疗师所必须掌握的，并根据不同的工作情景合理地选择某一策略进行评估和干预措施的指导。由于作业治疗的核心理念是以患儿为中心，以作业为基本的治疗方法，所以从上而下策略更加贴合作业治疗的本质，也更被多数作业治疗师所采用。表4-1-1对从上而下策略和从下而上策略的区别进行了总结。

表 4-1-1　从上而下策略和从下而上策略的比较

	从上而下策略	从下而上策略
治疗性原则	代偿型（compensatory）	复原型（restorative）
预期结果	最大化现有技能，并对活动做出适应性调整让患者独立地参与到活动中	重获作业活动参与所必需的技能
干预途径	解决功能表现，治疗目标旨在解决现有功能障碍水平作业活动的参与	解决障碍发生的原因，治疗目标旨在解决躯体障碍并改善功能技巧
模型/理论或参考性架构举例	√ 加拿大作业表现和参与模式（CMOP-E） √ 人类作业模式（MOHO） √ 作业行为（occupational behavior） √ 人-环境-作业（PEO）模式 √ 作业适应模式（OAM）	√ 生物力学（biomechanics） √ 感觉统合（SI） √ 神经发育疗法（NDT） √ Brunnstrom运动疗法 √ 本体感觉神经肌肉促进技术（PNF） √ 运动控制（motor control）
优势	√ 与作业治疗专业的哲学理念相一致 √ 给作业治疗师提供专业领域的相关知识 √ 在生活环境中以整体观看待个体 √ 明确患儿的作业功能障碍而非疾病/损伤情况 √ 展现专业自主权 √ 与ICF中的活动和参与相匹配 √ 强调适应性调整、代偿、预防、融入和技能获得	√ 适用于多数患儿，即使对有认知、言语障碍或者缺乏家长支持的患儿也能很好地应用 √ 与传统生物医学模式相兼容，更容易被同行所接受 √ 对短期需要及时解决的功能障碍的治疗效果好，如骨折/烧伤/创伤性脑损伤 √ 与ICF中的身体结构和功能相匹配 √ 强调疾病或损伤的复原，以问题解决为导向
局限性	√ 以患儿优势为导向 √ 强调作业为目标 √ 以理解患儿的故事为导向，以及有越来越多的证据证实其有效性 √ 适用于社区环境或长期治疗环境中 √ 缺乏足够的评估和实践工具 √ 缺乏可信及有效的手段评估其结果 √ 耗时长 √ 一些有文化或宗教信仰，语言不通，或有认知障碍的患儿难以沟通和配合 √ 需要对一些晦涩的概念进行解释，如作业表现、角色、参与、目标等	√ 以障碍为导向 √ 强调作业为方法 √ 以应用科学探究为指导，为临床应用服务 √ 适用于急重症卫生健康医院/诊所/机构 √ 参考架构是在其他学科理念的基础上发展而来的 √ 实证研究尚缺乏 √ 弱化环境的影响（以去环境化的模式提供服务） √ 很少以患儿为中心提供相关服务

Weinstock-Zlotnick G, Hinojosa J. Bottom-up or top-down evaluation: is one better than the other?. Am J Occup Ther. 2004; 58(5): 594-599.

第二节 以家庭为中心策略

一、交流策略

（一）言语交流

不论患儿是否具有进行语言交流（verbal communication）的能力，治疗师的语言交流是治疗性关系中的一个重要组成部分。言语交流是指个体使用语言符号（字母和音素）进行交流，是人际交往的基本形式。与患儿或家长进行有效的交流需要治疗师在交流中做到以下几点：①交流时声音清晰洪亮；②交流时内容言简意赅；③交流时情绪和语气让接受者感到舒服；④交流时充满自信；⑤交流时话语体现专业性、尊重和技巧性；⑥交流时注意说话的密度。

（二）非言语交流

非言语交流（non-verbal communication）是人际交往中一种不使用语言而进行的信息传递过程，包括使用音调、面部表情、手势、身体姿势和动作等。非言语交流能够给接受者传达一种难以用言语表达的思想或情感。不论患儿是否具有进行非言语交流的能力，治疗师首先需要意识到自身有意识或无意识的非言语交流。当治疗师在进行多项任务时，一些非语言的交流可能就会被忽视，但会对关系的建立和维持产生消极的影响，如治疗师在治疗时与他人进行交流，缺乏与患儿的眼神交流。

（三）单向和双向沟通

单向沟通（unidirectional communication）是指沟通过程中完全由治疗师引导，患儿只是信息交流的被动接收者，并不对沟通交流做出任何反应。相反，双向沟通（bidirectional communication）是指治疗师与患儿之间形成交互式的沟通交流关系，至少治疗师能够感受到患儿对交流做出了一些即使是微弱的反应。在不同的临床环境下，单向沟通与双向沟通都有可能发生，并根据不同的情景各有其优劣势。作业治疗师需要根据现有环境，结合自己的临床思维判断使用何种沟通方式对患儿的治疗效果达到最优化。

（四）治疗性倾听

治疗性倾听（therapeutic listening）是建立、维持和延续治疗性关系的基石。治疗性倾听通过患儿或其家长的叙述获得信息，同时需要让患儿或其家长感受到他们的故事被理解。治疗性倾听包括共情性倾听（empathic listening）、引导式倾听（guided listening）、言语提示和声音（verbal prompts and sounds）及信息富集化提问（enrichment questions）。每一种治疗性倾听方式在某一特定的环境下都能发挥其独特的作用。

（五）寻求并给予反馈

从患儿或其家长那寻求反馈需要治疗师以一种包容性的态度接纳正向和负向的反馈，治疗师向患儿或其家长寻求反馈应该是关于治疗过程或治疗师的沟通方式等方面，目的是改进以后的治疗效果。在寻求反馈的时候，治疗师同时也需要给予患儿或其家长结构化的、明确的和具有建设性的反馈。通过给予反馈，治疗师可以让患儿及其家长感受到其临床思维，减轻焦虑情绪。

通过本节内容的介绍，治疗师可以更清晰地了解到如何运用交流策略与患儿家庭进行沟通，并建立和维持良好的治疗关系。

二、家庭计划：将治疗融入日常生活

有证据表明让患儿参与到有意义的作业治疗活动中能够有效地改善患儿的身体功能和生活质量。患儿及其家长需意识到作业治疗是一个长期的过程，每天仅仅依靠作业治疗师在医院或机构场所进行几小时的训练是远远不够的。因此将作业治疗融入患儿及其家庭的日常生活中具有十分重要的意义。家长陪伴在患儿身边的时间是最长的，而且患儿对家长的依赖感和信任感最强，这有利于家长不受时间和空间的限制对患儿实施一对一的训练。但需要注意的是，治疗师应让家长认识到家庭训练的重要性，教给家长正确的训练方法，确保家长掌握治疗要领，以免使用错误的训练方法导致患儿功能障碍程度加重；同时积极关注家长的心理状态，鼓励家长树立信心，持之以恒，督促家长认真完成家庭训练计划并及时与治疗师沟通训练中的变化，以便调整训练计划。例如，治疗师或家长可以在脑瘫患儿起床时教患儿穿脱鞋袜和更衣训练，在早餐时间教患儿患手握勺进食及双手持杯饮水动作等。

三、让家长成为孩子沟通训练的老师

（一）让家长成为孩子沟通训练的老师干预法综述

让家长成为孩子沟通训练的老师（improving parents as communication teachers，ImPACT）项目是由 Brooke Ingersoll 和 Anna Dvortcsak 创办，具有循证医学依据的家长介导式干预策略（parent-mediated interventions，PMI）。它归属于自然发展行为干预（naturalistic developmental behavioral interventions，NDBI）的类别，旨在通过互动式和直接教导的方法（interactive and directive teaching techniques）为家长提供培训，促进孤独症谱系障碍（autism spectrum disorders，ASD）和社会交流迟缓（social communication delay）孩子的社会参与（social engagement）、交流（communication）、模仿（imitation）和游戏技能（play skills）培养。交互式教导技术通过跟随孩子的引导（following child's lead）、模仿孩子（imitation the child）、充满活力（use animation）、示范与扩展语言（model and expand language）、玩耍性阻止（playful obstruction）、平衡性话语转换（balanced turns）和交流式诱导（communicative temptation）的方法提高孩子与父母或其他人的互动和参与程度。直接式教学方法建立于交互式教学方法的基础上，通过提示（prompt）和加强（reinforcement）促进儿童语言、模仿和游戏技能的提升。ImPACT 项目已经被证实能够对孩童的语言技能产生积极的影响，并且该积极影响的程度与家长对该项目具体实施的保真度有关。Ingersoll 和 Wainer（2013）使用 ImPACT 培训了 8 名家长。为了测试家长和孩子的进展，研究者录制了一个孩子玩耍 10 分钟的视频作为基线参考。评估指标为孩子发出符合年龄的语言（如两个字的词语或句子的表达）的频率。研究结果表明在 12 周的干预和一个月的随访后，孩子的语言与交流技能得到明显提高。此外，在这个过程中家长照顾孩子的压力也会相应地减少。Stadnick 等（2015）也通过比较参与和没参与 ImPACT 组 30 个 ASD 患儿的交流技能得出相似的结论。一项单被试多基线研究表明每周两小时低强度的、由治疗师实施 ImPACT 项目能够明显改善 ASD 孩童的社会参与、语言和玩耍技能。近几年，由于新冠病毒的影响，研究者及临床工作者们都在积极地探索远程康复医疗模式。ImPACT 项目也被研究证实可以通过远程的方式进行。尽管尚无研究证实线上的项目与线下的项目相比有相同的效果，但随着高新科技的发展和电子设备的普及，远程医疗由于其具有打破时间和空间限制的优势逐渐被大众所接受。研究者通过对比两种形式的线上项目模式，即由治疗师辅助的（家长在进行干预时接受治疗师的线上指导）和由家长自我引导的（家长独立地参与到线上项目中），发现由治疗师辅助的比由家长自我引导的线上模式产生的效果更好，如家长对治疗的实施情况和孩子的表现情况。由此可见，如果完全以线上的模式开展 ImPACT 项目，治疗师的辅助是必要的，因为治疗师可以帮助家长准确地了解项目的关键点并在实施中得到实时的反馈。

（二）与家长合作的方法

1. 建立信任与尊重（build trust and respect） 是与家长形成有效的治疗性合作关系的首要步骤。治疗师可以通过用同理心感受家长的心理，拉近与他们的距离，但同时不能跨越专业界限；通过询问开放性问题，认真地倾听（如眼神交流、点头、回复“嗯嗯”等）和思考家长所说的关键点，鼓励家长自由地交谈所存在的问题。家长在交谈中可能会表露出内疚、伤心、沮丧和由于患儿问题所致的高度精神压力等情绪，作为一名作业治疗师，我们需要共情式地进行倾听，并不时地给予言语和非言语方面的安慰与鼓励。在治疗性关系的建立和发展过程中，家长可能会把治疗师当作知己，分享一些个人方面的问题和困惑，如婚姻问题、精神问题等，这时治疗师需要很好地把握住自己的专业界限，让家长知道这些个人问题超出了治疗的范畴，如果需要的话，可以推荐家长到相关专业人士处进行咨询。

2. 制订共同的治疗目标（develop shared goals for intervention） 为了让家长更好地参与到治疗计划中，我们需要与家长进行合作共同制订双方一致同意的治疗目标。治疗师需要以一种具象化的形式帮助家长清晰明白目标制订的原则，从而能与治疗师对治疗目标的解读保持一致。治疗目标的制订要遵循“SMART”原则，即具体的（specific）、可测量的（measurable）、可实现的（achievable/attainable）、实际的/与需求相关的（realistic/relevant）和具有时限性（time-bound），从而更好地与家长进行合作，明确患儿和家长的治疗需求，并共同制订治疗目标。

3. 承认家长与治疗师同为专家和共同决策（recognize shared expertise and decision marking） 与家长进行合作实现了由传统以治疗师为专家的模式向以家长和治疗师同为专家模式的转变。家长和治疗师同为专家即治疗师为治疗干预领域的专家，家长为他们孩子方面的专家。治疗师的职责在于教导家长一些治疗策略，以便他们能够在家中为孩子提供治疗。家长的职责在于思考如何把学到的治疗策略融入孩子的日常生活中。治疗师需要认可家长是孩子方面的专家，并且鼓励家长扮演一个主动的角色，积极地参与到治疗计划中。

4. 具备文化回应性（Be culturally responsive） 与家长进行合作与家长的信念、价值观和文化相关，文化能够影响一个家庭的结构、角色、交流方式，以及家庭对孩子问题的观念、亲子互动的程度、对孩子独立性的期望和对孩子的管教。治疗师应意识到自己的文化信仰也会影响其专业的判断，因此在进行治疗中应尽量避免或减少其所带来的影响。

5. 采取以优势为导向的措施（use a strength-based approach） 采取以优势为导向的措施能够帮助患儿和家长实现治疗的最大效益。家长在与孩子互动的过程中，常常会感到挫败，因此对家长进行积极的鼓励和支持能够缓解家长的精神压力，并促使家长以积极的态度参与到治疗过程中。再者，治疗师在对患儿进行治疗时，也可运用以优势为导向的措施，关注患儿现在能够实现的技能及下一步需要学习的技能。

6. 参与合作式问题解决型途径（engage in collaborative problem solving） 是给予家长解决问题的支持，而不是直接地帮助家长解决问题。作业治疗师需要帮助家长认识到问题出现前潜在的障碍和挑战，以便家长在实践中能够提前预判问题的产生，并做出相应的计划安排。在问题出现时，治疗师在给出自己的专业建议前，应该首先询问家长可能的解决方案，这样有助于调动家长的主动参与。

（三）ImPACT 干预法五大策略

ImPACT 干预法五大策略用其各自的英文首字母组成的缩写 F.A.C.T.S.代表。如图 4-2-1 所示，五大干预策略之间都存在相互关联。每一种干预策略都有其各自的技巧，以实现其干预目的。这些干预技巧都是基于具有循证依据的自然发展行为干预技术。下面就各个干预策略的技巧展开叙述。

1. 专注于儿童（focus on your child）　干预策略旨在通过父母对孩子兴趣爱好和行为模式的敏锐观察，促进孩子的活动参与。具体的技巧包括跟随孩子的引导和模仿孩子。跟随孩子的引导具体来说就是父母需要以孩子的兴趣爱好为中心，并以一种有意义的方式对孩子的行为做出回应。例如，父母可以选择孩子感兴趣的游戏与孩子进行互动，并在孩子尝试交流时，积极地给予回应。这项技巧被自然行为干预广泛地应用，并已被证实对提高孩子的社会参与和治疗积极性有效果。要求父母模仿孩子的发音、姿势、身体动作和对物品的动作。研究表明这一技巧能够提高孩子的社会参与、反应性及共同注意能力。

2. 调整沟通方式（adjust your communication）　干预策略旨在通过强调父母与孩子的情感作用，以及注意匹配与孩子沟通交流的水平，从而提高孩子的社会参与，以及言语和非言语的交流能力。具体的技巧包括充满活力和示范与扩展语言。充满活力需要父母通过夸大自身的姿势动作、面部表情和语言语调等增强孩子沟通交流的兴趣和展现一些非语言的沟通。示范与扩展语言需要父母使用各种间接的语言刺激技巧，如叙述性交谈和话题的扩展等，来提高孩子的关注度。研究证实这些技巧能够有效地提高孩子语言技能的速率和复杂性。

3. 创造机会（create opportunities）　旨在通过在日常生活中创造各种功能性交流的机会，提高父母与孩子交互式的交流，以及孩子交流的关注度。具体的技巧包括玩耍性阻止、平衡性话语转换和交流式诱导。玩耍性阻止教导父母通过开玩笑的方式打断孩子的活动，以增加孩子与父母的互动性，鼓励孩子提出要求和抗议，从而获得孩子的关注。平衡性话语转换是指父母通过在不同话语角色之间抉择转换，以促进与孩子的互动程度，并为孩子提出需求提供了机会。交流式诱导旨在通过父母使用各种沟通诱惑，如把玩具放在孩子够不着的地方、破坏孩子正在玩的玩具等，激发孩子的交流欲望。

4. 教导新技能（teach new skills）　旨在通过教导父母在自然环境下使用提示（prompting）、消退（fading）、形成（shaping）和强化（reinforcement）来诱导出特定的交流行为、语言结构、模仿和游戏行为，从而帮助孩子熟练使用新的社交技能。这个策略的实施建立在其他策略使用的基础之上，如父母通过关注孩子的兴趣点，创造出交流的机会，然后才能使用一系列的技巧来增强孩子的社会交流能力。

5. 塑造互动（shape the interaction）　主要是教导父母如何综合使用所有的策略，包括在不同情景下不同策略使用的侧重点，如何在与孩子互动中根据需要进行不同策略之间的灵活转换，以及如何在社区环境中使用这些策略。

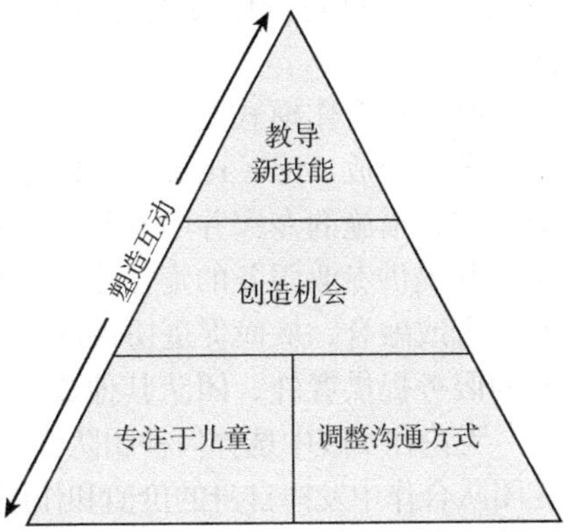

图 4-2-1　ImPACT 干预法五大策略相互关系金字塔图

Ingersoll B, Dvortcsak A. Teaching Social Communication to Children with Autism & Other Developmental Delay:The Project ImPACT Manual for Parents. New York, NY: Guilford Press. 2019.

第三节　团　　队

团队合作（team work）在儿童康复治疗中发挥着重要的作用。在对儿童进行评估和治疗方案的制订和实施时，作业治疗师通常与其他专业领域的人员进行合作，从不同专业的角度对患儿的病例进行探讨。团队合作的方法是指把拥有共同目标的、相互配合的，并且专业互补的专业人员聚集在一起共同商讨制订评估和治疗方案。多学科合作（multidisciplinary）、学科间合作（interdisciplinary）和跨学科合作（transdisciplinary）是在儿童康复领域中常见的三种团队合作模式。这三种团队合作模式之间的区别在于：①团队成员之间配合或合作的程度不同；②团队成员之间对自我角色的贡献程度不同；③团队成员之间的组织结构和操作程序不同。表 4-3-1 列举了三种团队合作模式的不同之处。

在多学科团队合作模式中，来自不同学科专业的成员会定期地进行正式或非正式的会谈，如每周一次或每月一次，分享各自专业领域的信息，以确保患儿接受全面完整的治疗，更新患儿的最新进展情况，并避免治疗措施的重复。多学科合作模式的作用优势体现在患儿的不同特定需求有与其相配对的特定领域专家。在多学科合作模式中每个学科专业的重要性都是平等的，并且都对患儿的治疗发挥着重要的作用。作为多学科合作模式中的一员，作业治疗师在每次评估或治疗前需要与其他学科专业人员（如物理治疗师和言语治疗师等）进行沟通交流，以确保患儿接受的评估和治疗是非重复的和必要的。例如，言语治疗师已经对患儿的口部运动和吞咽功能进行了详细的评估，作业治疗师则无须在喂养评估中对这部分内容进行重复评估。在团队成员全部完成各自的评估内容后，他们会开会分享各自的结果，并提出各自的干预计划，以确保患儿及其家长的全部需求得到解决。团队成员间持续性的信息交流通常发生在电子文件中，如医院的病历档案系统。团队成员需及时更新患儿的最新情况，以便其他团队能及时在病历系统中查看。

与多学科合作模式相同的是，学科间合作团队也是由不同学科领域的专家组成的。不同的是学科间合作模式有比较正式的沟通交流模式结构，并且学科间专家的合作程度更高。例如，作业治疗师可以与物理治疗师协同为脑瘫患儿提供治疗服务。典型的学科间合作评估通常是：①患儿信息获取开始（通过查阅病历、背景信息的采集及医疗记录等）；②团队会议分享和讨论患儿的基本信息，以制订相应的评估策略；③特定学科评估；④正式的会议以整合所有团队成员的信息。学科间合作模式与多学科间合作模式之间的主要区别在于学科间合作模式中团队成员对评估和治疗意见必须达成一致。

跨学科合作模式是由一到两个主要治疗服务提供者对患儿的治疗方案负责，通常见于早期干预中。角色释放（role release）是跨学科合作模式中的一个主要特征，即实施特定专业领域任务、活动或实践措施的专家并不专长于该特定学科专业领域。但这并不意味着服务于该特定专业领域的专家对其提供专业服务的责任或义务转移，或提供服务质量的淡化。相反，跨专业服务模式强调专业的整合或融合，从而促进协调的、全面的儿童康复服务项目的发展。在跨专业合作模式中，除了主要的服务提供者外，团队其他成员也提供非直接的服务，如专业咨询、专业指导、专业监督等。

无论在实践中选择何种团队合作模式，一些自身具备的能力和个人品质将会很好地辅助作业治疗师在团队合作中发挥自身的价值和作用。团队成员自身的能力（team member competencies）对整个团队的建设和有效沟通，以及团队氛围的形成至关重要。相关能力与自身品质的特点见知识拓展 4-3-1。

表 4-3-1　不同团队合作模式的比较

	多学科合作	学科间合作	跨学科合作
评估程序	每一个学科专业计划和进行各自的评估	团队成员以合作的形式制订评估方案；每一个学科专业可能会独立地或与其他学科专业一同进行评估	团队成员以合作的形式制订评估方案；团队共同进行评估。在评估过程中，通常由一到两名成员进行主导，其余的人在旁边观察
治疗计划	团队开会分享各自的结果；各个专业成员制订本学科领域内的治疗方案	团队开会分享并整合各自的结果；团队共同进行治疗方案的制订，该方案通常包括特定学科领域的治疗措施	团队开会分享各自的结果；团队共同制订由一到两个人员实施的治疗方案，所有的治疗方案提供者都对该方案进行实施
沟通方式	非正式会谈；沟通频率少	定期进行会议沟通；频繁的非正式交流	频繁地与主要治疗服务提供的成员进行会议沟通，以获得支持、指导、知识和技能的分享，以及当治疗计划发生改变时的辅助
治疗实施	团队成员实施各自学科专业的治疗计划部分	团队成员实施各自学科专业的治疗计划；可能会与其他学科专业进行协同式治疗，并且也会纳入其他学科专业的治疗目标	治疗方案通常由一个主要治疗服务提供者实施，并不断地获得团队成员的支持

知识拓展 4-3-1

成为一个有效的团队成员所应具备的能力及品质：

1. 与自身特定学科专业的角色和哲学理念相一致。
2. 具有灵活性（flexibility）及对新观念的开放性（openness）。
3. 清晰的言语和非言语交流，根据需要要求对方进一步解释说明。
4. 有效的人际关系和沟通技巧。
5. 对他人表示尊重，做一名倾听者。
6. 领导力技能，如有明确的目标和远见。
7. 乐于分享自身的知识、技能和资源。
8. 致力于履行自身在团队中的责任，并完成相应的目标。
9. 能够有效地接受和给予团队成员反馈，并做出回应。
10. 能够有效地参与团队问题的解决与决策的制订。

第四节　补偿与代偿策略

补偿与代偿策略（compensatory strategy）即使用适应性设备，用于补偿已丧失的认知或躯体功能的方法，也用于加强弱化的技能和发展新技能从而使患儿尽可能地回归日常生活中。补偿与代偿策略基于代偿性参考架构（compensatory frame of reference），旨在通过补偿或代偿性技巧改善功能障碍者的作业表现并提高其独立性。此策略通常被用于弥补作业活动中的功能障碍，如在准备餐食时，使用辅助器具代替传统刀具，以更好地弥补由于功能障碍导致的部分手功能的缺失。环境改造（environmental modification）也归属于补偿与代偿策略。环境改造在患儿重获日常生活功能中发挥着重要的作用，如在卫生间安装扶手以更好地帮助患儿如厕和洗漱。补偿与代偿策略也可以被用于改善记忆或注意力等认知功能障碍。如使用记事本来辅助记忆，或对任务分解以提高患儿的注意力。补偿与代偿策略假设患儿的身体或功能障碍大部分是不可逆的，但治疗师可以通过改变外在环境的因素促进患儿实现最大可能的功能独立。在使用补偿与代偿性策略的早期阶段，患儿或患儿家属通常很难接受，因为采取这些补偿与代偿性措施意味着他们的“不一样”，并提醒着他们存在某些功能的缺失。基于此，患儿或其家属的依从性和参与度对使用补偿与代偿策略是否能取得成效起着关键性作用。

第五节　情 景 策 略

情景策略即应用自然情景教学的方法促进孤独症儿童沟通和交流技能的提升。自然情景教学（natural environment teaching，NET）是基于应用行为分析（applied behavior analysis，ABA）理论的干预方法，旨在在不同的自然环境里（如家庭、学校或户外）训练孩子当下实用的技能。在日常生活和社会互动的情景中，运用制约教学策略，教导儿童各项技能。自然的情景主要是指孩子的游戏活动时间、日常生活情景等，如在用餐时间教导孩子使用筷子。自然情景教学在孤独症儿童沟通交流中发挥着积极的作用。首先，治疗师需要通过环境的调整来调动孤独症儿童的沟通兴趣，促使他们主动进行沟通。孤独症儿童通常排斥与他人进行沟通，并且主动发起或继续进行沟通的欲望程度偏低。自然情景教学法可以通过环境的调整调动孤独症儿童沟通的积极性，从而提高他们自身的沟通能力。其次，通过自主沟通，有效提升孤独症儿童沟通相关其他技能的提升。

一般情况下，孤独症儿童的沟通能力都非常有限。很多孤独症儿童沟通的目的也只是满足自我需求，而不会采用一些批判性、见解性及打招呼等社交语言。自然情景教学方法的使用可以帮助孤独症儿童发展自己的沟通力，同时有效提升孤独症儿童沟通相关技能的能力。最后，通过自然情景教学法可以有效减少孤独症儿童的自我刺激和问题行为。孤独症儿童在沟通学习中往往会出现一些问题行为和自我刺激，这些行为都严重影响他们的正常生活和学习。自然情景教学法充分尊重了孤独症儿童的个体差异，将他们的兴趣放在首要位置，这样不但可以帮助孤独症儿童更好地学习语言，正确运用语言去沟通，还能有效减少孤独症儿童的问题行为和自我刺激。自然情景教学在孤独症儿童沟通交流干预中主要有示范、提示-示范、时间延迟和随机教学等干预策略（具体介绍见表 4-5-1）。

表 4-5-1 自然情景教学在孤独症儿童沟通交流中的干预策略

干预策略	内容	一般步骤
示范	示范是自然情景教学技巧中最基本、最有效的策略之一。它是沟通教学中的最初阶段。孤独症儿童通常不愿意主动开启话题的交流，在这一阶段，治疗师应该遵循循序渐进的原则，首先通过一些简单的示范，如特定的手势、动作、图片、单子、词组或简单的句子等，逐步引导他们进行沟通和交流。在进行干预时，治疗师应鼓励孤独症儿童进行模仿，若其能模仿则给予强化，从而帮助他们学习新的技能	1. 找到孩子的兴趣点 2. 引起孩子的注意 3. 根据孩子的兴趣或爱好，引导孩子说出示范的内容或提出问题 4. 等待孩子的反应 5. 如果孩子的反应正确，给予实时的鼓励 6. 如果孩子的反应有误，再示范一次 7. 当孩子从反应有误到反应正确的时候，应给予鼓励并强化
提示-示范	提示-示范是在自然情景下，应用一些活动给孤独症儿童提供模仿的机会。治疗师根据孤独症儿童感兴趣的、需要或注意的事物开始沟通，然后根据得到的反应给予增强或进一步的提示。此策略的主要目的是凝聚他们的注意力，训练他们在沟通中及提示下快速给出正确反应的能力，从而有效完成模仿	1. 找到孩子的兴趣点 2. 引起孩子的注意 3. 根据孩子感兴趣的事物进行提问 4. 等待孩子的反应 5. 如果孩子的反应正确，给予实时的鼓励 6. 如果孩子的反应有误，再提问或示范一次 7. 如果孩子对提问或示范反应正确，给予实时的鼓励 8. 如果孩子反应有误，再继续步骤 6
时间延迟	时间延迟是指孤独症儿童对某项事物产生兴趣或治疗师给予刺激后，延缓给予提示的时间，等待孤独症儿童自发性的互动行为	1. 找到孩子的兴趣点 2. 建立共同的注意 3. 等待一段时间，给予孩子主动交流的机会 4. 如果孩子主动开始互动交流，给予实时的鼓励 5. 如果孩子未做出任何反应，再继续进行提示-示范或示范的步骤
随机教学	随机教学可以有效地提升孤独症儿童的学习自主性，使用沟通技巧有效进行沟通的能力，以及将沟通技巧迁移运用到自然情景中。治疗师通过设计创造一种特定的环境来鼓励孤独症儿童交流。在运用这种策略时，治疗师需要对孩子周围的环境、日常生活习惯和感兴趣的事物都有比较好的了解，并在此基础上开展随机教学的干预	1. 找到孩子的兴趣点 2. 把握孩子的注意 3. 如果孩子的反应正确，给予鼓励并强化 4. 如果孩子的反应不正确，给予其他干预策略的选择

总　结

1. 从上而下策略从患儿的整体观出发，关注于患儿在生活环境中的角色和活动参与，适用于社区康复等具有长期性的治疗环境中；从下而上策略关注于患儿身体功能障碍，如肌力、关节活动度、协调和平衡等，从而了解患儿的优势和局限性，适用于急重症康复环境下。

2. 交流策略通过运用言语交流、非言语交流、单向和双向沟通、治疗性倾听、寻求和给予反馈的方法与患儿及其家长进行沟通，并建立和维持良好的治疗性关系。

3. ImPACT 项目中与家长合作的方法包括建立信任和尊重、制订共同的治疗目标、承认家长与治疗师同为专家和共同决策、具备文化回应性、采取以优势为导向的措施和参与合作式问题解决型途径。

4. ImPACT 项目五大干预策略是基于具有循证依据的自然发展行为干预技术，它们之间存在相互关联，每一种干预策略都有其各自的技巧，以实现其干预目的，这些干预策略包括专注于儿童、调整沟通方式、创造机会、教导新技能和塑造互动。

5. 团队合作把拥有共同目标的、相互配合的，并且专业互补的专业人员聚集在一起共同商讨制订评估和治疗方案，包括多学科合作、学科间合作和跨学科合作模式。

第二部分
评　　估

第五章 评估过程

学习目标

读完本章后，读者将能够：

✓ 描述儿童作业治疗评估的领域、目的和临床推理。

✓ 定义儿童作业治疗的评估流程。

✓ 选择恰当的方式，记录评估结果。

✓ 理解不同评估方法的评分原则和解读方法。

✓ 运用目标制订的原则，制订目标。

第一节 评估概述

作业评估从了解患者是谁及他做什么开始，并贯穿干预过程的始终。

一、评估领域

作业治疗关注全生命周期中各类人群的活动表现，评估的领域也相当广泛。基于作业治疗实践架构-4（occupational therapy practice framework：domain and process-fourth edition，OTPF-4），评估的领域可分为日常生活活动（activity of daily living，ADL）、工具性日常生活活动（instrumental activities of daily living，IADL）、其他作业活动（包括教育、工作、玩耍、休闲、社交、休息和睡眠）、个体因素和身体功能、个人的习惯/常规、角色、表现模式、背景因素（包括文化、物理、社会、精神等）及表现技能。根据儿童所处的年龄段和生活经历，儿童作业治疗评估时针对性选择与其相关的领域进行评价，常包括但不限于以下领域：作业表现、ADL、教育、玩耍、感知、动作和运用、认知、社交技能、发育、休息和睡眠、个人习惯/常规、行为模式及背景因素。

作业治疗师常用加拿大作业表现测量（Canadian occupational performance measure，COPM）量表评估作业表现，用儿童功能独立性评定量表（Wee FIM）评估日常生活活动，用学校功能评量（school function assessment）量表评估学生在学校环境中的功能表现，用 Knox 学龄前游戏量表（Knox preschool play scale）评估玩耍，用视知觉发展测试（developmental test of visual perception，DTVP）评估感知功能，用布鲁氏动作熟练度测试（Bruininks-Oseretsky test of motor proficiency，BOT）评估动作和运用，用学校互动评估（evaluation of school interaction）评估社交技能，用丹佛发育筛查测试评估发育情况，用临床观察评估身体功能等。

二、评估目的

作业治疗师初次收到转介时，评估已经开始。初始评估的目的是通过快速筛查确定转介对象是否适合作业治疗，以及接诊作业治疗师是否适合接诊该服务对象。若转介对象病情可控，就诊诉求属于作业治疗干预范畴，那么便可行作业治疗；若接诊治疗师的专长可服务该对象，那么该对象就可进入作业治疗流程；否则作业治疗师会转介该服务对象至其他专业团队或作业治疗团队内其他成员处。

接诊后，作业治疗师通过面谈和观察等手段进行评估。此时的评估目的是通过资料收集，侧重找出患者的需求、确定他能做什么及已经做了什么、明确患者所拥有资源中对健康、幸福和参与等方面的支持与阻碍。

明确患者需求后，作业治疗师通过标准化或非标准化的评估工具进行评估。此时的评估目的是通过对需求问题进行定性或定量评价，明确问题的领域和严重程度，并推理决策患者的干预策略，制订干预方案。

干预方案制订后，作业治疗师通过观察方案实施过程中服务对象的表现进行评估。此时的评估目的是判断所制订的方案在内容上和难度上是否适合服务对象的年龄、个性、喜好和能力等个性化因素。

初步确定合适的方案后，作业治疗师会进行阶段性的再评估，判断干预方案的有效性，以及是否需要对现有方案进行内容和（或）难度的调整。若再评估后，干预方案是有效的，那么治疗师需要再根据当下患者的情况和需求，确定是否继续该方案或调整难度。干预中若患者已经达到初步制订的治疗目标，治疗师应再次明确患者的新目标或进一步需求，并重复由需求到方案制订再到实施的过程，进入下一个治疗周期。

因此，作业治疗评估的目的包括描述、决策制订和理论建设三大类。通过评估，作业治疗师可以描述个体目前所提出的需求、作业表现及满意度、表现技能及相关背景因素。决策制订包括判断是否适合作业干预、选择干预方法、预测表现、展示干预效果及基于评估结果所做的其他决策，如是否继续作业干预、是否需要转介其他学科或转至其他服务机构等。理论建设性的评估往往是大型研究项目的一个部分，用于发展作业治疗和作业科学理论知识。

三、临床推理

临床推理是作业治疗在评估过程中的思考，包括对各种信息的解读、分析、归纳整理和总结，指导评估的选择、决策的制订和反思。评估时的临床推理包含：评估前，选择评估的理论和合适的评估方法；评估时，思考分析患者表现，准确记录；评估后，解读评估结果，指导决策和干预。

1. 评估前的参考理论选择 基础哲学理念影响理论的使用、工具的选择、评估的实施和干预的方式。作业治疗师往往具有以下共同的哲学理念：

- 作业对每个人的生活来说，如食物和水一般重要。
- 每个人都应该有体力和脑力（精神）两个方面的作业。
- 所有人都应该有至少两种他们喜爱的作业，一种室内，一种户外。
- 病态的精神、身体和灵魂都可以通过作业治愈。

尽管这些理念经历数载变迁，但核心不变：作业对健康、有意义的生活来说是必需的。因此作业治疗师认为，每个人都有权利享有有意义的生活；社会环境和生物属性影响着每个人；我们要在每个人特定的生活情境中去了解他，如家庭、朋友、社区、文化背景；每个人要去参与不同的社会角色，也要有间歇放松的机会；每个人都可以通过人与环境之间有意义的互动实现自己的潜力等。

正因基于这些共同的作业观，作业治疗评估从《国际功能、残疾和健康分类》（ICF）的角度来看，不仅侧重身体结构与功能层面，还会包括个人因素、背景环境，并且更加重视活动和参与层面的评估，以全面、综合、整体和个性化的角度去了解一个人及他的经历（作业史）对健康所产生的影响。在实施评估前，作业治疗师根据评估对象的特征和需求，确定评估的理论基础，可能有以下三种情况。

（1）有明确的参考架构：经筛查性评估后，若能明确相应的理论方式（theoretical approaches），作业治疗师则可明确相应参考架构（frames of reference），并选择相应的评估方法。如针对高张力脑瘫婴幼儿的观察，治疗师发现她的近端张力低而远端张力高。筛查过后，治疗师选择姿势控制理论，决定使用神经发育学参考架构。在评估过程中，经过更深入地观察孩子玩耍的过程，治疗师选用阿尔伯塔婴儿运动量表（Alberta infant motor scale）（Piper 和 Darrah，1994）和贝利婴幼儿发展量表（Bayley scales of infant and toddler development）（Bayley，2006）评估其粗大运动能力。

（2）探索性的方式：经筛查性评估后，若无法明确评估过程的理论方向，治疗师可考虑探索性的方式。明确特定的目标后，再通过目标活动分析，探索身体、社交和环境因素对目标活动的影响，从而找出阻碍目标实现的关键问题。在探索的过程中，治疗师可能会采用不同方式进行问题搜寻，目的是了解患者和明确问题所在，以便确定干预的理论基础或参考架构。

（3）独特性的方式（idiosyncratic approach）：当面对罕见和独特的案例时，患者所呈现的问题有时无法用现有的参考架构解释。在这种情况下，治疗师会查找各方面的资源，与相关专业人员沟通，了解相应的理论知识，作为制订作业治疗理论的基础来指导评估和干预。这一类型的评估往往较复杂，常由有经验的作业治疗师来操作。

2. 选择合适的评估方法 经筛查，患者进入作业治疗流程后，选择最佳的评估方法是至关重要的一步。为了保证干预的高效，需要使用一个正规的过程来选择评估方法。评估之前，明确评估方法的来源，寻找满足需求的评估方法，分析可用评估方法的质量，选择其中最合适的评估方法。可根据表 5-1-1，分析现有的评估工具，确定每种评估的优势、不足及适用范围。

表 5-1-1 分析评估的方式

	信息来源	特点总结	批判	建议和评价
名称				
出版信息				
特点				
目的				
使用人群				
评估者资质				
实践考虑				
技术手册				
制订和实施				
分数/分级和常模				
信度				
效度				
总结				

（1）描述评估需求：在回顾可用的评估之前，治疗师可先构思一下整体评估需求。治疗师可从较广泛的领域来考虑：明确作业模式，如 PEO/ICF/MOHO；明确评估的侧重点，如对粗大运动功能和对感觉处理过程所选择的评估有所不同；评估的目的是用来做什么的；明确评估对象，如儿童、家长或学校教师，同时因为某些评估是为特定年龄段儿童所设计的，也需要缩小评估对象的范围；明确评估者所需的资质，评估者负责实施、打分、解读和报告，这些过程可由单人或多人完成，但必须具备相应的资质。因此，需要考虑治疗师是否接受过相关培训、教育背景是否能胜任评估、是否具备该评估领域的经验，以及治疗师的专业水平等；其他方面的实际考虑，如评估的形式（观察、自我报告式、书面或口头问卷、实际表现）、评估资源的成本和耗时。

（2）确定能满足当前需求的评估方法：治疗师可以考虑专业内或其他专业中对明确的问题有涉及的评估，但应该先考虑本专业内的评估，然后再找其他相关专业的。作业治疗领域内的评估可从 OT Search（AOTA 和美国作业治疗基金会创建的数据库）、作业治疗参考及经典教科书中查找。另外，作业治疗师要持续更新和跟进专业领域内与相关专业中感兴趣领域的评估进展。

（3）批判评估的质量：选择标准的和校标相关的金标准与现有的评估进行比较评价。评价标准一般包括是否有测试构建和评估的技术标准、是否有测试使用的专业表现、是否具备特定应用的标准（包括测试残疾人的部分）及是否有实施流程的标准（包括打分和解读）四个部分。通常，查阅教科书或检索文献可以查阅到业内专家对该评估工具的批判和评价。治疗师应定期跟踪和查阅常用测试的进展更新和使用评价。

（4）评估方法的选择和使用的伦理问题：伦理的考量体现在评估流程的每个阶段。其中一个重要的伦理问题就是授权使用和版权相关的问题，治疗师需征得原著者同意，或从出版方直接购买版权，而不应该擅自使用。另外一个伦理问题涉及使用者的资质问题，有些测试需经培训认证方能保证评估的准确性和解读的规范性。有些情况下没有满足需求的评估方法，治疗师可能会调整现有评估来适应需求，但临床决策不应单纯基于这种类型的评估。

3. 评估时的思考分析和记录 选择相应的评估方法后，治疗师要在实施评估时，根据 AOTA（2018）作业治疗文书记录指南进行记录，以便于汇报评估的信息、进行数据的对比、确定前后的改变或效果等。不同机构的文书记录可能不同（详见知识拓展 5-1-1），作业治疗师可参考既往优质文书记录模板进行记录。不论使用哪种记录方式，作业治疗师都要准确全面地汇报评估的结果、记录观察表现和推理过程。

知识拓展 5-1-1 常用的作业治疗文书记录方式

1. SOAP 记录—subjective 主观信息，objective 客观信息，assessment 评估和 plan 计划。

2. DAP 记录—data 数据，assessment 评估和 plan 计划（把 S 和 O 合并为 D）。

3. RUMBA 记录—relevant 相关性，understandable 可理解的，measurable 可测量的，behavioral 与行为相关的，achievable 可实现的。

（1）偏倚：评估时要理解每个条目或测试的目的，按照规定的评估环境、工具摆放、测试体位、标准指导语等规范地进行评估。有些评估仅适用于特定人群，如评估的常模数据来源于某特定年龄段，故仅适用于该年龄段人群。因此，实施测试时未按照评估规范要求会产生测试偏倚，影响结果解读，如更换适用人群、评估过程中给予提示、修改条目内容或在嘈杂或不合适的环境中进行评估等。

（2）差异分析（discrepancy analysis）：评估时，量表同一纬度的不同评估条目之间可能会出现得分的高低差异。这时不能简单以平均分来解读整个子测试的最终得分结果，有可能条目之间的明显差异会提示需要干预的问题。如 PDMS-2 的精细功能商可能处于平均功能水平（标准分 94，百分位 36%，表现水平：平均），但子条目抓握得分相当低（标准分 5，百分位 5%，表现水平：非常差），视觉运动整体得分相对较高（标准分 13，百分位 84%，表现水平：优上），那么仅描述和记录该患儿的精细运动功能为平均水平就无法准确反映实际情况。这时候建议评估时就应留意患儿在不同方面的表现，及时记录，便于解读分析。而这种情况在 PDMS-2 的指导手册里面也有说明，如果两个测试之间的得分差异大于等于 2，要特别怀疑这两个分数是否存在问题或评估误差。

（3）综合思考评估表现：工具性评估的结果也要结合临床观察综合分析患儿的实际能力和障碍。治疗师不应仅参考和解读评估工具的结果，结合患儿的临床表现也可帮助治疗师形成符合逻辑的推理思路。通过面谈等非标准化评估，可帮助作业治疗师了解患者的作业轮廓，与患者建立良好的治疗关系，为叙述性推理、互动性推理和条件推理收集信息；通过标准化评估结果，可为科学性推理等提供依据，结合非标准化评估结果，综合指导决策制订。

第二节 评估流程

评估贯穿整个作业治疗流程，在不同阶段评估的目的不同，评估的流程也有差异。

一、术语界定

为了避免混淆，先澄清几个与评估有关的术语，包括筛查（screening）、评价（evaluation）、再评价（re-evaluation）、评估（assessment）、再评估（reassessment）和结局（outcome），这几个词有时候会互相交换使用，有时候在特定背景中有特定的意义。

1. 筛查 指针对潜在服务对象，回顾目前可用数据，通过观察患者，实施筛查工具等，明确患者的强势和弱势，以判断是否适合接受作业治疗服务和进行正式评估。通常筛查非常简短，不能取代正式全面的评估。筛查不包括明确作业表现缺陷和干预计划。在AOTA（2015b）作业治疗实践标准中，筛查的定义是“获取和回顾与潜在服务对象有关的数据，以确定进一步评估和干预的必要”。

2. 评价 包含获取和解读数据的全面过程，以了解患者个人、系统和所处的情景。在AOTA（2015b）作业治疗实践标准中，评价的定义是“获取和解读干预相关的必要数据，包括计划以及记录评估流程和结果”。评价的一个重要环节就是临床推理。治疗师基于不同评估数据做出对结局潜在价值的判断。评价需要综合收集所有的数据，包括标准化和非标准化的数据，分析和解读数据，进行推理，并同时考虑患者的个人因素、表现技能、表现模式和背景环境因素及活动需求等（AOTA，2015b）。评估报告包括用于收集数据、整合发现所使用的工具和过程，陈述结果后得出以数据为基础的干预建议。即便患者不适合进行作业治疗干预，报告也会包括一份患者目前功能状况的总结和寻求其他干预类型的建议。

3. 再评价 是指初评一段时间之后，对患者、系统或情景再进行一次综合评价的过程。根据作业治疗实践标准，再评价是“评判分析患者对干预反应的过程。这个分析令治疗师对干预计划作必要的改动”（AOTA，2015b）。再评价包括收集数据和解读发现，以调整干预计划，做出出院建议。干预计划的改动也需要数据支持，然而数据必须是可观察到的。

4. 评估 指借助特定的工具、设备或者系统流程了解患者情况。它作为评价的一个部分，用来收集数据，描述患者的作业轮廓、个人因素、表现技能、表现模式、环境和活动需求。评估是评价和再评价的组成部分。一个评估的结构，也称特性，是评估工具的核心部分。评估工具可以测量特定的特性，临床工作者有时会用评估工具来作其他目的使用，而不是研发者的研发初衷。这时要非常慎重地解读评估结果，因为这些方式并不是该工具的恰当使用方式。建议临床工作者应密切遵从实施的建议、使用方法和评估结果的解读。

5. 再评估 是初评之后再次回顾患者的表现。再评估是评价患者表现的连续过程，用于更快更容易地提示及时修改干预或进行再评价。所以再评估是持续回顾、评估、再评估的过程，来确定干预是否有进展。它可以使用既往阶段的标准化或非标准化的评估，也可根据患者需求使用新的更合适的评估。

6. 结局 是作业治疗评价和治疗的最终结果，是患者通过作业治疗干预后的收获。选择合适的评估工具辅助制订可测量的目标可以帮助定义什么是成功的结局。用于定义结局的测量称为结局测量（outcome measure）。结局测量可以是标准化或非标准化的评估，可以提供特定的数据。

二、评估分类

1. 评估的目的 评估是为了获取患者及其生活情况的有用信息。这些信息辅助治疗师制订合适的、有意义的干预计划。评估流程就是重点找出患者想要什么、需要做什么，确定患者可以做什么；明确对健康状况和参与的支持和阻碍有哪些。作业治疗师在这个过程中会使用推理。筛查过后，评估的第一步就是选择最合适的评价方法，根据患者的需要、机构和治疗师的参考架构或实践模式确定。

2. 评估类型分类 作业治疗师通常会综合使用标准化和非标准化的评估，如观察、检查表、面谈、问卷、筛查等，来确定患者的整体优势和限制。不论哪种类型的评估，都可帮助治疗师全面了解患者的整体表现。标准化评估包括常模评估、校标参考的评估和自身对比性质的评估。常模评估是基于常模的测试，通过受测对象的测试结果与常模数据进行比较后判断，如感觉统合和运用测试、视觉感知技能测试。校标参考的评估不将分数、行为或表现与常模比较，而是侧重判断是否达标和掌握，如驾驶测试、某些课程考试、职业考试等都是校标参考的测试。自身对比的测试有标准的流程，是个体化的，因此在条件一致的情况下，可以进行自身前后对比，如加拿大作业表现测量。

3. 评估流程分类 根据评估的目的、类型，评估流程分形成性、评价性和总结性过程。形成性评估过程是收集监控数据的过程，治疗师一般在初始阶段使用，用来形成对患者各方面的表现评价，确定需要关注或持续监控哪些表现。评价性评估过程，是用来明确患者作业表现问题的，用来确定形成性评估中产生的想法，建立观察到的患者表现的优势和弱势。总结性评估过程是指有数据支持的决策过程，治疗师用于规划患者的下一步方案，在这个过程中，治疗师要总结相关信息，以支持干预计划或者出院建议。

三、评估流程

作业治疗师经过筛查评估后，使用面谈、观察等非标准化评估方式，明确患者的需求。然后根据患者的个人因素、需求、形成性评估中发现的问题，寻找合适的评估理论，选择恰当的参考构架和评估工具，实施初始评估。在评估过程中对患者的表现进行观察、打分，并结合形成性评估进一步分析和解释评估表现。初始评估结束后，治疗师选择适合的方式记录并解读初评结果，制订干预目标和测量，形成干预方案。干预方案实施过程中进行连续再评估（过程性评估），并适时调整方案或再评估（阶段性评估）。当患者出院时，进行出院评估，并随访患者的进展，直至服务终止，完成结局评估（图 5-2-1）。

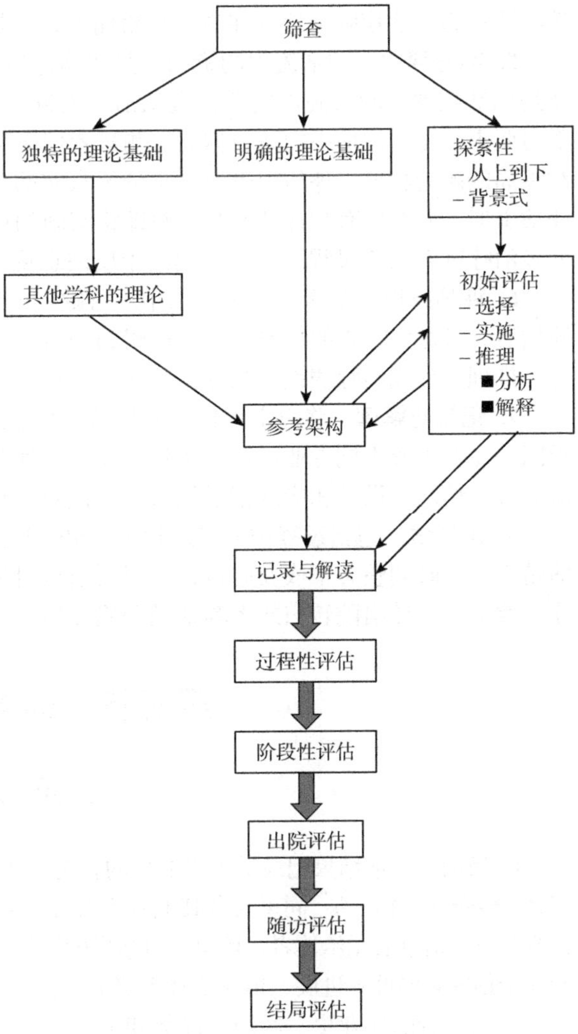

图 5-2-1 作业评估流程

1. 筛查 治疗师接到患者后，第一步是进行筛查。筛查前先回顾患者的医疗史和作业史，通过面谈或调阅医疗文书进行初步适应证和生命体征筛查，确定患者属于作业治疗服务对象后，再根据面谈了解到的患者作业需求，进行相应的专科检查，确定患者需求是否属于自身可胜任的干预领域。若是，则完成进一步的需求评估和评价性评估；若不是，则推荐患者进行合适的转诊。

2. 选择理论基础 评估流程的第二步是根据患者个人因素、医疗史和作业需求，选择评估的理论基础。有些患者所面临的作业问题是有明确的理论基础和参考架构的，那么就跟从现有理论选择评估工具，如针对脑瘫儿童的写字（精细运动功能）需求，可以选择神经发育学参考架构，选择儿童精细功能评估表进行初始评估。但若无法通过筛查和面谈等非标准化评估方式确定初始评估的理论和参考架构，那么作业治疗师可探索性地使用问题导向的思路，以从上到下策略的方式分析作业需求，并通过分析尝试进行所怀疑问题的初始评估，从而逐步总结和建立相应问题的理论参考架构。针对属于新生领域内的作业需求，需要作业治疗师借助相应新生领域的学科理论，根据自身经验，探索评估，总结理论架构。

3. 选择评估工具 评估流程的第三步是根据作业需求分析结果，参照作业治疗模式，明确评估目标后，选择合适的评估工具进行评估。评估工具的选择见表 5-1-1。合适的评估工具，可用于再评估，也可用于结局测量。

4. 准备评估环境 标准化的评估需要舒适、私密、光线良好和无干扰的感觉环境；非标准化评估往往不会指定测试环境，在最自然的环境中进行，方能获得更准确和真实的信息。如观察孩子的学习注意力，治疗师会选择在教室观察而不是在临床环境中。

5. 实施评估 评估流程的第四步是实施评估，即怎么评估。如前文所述，评估分不同类型，尤其是标准化评估的实施需要严格遵从适应人群、操作流程和规范、环境设置、指导语等评估指南/手册要求。注意评估中的条目偏倚、测量者偏倚和被测量者本身的个体因素对评估结果的影响，如对疼痛的耐受程度、评估中表现出来的不真实的焦虑和压力。为了更好地实施评估，治疗师要通读评估手册，回顾现有的评估文献，对即将实施的评估有足够胜任力。如果有上级治疗师指导，可请上级治疗师对实施过程及结果解读给予反馈意见，帮助治疗师更快速地成长。

6. 评估推理 临床推理是评估中不可缺少的环节，在不同阶段都有评估相关的临床推理。实施评估后，对评估收集的数据进行有逻辑的分析、总结和解释，将面谈和观察中的谜团与评估表现结合、推理，形成治疗假设，指导治疗策略的选择和方案的制订。

7. 记录与解读 将以上评估所有环节的信息进行归纳记录和解读，明确干预的方向和策略，便于同一专业内或不同专业间甚至医患之间的沟通和交流。可参照固定的模板进行记录，也可根据当地的实际情况，设计相应的记录模板进行记录。结果的解读要准确、易懂。

8. 再评估 包括过程中的持续评估，也包括阶段性的再评价、出院、随访及结局评估。持续评估是为了及时调整方案或及时再评价以便追踪目标实现情况；出院、随访及结局评估是为了评价治疗的效果、指导出院转归或者验证及明确预后。

第三节　结果记录和解释

一、结 果 记 录

1. 目的 评估结果记录最主要的目的就是交流。记录之前，首先要考虑读者是谁，可能是患者、家属、转介方、第三方、同事或者其他专业人员。因此记录时尽可能使用短句、表格等清晰明了的方式，将所有评估信息展示给读者，且包含对结果的评价，如延迟、下降、功能障碍的百分数等，以阐明作业治疗干预的必要性。进展、再评估和出院记录也要包含所有初始评估的信息，便于读者前后对比。

记录患者的作业史、经历、优势和限制、兴趣、价值观和需求。记录可以阐明进行作业治疗的原因及这些治疗与患者结局目标之间的关系，反映作业治疗师的临床推理和专业判断。记录可以展现患者状态的进展、作业治疗服务的性质及患者对作业治疗服务的反应和结局。作业治疗师有义务真实准确地记录评估结果。

记录还可用于宣教、理赔、研究及永久法律文件的保存。如果作业治疗师认真进行文书记录，可以让其他专业人员了解作业治疗服务的价值及如何改善患者的生活。某些保险可能需要查看治疗记录，以及患者的功能进展情况，才能给予相应治疗的赔付。在国外，文书记录是唯一确定是否能给付赔偿的依据。另外，记录文书还可帮助治疗师更加清晰地回忆起患者治疗的时间、内容等细节。有些时候，记录也方便治疗师进行科研数据的收集。

2. 类型 记录评估结果有两个方面：第一，展示作业治疗流程；第二，说明患者的进展情况。因为评估记录是患者作业表现的某个时间截面图，因此需要有初期、进展和出院记录几种类型。初始记录包括评估报告，是形成性评估；进展记录包括再评估，含进展报告和再评价；出院记录包括出院小结，通常在最后一个治疗段进行，是总结性评估。若初始评估建议不需要进行作业治疗，那么评估报告也作为出院报告，可以认为是总结性的。

初始记录总结作业轮廓，说明患者作为作业存在的细节描述，如他的经历、每日生活模式、兴趣、价值和需求，分析作业表现，明确患者在当前背景下功能完好和功能障碍的领域。评估报告总结概括了评估的发现，解释治疗师的临床推理，并列出功能结局性目标。评估报告包括个人、环境和作业三大块，是作业干预的基础，设定进行功能测量的不同阶段——何时进行再评估，何时可能出院。

进展记录和再评估是评估流程的一部分，体现患者和治疗师之间的合作，通常每次治疗后治疗师都进行记录，记录患者在功能和参与治疗上的变化。进展可通过观察、互动和实施特定的评估得出。治疗师在这个过程中会不断询问自己“患者是否朝向目标进展着？治疗的频率、强度和持续时间是否合适或需要调整？”。进展记录的频率根据具体机构决定，可以是每日、每周甚至每个月。再评估往往使用标准化的评估工具来记录和汇报进展，包括数据收集、反思和决策制订。如手治疗师使用测力计来确定握力是否改善，是否达到目标。结合患者的作业表现和其他非标准化评估，治疗师综合决策是否达到出院目标。

出院记录是当患者达到最初设定的目标时，作业治疗师进行的总结性评价，包括回顾治疗进展、观察和功能表现。出院总结包括再评估和（或）再评价数据及关于患者是否完成治疗或即将去另外机构的陈述。

3. 形式 评估记录的方式由不同机构的情况确定。叙述性记录（narrative documentation）以段落的方式，每段描述一个评估领域，常用于社区、学校和家庭作业治疗。医疗机构内常用固定模板或表格记录（template-based documentation），有电子版的文书记录软件，也有纸质版的评估记录表。电子版的记录通常需要治疗师完成相应的条目、填写治疗反应，电脑自动生成记录表，治疗师签字即可。纸质版则根据不同机构的要求，有表格形式、问卷形式或者其他形式的文书记录，其中最常用的有 SOAP 格式（subjective，objective，assessment and plan）、DAP 格式（data，assessment and plan，即 SOAP 中的 S 和 O 合并为 D）和 RUMBA 格式（relevant，understandable，measurable，behavioral and achievable）。不管哪种形式的记录方式，作业治疗师都有责任准确、全面记录评估的内容和结果，以及临床推理过程。

二、打　分

打分的目的是将测试中观察到的或患者自我汇报的表现转化成准确的、有意义的、合理的解读，辅助临床推理，为临床问题的解决、干预效果的评判、出院计划的制订及团队成员和付费方之间的沟通提供客观的评估数据。

1. 打分流程 作业治疗师打分的第一步从系统和结构化观察或提问开始。治疗师根据打分原则对所观察到的行为或反应进行打分。如将日常生活独立程度进行 0、1、2 分的打分，0 分代表完全依赖，1 分代表部分依赖，2 分代表独立。粗分数（raw scores），也就是原始未经改变的分数，是每个条目得分相加而来，然后用一定的规则进行线性或非线性的转化，变成实得分数(obtained scores)，如百分比、标准分等。转化表格往往在评估手册或者已发表的文章中有介绍。由于标准分的解读相对一致，作业治疗师应尽量选择有标准分、有详细评估流程和解读方法的评估，确保评估的标准化、价值和有效使用。

2. 调查分和标准评估工具得分　调查和评估工具都能够得出分数。作业治疗师要分辨标准测试工具和非标准的调查表。标准测试工具的每个条目分数都有意义，而调查表的得分主要是为了统计分析，本身可能没有意义。具体分别见表 5-3-1。

表 5-3-1　标准测量得分和非标准调查表得分的比较

标准测量得分	非标准调查得分
分数可用于患者功能定级	分数不适用于患者功能定级
测量是单维度的；总分和子项目得分均可反映某一结构上的测量	测量是多维度的；通常包括很多问题，不需要计算总分；也可以单独使用某个条目的数据
分数可以和其他测量表进行对比，通常是常模数据	分数不能和其他测量或其他患者进行比较，不是常模数据
有信、效度和反应性相关的测量学数据	基本没有测量学数据，可能有非正式的内容和面上效度的报道
分数可用来描述某一现象，筛查、评估、对比和测量结局	分数可用来描述或理解某一现象

三、解读结果所需的基本统计学概念

了解与打分和解读有关的基本统计学概念，可以帮助作业治疗师更好地使用测试和测量。如测量的水平、测量的中心趋势、正态曲线和正态分布、变异性、Z 分数、T 分数、百分比、百分位等概念，对理解标准化评估表和问卷得分都非常重要。因超出本教材重点介绍范围，故不在此详细介绍，读者可参考统计学资料厘清上述基本概念。

第四节　目 标 制 订

作业治疗的服务理念是以患者为中心，以患者为中心体现在作业治疗的整个流程是以患者需求为导向的，在一个需求实现后会进入下一轮需求的相关流程或结束服务。作业治疗目标是围绕患者或其主要照顾者提出的作业需求制订的，是治疗师经评估分析后与患者或其主要照顾者共同协商制订的与需求相关的作业活动或任务，具有时间限度、个性化特征和可测量属性。

一、目标制订的原则

作业治疗中最常使用的目标制订原则有 COAST 和 SMART。COAST 即 client 患者、occupation 作业、assist level 辅助水平、specific condition 特定条件和 timeline 时间线的首字母缩写；SMART 即 specific 特定的、measurable 可测量的、activity-based 以活动为基础的、realistic 现实的和 time-limit 有时间限定的首字母缩写。两种目标的书写方法是一致的，即要以作业/活动/任务（COAST 中的 O 和 SMART 中的 A）为目标的内容，制订目标作业/活动/任务达到的独立/辅助程度（COAST 中的 A）及实现条件（在什么地方、用什么工具、以什么样的方式等）（COAST 中的 S），这两点共同实现了可测量（SMART 中的 M）这一要求，并且加上目标实现所需要的时间（T）。

目标的内容通常以活动/任务为主体，而非治疗内容，如“2 周内患者在监督下，以坐位做饭 5

分钟且中途无休息”而非“患者能完成 20 次肩关节爬梯，且负重 1kg 以增加耐力，便于在 IADL 中更加独立”。目标内容往往在面谈时由患者本人或其主要照顾者提出，治疗师根据专业分析与患者和（或）其主要照顾者一起协商确定。

目标的时间限制要根据机构的具体情况制订。如在急性期，往往以天为单位；在住院期，以周为单位；在慢性康复期或门诊，可能以月为单位；在学校等机构内，儿童康复的进展往往以年为单位。因此，治疗师要根据所在单位的具体要求，根据自己既往经验，制订相应时间范围内所能实现的目标。

二、长期目标和短期目标

长期目标（long-term goals，LTG）在英文中也会用 goals（目标）和 outcome（结局）表示，通常是患者在出院前希望通过作业治疗所达到的目标，往往至少有一个。短期目标（short-term goals，STG）在英文中也会用 object（目标）表示，往往是逐步实现长期目标的阶段目标，通常以较短的时间、治疗次数作为时间限制，往往一个长期目标至少由若干短期目标组成。

长期目标和短期目标之间是递进的关系。如长期目标设为“2 周出院时，患者能够将 35kg 重物从桌子移到柜台，不伴有疼痛加重”；短期目标可设为“患者能够在 1 周内将 10kg 的重物提起，不伴有疼痛加重”。一个长期目标也可由几个短期目标阶段式实现。如一位 45 岁的部门高管因几天前右侧卒中导致左侧偏瘫。经评估后发现他定向能力完好，口头表达、学习能力均未受影响，爱人也非常支持。与他沟通后，共同制订目标为 2 周内穿上衣时实现改良独立。系列短期目标可以设定如下。

（1）3 次治疗后，患者能够坐在床边，在辅助重心转移后够到衣服，并维持动态坐位平衡。

（2）6 次治疗后，患者能够坐在床边，在辅助下，参与穿衣活动 10 分钟以上无休息。

（3）8 次治疗后，经过技术讲解，患者能够坐在床边，在少量口头提示下，使用单手穿衣技巧穿衬衫。

（4）10 次治疗后，患者能够使用纽扣钩系衬衫扣子，口头提示在 2 次以内。

（5）2 周后，患者能够在床边使用改良方法完成穿上衣。

每一个短期目标都是可测量、可观察并以活动为基础的。前 4 个短期目标是为了最终长期目标的实现（图 5-4-1）。

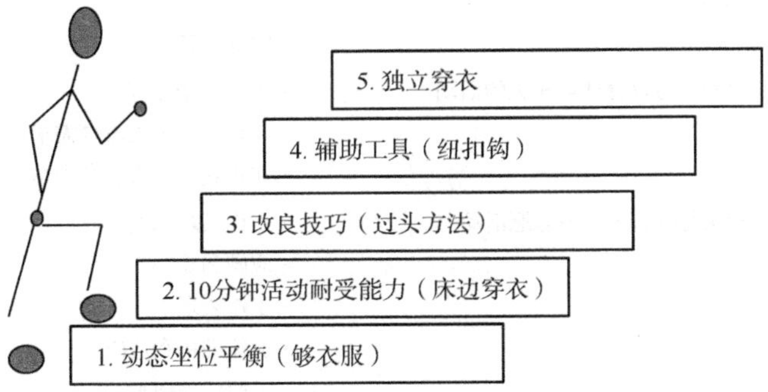

图 5-4-1 实现长期目标的不同阶段

三、评估结果与目标制订之间的关系

评估结果指导目标制订的内容、实现的方式和所需要的时间。目标的内容来源于初次评估面谈时与患者和（或）其主要照顾者沟通确定的作业需求，包括作业治疗的所有领域如日常生活活动（ADL）、工具性日常生活活动（IADL）、休息和睡眠、教育、工作、玩耍、休闲和社交（表 5-4-1），儿童康复主要涉及 ADL、休息和睡眠、教育、玩耍和社交领域。目标实现的方式和所需要的时间需要在目标内容确定后，经活动分析，推理潜在缺陷问题进行进一步评估；根据评估的结果，确定潜在问题的性质、严重程度、解决策略；再根据治疗师的经验和专长，确定实现目标的方式和大概需要的时间。潜在问题可能包括个人因素、表现技能、表现模式、背景和环境因素（表 5-4-2），这些因素中可改变的一个或多个部分，可以作为作业治疗干预的目标要素，最终实现目标。

表 5-4-1 目标制订的内容——作业领域及举例

作业领域	描述	举例
日常生活活动	照顾自己实现独立所必需的活动	·洗澡 ·穿衣 ·进食 ·功能性移动（在做功能活动时） ·个人设备护理 ·个人卫生和休闲 ·性活动 ·如厕和便后清洁（包括大小便和经期护理）
工具性日常生活活动	参与家庭或社区的活动，通常需要比日常生活活动更为复杂的问题解决能力和社交技能	·照顾他人 ·照顾宠物 ·养育孩子 ·沟通管理 ·社区移动和驾驶 ·财务管理 ·健康管理和维持 ·家庭建设和管理 ·做饭和清洁 ·宗教和信仰相关活动 ·安全和应急维护 ·购物
休息和睡眠	与获得休息和睡眠相关的活动，为成功参与其他作业领域的活动所需	·休息 ·睡眠参与 ·睡眠准备
教育	包括与学习和参与教育环境相关的活动	·正式的受教育 ·非正式的个人教育需求或兴趣探索 ·非正式的个人教育参与
工作	包括寻找和执行有薪工作或志愿活动	·工作兴趣和追求 ·应聘和受聘 ·工作表现 ·退休准备和适应 ·志愿活动探索 ·志愿活动参与
玩耍	提供开心娱乐的活动；可以是自发的，也可以是组织的	·玩耍探索 ·玩耍参与
休闲	内在回报的活动，个人不被强迫参加其他作业时的活动	·休闲探索 ·休闲参与
社交	与他人在期望的背景规矩下互动	·社区 ·家庭 ·同伴、朋友

表 5-4-2 潜在问题

潜在问题	描述	举例
个人因素	“……个人内在的特定的能力、特点或信念……”（AOTA，2014，p.S7）	· 价值、信念和灵性 · 身体功能 - 精神的：注意、记忆、感知、顺序、情感、个人特质 - 感觉：视、听、前庭、触、痛、本体 - 神经肌肉：关节活动和稳定、肌肉张力、力量、活动范围、随意运动 - 心血管、血液、免疫和呼吸：血压、心率、身体耐力 · 身体结构
表现技能	“目标导向的动作，可观察到的、参与日常生活作业的细小组成单元”	· 运动技能：弯曲、够、抓、协调、维持平衡、操作 · 过程技能：参与、选择、处理、排序、起始 · 社交技能：发起互动、表达情感、转移、轮流
表现模式	“与个人、组织或人群活动相关的行为模式”	· 习惯：应对压力时身体来回摇晃 · 常规：早起穿衣洗漱 · 习俗：节日饭菜准备 · 角色：照顾者、员工、学生
背景和环境	“……服务对象周围和内部的一系列相关条件……”	· 文化：风俗、信念、行为期望 · 个人：年龄、性别、社会经济状态、教育程度、群体 · 时间：生命中的阶段、一天中的时间、一年中的时间、持续时间和历史 · 虚拟：通过声电等设备交流 · 物理 - 自然环境：地形、植被和动物 - 建筑环境：建筑物、物品、工具、设备 · 社会：存在、关系和他人期望

总 结

1. 作业治疗评估贯穿整个治疗流程。
2. 临床推理是作业治疗评估的核心。
3. 规范、清晰、及时地评估记录便于沟通。
4. 作业治疗目标制订以患者需求为中心，具有可测量特性和时间限制。

第六章　评估方法

学习目标

读完本章后，读者将能够：

✓ 列举评估参考框架并阐明其应用。
✓ 描述非标准化评估和标准化评估的区别。
✓ 阐述作业治疗访谈的目的和临床观察的过程。
✓ 描述标准化评估的种类与信度、效度。
✓ 列举并应用各种标准化量表。
✓ 综合分析、应用儿童非标准化评估和标准化评估。

第一节　非标准化评估

非标准化评估是一种非正式的评估，治疗师可通过此类评估，了解儿童的优势和能力，以及在治疗过程中找到需要解决的困难。非标准化评估可以衡量儿童的技能或治疗进展，并指导干预方案的制订，但不会将他们与一组同龄人进行比较。相较于标准化评估，非标准化评估可观察儿童整体功能的应用情况。其次，整个评估过程及环境更为贴近儿童自然条件下的作业表现。此外，非标准化评估的操作通常较为简单，无须大量的专科培训，整个评估过程可灵活变通，可针对性地对儿童和家庭最关注的领域进行评估。因此，进行非标准化评估是至关重要的。同时，非标准化评估也存在一定的局限性，耗费时间较长，且主观性较强。

本章将重点阐述非标准化评估的参考框架和评估过程，包括面谈技巧、不同类型的观察和临床评估等。

一、评估参考框架

治疗师在进行评定时，通常需要全面地评定儿童的作业表现，在进行进一步的活动观察和分析时，需要将儿童可能存在的问题进行有机的归纳和分类，以便全面无遗漏地评定儿童存在的问题，因此在进行评定时通常需要有一个理论框架进行归纳或者基于理论框架选择和规划评定。目前通常考虑使用《国际功能、残疾和健康分类》（ICF）或人类-环境-作业活动模式等作为参考进行整体评估框架的规划。因本教材是针对 ICF 在儿童和青少年中的应用，故考虑使用 WHO 制订的《国际功能、残疾和健康分类（儿童及青少年版）》（ICF-CY）（图 6-1-1）。ICF-CY 和 ICF 的组织和结构特点是一致的，但扩大和增修了新的项目，更符合儿童及青少年发展变化的特性，适用年龄为出生至 17 岁，项目修订上加入了发育的概念及预防和早期疗育的观点。由于 ICF-CY 是专为儿童与青少年所设计，在和成人 ICF 进行比较时，活动和参与、环境因素都必须考虑到是否符合儿童的发育年龄，而对于躯体结构和功能，也有一些是较常用于儿童的基本躯体功能要素。详情见以下部分。

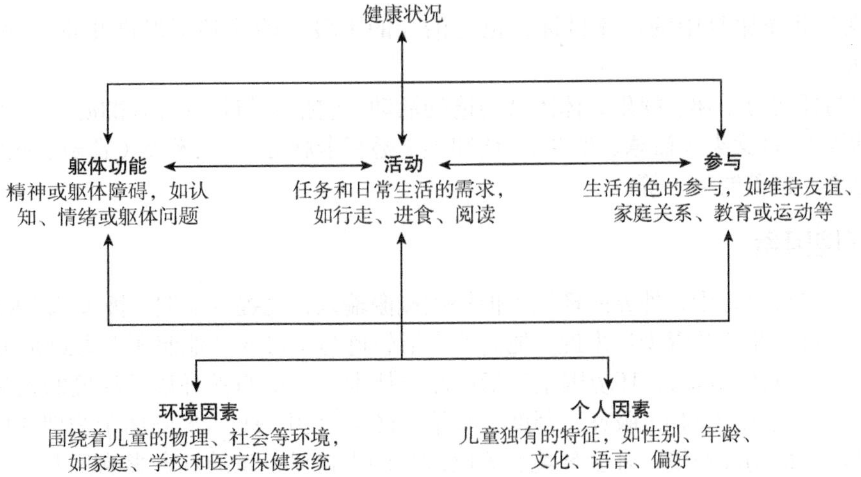

图 6-1-1 ICF-CY 框架

（一）躯体结构和功能

在发育迟缓或脑性瘫痪的儿童中，可能存在神经、骨骼肌肉结构及与运动功能相关的功能障碍。中枢神经系统如大脑等损伤会导致姿势控制、平衡及协调障碍。常见的有脑性瘫痪儿童张力过高或过低，包括痉挛型、徐动型或运动障碍型等。肌肉张力过高也可能导致关节僵硬或挛缩、结构异常、关节活动度受限等，这些都是治疗师必须注意的地方。而发育迟缓、感觉统合障碍或发育性协调障碍儿童常见有肌肉张力低下的问题。另外，脑部损伤严重的儿童也容易出现异常的原始反射，由于脑部的受损，一些随着年龄增长应整合或消失的原始反射仍然存在，如抓握反射、拥抱反射等。原始反射的持续存在将影响日常生活中的运动功能发育，造成进一步的活动与参与受限。此外，骨骼与关节活动的稳定性、肌肉张力、肌肉力量与肌耐力、动作质量（如不自主动作）等可能会影响儿童功能活动。另一个常见影响儿童功能表现的躯体功能与结构因素是认知功能，包括注意力、记忆力、反应速度、执行功能等，更高阶的认知功能还包括动作计划能力、抽象思考、逻辑推理、时间管理、解决问题的能力，这些都有必要纳入评估方案中。

（二）活动和参与

在 ICF-CY 中，对于学龄前及学龄期儿童而言，最重要的参与活动为生活自理、学校参与及游戏。

1. 生活自理 自理包括以照顾自己身体为目的的基本日常生活活动（basic activities of daily living，BADL），如吃饭、穿衣、洗漱、如厕等，以及为维持每日在家庭或社区中生活的工具性日常生活活动（instrumental activities of daily living，IADL），如与其他人沟通、移动、维持健康及安全、协助家长整理家务等。儿童能够独立照顾自己（即 BADL）不但可以减轻照顾者负担，对儿童的自尊与自信的发展也很重要。治疗师应该针对儿童不同的状况或需求进行介入，促进儿童达成功能上的独立。对于儿童而言，日常生活功能独立是一个最重要的基本功能之一。

2. 学校参与 与学习相关或与学习环境相关的活动和参与，包括基础学习、家庭教育、学龄前教育、学校教育、非课堂知识的学习及应用、课外活动等。

3. 游戏 是儿童发育中很重要的一部分，也是儿童的主要活动。儿童通过游戏不但可以获得愉快的体验，还可以通过游戏的参与促进粗大/精细运动的发育，增进自尊与自信，增进社会交往发育等。功能障碍儿童无法在自然环境下通过自由的游戏来获取充足的感觉刺激来促进发育，治疗师须熟悉儿童游戏发育过程，并帮助儿童参与家庭及学校环境中适合孩子年龄发育的游戏。游戏既是儿童康复中的治疗目标，也是治疗的手段，治疗师可促进儿童去探索游戏，增进儿童的动机。

儿童可参与任何有乐趣、娱乐、休闲及消遣的活动，包括参与各种形式的游戏，如运动类（乒乓球、羽毛球等）、社交类（篮球、聚会）、认知类（益智卡牌等）、艺术类（音乐、画画等）、兴趣爱好（采集昆虫、饲养宠物）等。

（三）环境因素

儿童的生长发育过程中，外界的环境不但提供刺激输入，也提供反馈，极大地影响儿童日常生活活动与参与。对于儿童及青少年来说，他们的生活轨迹与父母或其他照顾者大致是重合的，因此家庭评估是非常关键的一部分。环境因素包括产品与技术（e1），自然环境及环境的人为改变（e2），支持与关系（e3），态度（e4），服务、制度与政策（e5）。其中 e1、e2 归属于物理环境，e3 与 e4 归属于社会环境。而物理环境、社会环境及家庭成员的支持对儿童的发育影响甚大。

（四）个人因素

个人因素与健康状况无关，但往往会影响个体的功能表现，这些因素取决于不同的社会和文化习俗，个人因素包括种族、性别、年龄、语言、教育水平、应对方式等。在 ICF-CY 中，其他类别都有编码，但该类别还没有特定的编码。但治疗师在评估过程中，可收集儿童和其照顾者的个人因素，这些因素可能会影响治疗方案的实施、家长宣教等方面。

二、作业治疗访谈

在作业治疗实践过程中，针对儿童及其照顾者的访谈是评估开始的重要环节。在儿童临床实践时，访谈不但包括儿童（取决于其年龄和成熟度），还包括主要照顾者或父母，以及儿童生活中的其他重要人物，如儿童的教师或其他健康服务者。通过访谈，首先，治疗师可与儿童和其主要照顾者或家庭成员建立融洽的合作关系，并深入了解他们的关注点。其次，治疗师也可以收集儿童重要的信息，如其个人因素、环境因素、治疗目标的优先级、治疗效果的预期及个案和照顾者对功能障碍和社会参与的观点。

（一）访谈目标

（1）收集相关的医疗信息、转介原因及正在接受或曾接受的医疗和教育情况。

（2）与儿童和照顾者建立融洽、相互信任的治疗关系。

（3）了解儿童和家庭，包括兴趣爱好和日常生活活动。

（4）确定儿童和家庭的目标、期望值。

（5）创造机会对儿童的技能、功能和环境进行非正式的观察。

（6）介绍治疗师的角色、技能和涉及领域。

（二）结构化访谈工具

访谈的类型包括非正式访谈、正式和结构化的访谈，治疗师可使用标准化的访谈量表或问卷，进行结构化的访谈。作业治疗中使用的大多数标准化面谈评估量表或问卷都是为成人设计的，部分量表同样适用于儿童访谈，也有专门为儿童设计的量表。

1. 加拿大作业表现测量（Canadian occupational performance measure，COPM） 可作为以个案为中心的结构化访谈工具，以识别并优先考虑限制其参与日常生活的日常问题。此量表针对生活所有领域的作业表现，包括自我照顾、休闲和生产力。8 岁以上的儿童可以使用该工具进行访谈，而年龄较小的儿童可由父母代表完成访谈。

2. 儿童生活功能评估量表（pediatric evaluation of disability inventory，PEDI） 可有效评估残障儿童不同发育领域的功能表现情况。其最新版本为“儿童生活功能评估计算机适应性测试”（pediatric evaluation of disability inventory computer adaptive test），此量表两个版本均可以通过结构化访谈对儿童进行评估，也可以由照顾者独立完成（照顾者可在治疗师不在场的情况下完成评估表格或使用计算机完成）。

3. 感觉处理能力剖析量表第二版（sensory profile 2，SP-2） 可协助治疗师了解儿童的感觉处理能力及感觉处理与儿童日常生活功能表现的关系。此量表既可以通过结构化面谈进行评估，也可以由照顾者独立完成。

4. 人类作业模式（model of human occupation，MOHO） 是 Gary Kielhofner 教授研发的作业治疗实践模型，有相关的评估工具，可以结构化访谈的方式应用于儿童和青少年。

（三）访谈流程

1. 访谈准备 治疗师可通过查阅医疗记录，对儿童和其照顾者有大致的了解，并明确此次访谈的目标，可提前准备好将要询问的问题。可提前准备纸笔、录音笔等工具记录访谈过程，若需要进行视频记录，需获得家长同意，且后期需注意保护儿童和家长的隐私。

2. 创造舒适的环境氛围

（1）地点：最好在独立的空间中，保证光线充足，具有隔音设备及可以关闭的房门，并且摆设简单，避免转移儿童注意力。

（2）时间：以 40～50 分钟为宜；若时间过长，可分阶段进行。

3. 访谈信息收集 访谈开始时，治疗师可对本次访谈目的和范畴作简短介绍，再开始正式的访谈。访谈收集包括但不局限于以下信息。

（1）个人资料，如姓名、出生年月日、评估日期、生理年龄、医学诊断、生产情况、发育史、主要照顾者等基本资料。

（2）收集有关孩子及其家庭的信息。

（3）收集有关儿童的活动概况、学校情况及其他服务的信息等，如兴趣爱好、家庭情况、学校参与等。

（4）确定家长主诉，明确儿童和家庭的优先事项与治疗目标。

4. 访谈技巧和原则 访谈过程中，治疗师提问的方式将影响信息收集的数量和质量，因此，治疗师应重视第一次与儿童及照顾者互动的方式，遵循访谈的基本原则。

（1）倾听：作为治疗师，应多倾听，了解父母的关注点，并根据照顾者和儿童提供的信息进一步挖掘儿童的功能表现，以及引导访谈的方向。

（2）共情：对儿童和照顾者有技巧地进行反馈，接受并认可其矛盾冲突心理，并提供一些建议和心理支持。

（3）正向表达：使用正向积极的语言表达，多鼓励，避免埋怨、打击、呵斥等负面沟通方式。

（4）友好的态度：调整自我的姿势、坐姿、脸部表情等，让儿童和照顾者感觉自己是被接纳的。避免负面的身体语言，如皱眉、摇头等。

三、作业表现评定

作业表现的评定范畴可包括 ICF-CY 中的“身体结构与功能”“活动和参与”“环境因素”。治疗师可通过临床观察、临床评估两方面进行儿童作业表现的评定。

（一）临床观察

在访谈、评估、治疗的任何一个阶段，治疗师均可对儿童在不同环境下的作业表现进行结构化或非结构化的临床观察，并进行基础临床评估。透过观察评估，治疗师可获得儿童大量的信息，如儿童的人际互动、游戏技巧、注意力状况、行为表现、情绪、肌张力、视知觉问题等。观察有可能是在治疗室中的非自然情景或是家庭、学校等自然情景中发生的。

1. 临床观察记录 治疗师需明确地区分观察到的行为表现，给予专业的解释，并以客观而非主观的方式记录观察结果。记录观察结果有三种主要形式。

（1）治疗师通过叙述性描述，详细记录儿童的行为并进行定性分析。

（2）通过不同的方式量化（如频率计数、时间等）观察到的行为表现，以便清楚地知道该行为是什么、何时开始及何时不出现等。

（3）可在自制检查量表或评级量表上记录观察结果。

2. 临床观察分类 临床观察主要可分为自然观察和结构化观察两部分。

（1）自然观察：主要针对的是儿童自然环境下的日常活动表现。纯粹的自然观察还要求治疗师作为观察者尽可能不引人注目，不影响儿童或环境中的其他人平常的表现。儿童作业治疗师进行的自然观察通常包括学校环境中的课堂观察，家庭、学校等环境中的游戏观察和日常生活活动观察。此部分也可通过家长、学校教师等儿童周边相关人群的问卷报告获得。

1）课堂观察：学校环境的自然观察包括教室及学校的其他空间，如食堂、操场和卫生间等。在条件允许的情况下，治疗师可以观察儿童的上课过程、课堂的需求及课堂的表现，这将有助于确定儿童的功能障碍对课堂参与的影响。

课堂观察前，治疗师需与儿童的家长和老师提前讨论，以了解他们对儿童学校表现的担忧或问题，并找出他们觉察的重要内容。一旦确定了问题行为，治疗师和老师可以一起讨论并确定进行观察的最佳时间和地点。例如，如果儿童有精细运动障碍和注意力障碍，可考虑在桌面活动或写作任务中观察儿童。治疗师可根据实际情况自制简易核查表，以组织和记录课堂观察结果。核查表的内容可包括但不仅限于：不同体位下的姿势控制情况（如坐姿），视知觉处理情况（如手眼协调），精细运动功能表现（如书写），粗大运动表现（如移动），自理表现（如如厕），注意力水平，指令听从等与学校学习参与相关的功能领域。需要注意的是，治疗师的观察需根据儿童的年龄或年级及儿童的需求而有所不同。

2）游戏观察：游戏是儿童主要的作业活动，是婴幼儿学习、娱乐、互动的方式和体现，其包含的范畴和意义是复杂的，因此，作业治疗师需特别关注儿童的游戏表现。

治疗师可以选择在儿童家中、学校、游乐场或托儿所等日常环境中非正式地观察儿童的游戏。游戏的评估应包括儿童参与有意义游戏的能力、游戏的趣味性、游戏的偏好及社交游戏行为和技能等方面。此外，通过对儿童游戏的观察，通常可以收集各种潜在技能领域的信息。例如，治疗师可通过观察儿童游戏来了解他们的精细和粗大运动技能、平衡和姿势控制、社交和认知技能（如形状、颜色和大小概念等）。同样，在游戏中也可观察儿童的心理社会技能和行为，如活动水平、互动性、语言表达的能力和游戏过程中的情绪稳定性。此外，通过游戏观察，治疗师还可以评估儿童和照顾者之间及同龄人之间的社会互动模式。

在进行游戏观察时，治疗师应回顾不同年龄和发育水平儿童的常规游戏行为与技能，以确定评估儿童个体时需重点关注的行为（详见游戏章节）。当对学龄儿童和青少年的游戏或休闲、娱乐进行评估时，观察他们与同龄人在集体活动中的表现可能是最有意义的。此外，通过与他们和其照顾者的访谈，可了解他们如何利用空余时间、他们的兴趣爱好和社交技能。

3）日常生活活动观察：有关儿童基本自理技能的表现，如喂食和如厕等作业活动的能力，通常通过父母报告获得。也可通过面谈、自我报告或观察形式的标准化评估工具（如儿童生活功能评估量表）来了解儿童日常生活活动的情况，但父母或照顾者报告通常是基于填写者的整体感知完成的，存在一定的偏差。相比之下，通过直接观察，治疗师可以根据儿童参与活动时的实际表现和情境，客观详细地描述、评判儿童的技能和熟练度，充分了解儿童的优势和劣势、独立程度，也可确定儿童作业表现和环境、任务要求的相关性。

表 6-1-1 为不同年龄的儿童中观察到的一些常见的日常活动观察要素，可作为作业治疗评估的一部分。

表 6-1-1 儿童日常活动观察要素

年龄	活动观察要素
1～2 岁	此期幼儿日常活动几乎处于照顾者完全辅助状态。可观察照顾者在给幼儿洗澡、穿衣、换尿布过程中，幼儿是否配合或抗拒；照顾者完成辅助活动的位置和轻松程度；幼儿需要换尿布时是否对如厕训练有兴趣；观察不同进食状态（如用杯子喝水、手指喂食、勺子喂食）是否存在问题；观察进食时的姿势、口腔运动技能、独立程度；观察休息/睡眠时的体位；观察移动情况或探索环境的能力；观察够取、抓握和操作物体的能力
3～5 岁	此期幼儿大部分日常活动需要的辅助逐渐减少，甚至可独立完成。观察幼儿进食、穿衣、洗澡、洗漱、如厕时的独立程度和所需的辅助类型，是否建立洗澡、穿衣、饮食、睡眠的日常惯例；观察活动时的独立程度和安全性，如自然环境下的行走、跑步、爬楼梯等各种移动；观察够取、抓握、携带和操作物体等功能表现
5 岁以上	此期儿童的日常活动基本可独立完成，少部分需要提示。上述活动同样需要观察，此外，观察儿童完成自理活动所需的时间、需要的辅助水平和辅助类型；观察儿童是否能主动开始并全程完成刷牙、洗澡和穿衣等活动；观察儿童是否会根据天气或环境选择合适的衣服等。可了解照顾者对儿童在这些领域作业表现的满意度评分

治疗师评估儿童在执行日常生活活动或与学习相关的活动时表现出的能力或独立性时，可采用活动分析的测量，重点关注以下几个方面。

A. 活动的环境特征，包括环境因素和活动要求。

B. 儿童的独立水平，包括儿童完成活动所需辅助的数量和类型。

C. 儿童完成任务的特殊方法、补偿策略和适应性工具。

D. 关于儿童如何完成活动的定性特征，包括所执行步骤的顺序、所采取的方法和所犯错误的类型。

E. 任何潜在的缺陷、身体功能或表现技能，或个人因素（感觉、运动、认知、社会和情感），都会干扰儿童有效和安全地执行任务的能力。

F. 完成该活动所需的时间或精力。

G. 儿童或照顾者对儿童作业表现的满意程度。

（2）结构化观察：目前，国内大部分作业治疗师不一定有机会进行自然观察，那就可以建立一个评估环境，让儿童在特定的情境下参与活动或执行任务。治疗师可根据家长的需求、儿童作业活动特征等方面确定并设计评估活动。进行评估活动时，治疗师需确定模拟环境或活动是否贴近真实的情景，以及活动中是否包含想要观察的行为和技能，表 6-1-2 为不同发育领域可进行的评估活动与观察内容。

表 6-1-2 结构化观察参考活动举例

发育领域	参考活动	观察内容
粗大运动	抛接球、跳绳、骑脚踏车等	观察并记录粗大运动技巧是否与儿童年龄相符合，如走路、跑步、跳跃、单脚跳、肌力和耐力、运动协调性等
	穿衣、洗手、刷牙等（可通过游戏等形式展现）	自理表现，肌力和耐力，运动协调性，双侧整合
精细运动	够取、抓握和释放积木；握笔技巧、写字、画画、使用剪刀、处理纽扣等	观察并记录精细运动技巧是否与年龄相符合，注意孩子的抓握方式、协调性、手的操作技巧、双侧手使用、手的偏好等

续表

发育领域	参考活动	观察内容
视觉运动	剪刀使用；握笔和书写等桌面活动，包括上色、走迷宫等；平板、电脑使用等	观察并记录视觉动作技巧是否与年龄相符合，注意儿童的姿势、头部运动、视觉追踪
知觉和认知	颜色、形状辨别，数数，对身体各部分的认识等	观察并记录认知知觉能力是否与年龄相符合，如注意力、记忆力、对事物的认识等

通常，治疗师通过一系列特定的评估活动，对儿童的作业表现进行结构化的观察。此外，在任何标准化的、以表现为基础的评估过程中，治疗师都可进行结构化观察。例如，进行视觉运动整合评估时，儿童坐在桌子上用铅笔画画，治疗师可观察并记录儿童的坐姿、指令听从情况、运动计划能力、基础的精细运动能力等。

（二）临床观察评估

临床观察评估主要针对儿童身体结构和功能展开。

正式临床观察评估是指针对某些功能领域进行的有特定指令和实施方法的观察，这些并不属于任何特定标准化评估工具，但也有特定的评分标准和结果。作业治疗师经常使用正式规范的评估方法去评估儿童潜在的感觉运动功能、姿势控制等。虽然一些标准化评估工具包括了此类评估方法，如原始反射、肌张力、协调性等，但这些神经运动相关的功能可与标准化评估分开。评估时，治疗师需结合其他评估数据（如标准化评估的结果和访谈收集的信息），慎重解释这些观察结果。需要注意的是，部分临床观察评估的研究基础有限，因此不同治疗师应用时具体操作流程可能会有所不同。

1. 原始反射 若儿童存在运动功能障碍，可考虑进行原始反射的评估检查。其中，可能出现的表现及等级如表 6-1-3 所示。

表 6-1-3 原始反射评估

等级	原始反射表现
0	没出现
1	反应短暂且只有在被动动作时会被诱发
2	儿童主动动作时诱发
3	反应持续一段时间，反应过度
4	强制性反射，儿童无法改变反射动作 60 秒以上

2. 肌张力 是指肌肉组织在静息状态下的一种不随意的、持续的、微小的收缩，是被动活动肢体或按压肌肉时所感觉到的阻力。

（1）肌张力低下：表现为被动运动时阻力降低或消失、牵张反射减弱、关节过度伸展等现象，可通过以下步骤检查儿童的肌张力情况。

指导儿童主动活动肢体和关节，治疗师观察各个关节是否存在过伸现象，如解剖位下屈曲前臂时是否存在肘关节过伸。

检查肢体被动运动时的阻力，如儿童取仰卧位，双膝屈曲时被动活动下肢至外展位，治疗师感受关节活动末端是否有阻力。

静息状态触摸肌腹（如二头肌、腓肠肌），肌张力低下时肌腹柔软。

（2）肌张力增高：表现为肌肉痉挛，可引出强的牵张反射。当儿童肌张力偏高时，可使用改良 Ashworth 分级进行评定，具体分级如表 6-1-4 所示。

表 6-1-4 改良 Ashworth 分级

级别	评定标准
0	无肌张力增高
Ⅰ	肌张力轻微增加，累及肢体或关节被动活动时，在关节活动范围的末端出现突然卡住，呈现最小的阻力或释放
Ⅰ+	肌张力轻度增加，累及肢体或关节被动活动时，在关节活动范围的后 50%内出现突然卡住，呈现最小的阻力
Ⅱ	肌张力明显增加，累及肢体或关节被动活动时，通过关节活动大部分范围肌张力均较明显地增加，但累及肢体或关节仍能较容易地被移动
Ⅲ	肌张力严重增高，累及肢体或关节被动活动时出现困难
Ⅳ	僵直状态，累及肢体或关节不能活动

3. 肌力

（1）徒手肌力测试（MMT）：肌力测试不适用于肌张力异常的儿童。儿童肌力的评判结果取决于儿童发育基本理论知识和治疗师的临床经验。徒手肌力测试评分通常为 0～5 级（表 6-1-5），3～5 级通常是指抗重力能力及个体能够承受的阻力大小。评定时的阻力大小是相对于成人而言，一般对于儿童而言，可抗部分阻力已能满足日常活动的需求（即 4 级）。

表 6-1-5 徒手肌力测试

级别	评定标准
0	无任何肌肉收缩迹象
1	触诊能发现有肌肉收缩，但不能引起任何关节活动
2	去除重力下能做全关节活动范围的活动
3	能抗重力，能做全范围的活动，但不能对抗任何阻力
4	能对抗中等度阻力，且能做全范围的活动
5	能抗充分阻力，且能做全范围的活动

通常情况下，由于儿童难以遵守和理解要求，很少对儿童进行特定肌肉的徒手肌力测试，常通过设备评定或活动大致判定其肌力情况。

（2）设备评估：可在标准体位下通过特定的肌力测定设备评估肌肉收缩所能产生的最大力量。

1）握力：使用握力计测定儿童手部抓握的力量。测试时一般体位为：儿童端坐，上臂在身体侧方自然下垂，肘关节屈曲 90°，调至合适位置，测量三次，取最大握力值。两侧上肢均测量，以作对比。前后评估时尽量采取相同体位。

2）捏力：使用捏力计测定儿童捏的力量，包括侧捏、桡侧三指对捏和拇指与其他手指对捏。测试时一般体位为：儿童端坐，上臂在身体侧方自然下垂，肘关节屈曲 90°，捏压压力感应板，测量三次，取最大捏力值。两侧均测量，以作对比。前后评估时尽量采取相同体位。

（3）活动评估：可通过游戏活动观察，通过儿童行走、跑、跳等活动观察其下肢力量，通过其抓握物品、抛接球等活动观察其上肢力量，通过其活动时的姿势维持和控制观察其躯干力量。

4. 平衡功能 可通过活动观察儿童在不同体位（如四点爬位、坐立位、站立位等）下是否可以维持身体的稳定，测试其在不同体位下是否会出现相对应的保护性伸展反应。此外，也可通过闭眼站立、单腿站立、闭眼单腿站立等活动观察其姿势保持情况。另外，治疗师也可通过儿童版的功能性前伸测试客观地了解其平衡功能状态。

5. 运动协调

（1）双手快速交替测试：治疗师和儿童面对面坐立位，手臂弯曲，放在膝盖上。指导儿童做快速的旋后和旋前动作（轻轻地拍打大腿），数出10秒内手掌拍打大腿的次数，并观察其动作的速度、精确度、流畅性、左右差异性。

（2）对指测试：指导儿童进行对指运动，两侧轮替完成，然后两侧同时开始，重复几次。然后让儿童闭眼完成相同的任务，治疗师可同时了解儿童本体感觉相关的信息。观察儿童动作的速度、流畅度、精确度、左右差异性，以及儿童完成任务所需的视觉依赖程度。

（3）对鼻测试：治疗师和儿童面对面坐立位，儿童将食指放到鼻尖，然后再用指尖触碰治疗师的食指尖，连续来回移动3～5次，然后用另一只手臂重复相同动作。观察儿童动作的速度、精确度、流畅度、左右差异性。

第二节　标准化评估

一、概　　述

在儿童作业治疗评估过程中，常使用标准化工具进行筛查、评估。标准化评估是基于专家共识制订、由儿童发育过程中常见活动组成的一组专业化测试，通常具有特定评估过程、特定评估规则。所有儿童都需经过相同规则、相同活动的测试，并保证评分标准的一致性。标准化评估可让治疗师充分了解儿童特定技能的表现和发育情况，或者有机会将儿童个体的表现与其他正常发育儿童的表现进行比较。需要注意的是，标准化评估只是综合评估的一个组成部分。标准化评估结果不一定能反映儿童在真实环境下的整体发育情况，因此治疗师在分析评估结果时还需考虑其他因素。

本节重点讲述标准化评估的基础概念、种类和应用情况，介绍治疗师如何选择适当的评估方法、解释标准化评估中分数的意义。

（一）评估目的

标准化评估通常有特定的实施和评分标准，也会提供专门的评估工具箱（包含所需的物品和量表等）和评估手册。评估手册会说明评估的目的、针对的人群、年龄范围、评估设计的过程、信度、效度等信息。此外，评估手册通常会详细描述实施过程，以便所有的使用者可根据其统一的标准实施评估。

通过标准化评估，治疗师可对儿童的作业表现有更全面、更客观的了解，标准化评估的实施主要有以下目的。

（1）用于对儿童的症状或疾病做出诊断。

（2）确定困难的性质和程度或严重程度。

（3）评估和记录表现随着时间的变化情况。

（4）确定儿童是否可参加特定项目或服务。

（5）预测作业表现相关任务或未来功能。

（6）治疗方案的目标制订。

（7）将治疗前后的作业表现、数据等进行对比，以确定治疗方案的疗效。

（8）收集客观的数据用于科学研究。

（二）标准化量表选用原则

通常标准化量表可根据儿童的身体功能、活动参与情况分为以下领域：①发育评估和筛选工具；②作业表现情况，包括日常生活活动、学校相关功能、书写、游戏等方面的绩效指标；③感觉运动技能评估，包括粗大运动技能、精细运动技能、姿势控制、感觉处理和感觉统合功能；④视觉-运动和视知觉技能的评估；⑤社会心理和情绪功能的评估；⑥环境评估，包括生态调查等。

治疗师在选择某一特定标准化评估量表前，需考虑以下几个重要因素。

（1）明确评估的具体目的或领域。

（2）了解评估量表针对的年龄范围和能力表现。

（3）了解该评估量表的心理测量特性，包括数据特征、量表的信度和效度等基本信息。

（4）量表实施的具体条件，如评估环境、评估时长、成本等。

（5）是否熟悉该量表的实施过程及具备该量表的评测资格。

治疗师需根据临床实践需求、儿童的特性和标准化量表的特性选择合适的工具，以更好地判断儿童的作业表现。

（三）伦理考量

治疗师在临床使用标准化评估时需以儿童和其家庭为中心，关注他们的需求，既要遵守基本的伦理原则：尊重和自主原则、不伤害原则、有利行善原则、公正原则，也需考虑以下几个伦理相关的问题。

1. 评估资质 使用特定标准化评估工具前，治疗师需达到该评估要求的最低水平的能力，包括：①标准化评估的应用范畴及评估目的；②标准化评估工具的实施流程和评分细则；③标准化评估的特性及评估结果分数解读；④评估中的影响因素，如饥饿、疲劳及注意分散等；⑤误差来源。合格的评估者需考虑儿童的方方面面，如通过面谈、临床观察等方式获取的信息，包括儿童的家庭背景和社会环境等，才能对分数做出更准确、有意义的解读，并且更好地对儿童的表现做出综合性评价。

2. 隐私保护 儿童作为弱势群体，治疗师应严格遵循隐私保护规则：①遵循保密规定，不得私下在公共场合讨论儿童案例；②进行任何评估或治疗方案前，需获取其父母或监护人的同意；③若评估或治疗等信息被用于研究、教育教学等非营利目的，均应签订知情同意书，知情同意通常以书面形式获得，包括评估的原因、类型、结果、潜在的不良事件等，均应提前告知父母或主要照顾者。

3. 评估结果的沟通 讨论评估结果进行分数解读时，应考虑到父母或其他照顾者的特征，尽量使用通俗易懂的语言进行交流。评估报告应尽量客观，明确说明和建议。

二、标准化评估的种类

在临床实践和应用研究中，标准化评估可针对儿童发育情况和作业表现提供客观的数据结果，促进循证实践，也有利于跨学科的交流。标准化评估工具可用于评价作业治疗实践涉及的所有领域，包括身体功能、活动和表现技能、情境和作业角色等。一部分评估工具评估的范畴非常广泛，如运动功能、社交功能等，而另一部分评估工具则能聚焦于具体的作业技能，如喂养、视知觉或教室的特征。

通常，标准化评估可分为两种：常模参照评估（norm-referenced evaluation）和标准参照评估（criterion-referenced evaluation）。治疗师可根据不同的评估目的选择常模参照评估或标准参照评估。

（一）常模参照评估

常模参照评估将被试儿童在某个领域的表现或技能水平与其他同龄儿童的表现或技能水平进行比较。常模参照评估工具研究人员从总体中随机抽取具有代表性个体的样本集合，并通过对样本的定量或定性测量结果来推断总体，形成常模。其他正常发育、同龄儿童的表现或技能水平被认为是评估结果参照的“常模数据”，即“集中趋势”。通过同龄儿童之间的比较，可以确定该儿童是否、如何及在何种程度上领先或落后于正常水平，以客观地判断被试者的技能水平或表现。计算和解释常模参照分数被称为“常模化过程”。量表研发者将通过各种统计方法来确定常模组、解释原始分数及确定作业表现的级别。这些信息均涵盖在测试手册内。常模参照评估工具包括儿童韦氏智力量表、感觉处理能力剖析量表等。

通常，治疗师在选择某一标准化量表进行评估时，需考虑被评估者与常模组儿童基本信息的一致性。例如，4 岁的儿童应与常模 4 岁年龄组的儿童相比较，而非 9 岁的儿童；我们国内的儿童若与美国某些地区的儿童进行比较，因地域、文化等差异，在粗大运动、精细运动等领域的发育趋势就可能有差异。因此，治疗师在选用常模参照评估时，应注意该量表是否有中国常模，若无，则应分析结果解释可能出现的偏差；另外，常模参照评估具有严格的实施程序和评分规则，治疗师评估时应注意流程的标准化。

（二）标准参照评估

标准参照评估通常使用某特定的评分规则或水平来给孩子在特定活动或技能上的表现打分。标准参照评估有助于治疗师：①评估儿童执行某项活动时的表现；②将一个儿童的表现与一套基于研究制订的标准进行比较，而不是与其他人的表现进行比较。标准参照评估可判断儿童能做或不能做的技能，常与功能性治疗目标相关。标准参照评估工具包括粗大运动评分量表 88 项（Gross Motor function measure-88）/皮博迪运动发育量表第二版（Peabody developmental movement scale，second edition）、学校功能评估量表（school function assessment）等。

标准参照评估不受制于标准化评估的统计学分析过程，无须计算均分或判断其评估数据是否符合正态分布，其评估实施程序不一定是标准化过程。其主要目的是了解一个儿童到底能完成什么技能，评估项目较为详细，通常与特定的治疗目标或发育里程碑相关，可作为制订治疗干预目标的起点。

三、评估工具的信效度

（一）信度

信度（reliability）是表示测验结果的可靠性、一致或是稳定的指标。信度指标多以相关系数表示，信度系数越大，表明测量的可信程度越大。信度只受随机误差的影响。随机误差越大，信度越低。每个测试的实得分数（X）总是由真实分数（T）和测量误差（E）两部分构成，表达式为：X=T+E。测量误差分为两类：系统性测量误差及随机测量误差。

在测量理论中，信度被定义为一组测量分数的真分数方差与总方差（观察分数方差）的比例，用公式表示：

信度分数=真分数方差/观察分数方差

信度系数大致可分为三类：稳定系数（跨时间的一致性）、等值系数（跨形式的一致性）和内在一致性系数（跨项目的一致性）。实际应用中，重测信度属于稳定系数，复本信度属于等值系数，分半信度和克伦巴赫 α 系数用于评价内部一致性。

1. 重测信度（test-retest reliability） 即稳定系数，是检查不同时间使用同一评估手段所得结果的一致性，即用同样的评估对同一组被试者在尽可能相同的情况下间隔一定时间重复测试，计算两次测试结果的积矩相关系数或秩相关系数，用以评价测验评估结果的稳定性。

由于重测信度需要对同一样本施测两次，而被试者容易受到各种事件、活动和他人的影响，间隔时间长短也有一定限制，因此在实施中有一定困难。一般两次评估间隔时间的设定应考虑评估的目的及评估项目的稳定性。若间隔时间太短，儿童可能会出现疲劳、学习效应或记忆效应；若间隔时间太长，则可能出现儿童分数变化是由于发育进展所致的现象。一般而言，婴幼儿重测间隔时间不要超过一周，年纪较大的儿童，重测间隔时间不要超过两周。

2. 施测者间信度（inter-rater reliability） 是衡量多个施测者之间结果一致性的一个指标，用以检验评估结果是否受到施测者主观判断的影响。进行标准化评估过程中，可由一位治疗师对儿童进行评估并计分，另一位治疗师则在旁边观察同时计分，若两位治疗师对同一儿童的所有项目评分越接近，则表明该标准化评估施测者间信度越好。一般要求在成对的受过训练的评分者之间平均一致性达 0.90 以上，才认为评分是客观的。

3. 复本信度 即等值系数，是指用两个不同形式的等价评估工具（原本和复本），对同一组被试者同时施测，然后求得被试者在两个测验上得分的相关系数，这个相关系数就代表了复本信度的高低。复本信度要求两个复本除表述方式不同外，在内容、格式、难度和对应项目的提问方式等方面要完全一致。能够避免重测信度的一些问题，如记忆效果、学习效应等，但在实际评估中，很难有两个评估工具满足上述要求，因此这种方法较少被采用。

4. 分半信度（split-half reliability） 是将一套评估量表分为相等两部分，检查两部分所得结果的一致性。即将评估项目按随机分半法、前后分半法或奇偶项分半法分为两部分（通常要求这两份测试的问题数目相等，内容、难易度尽可能一致），分别记分，计算出两部分的测量结果之间的相关系数，再据此估计整个问卷的信度。通常是在无复本且不准备重测的情况下，采用分半信度来计算信度系数。一般均以相关系数（皮尔森 Pearson r 或 Icc 值）来表示，系数越高，信度越好。

5. 克伦巴赫 α 系数（Cronbach's α 信度系数） 是目前最常用的信度系数，用 Cronbach's α 指标来检验同一维度的一组项目是否测试同一特质或技能，它无须将调查项目分为两部分，而是以项目间的联系程度对信度进行估计。Cronbach's α 信度系数用于评价评估工具的内部一致性。

通常，内部一致性系数大于 0.80，稳定系数大于 0.50 为可接受范围。实际应用时，评估工具的信度系数最好在 0.80 以上，0.70～0.80 为可以接受的范围，若信度较低应考虑重新修订评估量表或增删题项。

（二）效度

效度（validity）即有效性，是指通过评估所获得测验结果的准确程度，即该评估工具是否能够真正反映被试者的实际情况或施测者期待评估到的行为或特质。效度是标准化评估中的必要条件，若不能评估出儿童实际的表现，信度再高也没有实际意义。

1. 内容效度（content validity） 是指评估工具中的项目是否符合测试的内容或主题，是否能系统地评价测试内容的适当性。例如，为了评估儿童自理能力，要求儿童完成所有自理活动是不切实际的，必须选择一个典型的自理活动的样本纳入评估，并可以根据所选项目了解儿童的实际能力。内容效度评价常采用专家经验判断与统计分析相结合的方法。经验判断一般由研究者或专家评估所选题项是否“看上去”符合评估目的和要求。统计分析主要采用单个项目得分与项目总分的相关性，根据相关系数是否有统计学意义，判断评估结果是否有效。一般情况下，内容效度通过专家评议打分，如果专家意见的一致性比例高，说明内容效度较好。

2. 结构效度（construct validity） 是指评估工具体现特定理论结构或框架的程度。儿童治疗师常评估的结构领域包括精细运动技能、粗大运动技能、视知觉技能、自理技能和家中或学校的功能表现。

3. 效标效度（criterion validity） 是指该评估工具得到的数据与专家经验辩证“金标准”或确定的某标准变量的一致性。验证效标效度时，可选择一种“金标准”指标或评估工具作为效标，分析该评估工具与效标之间的联系，若两者有相关，则为有效的评估工具。根据时间跨度的不同，效标效度可分为同时效度和预测效度。

（1）同时效度：同时施测某评估工具与黄金标准评估，以黄金标准评估作为效标，看两者之相关性，相关性越高，表示该评估之同时效度越好。秩相关系数描述了该评估与标准之间的关系程度。大多数效度相关系数范围为 0.40～0.80。

（2）预测效度：早期使用某一评估工具所得的结果，能否预测将来的发展状况。预测效度确定了当前的测试结果与未来的某些表现之间的关系。相关性越高，表示预测效度越佳。建立预测效度的过程比建立其他形式的效度要长得多，因为在第一次和第二次评估之间通常要经过几年的时间。

总之，信度、效度是量表中的重要属性，它依赖于评估工具的研发者、使用者和作业治疗领域的专家的许多判断。在标准化工具的选择过程中，需要注意的是，信度和效度都不是绝对的，在一种环境下或对一组儿童有效的评估可能并不适用于其他用途，治疗师需基于临床知识和经验，以及对儿童基本信息的了解，选择信度、效度均合适的评估量表。

四、标准化评估的统计学特征

在临床实践中的许多变量，如儿童的身高、体重、生化指标、认知与运动发育情况等，都服从正态或近似正态分布。正态分布的图形也称正态曲线，是呈对称的钟形曲线，它是一条中间高、两端低的有对称轴的曲线（图 6-2-1）。

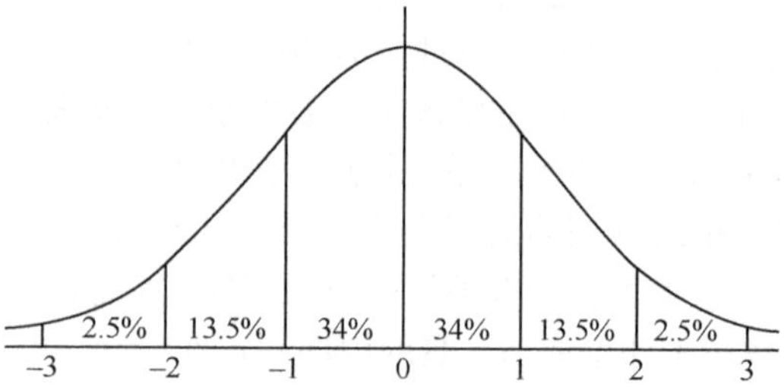

图 6-2-1　正态分布曲线

大多数标准化评估的数据也遵循这条曲线。大多数儿童的分数分布集中在曲线的中间部分，越往分布两端（高或低）对应的人数逐渐减少。通过对集中趋势的描述，可判断某一特定儿童在某领域的表现分数是否与大部分人一致、分数更低或更高。

但在对数据进行统计学描述之前，需熟悉一些标准化评估中的基本概念。

（一）原始分

基于标准化评估和评分规则，治疗师针对儿童的作业表现直接进行评分，该评分称为粗分或原始分（raw score）。

（二）标准分

基于标准化评估的常模数据，可将原始分转换为标准分（standard score），以便做出有意义的解释。标准分考虑了儿童和常模样本中与其相似儿童表现分数之间的关系。常模样本中儿童的表现分数通常遵循正态分布，大部分分数集中在平均值附近，相对较少的分数落在两边的远端。

（三）标准差

标准差（standard deviation，SD）是对一组数值变异或离散程度（分数偏离平均值和彼此偏离的程度）的度量，标准差越大，表示该组数值与均值的偏差越大，正态分布的曲线越宽。

在正态分布中，约 68%的样本数值为平均值的±1SD 以内，约 95%的样本数值为平均值的±2SD 以内（图 6-2-2）。普遍认为，行为表现（或测试分数）与平均值的差距在 1～1.5SD 时，被认为是“典型”或“正常范畴”；当儿童的分数值落后于平均值 1.5SD 或 2SD 及以上时（具体划分标准请参照不同量表的评判规则），其分数值对应的行为表现将被认为“障碍边缘”或“障碍范畴”。

（四）百分位

百分位（percentage）分数基于原始分数的正态分布得出，为常模样本中得分达到或低于既定分数的人的百分比。例如，若儿童的分数值对应的百分位为 60%，则表明常模样本中有 60%的儿童达到或低于这个分数。

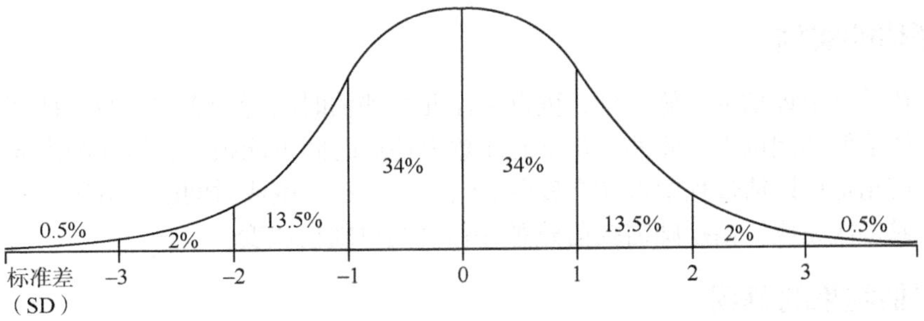

图 6-2-2 不同标准差

（五）年龄当量

年龄当量（age equivalent）指的是儿童的技能或知识达到大多数人相同水平的年龄标准或年龄等同分数。年龄当量提供了一个实际发育年龄的估计，是基于标准样本中一组特定年龄儿童在测试中获得平均原始分数统计而出。年龄当量通常用年和月表示，如 4 岁 3 个月。当跟儿童照顾者解释评估结果时，年龄当量易于被理解，也存在一些缺点，如儿童某项功能的年龄当量略小于实际年龄时，照顾者易误认为是儿童该项功能落后或异常，但其实儿童其余标准分数显示仍落在正常范围以内。

五、评估实施流程

在开始标准化评估时，治疗师可根据以下的步骤进行，以确保规范、统一地实施测试和评分，这些步骤还有助于治疗师准确地解释测试结果和儿童的技能、表现。

（一）评估工具的选择

治疗师需广泛了解不同年龄范围和功能领域的标准化评估，并根据自身工作环境的评估需求及该环境中儿童的特征，重点关注并考虑符合要求的标准化评估。此外，若有些儿童的行为、认知、运动技能或注意力障碍导致他们可能无法遵守标准化的测试程序，治疗师需对标准化评估进行调整或使用家长报告评估。一些标准化测试提供了用于各种残疾儿童的具体指导、指导方针或规范。例如，PDMS-2 提供了详细的案例说明，说明该测试如何适用于视力障碍和脑瘫儿童，并提供了后期干预方案的参考。例如，粗大运动评分量表作为标准参照评估，可评价脑瘫儿童粗大运动情况，为干预方案提供必要的信息。最后，选用标准化评估工具时还应考虑信度、效度，尽量选择那些已有一定研究基础的测试。

（二）评估准备

一旦决定选用特定的评估，治疗师应该仔细阅读评估手册。除了实施流程和评分细则外，还应该研究该测试的技术属性，如常模样本的大小和组成、分数统计等。治疗师应确定标准化的评估流程，以及针对有特殊需要的儿童是否需要进行调整。若为首次尝试，最好与一位经验丰富的治疗师共同实施、讨论、评分和解读结果。也可先尝试在正常年龄相近的儿童身上进行测试。

（三）环境的准备

测试环境应尽量贴合评估手册中的要求。首先，尽量在独立的、光线充足、没有视觉或听觉干扰的空间内实施评估。其次，可提前与儿童照顾者沟通，评估尽量安排在儿童状态最佳的时候。评估涉及的桌椅等尺寸合适，满足儿童的生理特征，尽量营造让儿童觉得舒适、安全的环境。治疗师也可根据评估时的需要，调整物品的放置。

（四）评估的实施

治疗师需熟悉整个评估的实施过程，重点关注儿童评估时的行为表现，而非把精力放在评估材料的寻找或评估手册的阅读上。此外，儿童的注意力持续时间可能很短，治疗师需充分利用有限的时间。因考虑到儿童在评估过程中可能会疲劳、情绪不佳、饥饿或时间限制等因素，大部分的评估可允许分两次或多次完成。治疗师需提前熟悉评估规则以随机应变。

（五）评估结果的解读

治疗师应仔细阅读评估手册中的结果解释部分，可与有经验的同僚讨论结果解读的原则。基于评估项目和标准分数，治疗师可列出明确的结论或待进一步确认的方面。除了评估手册中的标准和结果参考外，治疗师还应同时考虑儿童的其他因素，例如，儿童评估时的表现是否具有代表性？若儿童评估中表现不佳，是否有什么因素影响了儿童的表现？家长对儿童功能表现的判断也可纳入评估报告。此外，治疗师还应考量以下几个问题：是否与其他专业人员的评估结果或以往结果一致，存在哪些差异？是否与照顾者、教师的观察或报告一致？是否需要额外的访谈、观察或评估？评估使用的哪些策略在激励或促进儿童表现方面特别有效或无效？这些方面的考虑都可以纳入评估报告中，以提供更全面的评估结果和建议。

（六）评估的临床意义

治疗师需明确标准化评估实施的临床意义，如评估可提供哪些重要信息，评估的优点和缺点，是否对后期治疗方案的制订有帮助，是否还需要通过其他方法收集额外的信息等。通过不断地反思，确保标准化评估能够满足儿童、家庭、治疗师的需求。

六、标准化评估的优缺点

（一）优点

标准化测试是评估过程中必不可少的部分，有以下优点。

（1）通常是被广泛认可的，这意味着儿童在某项测试中的分数可以被不同环境或背景下的治疗师乃至其他学科的医学人员所理解。

（2）采用规范化、统一的标准，允许不同学科的专业人员在讨论评估分数时“说同一种语言”，便于交流沟通。

（3）可用于监测发育进展，标准化评估是基于年龄的标准而设计的，因此可通过与常模样本的比较来衡量功能障碍儿童的发育进展。

（4）可用于治疗效果的评估，以判断干预方案是否需要调整。

（5）标准化评估的数据有助于循证实践，并提供有关干预方案优势和劣势的信息。

（二）缺点

虽然标准化评估过程和结果都较为客观，具有较强的科学性，但也存在一些问题。

（1）不能单独作为衡量儿童技能的标准，还需考虑非标准化评估的信息。

（2）标准化评估仅体现的是儿童行为和技能的一个横切面，不能全面地阐明儿童的整体表现情况，如治疗师在医院评估的结果可能与儿童在学校里的真实表现存在差异。

（3）评估过程太过固定，对于一些指令理解有困难的儿童（如听力障碍或注意力缺陷儿童）或缺乏运动控制能力的儿童（如肌肉无力或缺乏协调能力的儿童），可能会影响他们在其他领域的功能展示，如因无法理解指令而未完成跳跃项目的评估，从而无法评估出他们的真实表现。

（4）测试环境是人工的，并不能很好地阐释日常生活中的功能。

因此，在评估时，治疗师应与儿童父母、照顾者或老师沟通，以确定评估中观察到的行为是否真正代表了儿童的典型表现，在解释和报告儿童的评估结果时，也必须考虑到儿童的功能表现是否具有代表性。

七、标准化评估量表介绍

（一）访谈量表

（1）加拿大作业表现测量（Canadian occupational performance measure，COPM）：是一个半结构化访谈形式和结构化评估方法。主要评估儿童在生活自理、休闲娱乐和学习三个层面的作业活动，并根据儿童主观意识将活动从 1 分（不重要）到 10 分（十分重要）进行排序打分，确定儿童的作业需求。此量表适用于 8 岁以上儿童。

（2）学校情境访谈（school setting interview，SSI）：用于评估学校环境的适应性和明确残障学生在学校情境下适应性改变的潜在需求，从而改善儿童学校活动的作业表现。量表由一个以学生为中心的访谈和一个包括 16 项日常学校活动的评分量表组成。评估大约需要 40 分钟来完成。此量表适用于学龄期儿童。

（3）学校版运动和程序技能培训（school version of assessment of motor and process skills，School AMPS）：是一种自然的、以观察为基础的评估，在学生的日常课堂环境中进行，观察学生执行老师布置的任务，用于评估学生的学校作业活动表现，其中包括超过 25 项作业，如书写、绘画、涂色、剪纸、粘贴和使用电脑等。此量表适用于 3～15 岁儿童。

（4）简要儿童作业概况（short child occupational profile，SCOPE）：是一种以作业为中心的评估方法，操作者通过观察、访谈和病例回顾等评估方式收集信息，明确意志、习惯、技巧和环境对于作业活动参与的影响，其中包括日常生活能力、行为、认知和交流等多领域的评估。此量表适用于 0～21 岁儿童。

（二）筛查量表

（1）年龄和发育阶段问卷第 3 版（ages and stages questionnaire third edition，ASQ-3）：是由家长填写的问卷，可作为一般发育筛查工具。主要评估儿童在交流、粗大运动、精细运动、问题解决、个人和社会技巧方面的发育水平。此量表适用于 1～66 个月儿童。

（2）丹佛发育筛查测验（Denver developmental screen test，DDST）：是一个标准化、观察性的筛查工具，提供了有关正常发育中儿童获得某些能力和技能的年龄范围信息，在儿童 4 个发育领域提供了 125 项评估项目，包括精细运动、粗大运动、言语、个人及社会技巧领域。此量表适用于 0～6 岁儿童。

（3）学龄前儿童评估筛选测试（screening test for evaluating preschoolers，STEP）：是一款用来发现儿童轻度到重度的学校相关问题的筛查测试。主要包括认知、交流、运动、社会情感和适应性行为五个方面的测试内容。本测试能灵敏地发现轻度发育迟缓，每次测试仅用时 15 分钟。此量表适用于 33～74 个月儿童。

（4）新生儿神经行为检查（neonatal behavioral neurological assessment，NBNA）：是我国婴幼儿早期教育专家鲍秀兰教授根据美国布雷寿顿新生儿行为评分和法国阿米尔-梯桑（Amiel-Tison）新生儿神经运动测定方法的优点，结合自己的经验建立的，可以了解新生儿行为能力，并能及早发现轻微脑损伤，以便早期干预，防治伤残。包括五个方面的内容：行为能力、被动肌张力、主动肌张力、原始反射和一般评估共 20 项，满分为 40 分，低于 35 分为异常，提示有脑损伤。此量表适用于足月新生儿和纠正孕期至 40 周的早产儿。

（5）婴幼儿智能发育量表：是由中国科学院心理研究所和中国儿童发展中心（Children Developmental Center of China，CDCC）共同编制的，主要是根据 Bayley 量表结合我国儿童的实际情况编制而成的。本量表是评价 0～3 岁儿童智能发育的诊断性量表，用来评价和分析儿童的早期发展。本量表的评估内容采用两分法，分成智力量表和运动量表两个部分。智力量表包括感知敏锐性、注意分辨能力、反应能力、记忆、学习和语言等共 121 个项目；运动量表包括反应运动协调和技巧行为能力的发展，这一部分共有 61 个项目。

（6）儿童神经心理行为检查量表 2016 版（简称儿心量表）：是我国唯一自主研发的认知发育诊断量表，本量表不仅可以用发育商来评价孩子的智能发育速率，也可用智龄来表明其发育水平，为智能超常或发育迟缓提供了可靠的早期诊断依据。主要包括五个方面的能力：大运动、精细动作、适应能力、语言和社交行为。在原有儿心量表中增加交流互动警示行为指征，进一步拓展了儿心量表筛查和诊断的范围，使具有孤独症谱系风险的儿童得以早发现、早诊断、早干预。此量表适用于 0～6 岁儿童。

（7）Griffiths 发育评估量表中文版（Griffiths development scales-Chinese edition，GDS-C）：是基于 2006 年 Griffiths 发育评估量表Ⅱ版英文版修订，于 2009～2013 年在中国完成中国常模研究修订，具有相关知识产权，适用于开展 0～8 岁中国儿童发育评估工作的国际先进儿童发育评估诊断工具之一。此量表分为 0～2 岁和 0～8 岁两部分，0～2 岁部分由运动、个人-社会、语言、手眼协调和表现五个领域组成；0～8 岁部分在此基础上增加了实际推理领域。用于评估儿童的神经发育情况。

（三）感觉运动功能

（1）精细运动功能测量（fine motor function measure，FMFM）：是由复旦大学史惟等研究设立的，包括五个区域：A 区（视觉追踪）7 项；B 区（上肢关节活动能力）8 项；C 区（抓握能力）8 项；D 区（操作能力）10 项；E 区（手眼协调）12 项。此量表共 45 个项目，每项均设定为 0、1、2、3 四级评分。具体分级标准为：0 分为不能进行，1 分为有进行动机或能少量完成，2 分为部分完成，3 分为全部完成。FMFM 量表可以合理地判断脑瘫患儿精细运动功能障碍，区分不同类型脑瘫患儿精细运动功能的差别，为制订康复计划提供依据。

（2）粗大运动评分量表（gross motor function measure，GMFM）：由英国 Russell 等发表于 1988 年，主要用于测量脑瘫儿童粗大运动功能，GMFM-88 项分为 A 区躺和翻身，B 区坐，C 区爬和跪，D 区站，E 区走、跑、跳五个功能区。2002 年出版的 GMFM-66 项评估量表版本是由 GMFM-88 项量表经 Rasch 分析后，筛选出具有线性特征（项目特性曲线）的项目所组成。GMFM-66 属于等距量表，提高了能力分值和改变分值的可理解性；确定了测试项目的难度顺序；删除了部分不适合项目，增加了评估的单维性；符合心理测量学意义上的信度、效度。此量表适用于 5 个月到 16 岁儿童。

（3）皮博迪运动发育量表第二版（Peabody developmental motor scales second edition，PDMS-2）：深度地将运动功能的评估和训练相结合，此量表包含六个子测试：反射、姿势、移动、物体操作、抓取和视觉-运动整合。运动相关的分测试需要 20～30 分钟，整个评估需要 45～60 分钟，综合评分包括粗大运动商、精细运动商和总运动商。此量表适用于 0～5 岁 11 个月儿童。

（4）布尼氏动作精熟度测试第二版（Bruininks-Oseretsky test of motor proficiency second edition，BOT-2）：是针对 4～21 岁 11 个月儿童青少年的粗大运动和精细运动的综合评估。适用于正常发育到中度运动功能障碍之间的儿童，也可以用于发展和评估运动训练计划。其中包括四个领域的 8 项分测试：精细运动准确性、精细运动整合性、手部灵活度、双侧协调、平衡、跑步速度和灵敏度、上肢协调、力量。手部精细动作全套评估需要 45～60 分钟。

（5）Miller 功能和参与量表（Miller function and participation scales，M-FUN）：用于评估轻度、中度或重度运动障碍儿童与学校参与相关的功能表现。主要评估儿童的手功能、非运动视觉感知能力、姿势能力、执行功能和参与能力。临床工作者可使用此量表发现视觉运动、精细运动或大运动发现迟缓；衡量儿童在达到干预目标方面的进展。每项测验 20～30 分钟，整个测验 45～60 分钟，此量表适用于 2～7 岁 11 个月儿童。

（6）视觉-运动整合发展测验第 6 版（Beery-Buktenica developmental test of visual-motor integration sixth edition，VMI-6）：用于评估儿童的视觉-运动整合能力水平，此量表包含大于 2 岁的标准常模。其中包括粗大运动能力、精细运动能力、视觉和视觉-精细运动发展。每个分测试需要 5 分钟，此量表适用于大于 2 岁的儿童。

（7）婴幼儿感觉概况（infant/toddler sensory profile，ITSP）：是一个由婴幼儿主要照顾者完成的问卷，收集有关儿童感觉处理能力的信息，应用标准化的评分程序对照顾者反应进行总结，然后根据孩子的感觉处理能力对孩子及其家人的生活产生的影响进行解释。其中包括 6 个月以下的 36 项分测试和 7～36 个月的 48 项分测试。完成此量表大约需要 15 分钟，此量表适用于大于 3 岁的儿童。

（8）感觉处理能力剖析量表第 2 版（sensory profile 2，SP-2）：提供了标准化的工具来帮助评估儿童在家庭、学校和社区活动中的感觉处理模式。确定并记录感觉统合如何促进或干扰孩子在各个情境下的参与，从而制订有效的治疗计划、干预措施和日常调试策略。本测试需要 5～20 分钟，适用于出生至 14 岁 11 个月的儿童。

（9）感觉统合与实践量表（sensory integration and praxis test，SIPT）：可提供最完整和灵活的儿童感觉统合评估内容，通过评估视觉、触觉、运动知觉和运动表现，确定与学习障碍、情绪障碍和脑功能疾病相关的特定感觉统合障碍。其中包括 17 个分测试：站立及步行平衡、运动准确性、手指辨识和两侧运动协调等。每个分测试需要 10 分钟，一共需要 2 小时，适用于出生至 4～8 岁 11 个月的儿童。

（四）行为与社会能力

（1）儿童行为评估系统第 3 版（behavior assessment system for children 3rd，BASC-3）：通过有效的行为评估帮助孩子在学校和家庭环境中茁壮成长。本系统从儿童本身、老师及家长三个不同的角度收集儿童相关行为表现，使用一套全面的评分量表，帮助了解儿童行为和情绪问题。本系统测试共需要 40～50 分钟，其中老师及家长分量表适用于 2～21 岁 11 个月，自我报告分量表适用于 6 岁到大学生。

（2）社交能力改善系统（social skills improvement system，SSIS）：对个人或小组的社交技能、行为问题和学习能力进行有针对性的评估，使用本系统对适龄儿童进行普遍筛查，以识别有学习或社交行为困难风险的儿童，计划改善这些行为的干预措施，最后评估干预后的目标技能进展。本测试需要 10～15 分钟，适用于 3～18 岁儿童。

（3）格林斯潘社交情绪发展量表（Greenspan social-emotional growth chart）：是由孩子的父母、老师或其他照顾者填写的一份问卷，以了解孩子如何使用所有能力来满足需求、处理感情、思考和沟通。用于评估婴幼儿社交情绪发展的里程碑，及早发现社交情绪发展问题，制订相对应的干预措施。本测试需要 10 分钟，适用于 0～42 个月的儿童。

（五）日常生活能力

（1）儿童生活功能评估量表（pediatric evaluation of disability inventory，PEDI）：是以面谈为基础的评估，可用于评定儿童的自我照顾、移动和社交能力。在这个评估中，父母或照顾者回答有关儿童生活作业表现的问题，明确照顾者的协助程度和是否需要环境的改造。目前在临床实践中广泛使用的这种评估有两个版本：原始 PEDI，适合 6 个月至 7.5 岁儿童使用；残疾儿童能力评定量表电脑版（computer-adaptive test，PEDI-CAT），适用于新生儿到 21 岁的儿童，该版本纳入了更大的年龄范围、新的项目和基于计算机的测量方法。

（2）儿童功能独立性评定量表（functional independence measure for children，WeeFIM）：是一个包含 18 个项目的 7 级有序量表，用于评估儿童在基本日常功能活动中的表现。包括三个主要领域（自我照顾、移动能力和认知），通过访谈或观察儿童的作业表现来评估，此量表主要用于 6 个月至7岁儿童的评估，也可用于6个月至21岁发育障碍儿童的评估。

（3）Barthel量表：产生于20世纪50年代中期，由美国Florence Mshoney和Dorothy Banhel设计并应用于临床，称为Barthel指数（Barthel index，BI），是评定日常生活活动能力最常用的方法，不仅可以用来评估患者治疗前后的功能状态，也可以预测治疗效果、住院时间及预后。改良Barthel指数评定于1989年由加拿大学者Shah Vanchay等针对Barthel指数评定等级少、分类粗糙、敏感度低的缺陷，在评定内容不变的基础上对Barthel指数等级进行加权，将10个评定项目都细分为完全依赖、大量帮助、中等帮助、少量帮助和完全独立5个等级，独立能力与得分呈正相关，并根据需要帮助的程度制订了详细的评分细则。

（4）学校功能评估量表（school function assessment，SFA）：用于评估各种功能障碍的学生在功能性任务和活动中的表现，以改善他们在学校的参与情况。评估表由熟悉学生活动表现的学校人员填写，并提供标准分值，以帮助确定学生是否需要特定的干预措施。此测试需要5～10分钟，适用于幼儿园至小学学生。

（5）儿童与青少年参与量表（child and adolescent scale of participation，CASP）：是一份针对3～22岁儿童和青少年的家长报告问卷，评估儿童参与家庭、学校和社区活动的程度。主要包括五个方面：日常生活活动、功能性移动、生活参与、作业表现和社交关系。

（六）游戏能力

（1）儿童自发扮演游戏评估（child-initiated pretend play assessment，ChIPPA）：主要用于评估自发组织游戏的能力，此量表能识别出正常儿童和功能障碍儿童之间的玩耍行为。适用于3～7岁儿童。

（2）学龄前儿童游戏评估（preschool play scale）：是一种观察性评估，旨在提供正常游戏行为的发展描述，有助于确定儿童感兴趣的领域，确定治疗效果，并评估无法配合其他标准化评估的儿童。适用于0～6岁儿童。

总　结

评估是儿童作业治疗实践中的重要环节，评估范围和领域取决于儿童的诊断、年龄和康复需求，涉及粗大运动、精细运动、社会情感、视知觉、学习表现、ADL表现等多方面，治疗师通过访谈、临床观察、标准化评估工具等方式，综合分析儿童存在的功能障碍，为作业治疗师制订治疗方案奠定基础以满足儿童及家属的特定需求。

思考6-2-1

1. 治疗师选择标准化评估工具时，需考虑哪些因素？
2. 治疗师应在何时进行临床观察？为什么？
3. 治疗师如何进行运动发育评估？

思考6-2-1答案

1. 治疗师在选择某一特定标准化评估量表前，需考虑以下几个重要因素。①明确评估的具体目的或领域。②了解评估量表针对的年龄范围和能力表现。③了解该评估量表的心理测量特性，包括数据特征、量表的信度和效度等基本信息。④量表实施的具体条件，如评估环境、评估时长、成本等。⑤是否熟悉该量表的实施过程及具备该量表的评测资格。

2. 课堂观察、游戏观察、日常生活活动观察。因为作业治疗师应该在不同的环境下对儿童进行观察，以求更加全面的资料搜集，从而提供更加准确有效的治疗方案。

3. 见于P76第（三）“感觉运动功能”部分。

第三部分

实践范畴

第七章　运动控制

第一节　理　　论

学习目标

读完本节后，读者将能够：

✓ 定义运动控制和运动学习的概念。
✓ 领会运动控制和运动学习的联系与区别。
✓ 运用运动控制和运动学习理论在作业治疗中进行实践。
✓ 分析动作技巧获得的参考架构。
✓ 会将“人类作业活动”模式与运动学习原则相结合，来评价和设计作业活动。

一、概　　述

（一）运动控制的内涵

运动是生命中不可或缺的一部分，也是我们赖以生存的基础。无论是走、跑、玩耍，还是寻找食物并进食，或是与家人和朋友聊天交流，甚至延续生命，这些都离不开运动。运动控制（motor control）领域的研究，旨在了解运动的本质，以及运动是如何被控制的。在神经科学中，运动控制被定义为调节和指导运动的重要机制的能力。运动控制领域的研究能够回答以下一些问题。

（1）中枢神经系统（central nervous system，CNS）是如何组织各肌肉、关节以形成协调的功能性动作的外环境和身体内的各种感觉信息是如何参与动作的选择和控制的？

（2）内在的自我感知觉、运动任务和所处的环境是如何影响我们的运动和行为的？研究运动的最佳方式是什么？

（3）如何量化存在于运动控制障碍患者中的问题？

（二）治疗师将运动控制理论用于临床实践

治疗师被认为是应用运动控制理论的生理学家（Brooks，1986）。这是因为治疗师们需要花大量时间和精力去反复训练以治疗由运动控制问题引起的功能性运动障碍。运动障碍的评估和治疗需要考量很多因素，包括正常运动控制的神经学基本理论和运动障碍的病理生理学。此外，评估和治疗的策略必须符合现有的关于运动障碍的神经生理学基本知识。而且，制订治疗策略的核心在于提高那些对功能改善至关重要的姿势和动作的质量与数量。因此，正确理解运动控制理论，具体来说是更好地理解正常和异常运动的性质与控制，对临床实践具有重要意义。

（三）运动的性质

首先，运动源于三个因素的交互作用：个体、任务和环境。其次，运动动作的组织是以满足任务和环境的需求为核心的。个体产生动作是为了完成特定环境中的功能性任务。因此，我们认为运动动作的组织和产生是受个体、任务和环境三个因素制约的。个体满足功能性任务和环境需求的能力决定人的功能和能力。仅关注个体完成功能性任务而忽略环境因素的“运动控制研究”不能提供真实且全面的证据。因此，文中对于运动控制的讨论将会关注个体、任务和环境因素的交互作用，见图 7-1-1。

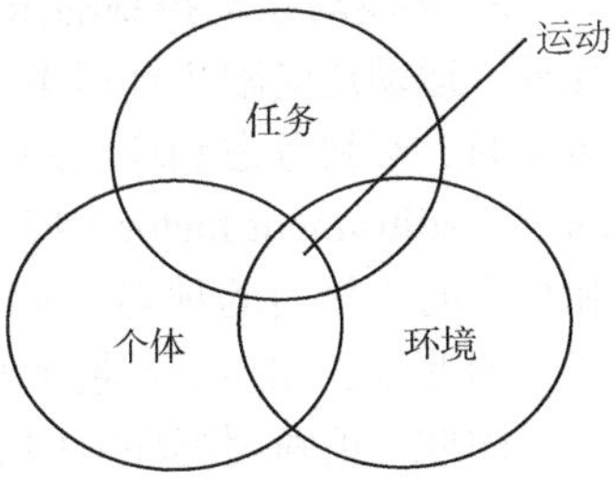

图 7-1-1 个体、任务、环境交互作用

（四）运动控制各系统简介

1. 个体因素（I） 在个体中，运动和动作的产生有赖于大脑不同组织的参与及其对信息的处理。“运动控制”的用词会引起一些误解，因为运动起源于脑内多个系统的交互作用，包括感觉/知觉、认知和运动/动作。

（1）运动/动作系统：理解运动控制需要了解有关运动系统是如何作用于功能性运动控制的，包括神经肌肉和生物力学两个方面。为了完成一个协调的功能性动作，体内无数的关节和肌肉都必须被精准地控制。同时，每个动作都能够以多种等效的方案被执行，即肌肉、关节以不同的方式或配比完成同一动作。因此，如何从众多等效的运动方案中挑选出一个，并合理地协调各肌肉关节以组织出一个动作的问题被称为“自由度的问题”（Bernstein，1967；Konczak，Vander Velden 和 Jaeger，2009；Thelen，2000；Thelen 等，1987）。该问题是运动控制领域科研的主要研究对象，组织功能性运动的动作系统的研究是运动控制领域研究的一部分。

（2）感觉/知觉系统：感觉和知觉在控制功能性运动中也十分重要。知觉是指各类感觉信息经整合处理后的有意义的意识性（心理上的）信息，包括外周的感觉机制和高级的信息处理过程（即整合传入的感觉信息并赋予其意义）。感觉/知觉系统能够提供关于身体状态的信息（如不同的身体部位的空间位置）和所处环境的重要信息。显然，感觉/知觉信息对于如何在环境中高效地运动十分重要（Rosenbaum，1991）。因此，学习感觉和知觉系统，以及其在功能性运动中的作用对于理解运动的性质非常重要。

（3）认知系统：运动通常不会毫无目的地发生，因此认知过程对于运动控制至关重要。我们将认知过程宽泛地定义为注意力、计划、问题处理、动机，以及建立运动控制意图和目标的情感基础。运动控制包括对知觉、动作系统功能的整合，以完成特殊的目的和目标。由于认知过程和知觉、动作系统的紧密联系，因此对认知过程的学习必须纳入运动控制的研究中。

2. 任务对于运动控制的限制（T） 日常生活中数量繁多的功能性任务需要相对应的多重动作策略，而所执行的功能的种类会对运动动作的神经控制产生重大影响。例如，类似于打壁球或乒乓球类的开放式移动任务（open movement tasks），需要机体的动作策略能够适应不断变化且难以预料的环境。这种能力有赖于对感觉输入的持续监控，这种监控也会被用于实时更新、微调和控制运动输出。相反，闭合式移动任务（closed movement tasks）发生在一个相对来说较为稳定或可预测的环境中，并且较少依赖实时且持续的、对所处环境改变的感觉性输入的持续监控。因此，在运动控制理论的学习中，需要了解运动任务是如何对控制运动的神经学机制产生影响的（表 7-1-1）。

表 7-1-1 “封闭任务”与“开放任务”

封闭任务 ◄	———————————	► 开放任务
环境可以预测	环境可部分预测	环境无法预测
稳定	可能会动	会移动
每次使用同样的动作	每次动作有些不同	每次动作有很大的变化
——写字	——拼积木游戏	——打乒乓球
——打保龄球	——剪纸游戏	——踢足球
——刷牙	——荡秋千	——端着餐盘走过拥挤的人群，到自己的座位上

3. 环境对运动控制的限制（E） 生活中的任务发生在不同的环境中，因此除了任务本身的属性外，运动还受限于环境本身的特点。为了完成目的和功能，中枢神经系统在规划以任务为导向的运动时，必须考虑到环境的影响。影响运动的环境属性被分为调节性因素和非调节性因素。调节性因素（adjustment factor）特指环境中塑造或影响运动动作的因素，如即将拿起的杯子的尺寸、形状和行走时支撑面的种类。环境中的非调节性特点可能会影响运动表现，但是运动本身并不会因这些特点而改变，如所处环境的噪声和引起分心的因素。

因此，正确理解环境中能影响并调节运动和任务表现的固有特征，对规划高效的干预措施有重要意义。为了让患者能够顺利地在各种环境中完成功能性任务，治疗师需要充分了解环境因素对运动表现的影响，以及使患者充分地在不同环境中进行训练，以满足不同环境的内在需求。

作业治疗师会评估运动及作业表现发生的物理、社会、文化、时间、虚拟和个人环境。例如，儿童可能在规则而整齐的临床环境中成功地移动起来，但在户外不平坦的路面上移动却有困难。光线、地形、环境、重力和物理环境等可能的新鲜性会影响孩子的表现，例如，孩子们在课间时，当引入新事物（如飞盘游戏、撕名牌游戏）时，会更爱玩，也会动得更多（使用活动记录仪测量）（Bundy 等，2008）；社会环境会对活动提出额外的运动要求，例如，一个孩子可能在家人面前表演“舞蹈动作”，但在学校的同学面前却表现得很差，“表演”的社会压力影响着运动；家庭文化可能会影响运动行为，有些家庭文化包容性很强，完全可以接受质量不高的运动，而另一些家庭则期望完美的运动；时间方面包括儿童的发育阶段，年幼的孩子会做出一些“呆萌幼稚”且笨拙的动作，而青少年则会很小心地控制身体以完成较好的动作；虚拟情境包括与电脑屏幕的运动交互，玩电子游戏可以帮助孩子们在可控的环境下发展运动技能；个人环境包括儿童喜爱运动与不爱运动的特征。

有经验的作业治疗师在分析孩子的运动表现时，会考虑到所有这些情况。仔细分析孩子在各种情况下的运动功能，可以让作业治疗师确定孩子的优点和缺点（Darrah 等，2011）。环境支持性测试（Bundy，1999；Skard 和 Bundy，2008）测量环境对游戏的影响，并可以在分析游戏环境时为作业治疗师提供一个思考架构。大多数情况下，作业治疗师非正式地评估环境，重点是确定可能对儿童作业表现影响最大的因素。

以上已经明确了个体、任务和环境的交互作用是如何影响运动的性质的。因此，患者表现出的运动不仅受个体内系统的影响（如感觉、运动和认知的损伤），还会受到所执行的任务和所处环境属性的影响。

知识拓展 7-1-1

各系统间相互作用的分析：

（1）在个体（individual，I）因素中，许多系统的交互作用产生功能性运动。而每个系统可以被分成感觉/知觉（sensory/perception，S/P）、认知（cognition，C）和运动/动作（motor/action，M/A）三类，这三类也可以单独被研究，我们认为研究运动控制的性质离不开来自三个系统的综合信息。

（2）在环境（environment，E）因素中，环境对运动的限制又可分为可调节因素与不可调节因素。

（3）在任务（task，T）因素中，3 种任务的中枢控制被高度关注：姿势控制、活动能力和上肢及手功能。

知识拓展 7-1-2 **临床应用**

将运动控制应用于临床动作分析，可以以三个层次来考量：行动、动作与神经动作处理（表 7-1-2）。

表 7-1-2 行动、动作、神经动作处理

概念	含义	举例
行动	指个人（I）与环境（E）、任务（T）互动而成的动作行为	孩子在治疗室中从地板上坐起
动作	指动作形态或策略	孩子从地板上坐起的动作策略或过程方式，采用先趴再往后跪坐的方式，或由平躺直接旋转身体坐起
神经动作处理	各系统于此动作中的整合	感知觉、神经支配、骨骼、关节活动范围、肌肉力量等

二、运动控制和运动学习

（一）概念

运动控制指的是身体如何引导运动及肌肉骨骼系统如何相互作用来进行运动；它涉及中枢神经系统如何组织运动，我们如何量化运动，以及运动的本质，包括运动的质量和时间。神经网络理论认为，大量神经元之间交互连接组成复杂的网络体系，这种连接的牢固性因反复使用而增强，因废用而减弱。人类习得性运动就是在发育过程中，反复实践，在中枢神经系统逐渐形成复杂的“控制程序”并不断优化，这些控制程序促使了神经网络的形成。作业治疗师利用这些知识设计有效的干预措施，使有运动控制缺陷的孩子能够参与他们渴望参与的作业活动。

运动学习是指一个人学习运动技能的过程、条件和速度，也指用来教别人如何运动的策略和技术，例如，治疗师如何及何时提供指导、反馈、提示和练习。文献研究了什么类型的任务能促进运动学习及如何向孩子呈现运动任务，并探索了影响学习大脑发育的技术和策略，更为作业治疗师提供了创建任务导向疗法的有用信息。此外，研究还阐明了学习是如何发生的（即任务环境条件、需要的练习水平等），以及新学习的运动反应是否被推广并用于各种功能任务。

（二）运动控制与运动学习的区别

运动控制被定义为关于动作的本质和控制的研究，运动学习被定义为对运动获得和（或）改善的研究；运动控制侧重于对已经获得的动作的控制，而运动学习侧重于对动作的学习和（或）改善。

运动学习的传统定义是指正常人的运动获得和改善。相反地，功能恢复是指损伤后丧失的运动技能的重新获得。虽然在术语“运动学习”中没有任何内在的定义可以将其与运动功能恢复所涉及的过程区分开来，但两者通常被认为是相互独立的。将功能恢复和运动学习区分开来可能会产生误导性。治疗师关注的是如何帮助患者重新恢复在损伤中丧失的运动技能，这点和运动学习领域中人们所关心的问题是类似的（Schmidt，1991）。两者常见的问题包括怎么样通过最好的训练（治疗）手段来保证学习效果、怎么样将学到的技能泛化？简化任务（如让它更容易操作）能否产生更有效的学习？神经的可塑性和适应性作为运动技能（再）获得的基础，什么方式可以最佳地改善它们从而对功能恢复起到重要作用？很显然，学习是神经系统损伤及其他因素致残后功能恢复和新技能发展的基础（Fitts 和 Posner，1967；Higgens 和 Spaeth，1979；Winstein 等，2014）。

（三）临床分析

以下疾病，多种情况下都会出现运动缺陷：脑性瘫痪（CP）、发育性协调障碍（DCD）、孤独症谱系障碍（ASD）、唐氏综合征、感觉统合障碍和获得性脑损伤。运动问题可能表现为协调性、时序、排序、双手控制、力量产生、平衡、感觉处理和运动计划等障碍。这些问题会影响孩子参与日常生活活动、娱乐活动、玩耍、学习及家庭、学校和社区社会活动的能力。

因此，理解运动学习的概念对于帮助残疾孩子学习和保持运动是至关重要的。鉴于运动技能对幼儿的玩耍和发育的重要性，建议针对技能习得早期干预，以最大限度地提高他们的运动控制能力。

例如：妞妞是一个在院子里玩耍有困难的 2 岁女孩。她被诊断为脑瘫，右偏瘫。她走路时动作缓慢，质量差。她向左倾斜，右脚趾拖在地上。她的右腿处于“典型”偏瘫模式（髋关节内收内旋，踝关节跖屈，足内翻）。她玩玩具时不用右手，也很难操作物体。其他孩子迅速从她身边跑过。妞妞经常摔倒。她有时看起来很沮丧，因为她的身体不能很好地完成她想要做的事情。

大壮是一个 10 岁的男孩，他在诸如系鞋带、扣扣子和写字等精细运动方面有困难。他比同龄人准备休息的时间要长。大壮的动作笨拙，经常摔倒，在平衡和协调技能方面有困难。他不会跳或骑自行车。他的手眼协调能力很差，不能接球，也不能打羽毛球或做丢沙包等游戏。大壮被诊断为患有发育性协调障碍（DCD）。他的智力高于平均水平，喜欢和其他孩子一起玩，但他往往停留在活动的“边缘”。

由于神经肌肉和感觉障碍，脑性瘫痪孩子在姿势控制方面有困难，这导致了运动障碍。异常的肌肉张力和痉挛会干扰肌肉的自主控制，影响肌肉有效、及时的协同收缩，故难以产生协调的运动模式；脑性瘫痪孩子表现出感觉障碍，这可能会导致运动规划不良、动作较慢和效率较低。患有唐氏综合征的孩子会出现时间控制不佳、力量下降、姿势控制能力下降和视觉方向延迟。

对文献的系统回顾表明，孤独症谱系障碍孩子的运动缺陷分为两个方面：运动规划信息整合能力差、感觉输入和运动输出的可变性增加。患有 DCD 的孩子反应速度较慢，在双任务中准确率较低，并存在时间和排序问题。Wilson 等（2012）对与 DCD 相关的表现缺陷的研究进行了元分析，发现患有 DCD 的孩子在预期运动、节奏协调、执行功能（如设置转换、注意力、灵活性）、步态和姿势控制、捕捉和拦截动作及感觉-知觉功能（如视觉-感觉处理、触觉感知、动觉、处理速度）方面也有困难。患有 DCD 的孩子由于书写能力差、日常活动困难、感觉被忽视（社交）和思维方式不同而表现出学习困难（Chang 和 Yu，2010；Zwicker，Suto，Harris，Vlaskakova 和 missuna，2018）。有感觉统合障碍的孩子会经历一系列运动问题，包括前庭系统障碍、身体知觉和运动规划障碍及感觉处理和调节困难（Ayres，1972，2005）。

（四）运动学习定义的扩展

运动学习的定义反映了四个概念：①学习是一个获得熟练动作的能力的过程。②学习是经验或实践的结果。③学习不能被直接测量，相反地，它通过行为来间接反映。④学习能产生相对稳定的行为改变。因此，短期的行为变化不能视为学习。

现在，运动学习已经被扩展到包括传统上不被认为是运动学习的许多方面。运动学习不只是运动过程，它也包括学习感觉和运动的新策略，而这种新策略需要大脑执行功能的参与，执行功能可以让我们的大脑同时处理大量信息、集中注意力、过滤干扰、及时转换思维模式，并依托于任务和环境的相互作用。

因此，和运动控制一样，运动学习产生于感觉、认知、行为的复合过程。

例如，小亚为脑血管畸形术后恢复期患者，在 1 天的康复治疗后表现出对称性（将体重均匀地落在两条腿上）的坐站转换能力的提高。但在第 2 天返回治疗时，她在站立时又将重心移到未受伤的腿上。这表明治疗改善了表现，但学习并没有发生。在接下来的治疗中，小亚表现出更对称的负重姿势时，我们就可以说学习正在发生。

伤后功能恢复涉及复杂任务完成能力的重新获得。然而，复杂任务的学习过程比较难以理解，因此许多研究者开始探究从简单到复杂的学习形式，理解这些简单的学习形式是熟练行为能力获得的基础。

三、运动控制和运动学习理论在作业治疗实践中的应用

以作业为中心的实践模型，如人类作业模型（Kielhofner，2008；Taylor，2017）、人-环境-作业表现（Christiansen，Baum 和 Bass，2011）、作业适应（Schkade 和 Schultz，1992；Grajo，2017）和加拿大作业绩效与投入模型（Polatajko，Townsend 和 Craik，2007）指导人们的思维，并帮助作业治疗师制订符合动态系统和生态理论原则的干预措施。每个模型都将客户和家庭置于决策的中心，同时考虑多种系统及其对孩子能力的影响。

作业治疗师使用以作业为中心的实践模式和运动学习原则来创建干预活动，以解决孩子所期望的作业的运动控制问题。参见运动学习原则表明，孩子在以下情况下学习动作最有效：①将动作作为整体教授，而不是部分；②动作在可变的情况下进行；③允许孩子主动解决问题所需的动作；④活动对孩子来说是有意义的。作业治疗师组织干预疗程，密切关注干预的目标是很重要的。

（一）使用运动控制设计干预的启发

1. 整个学习过程

（1）休闲娱乐运动：手工、化妆、烹饪、舞蹈动作。

（2）竞赛类游戏，例如体育比赛。

（3）主题活动。

2. 变化性

（1）将作业活动作为目标（如与同伴玩耍）。

（2）提供各种活动或不同的方式完成任务。

（3）以不同的形式进行相同的运动动作。

（4）改变对象或位置。

（5）改变任务的要求。

（6）考虑任务的社交性质。

（7）改变环境背景（如诊所和游乐场）。

3. 解决问题的过程

（1）设置不同难度的活动。

（2）重复动作，让孩子自己理解。

（3）等待孩子自己理解。

4. 意义

（1）选择孩子喜欢的活动。

（2）提供选择。

（3）在课程中增加新鲜感和创造力。

（4）提供孩子感兴趣的活动。

（5）让孩子参与在他的生活中有意义的活动。

（6）让孩子创造他的目标。

（7）允许自我反思的时间。

（二）作业治疗干预计划——人类作业和运动控制模型

1. 作业资料简介 涛涛是一个 4 岁的男孩，和他的母亲、姨妈及 7 岁的哥哥住在一起。母亲和姨妈都有工作：一个是教师，另一个是企业经理。涛涛患有唐氏综合征，在 7 个月大的时候做了心脏手术。他没有出现任何其他健康问题。他上幼儿园中班，同时在一所专业机构接受物理治疗和作

业治疗。

2. 个人愿望 涛涛喜欢和他的哥哥一起打篮球和户外运动。他时常跟着哥哥，模仿哥哥的动作，他会表达自己想要做什么。涛涛在幼儿园喜欢待在户外，并观察小朋友，但不与他们互动。小朋友很快地从他身边跑过。涛涛父母说他是一个好动的男孩。父母担心他不能和同龄人一起玩。

3. 习惯 涛涛在一所幼儿园上学。他需要有人帮他穿衣服，而且他还没有接受过上厕所的训练。他会自己洗脸和洗手。他用勺子吃饭（但会溢出），用吸管杯喝水。他参加娱乐性的亲子篮球比赛。涛涛的父母说，在上学期间，他在合理的时间睡觉（晚上 9 点），早上 8 点起床。涛涛每天都要做家务，包括饭后收拾盘子、把脏衣服放进洗衣篮里、遛狗。他每天午睡 2 小时。

4. 作业能力 涛涛的大动作技能笨拙，他在跑步时必须休息。他全身的肌肉张力低。他跑步时步态宽阔，双臂紧贴身体以保持平衡。当他跑步时姿势不对称（他抬高他的肩膀并倾斜）。他经常摔倒，在障碍物周围移动也很困难。他的动作慢，他只是看着小朋友玩耍，而不是参与其中。涛涛爬上滑梯，但没有滑下来。相反，他坐在了滑梯的顶端，挡住了从滑梯滑下的道路，干扰了同学们游戏。涛涛在幼儿园和其他孩子一起做游戏，与同龄儿相比较，他的玩耍水平要差得多，而且经常干扰别人的玩耍。

5. 环境因素 幼儿园是一个有趣的环境，有一个大的围栏操场，有一个大的滑梯、秋千和草地游乐区。里面的房间里摆满了玩具和适合孩子使用的装饰品、小桌子和孩子尺寸的椅子。

6. 有利因素 涛涛是一个活泼好动的 4 岁孩子，他会模仿哥哥的游戏。他喜欢和哥哥一起玩、打篮球、玩水。

7. 不利因素 涛涛并不和小朋友一起玩，而是看着他们或者干涉他们的游戏（如坐在滑梯的顶端）。他在幼儿园的户外玩耍时间都是一个人玩。

8. 评估 涛涛的运动障碍妨碍了他和同龄人一起玩耍的能力。他在启动动作上有困难，从他在滑梯上下不来就可以看出。他经常摔倒，动作的节奏和顺序也很差。帮助涛涛在运动技能方面变得更加熟练，可能会提高他在操场上与同龄人保持一致的能力。

9. 干预计划 目标：改善与同伴玩耍的运动技能的启动、节奏和顺序。

（1）在幼儿园，涛涛会在 30 分钟的游戏时间内，通过连续 5 次爬上和滑下滑梯来开始运动（在滑梯顶端停留不超过 10 秒）。

（2）涛涛将在 10 分钟内完成 4 步障碍训练（在平衡板上行走 5 英尺*，到达并投掷容器×3 中的物体，爬过隧道 5 英尺，跑 10 英尺），不能摔倒或口头提示（时间和顺序）。

10. 干预的分析 作业治疗师使用人类作业模型（MOHO）来理解涛涛的作业需求。该模型很好地符合动态系统理论，因为 MOHO 提供了一个检查多个系统的框架，允许治疗师利用运动控制/运动学习原理设计干预。

在制订以客户为中心的目标时，作业治疗师考虑了涛涛喜欢在外面玩，以及父母希望涛涛和同龄人一起玩的目标。这些目标帮助涛涛在幼儿园建立了积极的习惯和日常活动，并让他对自己与同龄人玩耍的能力有了信心（自我效能感）。治疗师让涛涛在他的环境中进行活动，并通过建模和指导来训练老师和护理人员。治疗师专门设计了干预措施来提高他的表现能力，通过专注于运动的开始、运动动作的顺序和时间来实现作业参与。

治疗师专注于涛涛会成功的活动，以提高他对自己的技能和能力（自我效能）的信心，这样他就会参与到与同龄人的游戏中。关于治疗师在设计干预活动时如何考虑孩子、任务和环境的例子见表 7-1-3。

治疗过程很有趣，包括各种各样的游戏（如跟随领导者、驾驶汽车进行障碍赛游戏），其他孩子也可以参加。作业治疗师确定个人因素（如有限的开始、不充分的时间和困难的排序）干扰涛涛

---

* 1 英尺=1.3048 米。

的运动玩耍。涛涛的低肌肉张力可能导致不良的姿势控制和随后的大肌肉活动困难。

因为涛涛在家里和他的哥哥进行粗暴的玩耍，医生推测幼儿园的社会环境导致了他的“紧张”或“焦虑”，孩子们在他周围跑得很快，很少注意到他。

治疗师进行了任务分析，得出的结论是：涉及复杂运动任务和多个孩子的活动对他来说非常困难。治疗师对活动进行分级，让涛涛在一个安全和有趣的环境中练习新的运动动作。在这些疗程中，治疗师调整课程（环境）、任务（一辆更容易移动的汽车）或孩子需求（允许涛涛以不同的方式执行任务），以帮助他成功。让涛涛参加有其他孩子参与的游戏活动，为他提供了以不具威胁性和成功的方式进行社交的机会。例如，治疗师允许他成为课程的领导者，允许他在邀请其他孩子之前先练习。

涛涛为自己能够为其他小朋友提供“提示”和方向而感到自豪。这有助于发展他的运动动机，进一步加强练习和社会参与，见表 7-1-3。

表 7-1-3 I.T.E 举例

	个人因素（I）	任务因素（T）	环境因素（E）
汽车障碍赛	要求孩子挑战运动技能或表现更长时间 要求孩子完成一项在运动方面不太具有挑战性，但社会交往方面更具有挑战性的任务	改变“乘坐汽车”的类型，使其更容易或更难操作。例如，这辆车可以通过脚踏板来操作，也可以用推、走的方式前进，甚至是电动的。这些不同的汽车改变了任务要求	改变路线，使其成为平坦或丘陵路线，或是草地，或者柏油路面
跟随领导者	提供一个一对一的助手，来帮助孩子完成任务。向孩子提供图片或提示，并改变跟随所需的时间	模仿领队时改变任务动作，领队可能慢步行走也可能单脚跳跃；领队可能进行双手的活动也可能进行单手的活动	在一些分散注意力的地方进行游戏。变换孩子们“跟随”的地形或区域的类型
旅行游戏	提供交接协助或修改任务，使孩子能够完成运动任务	更改行程每个阶段的要求。孩子可能需要够、拉、扔或推物体	在各种不同的环境下（如球坑、蹦床、室外、室内）进行旅行

（三）作业治疗干预计划——运动学习策略

1. 作业资料简介 小凯是一名 7 岁的男孩，在他的母亲对他的双手使用困难、完成作业和在操场上玩耍表示担忧后，他接受了作业治疗。小凯的母亲说：“他在涂色、各种双手活动方面有障碍，也不会爬上滑梯或荡秋千。”她注意到小凯早上胃痛，不想去上学。她说小凯喜欢和他的朋友在客厅的地板上玩卡车。

小凯上一年级。他的老师担心小凯“学东西”的速度不如他的同龄人，并指出他在书写和阅读方面有问题。小凯在课堂上会积极回答问题及语言交流。

2. 作业表现

（1）生活状况：小凯和他的父母及 2 岁的妹妹住在一个社区，那里有很多孩子经常一起在外面玩。小凯说他有一个“好朋友”，小凯下午和他一起玩，在学校里也会碰到。小凯参加娱乐足球（尽管他说，“我不太擅长”）。

（2）大运动：小凯是一个瘦弱的 7 岁小男孩，耷拉着肩膀站在那里。关节活动范围在正常范围内。他全身的肌肉张力略低，尤其是躯干。他驼背坐着，闭着眼睛也无法保持平衡。小凯两脚分开跑，他的手臂摆动不连贯，也没有节奏。当他的朋友在他身边奔跑时，他很难停下来改变自己的位置。小凯表现出糟糕的动作顺序和节奏——他不能用两只脚一起跳，也不能接球。课间休息时，他试图在有障碍物的操场上保持平衡，结果摔了三次。

（3）书写：小凯紧张地攥着一支铅笔，在纸上画着黑色的记号。他不能在本子上给定的区域内画一条直线——他画的线不光滑，有5个画出界的地方。他缓慢地写上自己的名字；字与字之间的间距不一致；字的大小参差不齐；他无法在单线本上书写，即便是比较大的格子。写字时，他坐着，脚放在地板上，背是圆的，脸紧贴着纸。他在书写时表现出一些相关的反应（如面部动作）。他不能进行交替的手部动作。

（4）自理：小凯自己穿上外套，戴上帽子。他扣扣子有困难，花了好几分钟才扣好。他可以系鞋带，并打了多个结。他自己吃饭，但打开纸盒和撕包装有困难。他可以独自洗脸和洗手。

（5）游戏：小凯是最后一个到外面休息的孩子。他和他的朋友一起玩，看着其他人。他的朋友在等他，不断地重复："快点，小凯。"小凯看着其他人打篮球、跳绳，但并没有试图与他人互动。他站在原地。

（6）因素分析

1）环境：小凯住在一个三居室的房子里，有个院子。他可以在室内和室外玩玩具。他的家很适合孩子居住。后院用篱笆围起来，包括秋千、滑梯和沙盒。他不骑自行车，不荡秋千，也不滑滑梯。他喜欢在室内玩。如果他一定要在外面玩，他喜欢坐在地上玩他的卡车玩具。

2）学校：小凯在当地的一所小学上学，班上有30个学生。老师会一视同仁。她对小凯落后于其他同学表示担忧，并指出他在书写、注意力集中和及时完成任务方面存在困难。她评论说，小凯总是最后一个出门，把东西忘在教室里，有时看起来很沮丧。然而，小凯善于言辞，乐于回答问题，举止得体，彬彬有礼。

3）神经肌肉运动：小凯的肌肉张力低，姿势控制差，在节奏和顺序上有困难，这些都干扰了他协调行动的能力。小凯出现了一些神经系统的症状，如相关反应。他闭着眼睛站立的平衡很差，动态平衡也很差。在30分钟的休息时间内，他曾多次被操场上的障碍物绊倒。

4）感觉：小凯糟糕的平衡感和运动规划妨碍了他的运动。小凯的空间感知觉在一定程度上受到了影响，因为他很难识别左右，而这是他这个年龄应该具备的技能。

3. 评估 小凯表现出发育性协调障碍（DCD），因为他的运动能力妨碍了他的日常活动，如玩耍、自我照顾和学习。他意识到自己的困难，并因无法跟上同龄人而感到沮丧。他已经改变了他的活动偏好（到室内活动），并开始抗拒上学。

4. 治疗目标

（1）学习成绩：为学习提高精细运动技能。

1）能在纸的右上角、5cm×8cm的矩形区域里写下他的名字，且可读性高达90%。

2）在口头提示下，能在15分钟内以80%的可读性完成一个简短的写作任务（三行）。

（2）玩耍：提高运动技能，与同龄人一起在操场上玩耍。

1）能在学校操场上连续摇绳（集体跳绳）5分钟，表现出更好的动作时间和顺序。

2）能在30分钟的时间（大约一节课间操的时间）内，跨过操场上的至少10个障碍物并保持身体平衡，提高身体的控制力和平衡感。

5. 干预计划分析 作业治疗师制订了一项干预计划，帮助小凯与同龄人一起玩耍，并在课堂上表现出色。这些目标解决了父母对小凯"在操场上玩耍和用手做任何事情都有困难"的担忧。通过操场活动帮助小凯获得姿势控制、平衡、动作节奏和顺序，并为手部技能提供基础。

提高运动表现的质量、速度和节奏使他能够赶上同龄人。参加成功的活动有助于他的能力感，有助于发展积极的上学观念。因为孩子们每天花很多时间在写字上，作业治疗师觉得瞄准写字会显著影响小凯在学校的作业表现。

治疗师设计了小组集体活动，在操场上进行一些有趣的大动作游戏。这种干预的目的是帮助小凯在与同伴一起完成有趣的游戏时发展姿势控制、平衡、节奏和排序能力，帮助他对自己的能力感觉更好。给小凯提供一些发展基本技能的机会将有助于他在操场上取得成功。治疗师对活动进行分级和调整，以提高小凯作业活动实施的成功概率。

治疗师记录了小凯在纸上写下自己名字的时间和易读性，并给予口头提示（“告诉我你最喜欢的动物。”）后写下三句话。还测量了小凯在5分钟内可以连续摆动多少次（前后摆动），以及他摔倒的次数。并记录了小凯运动表现的质量。

在随后的课程中，作业治疗师设计了有趣的活动，目标是姿势控制、平衡、运动节奏和顺序游戏，在操场上设置了一个五步障碍课程，包括如下内容。

（1）跨过三个体操垫（在平面上排列）。

（2）跑进教学楼、走上楼梯。

（3）将第一层楼梯第四阶上的篮球（提前放置好的）带到操场上。

（4）拍5下篮球。

（5）跑回起跑线。

使用运动学习策略，在让小凯开始之前演示每一步的动作。之后，要求他按顺序完成。小凯犯了很多错误，但在课程结束时，他开始思考并解决如何更好地完成表现出的问题。完成后，他说：“让我再试一次，看看能不能快一点。”治疗师也会提供口头指导以帮助小凯更好地掌握技能，如躲避障碍物的方式等。

此外，允许小凯从他自己的动作错误中学习，让他内化动作学习。这种技术可以提高泛化能力。治疗师定期改变课程形式，允许小凯在课程中做一些修改，以确保课程是有意义的。例如，小凯在操场上增加了更多的垫子，并要求多拍几下篮球。

治疗师还会跟小凯讨论他的书写能力，并讨论可能帮助他在运动技能方面更容易的策略。小凯认为，如果他用左手拇指按住纸，他的写作就会提高；他喜欢使用带有新笔柄的机械铅笔。与孩子一起解决问题可能并不适用于所有群体的孩子，需要足够的认知水平。通过心理练习策略，治疗师让小凯想象他在学校将如何完成写作任务。她建议他在开始写作任务之前立即想象自己的笔迹。

治疗师为小凯提供了各种活动，以促进姿势控制、协调、节奏和顺序，以及书写。研究表明，讨论书写表现可能有助于儿童提高运动表现（Banks，Rodger 和 Polatajko，2008），这对他来说是有意义和有趣的。每隔一段时间，会复习如何握笔或加强正确的姿势。治疗师会注意自我的治疗性使用，以积极且幽默的方式，促进训练进展、优化疗程。治疗师会给小凯积极的面部表情，并温柔地鼓励他。

治疗师用一个固定的练习时间表来教授这些新技能。随着小凯的能力越来越强，治疗师还会使用分散式训练计划、随机或可变的训练计划。把注意力集中在训练目标上，让小凯能和同龄人一起在操场上玩耍，以更好的质量和速度完成书写作业。

总 结

1. 训练应与客户和环境相关。
2. 训练是可调整的。
3. 训练是重复的。
4. 目标是让客户完成整个任务（作业活动）。
5. 积极正向的心理支持。

四、动作技巧获得参考架构

动作技巧获得的参考架构，主要关注孩子解决日常功能性任务活动，参与自我照顾、学校、游戏、行动及社会参与的动作问题之能力。作业治疗选择处理的任务必须是对其家庭情境有意义且重要的，同时要在孩子的能力可以达到的范围之内。前文已经介绍过个人因素、任务因素、环境因素，孩子能力（个人因素）、任务需求（任务因素）及执行任务的环境（环境因素）之间，契合度是很重要的（表 7-1-4）。

表 7-1-4 功能与功能障碍

	功能	功能障碍
人	孩子能完成动作任务	孩子不能完成动作任务
环境	支持作业表现	不支持作业表现
任务	孩子能力可达到 （不管有无环境支持）	孩子能力不可达到 （即使环境给予支持）
	人-环境-任务契合	人-环境-任务不契合

1. 功能与功能障碍 功能指标是孩子能够完成的任务趋势。这些指标确认孩子执行任务的能力与优势并反映着动作技巧获得。例如，当把开衫摆好时，孩子可以将手臂伸入袖子中，或当妈妈将拉链头装好，孩子可以将整个拉链拉起来。

功能障碍指标是孩子无法完成适合年龄的任务趋势，反映动作技巧获得的困难。以刚才的例子来说，孩子可能无法把袖子从身后拉过来及将拉链头装上。

在此参考架构中，功能障碍指标提示人们要关注，哪些能力是可以纠正、改善或者提高的，哪些是需要进行任务调整的，哪些是需要进行环境调整的（即人-环境-任务不契合→人-环境-任务契合）。例如，如果肩关节的关节活动范围（ROM）比较小、手部分离运动差、双手不协调，就可能导致孩子无法装上拉链头。因此可以改变任务与环境，鼓励孩子用套头的方式替代从后方穿开衫，或将拉链换成尼龙搭扣。又或者在孩子执行此任务之前，先放松肩胛带的肌张力并伸展颈部肌肉，或许能更好地完成任务。也可安排一些治疗性双手作业活动来促进手部灵活度及双手协调。任务与环境的需求应适合孩子的发展程度与能力。

2. 评估原则

（1）评估是一个动态的过程。

（2）治疗师要找到最有效率及效果的观察方法，并将收集到的资料有机地整合到一起。

（3）与孩子、任务及环境相关的所有因素及三者的互动都必须评估，这样，介入才能够涵盖这三个重要的部分。

（4）其过程包括下列步骤：首先关注孩子，然后任务，再来是环境，最后是三部分的互动。

3. 临床分析

（1）孩子——个人因素分析

1）和孩子、家长、老师及其他照顾者讨论。

A. 确定孩子在家里、学校和社区中最重要的任务。对于年龄较小的孩子，家长和老师可能会通过观察孩子的兴趣水平和对任务的选择来推断这些信息。

B. 从孩子、家长、老师或其他专业人员确定的任务中，让他们描述自己对孩子作业活动表现的观察和看法。

C. 根据家庭、学校或社区生活，请孩子、家长、老师或其他专业人员将这些任务排序，列出作业治疗介入的优先顺序（如自己吃饭、穿衣、写字、操作电脑键盘或开关、参与游戏活动、处理金钱、使用公共交通工具、维护自己日常生活的空间）。

D. 确认执行这些活动的动作技巧是否是孩子能力可及的，或根据孩子的年龄与社会文化情境来看，是否为合理的期待。

2）观察孩子在自然环境中执行排序中每一项任务的完成情况。通常，治疗师无法观察孩子在自然环境中的表现。在这种情况下，治疗师尽可能地模拟自然环境。当孩子执行一项任务时，治疗师评估任务的特征、环境需求、孩子的能力和学习阶段，因为这些与每项具体任务的动作技巧获得相关。基于这些，治疗师确定这些任务的动作技巧是否在孩子的能力范围以内，或者根据孩子的年龄和社会文化背景，确定对孩子的期望是否合理。此外，标准化功能评估，如儿童障碍评估量表（pediatric evaluation of disability inventory，PEDI）（Haley 等，1992）、学校功能评量（school function assessment，SFA）（Coster 等，1998）及学校版运动和程序技能培训（school version of assessment of motor and process skills，school AMPS）（Fisher 等，2005）能够用来帮忙确认、排序及说明孩子目前的能力程度。

3）在评估过程中，治疗师评估儿童的运动和操作技能，或在当前任务中，最可能影响儿童获得动作技巧的因素。例如，如果孩子进食的技巧似乎受限于其抓握汤匙并送到嘴巴的能力，那么进一步评估孩子的抓握、关节活动度、肌肉张力与力量及姿势控制，就是合理的做法。只有观察到的，或高度怀疑可能限制任务表现的技巧或因素才需要评估。如要对肌张力、肌力、关节活动度、记忆力、解决问题的能力、感觉、视知觉和适应技巧等进行具体的评估，可以使用这些方面的特殊评量工具。

（2）任务——任务因素分析

1）分析排序中每一个任务的需求与特点。

2）治疗师需要研究任务的组成部分，看孩子在哪些方面有困难、哪些方面做得不错。

3）任务分析的过程非常重要，用以确认每一个组成部分是否影响了作业表现，以及哪些方面影响了作业的表现。

4）治疗师根据这些获取到的信息，进行整合，制订相应策略：是否要修改任务？怎样修改？是否改用替代任务？

（3）环境——环境因素分析

1）分析执行每项任务时的环境需求与特点。

2）考虑物理特性（空间、家具、物件、工作及支持面、光线、闪光、噪声、干扰物及整体组织）、调节条件（影响运动的必需时间、力度、幅度）及社会文化背景（需求、期望、指示、任务的呈现方式）。

3）环境分析的过程非常重要，用以确认环境是否影响了作业表现，以及环境中的哪些方面影响了作业的表现。

4）治疗师根据这些获取到的信息，确定环境是否合适？环境中的哪些因素对作业表现有影响？是否需要调整环境？

（4）孩子-任务-环境互动：最后，治疗师要考虑孩子、任务和环境之间的关系。这一步涉及查看子进程、任务和环境之间的交互。可调节因素是环境中影响运动表现的细节，因此，治疗师需要从封闭任务和开放任务（表 7-1-1）的角度进行分析。

1）任务分为几个步骤。

2）任务所需要具备的感觉-运动、认知、社会心理需求。

3）建筑物的构造和材料的特点：尺寸、形状、质地、重量、柔软度和弹性及物体本身造成的视觉诱导和视觉差异。

（5）总结：总结以下有关儿童在环境中完成任务的表现的问题。

1）孩子能做的是什么？在什么环境中？（功能指标）

2）孩子不能做的是什么？在什么环境中？（功能障碍指标）

3）从任务表现来看，是什么干扰动作技巧获得？描述任务与环境的限制，以及孩子的技巧缺陷。

4）从任务表现来看，是什么支持动作技巧获得？描述任务与环境支持，以及孩子的技巧能力。

5）有什么能够改变孩子的动作技巧获得，或任务表现？考虑反馈、练习及任务或环境改造。

（6）从（5）总结所获取的信息及从下一个步骤得到的信息，可直接用于作业治疗介入。

1）探究任务与环境可能做的调整；调整任务和（或）环境状况；让孩子在新情况中练习任务，

并提供关于动作技巧表现与结果的反馈。

2）观察孩子在初步调整、回馈及练习下的任务表现，再评估动作技巧获得。

3）最后一个步骤是解释评估结果，并建议介入方案：每一项排序的任务之动作技巧表现，以及支持与限制任务表现和技巧获得的因素。以这些信息为基础，发展各项任务的适当目标及阶段性目标，并且和团队成员一起开展介入计划。

反 思

1. 评估是一个动态的过程，其主要焦点是孩子-任务-环境互动。
2. 它评估孩子在特定的环境中执行每项任务的作业表现。
3. 反复观察孩子能力、任务特征及环境需求。
4. 评估的解释与建议聚焦于这三方面之间的互动。

第二节　案例分析——脑性瘫痪

学习目标

读完本节后，读者将能够：

✓ 领会脑性瘫痪各种治疗方法的循证分析。

✓ 运用强制性运动疗法（CIMT）进行实践应用。

一、脑性瘫痪的循证干预方法

NOVAK博士团队通过搜索以下数据库：CINAHL，Cochrane Library，DARE，EMBASE，Google Scholar，MEDLINE，OTSeeker，PEDro，PsycBITE，PsycINFO和SpeechBITE，系统地描述了对脑性瘫痪（简称脑瘫，CP）儿童最好的干预证据。

绿灯行干预：①肉毒杆菌毒素、地西泮和选择性背根切断术，以减少肌肉痉挛；②用于改善和保持脚踝运动范围的矫形器；③约束诱导运动疗法、双手训练、情境聚焦疗法、目标导向/功能训练、肉毒杆菌毒素后的作业疗法及改善运动活动性能和（或）自我护理的家庭方案；④提高能力的培训健身训练；⑤用于改善骨密度的双磷酸盐；⑥减少压力性溃疡风险的压力护理；⑦用于控制癫痫发作的抗惊厥药，以上干预措施，被证实有效。

黄灯行干预：包括针灸、酒精（肌内注射以减轻痉挛）、甲酸、动物辅助治疗、辅助技术、巴氯芬（口服）、行为治疗和辅导、认知行为疗法、沟通培训、引导教育、辅导、口服丹曲林、吞咽困难管理、早期干预（针对运动结果）、电刺激、胃底折叠术、胃造口术、手部手术、髋关节手术、水疗、鞘内注射巴氯芬、按摩、矫形器、口腔运动疗法、骨科手术、家长培训、苯酚（肌内注射）、游戏疗法、感官处理、以解决方案为中心的简短治疗、力量训练、拉伸、治疗服、口服替扎尼定、跑步机训练、口服维生素D、Vojta、全身振动，以上干预措施，没有找到有效的证据。

红灯行干预：颅骶疗法、髋关节支撑支具、高压氧、神经发育疗法和感觉统合均已被证明对脑瘫儿童无效。

从该研究系统及全球科学证据委员会提供的建议中我们可以发现，绿色度量分组中的干预方式的效果对于脑瘫患儿的ICF水平改善最为明显，对于作业治疗师来说选择使用这些干预方式融入日常康复中为患儿进行作业治疗训练或能取得较明显进步。虽然由于可用数据的数量和质量存在很大差异，黄灯度量分组中只有小部分方法有优质证据支持，但随着对该组所涉及干预方式的继续探讨，在未来或许会有有力证据支持，这需要我们对其进行更严格的探究。对于作业治疗师来说适时选择优质证据支持干预措施和放弃已证实无效干预措施在未来脑瘫患儿康复训练中尤为重要，同时要明确训练方向，根据不同康复目标选择适当的干预方式。

二、案例分析——强制性运动疗法

（一）概述

强制性运动疗法（constraint induced movement therapy，CIMT）是限制患者的健侧肢体，诱导使用患侧肢体，对患侧肢体进行大量反复的训练，促进患肢运动功能的方法。由美国 Taub 教授提出，经美国多中心临床研究证实，能有效改善上肢运动功能。

CIMT 的理论基础是“习得性废用”和“塑形”技术，这来源于动物实验。Taub 教授采用手术切断猴子一侧前肢传入神经后，发现猴子能较好地使用其他肢体，却不再使用该侧前肢，这种现象称为“习得性废用”；而在限制猴子健肢使用的同时，对患肢进行“塑形”训练，一段时间后，发现猴子又开始使用患肢。临床研究显示该技术能够改善脑卒中、脑外伤、脑瘫等肢体功能和日常生活能力。

将重复和技能训练与神经可塑性联系起来的循证分析造就了当代任务导向的训练的康复方法（Gordon 和 Magill，2012；曼宁等，2016；Shumway-Cook 和 Woollacott，2017）。

CIMT 的疗效机制主要是：克服习得性废用和使用性依赖的皮质功能重组。这两种机制相互影响，共同作用。

可使用悬吊带、连指手套、夹板、石膏固定、卡通袖套等限制装置。根据患者病情选择：①较少限制：限制健侧腕手运动，允许健侧肩肘活动。健侧肢体可以辅助活动和保持平衡。②中等限制：限制健侧腕手肘，允许健侧肩关节活动，健侧肢体可以稍微辅助活动和保持平衡。③较多限制：限制整个健侧上肢，有平衡功能障碍的患儿不宜使用。

“塑形”训练：是对患肢进行大量、重复的日常动作练习以提高患肢运动功能的行为训练方法。

根据患儿功能障碍的特点选择动作：①能纠正患儿最明显的运动缺陷；②对患儿的日常生活影响大；③难度稍高于患儿的功能水平；④患儿比较感兴趣。常用的“塑形”动作有堆杯、套圈等。

依患儿情况选择：①CIMT：限制健侧肢体，患侧肢体每天多于 3 小时训练，至少连续 2 周；②改良强制性诱导运动训练（modified CIMT，mCIMT）：限制健侧肢体，患侧肢体每天小于 3 小时训练。

（二）强制性运动疗法——案例分析

姓名：KHS。

性别：男。

日期：2022 年 6 月 15 日。

出生：2018 年 5 月 10 日。

诊断：脑性瘫痪，痉挛性右侧偏瘫。

出生与医疗史：患儿系第 1 胎第 1 产，39^{+2} 周，顺产。生后黄疸轻，未治疗，自行消退。生后 1^{+}个月抬头，3^{+}个月翻身，4 个月认人，6^{+}个月会坐，8～9 个月可腹爬，1 岁 4 个月可独自迈步，1.5 岁会说话。

患儿在 2^{+}个月时左手可主动大把抓握，但右手使用少，发现右拇指内收，10^{+}个月时至首都儿科研究所，建议完善头部 MRI，1 岁 3 个月时头部 MRI 显示“左侧额颞顶多发脑囊性变，脑软化，并少量胶质增生，伴左侧大脑半球脑萎缩；左侧脑室增宽；左侧脑干及基底节较对侧小：沃勒变性；胼胝体后部变薄”，建议康复训练。之后至北京按摩医院，间断行按摩等康复治疗 3 个月，有一定效果。

就学史：幼儿园在读。

家属主诉与期望：

（1）患儿因左手功能良好，故现为左利手，在幼儿园拼搭积木、手工等操作类游戏时，右手参与度低，双手协调性差。

（2）家长最希望患儿右手功能得到提高。

（3）患儿虽为左利手，但家长仍然希望孩子可以用右手持勺进食、用右手画画，以利于右手功能的提高。

作业评估：

（1）简易上肢机能检查（STEF）：见表 7-2-1。

表 7-2-1 简易上肢机能检查结果

检查项目	检手	所要时间/秒	时间内个数	得分
大球	右	9.3	5	8
	左	5.6	5	10
中球	右	9.9	6	7
	左	5.5	6	10
大立方	右	21.5	5	5
	左	8.6	5	10
中立方	右	17.8	6	6
	左	8.6	6	10
大圆片	右	14.6	6	6
	左	6.8	6	10
小立方	右	17.1	6	5
	左	7.3	6	10
布	右	17.5	6	4
	左	6.5	6	10
金属圆片	右	33.1	6	3
	左	14.8	6	9
小球	右	56.8	6	1
	左	12.6	6	10
钉子	右	65.8	6	1
	左	22.0	6	9
总分	右侧	46 分		
	左侧	98 分		

（2）ICF 活动参与及功能相关分析：见表 7-2-2。

表 7-2-2 ICF 活动参与及功能相关分析

1. 结构和功能障碍	右侧上肢及手活动不利
	双手协调操作能力差
	右侧手腕灵活性差，前臂旋后易出现肩关节代偿运动
	右手精细动作差
2. 活动及参与障碍	ADL：患者在吃饭、穿裤子、穿袜子、洗澡等日常动作方面需要帮助
	娱乐活动：因右手精细运动的欠缺导致某些手工类和操作类的游戏完成困难
	性格：脾气大，依从性差，虽然兴趣广泛，但是耐心差，很容易对某一玩具失去兴趣

（3）访谈和观察：与患儿家长详谈了解到，患儿平时由爷爷带着，住院前每天到幼儿园上学。现在暂时休学 3 个月，到我院儿科进行集中康复训练。

在家里如果是爷爷奶奶照料，一般是喂饭给患儿吃，如果由爸爸妈妈照料，患儿基本可以独立进食，采用左手持勺进食，但吃饭速度慢一些，且会有些漏洒的现象。这一点，据老师的描述，在幼儿园也出现同样的状况。

家中洗浴可独立完成，但需要家人放好热水并从旁监护。如厕：小便处理可独立完成，大便处理基本由爷爷帮助。家中穿衣服需大人把衣服准备好，并给予适当辅助。

在幼儿园，患儿只解小便，独立完成。在幼儿园可以独立脱穿套头上衣及宽大的开衫。

患儿家长主要关心两个问题：①尝试再提高患儿右手功能。②希望患儿能够更好地参与幼儿园的各种活动，目前主要是一些需要双手参与的、精细的游戏活动及画画。

汇总访谈与观察信息，做出分析，见表 7-2-3。

表 7-2-3 作业活动分析

作业活动 困难表现	个人因素	环境	活动
1. 独立进食速度慢，会洒饭	右手腕关节灵活度差 扶碗扶不住	在家里，大人在旁边，需要的时候给予辅助 在幼儿园，跟同学在一起，用左手独立进食，有时间限制	在家里及幼儿园独立进食
2. 双手拼插类活动完成不好	右手功能差，且不灵活，影响到双手协调性；当做不好时，患儿可能会闹小情绪，导致作业活动无法继续	在家里独坐在书桌前 在幼儿园跟同学一起上课，孩子多，老师无法及时帮助	在家里做拼插积木游戏 在幼儿园上手工课
3. 右手不能画画	右手五指间协调性差	在幼儿园，跟同学在一起，老师不能及时帮助	用右手画画
4. 穿袜子、系扣子，不能完成	右手精细动作差	在家里，爷爷奶奶比较溺爱 在幼儿园，老师要求独立完成，不给予辅助	穿袜子；系扣子
5. 做事情容易虎头蛇尾	患儿耐心差，遇到困难容易退缩	家中老人溺爱，患儿一有困难，爷爷奶奶就完全辅助 在幼儿园，怕被同学嘲笑	折纸；剪纸；做机器人模型

（4）儿童功能独立性评定量表（Wee FIM）：见表 7-2-4。

表 7-2-4 儿童功能独立性评定量表结果

项目			得分	备注 2022.6.20
运动功能	自理能力	1. 进食	5	
		2. 梳洗修饰	5	
		3. 洗澡	5	
		4. 穿裤子	7	
		5. 穿上衣	5	
		6. 上厕所	5	

续表

项目			得分	备注 2022.6.20
运动功能	括约肌控制	7. 膀胱管理（排尿）	7	
		8. 直肠管理（排便）	4	
	转移	9. 床、椅、轮椅间	7	
		10. 如厕	7	
		11. 盆浴或淋浴	6	
	行走	12. 步行/轮椅/爬行/三者	7	
		13. 上下楼梯	7	
	运动功能评分		77	
认知功能	交流	14. 理解（听觉/视觉/两者）	4	
		15. 表达（言语/非言语/两者）	6	
	社会认知	16. 社会交往	7	
		17. 解决问题	4	
		18. 记忆	5	
	认知功能评分		26	
FIM 总分（运动+认知）			103	
评估人				

问题分析：

（1）右侧上肢不灵活，右手粗大抓握不协调，精细动作无。

（2）右手腕关节控制能力弱，灵活度差。

（3）双手协调性差。

（4）患儿在吃饭、穿裤子、穿袜子、洗澡等日常动作方面需要帮助。

（5）因右手精细运动的欠缺导致某些手工类和操作类的游戏完成困难。

（6）患儿兴趣广泛，但因做不好时自尊心受挫，耐心差，容易虎头蛇尾。

总结与建议：

治疗目标：

（1）远期目标（3 个月）

1）提高生活自理能力，提高生活质量与自信心。

——可以双手配合吃饭（吃饭的质量和速度：饭不能过多漏到桌子上，速度要能基本与家人保持一致，不能太慢）。

——可以独立熟练穿脱上衣、鞋子、袜子。

——双手配合完成便后处理。

2）为提高幼儿园表现做准备。

——提高双手协调性，提高手工活动的操作性。

——提高集体活动的参与性与依从性。

（2）近期目标（4 周）：结合 CIMT 方法制订近期目标，为远期目标做准备。

1）提高患手“打开、抓住”与“放下”的能力。

2）提高患侧腕关节主动背伸能力，纠正腕关节掌屈抓握的异常姿势。

3）提高患侧肩关节屈曲与上肢上举的能力。

4）改善患侧上肢前臂旋后的主动活动能力。

治疗策略与方法：CIMT 疗法结合任务导向性训练。

CIMT：将患儿的左手（健手）用连指手套束缚起来，引导其用右手（患手）完成下列活动（或任务）。

任务导向性训练：经过之前的了解、收集资料，发现：此患儿喜欢颜色鲜艳的绘画作品，喜欢听故事，喜欢玩过家家游戏，喜欢乐高积木，喜欢玩玩具小车。根据患儿的喜好，给患儿设计安排了如下作业活动（任务）。

（1）手掌颜料彩绘创作（图 7-2-1）

操作方法：首先，将各色颜料瓶里的颜料挤出，挤到不同的模板上，然后让孩子将手掌充分打开，蘸取颜料，之后将颜料印到美术纸上，充分发挥想象力，创作出各种各样的绘画作品。

此项任务练习的动作技巧是手指伸展、腕关节背伸。

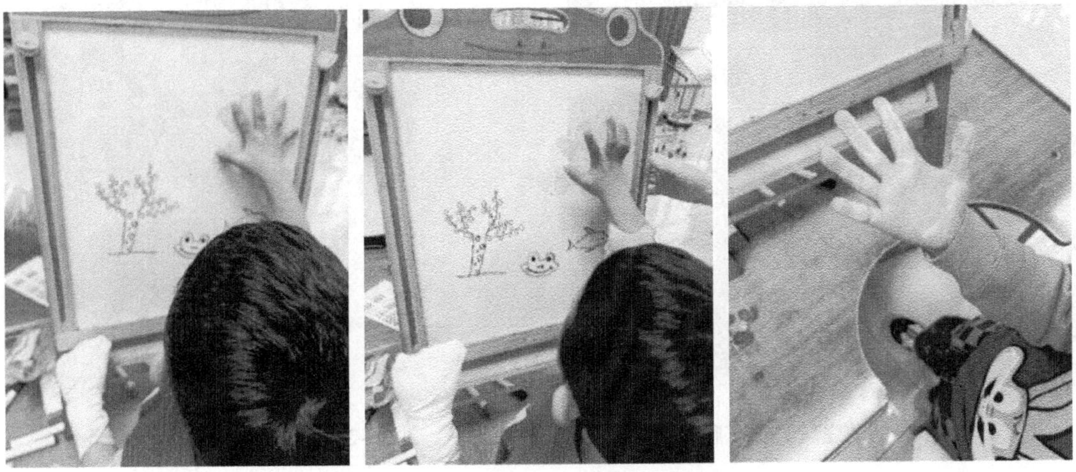

图 7-2-1 作业活动之手掌颜料彩绘创作

（2）套圈游戏（图 7-2-2）

操作方法：让孩子将大小不同、颜色不同的圈，根据治疗师的指令，分别套到不同的地方；或按指令顺序套起来；治疗师还可以移动底座到不同的位置，让孩子将圈套起来。

此项任务练习的动作技巧是手的抓握、肩关节的屈曲和外展、肘关节的屈伸、手眼协调。

此项任务练习的大脑执行功能有专注力、工作记忆、依从性。

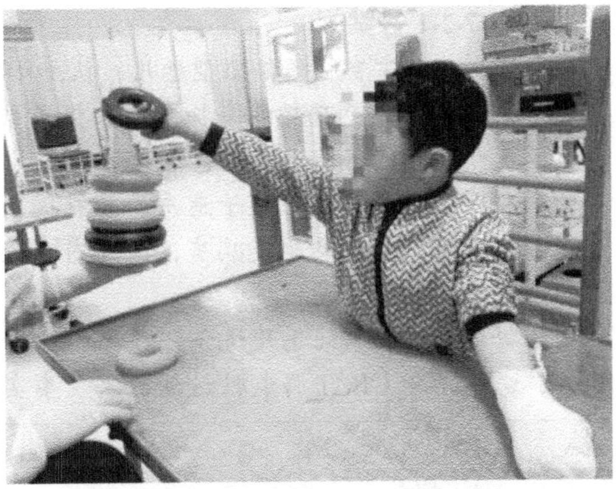

图 7-2-2 作业活动之套圈游戏

（3）玩具小车爬山游戏（图 7-2-3）

操作方法：取几个孩子喜欢的玩具小车（最好是大小、重量、材料、体积都不相同的），用几个大一点的立体几何体（有平台面、有斜面）模仿出汽车跑道和坡道。让孩子手里拿着小车从起点到达终点，也可以跟治疗师或其他小朋友比赛，看看谁最快。

此项任务练习的动作技巧是手的抓握技巧、肩关节屈曲、手腕灵活性。

此项任务练习的社会性有参与、协作。

（4）情境游戏（图 7-2-4）

操作方法：用积木和积木人偶模拟幼儿园的环境（积木搭建幼儿园的过程，由治疗师与孩子共同完成）进行角色扮演。在此过程中，让孩子患手拿着玩具人偶，假装在幼儿园上学。在不同场景下（教室、餐厅、手工艺室、操场），让患儿描述该做什么，想象会发生什么（甚至可以想象与同学发生争执，或者因为功能障碍而被同学歧视），然后引导孩子学习遇到问题如何处理或解决。

此项任务练习的动作技巧有手指的综合协调运动、上肢的灵活性运动。

此项任务练习的社会性有参与、沟通、协作、环境适应。

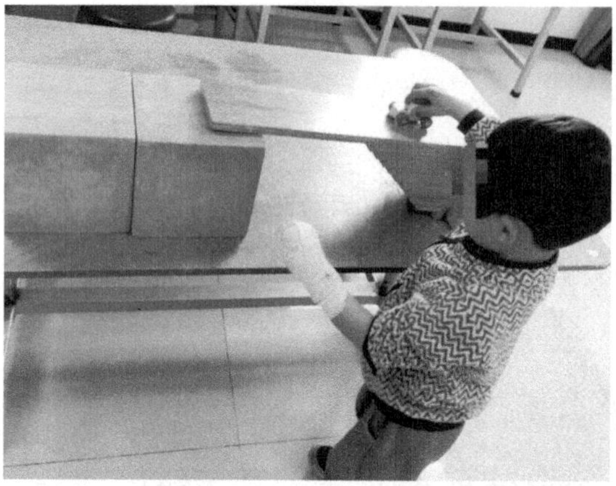

图 7-2-3　作业活动之玩具小车爬山游戏

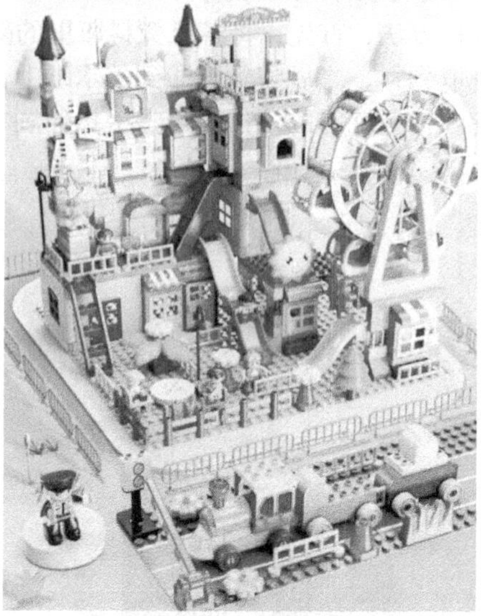

图 7-2-4　作业活动之情境游戏

思考 7-2-1

此病例是否适合 CIMT 疗法？

思考 7-2-1 答案

病例特点：4 岁脑瘫偏瘫型患儿，认知和理解力好，有自己喜爱的玩具和游戏，感知觉正常，语言表达好，对于感兴趣的事物操作欲望强烈。功能障碍主要为右手和右上肢。

家庭情况：经济状况良好，目前家庭仅此一个孩子，患者家庭支持患者进行康复，积极配合治疗师的指导，家长最关注孩子患手的功能提高问题，家长主张孩子的自理能力。

住院环境：专业的康复病房，医院内有适合户外活动的后花园。周边超市餐馆多，生活便利；紧邻地铁公交站，交通便捷。

根据以上资料，此患儿适合任务导向性疗法，同时，为了在院期间能够帮助孩子强化患手运动能力，考虑结合 CIMT 强制性运动疗法。事实证明，孩子的接受度较好，效果较好。

反　思

CIMT 强制性运动疗法不是万能的。尽管 CIMT 对上肢运动有效性、灵巧性、使用频率和运动质量有明显改善，但是在双手动作协调方面，CIMT 疗效不明显；在提高生活自理能力方面，效果也不明显；在改善肌张力方面，CIMT 也没有优势。不仅如此，1 岁以内的患儿慎用 CIMT，究其原因，主要是生后一年内，皮质脊髓连接点仍在持续发育，长时间限制健侧肢体可能会对该侧肢体发育运动技巧造成永久性的伤害。

第八章 感觉统合

第一节 理论结构

学习目标

读完本节后，读者将能够：

✓ 对比感觉统合的各种示意图，明白它们都解释了同一种理论。
✓ 对比感觉统合功能障碍中的两大类：运用障碍和感觉调节功能障碍。
✓ 用所假设的感觉基础和显性指标区分两种类型的运用障碍（双侧整合与顺序障碍和躯体运用功能障碍）和两种类型的感觉调节障碍（感觉反应过度和感觉反应不足）。
✓ 确定中枢和外周神经系统的组成部分。
✓ 复习与感觉统合理论相关的主要感觉系统的结构和功能。
✓ 理解感觉系统结构与感觉统合功能之间的联系。
✓ 描述在细胞和行为层面上的感觉调节功能。

一、感觉统合：A.Jean Ayres 的理论回顾

（一）目的和范围

与作业治疗师提出的其他理论相比，A.Jean Ayres 的感觉统合（sensory integration，SI）理论引发了更多的研究，在产生更显著影响的同时也引发了更多的争议。最初，在神经科学和教育心理学方面受过高级培训的作业治疗师 Ayres 发展了感觉统合理论，解释对身体和环境的感觉处理障碍与学习和运动学习障碍之间的关系。

Ayres 观察到学习和行为方面的障碍，并假设这些障碍是中枢神经系统（central nervous system，CNS）感觉处理不良的结果。换句话说，她假设了 CNS 各区域和各种行为结构之间的关系。

本节介绍了 Ayres 感觉统合理论，列出与该理论相关的结构并解释它们之间的假设关系。Anita C.Bundy 和 Shelly J.Lane 将感觉统合障碍分为两大类：运用障碍和感觉调节功能障碍，并将每一大类继续分成不同的小类：运用障碍可以分为前庭双侧整合与顺序障碍（vestibular bilateral integration and sequencing，VBIS）和躯体运用障碍（somatodyspraxia，SD）；感觉调节功能障碍可以分为反应过度（如感觉防御、对运动的厌恶反应和重力不安全感）和反应不足。

（二）感觉统合的定义

Ayres 将感觉统合定义为整合自己身体和环境感觉信息的过程，从而使人能够在环境中有效地利用身体。若感觉统合出现障碍时，会产生知觉、语言、认知障碍、情绪及行为控制不良等问题，也就是无法正常与外界事物反应。

知识拓展 8-1-1

理论不等同于事实。感觉统合是一种关于大脑与行为关系的理论。

理论知识有助于：

· 解释为什么人们会有特定的行为方式。

· 制订干预措施以改善相关障碍。

· 预测进行干预治疗后的行为改变。

（三）感觉统合功能障碍分类和临床表现

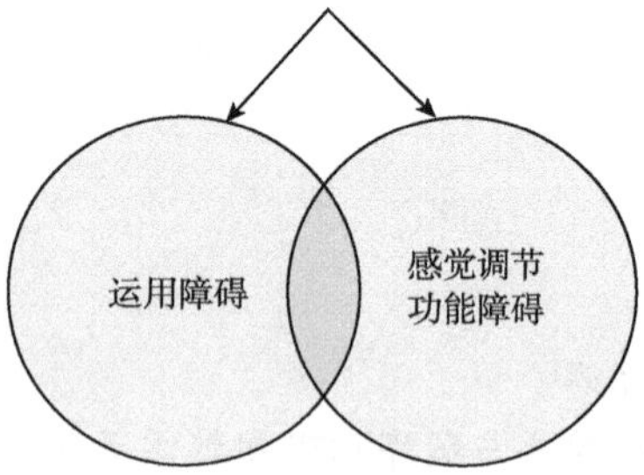

图 8-1-1 感觉统合功能障碍的简化分类

引自韩平，艾坤主译《感觉统合理论与实践（第三版）》

1. 分类 感觉统合功能障碍主要指前庭平衡、触觉防御、本体感觉及视听觉语言等多个方面出现障碍。如图 8-1-1 所示，Bundy 和 Lane 将感觉统合功能障碍分为两大类：运用障碍和感觉调节功能障碍。有感觉统合功能障碍的人可能存在一种或两种功能障碍。

Zimmer 等将感觉统合功能障碍分为三类：感觉调节功能障碍、感觉辨别障碍和以感觉为基础的运动障碍。其中以感觉为基础的运动障碍包括感觉异常和运动控制障碍；感觉调节功能障碍又分为过度反应和反应不足，也被称作超敏感度或低敏感度，超敏感度指感觉阈值低于正常水平，通过轻微刺激即可唤醒，低敏感度则需要更强或更多的刺激来唤醒。

2. 临床表现

（1）前庭平衡障碍：前庭系统被认为是感觉系统中最重要的，它促进了与运动、地心引力及头部位置改变相关信息的接收，影响了肌肉张力、运动平衡及协调、视觉听觉言语处理及运动企划、情绪社交功能等，在人类活动中起到核心作用。当前庭系统反应过度时，患儿可表现出不愿改变头部位置、难于保持身体平衡、注意力不集中、视觉追踪困难等，日常生活中可见患儿在弯腰或下蹲时行动笨拙、分不清左右、写字时笔画错误常常超出格、阅读跳字或跳行、运动困难、容易疲劳、对旋转运动延误、害怕下楼梯、害怕或不喜欢球类运动等表现。而前庭系统反应低下的患儿则喜欢摇摆和旋转等动作，对高度反应迟钝，喜欢爬高，寻求刺激。

（2）触觉防御障碍：不少学者认为，早在母亲子宫中，胎儿即开始接收包括形状、温度、抚摸及疼痛等触觉体验，是最大的感觉系统。触觉信息促进了运动企划，并对情绪的稳定和社会功能有巨大影响，是发展自我意识和对周围世界认知的中心。触觉敏感以对疼痛、温度、压力等的异常感知为特点，并伴随触觉防御。患儿可在日常生活中表现出对洗脸、洗澡、理发等行为的过于敏感，讨厌更换衣物，抗拒拥抱等与人接触的行为，对个人空间需求大，社交能力差，可见孤僻、胆小、害羞、攻击性强、焦虑等表现。触觉低敏则相反，表现出对身体接触的寻求，对疼痛等反应低下，可见自我打击、啃咬、头部撞击等行为，常常表现出缺乏自我意识、学习障碍等。

（3）本体感觉障碍：本体感觉又称深感觉，与前庭感觉相关联。本体感觉影响运动企划和控制能力，促进身体姿势的保持，并能影响情绪的稳定性。本体感觉障碍常伴随前庭觉和触觉障碍。日常生活中可见到患儿动作笨拙，生活自理能力差，如系鞋带、穿脱衣袖、拉拉链等动作困难，咀嚼困难易呛咳且容易劳累，容易晕车等，做大幅度运动容易有头晕表现。

（4）视听觉语言障碍：视觉处理障碍患儿可能表现出对光线或者颜色的过于敏感，缺乏对画面的整体关注。听觉信息处理不良则表现出对噪声敏感、大声说话、急躁、注意力不集中等。

（四）构成

感觉统合功能障碍的两个主要类别（运用障碍和感觉调节功能障碍）值得进一步解释。在表 8-1-1 中，Bundy 和 Lane 简要地定义和描述了与每个类别相关联的结构/构成。

表 8-1-1 感觉统合功能障碍相关的结构/构成

构成	简要描述	假设原因
VBIS	在计划和使用身体两侧对将要产生的动作进行协调和排序上存在障碍	前庭和本体感的中枢处理能力差，可见于姿势-眼球控制能力差
SD	比 VBIS 更严重的运用功能障碍	由于感觉区辨能力（前庭觉、本体觉和触觉）差而导致的身体图式缺陷
姿势-眼球控制不良	这是 VBIS 的基础，有时也是 SD 的基础。出现在伸肌张力低、抗重力姿势能力降低、近端稳定能力差、平衡能力差、旋转后眼球震颤被抑制	前庭或本体觉处理缺陷的外在表现
身体图示差	身体各部位的空间关系形成内在图示时存在缺陷	触觉和本体觉区辨能力差
自我效能低、自尊心低	对感觉的时空特征的解读能力差（如在哪产生、强度如何、运动的方向）	CNS 对任何感觉系统输入的信息的处理能力差

1. 运用障碍 在感觉统合理论中，运用障碍是指由于身体图式差而难以规划新的动作；而身体图式差又是由前庭觉、本体觉或触觉的处理功能障碍造成的。

在表 8-1-1 中 Bundy 和 Lane 假设，与 SD 相比，VBIS 功能障碍是一种不那么严重的运用障碍。运用是一个单一的构造，基于患有 SD 的儿童在完成简单（反馈依赖）和复杂（前馈依赖）两方面任务上都有困难，也就是说，VBIS 功能障碍较轻，而 SD 较严重。

（1）VBIS：被认为是由前庭和本体觉处理不足引起的，表现为姿势-眼球控制、双侧整合和预期动作的顺序不佳。

（2）躯体运用障碍：SD 的基础是触觉处理不良，通常与前庭-本体觉区辨不良有关。

2. 感觉调节功能障碍 感觉调节和感觉调节功能障碍的概念比较抽象，虽然调节（modulation）一词对许多治疗师来说很熟悉，但它的确切含义却有些难以捉摸。Ayres 是第一个将这一概念应用到感觉统合理论的人，她将调节定义为中枢神经系统对其自身活动的调节。

（1）过度反应：感觉过度敏感儿童的反应比预期的要强烈。Bundy 和 Lane 将对触觉或听觉的过度反应定义为防御（即“战斗或逃跑”反应），将前庭感觉定义为重力不安全感（即害怕），此外，对感觉的过度反应还包括厌恶反应。

（2）过度低下：感觉反应不足是指反应幅度小于预期，在任何感觉系统中都可存在。反应不足可能很难与感觉区辨障碍区分开来；临床上，治疗师也发现了“波动反应”，这个术语用于描述儿童在任何感觉系统或跨系统中的反应，有时大于预期，有时小于预期。

二、感觉统合障碍的神经科学基础

（一）感觉系统的结构和功能

1. 中枢神经系统的基本结构和功能 神经系统的基本组成单位是神经元，神经元由细胞体、轴突和树突组成（图 8-1-2），细胞体是神经元新陈代谢的中心，从细胞体延伸出的两种突起结构分别是轴突和树突。通常情况下，一个细胞体只发出一条轴突，将来自细胞体的信息传递给靶细胞。尽管通常一个细胞体只发出一条轴突，但轴突可以分出很多分支，从而影响多个靶细胞。轴突的直径

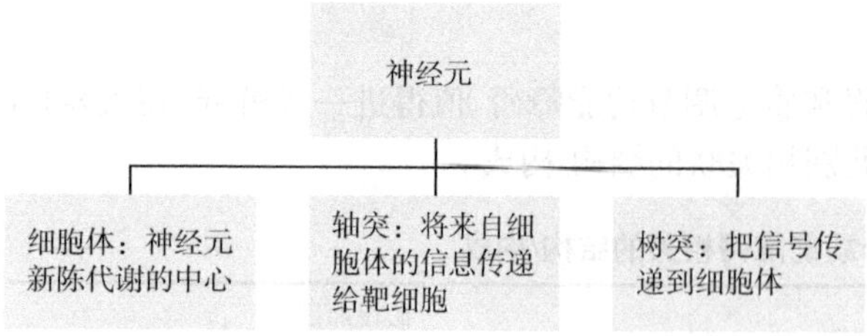

图 8-1-2　神经元的功能

为 0.2～20μm。直径的不同有助于确定信息传输的速度：轴突直径越大，传递信息的速度越快。轴突可有髓鞘，即被脂肪物质构成的结节鞘包围。髓鞘使神经纤维之间绝缘，并加快了沿轴突传递信息的速度。轴突的作用类似于通信网络中的电缆，在中枢神经系统内或跨区域传递信息，直径大的有髓神经纤维相比直径小的无髓神经纤维传递信息的速度更快，信号传递强度的损失更小。

树突存在广泛的分支，负责把信号传递到细胞体，能够与其他许多神经元进行信号传导。在树突分支中有大量的突触，可与其他神经纤维广泛联系，突触结构是将输入信息整合的基础。树突和轴突组成了中枢神经系统的通路。纤维束和神经通路在中枢神经系统中传播不同的距离，并且将信息从中枢神经系统传递到体内的效应器官和肌肉。

神经胶质细胞围绕在神经元周围，并且数量远远超过神经元。胶质细胞没有神经元的电传递特性，但具有以下特性。

（1）提供神经系统结构上的支持。

（2）使神经元群相互绝缘。

（3）在细胞受损或死亡后清除残余物质。

（4）缓冲神经元存在的电化学环境。

（5）为神经元提供营养。

（6）扮演干细胞的角色，能够产生新的胶质细胞，可能产生新的神经元。

2. 中枢神经系统和周围神经系统的结构　中枢神经系统和周围神经系统是神经系统的解剖学组成部分：脑、脊髓和脑脊膜构成中枢神经系统，而颅神经和脊神经构成周围神经系统。神经系统在功能上也可分为自主神经系统（autonomic nerves system，ANS）和躯体神经系统（somatic nervous system，SNS）。自主神经系统调节心肌、平滑肌和腺体的活动，而躯体神经系统的构成成分将身体各部分收集到的神经信号传入中枢神经系统，再将信号传出到骨骼肌以产生运动。

从组织结构来说，周围神经系统由感受器（特殊的神经末梢）和向中枢神经系统传递信息的神经元组成。周围神经系统进而将外界环境和外周结构（如骨骼肌和腺体）同大脑和脊髓连接起来。

每个感觉系统都有独特的、专门的感受器细胞或神经末梢，对某种形式的物质能量特别敏感。例如，视网膜上特殊的感受器细胞——视锥细胞和视杆细胞对光能特别敏感；而皮肤中的环层小体（Pacinian corpuscle，帕奇尼小体）是一种特殊的神经末梢，对深层压力和振动有反应。一旦感受器对感觉刺激做出反应，就会发生级联效应，导致该特定特征的输入信号经由传入纤维传递到中枢神经系统。传递到中枢神经系统的感觉特征包括输入的强度、持续时间、感觉类型等。周围神经系统也有传出神经纤维和专门的效应器，将信号从中枢神经系统传递给效应器。当效应器是肌纤维时，感受器是神经肌肉接点；效应器也可能是一些内脏结构，授予自主神经系统相关的纤维支配，这同样是一类特殊的效应器。

自主神经系统调节内稳态，它通过对器官、腺体的压力和牵拉刺激及机体对化学、疼痛和温度的改变做出反应，来调节机体的血压、心率、呼吸和消化功能。“自主”二字就提示了神经系统的该部分在维持机体内环境稳态时是不需要意识控制的。接收到的信息经由周围神经和颅神经传递到中枢神经系统。在中枢神经系统中，下丘脑、丘脑、边缘系统及延髓和脑桥内的区域负责调节自主功能。该系统的传出神经纤维支配心肌、平滑肌和腺体上皮细胞。

自主神经系统的传出部分主要由两大部分组成：交感神经和副交感神经。交感神经的功能是让身体做好“战斗或逃跑”的准备，它在应激状态下最为活跃，有助于调动身体应用能量。副交感神经具有“休息和消化”的功能，通过促进食物的消化和营养的吸收来达到储存能量的目的。自主神经系统的这两个分支可能协同作用于同一器官，持续调节该器官的活动。例如，心脏同时受交感神经和副交感神经影响，发挥控制心率等功能。交感神经激活会加快心率，而副交感神经激活会减缓心率。交感神经和副交感神经协同作用，调节心脏对内外环境变化的反应。

肠道神经系统是自主神经系统的一个附加部分，以半独立的方式工作。这个系统支配胃肠道，同时传递交感神经和副交感神经信息。有趣的是，胃肠道系统中有许多神经元不受自主神经系统控制，但它们仍然是肠神经系统的一部分，这就是为什么它被认为是“半独立的”。肠神经系统监测和控制胃肠道功能的化学与机械部分。

（1）中枢神经系统构图：中枢神经系统由脑和脊髓组成。脊髓白质包含传入纤维和传出纤维，传递输入和输出大脑与周围神经系统细胞体的信息。此外，还有大量的局部中间神经元（完全位于脊髓内的小神经元）负责信息处理和整合。以计算机作为类比，脊髓大致相当于一个大的防护外壳，电缆通过它从外围设备连接到计算机塔，即脑。然而，由于处理过程确实也发生在脊髓中，因此这种类比也略有不足。

脑大致可以分为大脑（端脑）或大脑半球、间脑、小脑和脑干（图 8-1-3）。大脑包括大家所熟悉的 4 个脑叶，即额叶、顶叶、枕叶和颞叶，以及另外两叶，即边缘叶或扣带回（见于脑内侧面）及岛叶（构成外侧裂的底部）。间脑由丘脑、下丘脑、上丘脑、底丘脑构成。脑干由脑桥、中脑和延髓组成。

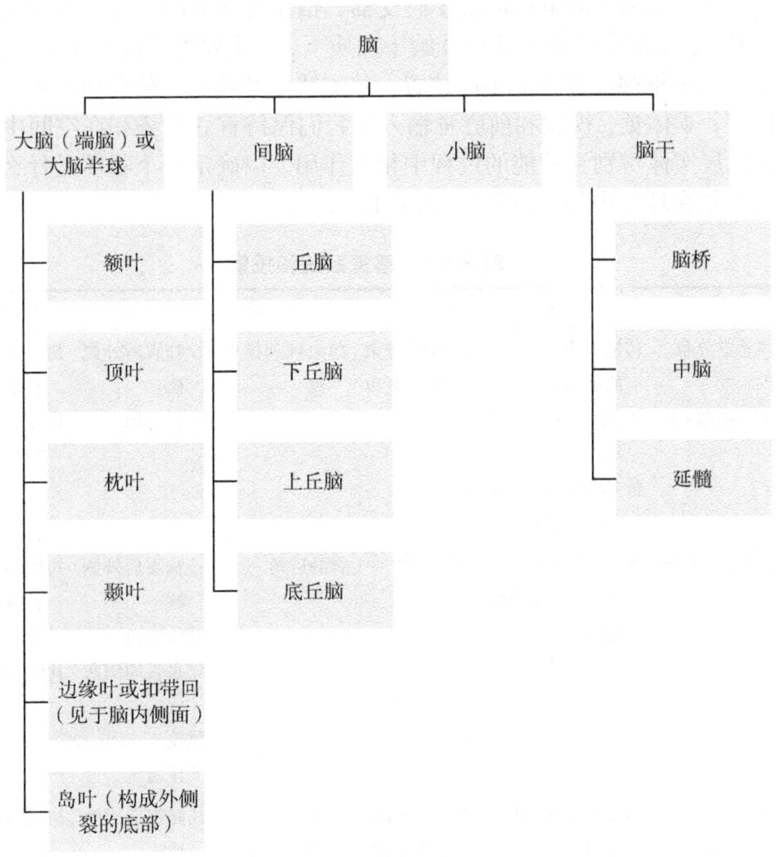

图 8-1-3　脑

中脑包含下丘和上丘，分别与听觉和视觉系统相关联。它们一起被称为顶盖，在大脑导水管上形成一个帷幕。上丘（superior colliculus，SC）同时也被认为是一个重要的感觉信息输入整合中心，因为它接收来自多个感觉系统的信号。中脑的另一个结构是导水管周围灰质，围绕着大脑导水管，也位于顶盖附近。

Brodmann 分区是 Korbinian Brodmann 在 1909 年开发的一个大脑区域编号系统。他认为 52 个编号区域均定义了大脑中一个独立的组织学单元。随后的研究表明，只有其中的某些区域具有明确的功能。然而，考虑到这些编号对识别皮质区域有参考意义，现在仍然在使用。

（2）中枢神经系统功能：中枢神经系统的功能组织曾经被认为是严格的层级结构，随着信息从脊髓转移到大脑皮质，输入的解释和输出的规划变得越来越复杂。根据 Squire 及其同事（2012）的研究，这种层级结构是存在的，并且在运动系统中非常明显。此外，中枢神经系统在处理感觉信息输入信号时也存在层级结构，这样，在中枢神经系统的每一个层级，对输入的解释都有更大的特异性。然而，中枢神经系统不同层级内部及其之间相互作用的复杂性表明，中枢神经系统中还存在着非级联式的或者网络控制系统。感觉信息输入信息到达运动系统的各个层级，运动系统的输出不仅受输入信息的影响，同时也受认知处理、其他内在活动（如睡眠-觉醒周期、行为状态、觉醒水平、动机等）和来自持续性运动活动的感觉反馈影响。因此，中枢神经系统的组织是复杂的，包含一部分层级结构，以及其他与网络连接中紧密的相互作用更为一致的交互系统。

3. 感觉系统和投射 每个系统都依赖于可对主要输入类型做出反应的感受器，并将这种输入转化为能被中枢神经系统读取的电化学形式。由于所有输入中枢神经系统的信号最终都以电化学信号的形式出现，因此，对特定输入的解释取决于感受器，信息传递通路，输入传输的频率、强度等特征。在所有的系统中，感觉信息输入的处理开始于皮质下，而主要处理区在脑干、中脑区域和丘脑。

输入的整合发生在中枢神经系统的不同位置，并支持多种功能。触觉和本体觉为身体图式的建立提供了必要的信息；本体觉、视觉和前庭觉输入对我们保持直立姿势和在空间中移动身体至关重要。触觉和视觉在发展实体辨别觉技能的过程中相互作用，以确定一个物体是什么；声音和视觉有助于我们判断人和事物在环境中的“位置”（表 8-1-2）。

表 8-1-2 感觉系统和投射

通路	结构	功能	纤维交叉	一级突触	二级突触	三级突触	更高级中枢
脊柱内侧丘系	精准的体感觉分布 会聚较少 传导过程中继站较少	传输大小、形状、质地信息 检测触摸皮肤的动作 传达触觉的空间和时间信息	延髓的薄束核和楔束核	薄束核和楔束核	丘脑腹后外侧核 网状结构	初级和次级躯体皮质 顶叶 5 区和 7 区	
前外侧	体感觉分布，但特异性较差 会聚较多	疼痛、粗触觉、温度、轻触、中性温度	脊髓后角	脊髓后角	丘脑腹后外侧核 网状结构 导水管周围灰质 顶盖 下丘脑	初级和次级躯体感觉皮质 其他丘脑核	
三叉丘脑	体感觉分布	面部和口的触觉辨别 疼痛、温度、非辨别性触觉	在脑桥和脑干突触连接之后	三叉神经的主要感觉核 三叉神经脊髓核	丘脑腹后内侧核	初级躯体感觉皮质	

续表

通路	结构	功能	纤维交叉	一级突触	二级突触	三级突触	更高级中枢
前庭		头部在空间的位置和运动 保持平衡 双眼协调 躯体在空间移动时保持双眼注视 运动速度和方向的检测	在延髓和脑桥的前庭核形成突触后	前庭神经节	小脑 动眼神经核 α 和 γ 运动神经元 丘脑腹后外侧核	大脑皮质 3 区和 2v 区	
听觉	张力性 振幅调谐曲线	声音探测与定位	耳内螺旋神经节	耳蜗腹侧和背侧核	上橄榄 斜方体	下丘 丘脑内侧膝状体核	听觉皮质 中央前回
视觉	视锥细胞：会聚少，高度空间分辨率 视杆细胞：高度会聚；高感光度；低分辨率 整个系统信息传导组织精细	视锥细胞：昼视力，色觉 视杆细胞：夜间视觉	视交叉处	视网膜双极细胞	视网膜神经节细胞	上丘 丘脑外侧膝状体核	初级视觉皮质

（二）感觉调节

1. 调节在细胞水平上的生理过程 根据在线剑桥词典的说法，调节的意思是“改变某件事，如一个行为或一个过程，使其更适合当时的情况”。在中枢神经系统中，调节反应反映在神经元活动中，神经元活动根据不同来源的输入而增强或减弱，以满足当前的需求。在细胞水平上，周围的感受器细胞和中枢神经系统内的神经元都可能对输入产生或多或少的反应。传入的感觉信息被特定于该信号的受体接收。受体可以对输入有高度的反应，或者随着时间的推移适应持续的输入而停止反应。在接收信号之后，刺激必须被转换为电信号，并被传送到中枢神经系统。传导包括将初始信号的能量（如听觉系统的声波或前庭系统的运动）转变为电能和化学能。当这些变化达到足够的强度时，就会产生一种称为动作电位的电信号，并传送到一级神经元的细胞体。从这个入口开始，电信号可以通过传播与中枢神经系统内的细胞体、其他轴突或其他神经元的树突相互作用。

在突触处，或神经元之间的相互作用点，电信号转变为化学信号并激活神经递质。神经递质被释放并穿过突触间隙，与突触后膜上的特定受体相互作用。神经递质既可以是兴奋性的，也可以是抑制性的。有些已经被证明是兴奋性或抑制性的，如谷氨酸是一种广泛存在于大脑中的兴奋性神经递质。有趣的是，谷氨酸是 γ-氨基丁酸（γ-aminobutyric acid，GABA；中枢神经系统中主要的抑制性神经递质）的前体或构成成分。而多巴胺或 5-羟色胺这样的神经递质可以是兴奋性的，也可以是抑制性的，这取决于它们相互作用的受体的特性。例如，大脑中至少有 5 种类型的多巴胺受体，它们被广泛地分为 D-1 类家族和 D-2 类家族。在一些 D-1 类位点，多巴胺打开钠通道，导致兴奋并发送神经信号；在其他 D-1 类位点，多巴胺反而打开钾通道，抑制信号传播。D-2 类受体的作用几乎全是抑制性的。

由于不是只有一个轴突与同一个突触后神经元接触，可能会有竞争输入，有些兴奋，有些抑制，有些强，有些弱。因此，没有任何单一的输入足以刺激突触后膜以进一步发送信息。在某种程度上，决定信号是否将进一步传播的是所有输入的代数和。诸如输入的强度和频率及突触相对于细胞体的位置等因素也会影响该总和。所以，细胞水平上的调节来自对细胞的特定输入的激活；

增强的兴奋性输入导致突触后细胞的放电并向前发送信息。增强的抑制性输入将“阻碍”进一步的脉冲传递。

中枢神经系统的互联性非常复杂，影响调节的因素很多。尽管如此，细胞水平的底线有一些输入是兴奋性的，有一些是抑制性的；有些强，有些弱；有些快，有些慢。这些因素的代数总和，加上一些突触的基本特征，决定了中枢神经系统从周边体验到什么及它如何处理这些信息。

2. 在系统和行为层面上的调节 中枢神经系统结构处理输入信息并产生反应，反映可接受的调节行为。Ayres（1979）将“调节”定义为“增加或减少活动的过程，以保持活动与神经系统的所有功能协调一致”。细胞水平上的调节使人能够在行为水平上对相关的输入做出反应，而不是对不相关的事做出反应，并且以促进适应性环境交互作用的方式进行。

平衡中枢神经系统的兴奋性和抑制性输入，并只对相关输入做出反应（例如，我们“维持和谐”的工作）的行为是在潜意识中进行的。对大多数人来说，在出生时就有能力产生一种经过调节的行为反应，尽管这种能力尚未得到完善。例如，一个疲惫的婴儿开始哭泣，找到拇指，并开始吮吸。临床医生可能会推断，婴儿通过使用躯体感觉信息输入（对口部施加深度压力）来调节他的情绪反应，并找到了一种社会接受的行为方式——自我冷静。口腔内的深度压力和触摸通过躯体感觉系统传递为中枢神经系统的细胞提供了足够的抑制性输入以调节觉醒。

随着神经系统的成熟，更多的连接产生和髓鞘的生长，调节一个感觉系统活动的能力，通过输入另一个系统也得到完善。这种内部增长和发展是由环境输入补充的，逐渐使人们了解适当的环境交互作用及这种交互作用是如何产生的。

总 结

1. 感觉统合理论的初始模型由 A.Jean Ayres 建立，它描述了感觉统合的功能。
2. 本文中使用的感觉统合理论模型描述了两大功能障碍：运用障碍和感觉调节障碍。
3. 神经元是神经系统的基本组成单位，它由一个代谢中心（细胞体）、传入纤维（树突）和传出纤维（轴突）组成。
4. 感觉调节需要从细胞和行为两个水平进行考虑。
5. 在细胞水平上，调节包含神经递质对神经元受体的作用。这些动作可以抑制感觉信息的传递，刺激受体支持信号的传递或调节信号。

第二节 评 估

学习目标

读完本节后，读者将能够：

✓ 定义感觉统合与运用能力测验的作用：作为全面评估可疑感觉统合障碍儿童的一部分。
✓ 描述照顾者问卷，如如何用感觉史和感觉处理测量来获取关于儿童感觉处理能力和障碍的重要信息。

一、感觉统合与运用能力测验

感觉统合与运用能力测验（sensory integration and praxis test，SIPT）主要用于检查感觉区别和运用能力，是为了评估有这些方面问题而影响作业表现和参与的学龄儿童，作为他们全面评估过程的一部分。

为了评估感觉处理和统合，设计一套有针对性的标准化评估工具十分重要，可以鉴别是否存在感觉处理问题及是否影响孩子的作业表现。这些工具可以提供客观数据，以确定所存在的感觉统合障碍类型或模式及障碍的程度和严重性。将这些信息整合后，可用于指导干预计划的过程，对确定是否应用感觉统合的方式提供作业治疗服务也有帮助。这些标准化测验也可用于评估所设计的干预项目是否能有效改善儿童的 SI 功能。

现有最具心理测量学权威的、标准化的、基于表现的测量 SI 功能的评估工具就是 SIPT（Ayres，2005）。

SIPT 由 17 个测验组成，是基于北美常模参照的，适用于 4 岁至 8 岁 11 个月大的可疑感觉统合障碍的儿童。每个测验单独实施，整套测验需要 1.5～2 小时完成。有意愿学习和使用 SIPT 的治疗师，期望能够完成高阶的培训，可通过参加由西方心理学服务/南加利福尼亚大学提供的全面培训和认证项目。由 SIPT 测量的 SI 功能可分为 4 个有交叉的领域：①视觉形状和空间感知；②触觉区辨；③运用能力（不同形式）；④前庭和本体处理。

表 8-2-1 分组呈现了每个测验的简要描述。

表 8-2-1 SIPT 测量的功能

基本领域	测验	描述
视觉形状和空间、视觉-运动协调；视觉运用能力	空间视觉化（SV）	不使用动作的视觉形状和运动协调；意念操作物体
	图形-背景（FG）	在一个有干扰的背景上感知和定位图形
	图形仿画（DC）	模仿简单和复杂的二维设计；模仿的方法
	建构性动作运用（CPr）	搭积木；描述物体与其他物体在三维空间中位置关系的能力
	运动准确性（MAC）	手眼协调，描迹，运动控制
触觉感知和区辨	手指区辨（FI）	分别触摸每根手指
	触觉刺激定位（LTS）	感知施加于前臂和手的触觉刺激的位置
	图形觉（GRA）	感知和复制画在手背的图形
	操作形状知觉（MFP）	实体觉；将一只手握住的形状与另一只手感知到的形状或一个视觉副本匹配
运用能力	双侧运动协调（BMC）	以平顺的方式顺序移动双手和双脚
	顺序性运用能力（SPr）	模仿一系列手和手指的动作
	姿势运用能力（PPr）	模仿、计划和执行静态身体姿势
	口部运用能力（OPr）	模仿、计划和执行口部动作：嘴唇、舌和颌的运动
	口头指令运用能力（PrVC）	依照口头指令，计划和执行静态身体姿势
前庭和本体处理	运动觉（KIN）	感知手部和上肢被动运动
	站立和行走平衡（SWB）	单足或双足在睁眼和闭眼下的静态与动态平衡
	旋转后眼震（PRN）	旋转后的前庭眼反射持续时间

二、感觉处理能力剖析量表第 2 版

感觉处理能力剖析量表第 2 版（sensory profile-2，SP-2）是用美国的规范数据编制的。SP-2 对 0～14 岁人群非常有用，有良好甚至非常好的重测和测量者间的信度，尽管所涉及的研究样本量比较小，但可以用来成功鉴别典型发育的儿童和有发育障碍的儿童，包括发育迟缓、注意缺陷多动障碍、孤独症、学习障碍、智力障碍及其他疾病。

SP-2 的测验是基于感觉调节的理论模式发展而来的，由 2 个连续体组成：①神经学的阈值（低到高）；②自我调整的机制（主动到被动）。分数可以这样解读：个体的反应用 4 个感觉处理模式中的一个来描述，框架上半部分的类别描述的是感觉阈值相对较高的个体；左上部分的个体对高神经

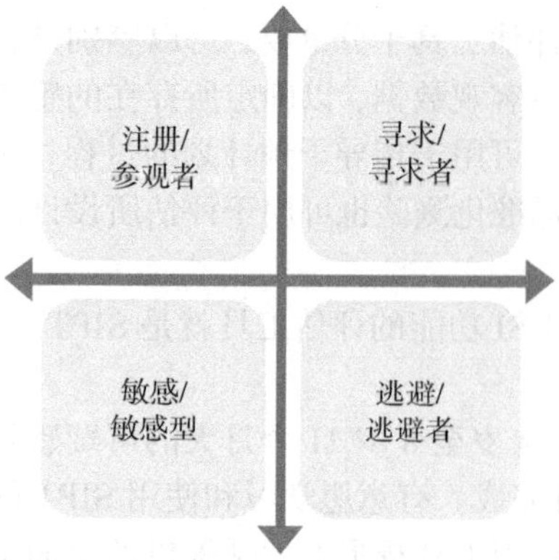

图 8-2-1 Dunn 的神经阈值和自我调整模型

Dunn 的模型反映了神经阈值（垂直箭头）和自我调整（水平箭头）连续体之间的相互作用。高神经阈值的个体，如果他们的自我调整方式是被动的话，将会被视为“旁观者”；但如果他们的自我调整方式是主动的，则会被视为“寻求者”。相似地，那些神经阈值低的个体，如果他们采用被动的自我调整方式，将会被视为“感受者”；但如果他们的自我调整方式是主动的，则会被视为“逃避者”

引自韩平，艾坤主译《感觉统合理论与实践（第三版）》

阈值反应被动，Dunn 把他们称为“旁观者”，行为反应在这个类别的个体可能会错过其他人很容易注意到的感觉线索；相反，Dunn 把那些主动自我调整这个高阈值（右上方）的个体称为“寻求者”，她认为他们会通过创造感觉丰富的环境来抵消一个高的阈值（和边界值）；Dunn 描述那些占据框架下方的个体有较低的感觉阈值，她将这些对较低阈值（左下方）反应被动的个体称为“感受者”，他们准备好了对感觉刺激的反应，会注意到其他人不会注意到的事情；最后，Dunn 将右下方代表的个体称为“逃避者”，他们会主动调整到较低的阈值，逃避或者阻挡感觉，会结构化他们的生活常规和环境（图 8-2-1）。

三、感觉处理测量

感觉处理测量（sensory processing measure，SPM）和学龄前感觉处理测量（sensory processing measure preschool，SPM-P）都来源于 SI 理论，可以用在 2～12 岁的儿童。这些工具有非常好的重测和其他信度及多个方面的效度。

总 结

1. 感觉调节是 SI 功能的一个很重要的方面，并不能通过实施 SIPT 评估获取。

2. SPM 和 SP-2 是两个家族的工具，有充分的心理测量学特性，可以用于辅助临床工作者评估感觉处理和调节功能。

3. 使用 SIPT 既昂贵又费时，将常模用在北美以外的其他人群是否合适也尚未知晓，而且这些常模也已经过时。况且，仅凭 SIPT 本身并不能全面评估 SI 的功能。尽管如此，到目前为止，SIPT 依旧是最全面和最具心理学测量证据的一组评估运用能力和感觉区辨能力的测验。在没有 SIPT 的情况下，检查者必须精心地选择和解读从其他地方抽取的测试结果。这需要他们具备扎实的 SI 理论、清晰的临床推理，并在这个与实施和解读 SIPT 分数不同的过程中投入大量的时间与精力。

第三节 介 入

学习目标

读完本节后，读者将能够：

✓ 将感觉统合理论应用于介入活动的设计。

✓ 实施介入活动，提高感觉统合障碍儿童的表现。

✓ 在治疗活动的设计中融入实践时的实际考虑因素，包括疗程的长度和物理环境。

一、提供增进感觉的机会

感觉统合治疗的特点是通过积极参与有意义的活动（如游戏）而获得暴露于多种感觉刺激的机会。特定的感觉是根据预期目标来选择的。感觉统合治疗的精髓在于，当与孩子的需求和状态相匹配时，儿童能从主动运动中获得增进感觉的机会，这有助于调节觉醒以支持参与及增进身体图式和姿势控制从而改善动作计划。简而言之，感觉统合治疗包括增进感觉和积极参与精心创造的、趣味性的活动。在 SI 理论中，需增进的感觉一般包括本体觉、前庭觉和触觉。

本体觉是由肌肉或关节感受器接收的。肌肉感受器在感受到阻力时被激活，而关节感受器在关节运动时被激活。本体觉有助于身体图式和我们对空间位置与运动的认识。本体觉处理不良会导致儿童难以判断运动的时机和任务所需的力量，以及难以确定关节的角度和身体部位的相对位置。

前庭系统负责感觉区辨，帮助保持姿势和稳定视野。前庭系统由两类感觉器官组成：耳石（直线运动和重力感受器）和半规管（角运动感受器）。耳石器官接收的感觉处理不良，会导致近端伸肌张力降低。这可能导致儿童难以确定头部的精确空间方向，如头部是倾斜的还是直立的。耳石感觉信息的处理不良也被认为是导致重力不安全感和一些代偿性眼球运动的原因。相比之下，半规管的感觉处理不良会导致儿童难以产生有效的平衡反应和旋转后眼球震颤所需的小而快速的运动，这可能会引起儿童对运动的厌恶。

皮肤是触觉的感受器。触觉区辨能力差的定义是很难知道触摸的确切位置和属性；因为它干扰了我们对身体图式的理解，所以它会对人体结构产生很大的影响。触觉区辨能力差也可能影响口腔运动、精细运动，以及在一定程度上影响大肌肉运动技能和动作计划的发展。当触觉区辨能力差的孩子操纵小物件时，他就像是戴着手套一样。孩子可能会显得凌乱或邋遢，食物残留在脸上，衣服歪歪扭扭，衣冠不整。活动时的视觉高度警觉可能表明触觉输入缺乏特异性；儿童必须依靠视觉系统来进行活动，因为触觉不能提供足够的信息。触觉处理不良也可以表现为触觉防御，或对正常触觉的夸大反应。

儿童对增进感觉的反应取决于内部因素和外部因素。因此，治疗师警觉的观察是必不可少的。创造有效的治疗活动还取决于其他因素，包括特殊感觉统合障碍儿童的经验和期望的结果。

（一）影响感觉强度的特性

除了考虑关注感觉系统（触觉、前庭觉、本体觉），治疗师还必须考虑感觉的强度。感觉的几个特性会影响强度：力量、节奏、持续时间、频率和速度。

力量是感觉体验的强弱。例如，触摸可以是柔软的，也可以是坚硬的。节奏是感觉重复的规律性。例如，当一个孩子平稳地来回推动秋千时，会产生有节奏的输入，或者当治疗师推它时，会产生无节奏的输入，就像“在暴风雨中吹”一样。触觉和本体觉的输入可以是有节奏的或无节奏的。持续时间是指感觉存在的时间长度，频率是指感觉发生的频率，速度是指刺激发生的速率。例如，触摸可以像抚摸手臂那样缓慢，也可以像挠痒痒那样快速。同样身体肌肉和关节的运动也可以不同的速度进行。

（二）关于感觉寻求的注解

一些感觉区辨能力较弱或试图改变自身觉醒水平的儿童似乎渴望增进感觉。他们可能喜欢旋转或荡秋千，故意撞人或撞东西，走路时用手沿着墙壁拖，或把任何东西都放进嘴里。然而，渴望并不是增进感觉一定会有治疗效果的标志，并不是所有渴望感觉的儿童都属于感觉处理能力不良，也不是所有感觉处理能力不良的儿童都渴望他们需要的感觉。如果孩子对这种感觉的反应是不合需要的，那么治疗师警觉性的观察是必要的，以便尽快做出必要的改变。

二、感觉调节功能障碍的介入

（一）感觉反应过度的治疗指南

防御可以发生在任何感觉系统，如触觉、听觉等。然而，前庭觉防御有一个特殊的名称——重力不安全感，这区别于其他对运动的嫌恶反应。

1. 感觉防御 防御表现为对感觉的一种“战斗或逃跑”反应，大多数人并不觉得不舒服。改善感觉系统防御的介入包括参与有关前庭觉、本体觉或触觉的主动运动。感觉统合理论认为，增进这些基本感觉的输入可以调节所有感觉。Ayres 还提出，由于某些感觉具有中枢效应，因此向身体的某些部位提供输入就足够了，无须向整个躯体提供输入。面部和口部可能是例外，对于面部和口部周围特别具有感觉防御的儿童，可能需要在这些区域（根据耐受力）输入的经验。口哨、卡祖笛、吸管或咀嚼玩具都是提供口部和面部敏感区域感觉信息输入的好方法。

随着儿童调节感觉能力的提高，他们逐渐能够从事产生相对强烈或不可预测的感觉的活动。例如，在大多数情况下，一个能够很好地进行感觉调节的孩子应该能够在经历光线、意外的触摸或视觉杂乱时不产生负面反应。任何能够产生预期输入强度的活动都可以使用。

促进调节的治疗不应与脱敏的方法相混淆。脱敏包括反复刺激，直到一个人习惯了这种刺激。相比之下，SI 疗法侧重于使用前庭觉、本体觉和触觉的组合来促进不同感觉形式的调节。

2. 重力不安全感 Ayres（1979）将重力不安全感描述为一种特别严重的感觉统合功能障碍。症状包括移动时的恐惧或焦虑，特别是向后方移动（如向后倾斜、移动到仰卧）或倒挂时。翻筋斗、跨越物体、在凹凸不平的地面上行走、上下自动扶梯等日常活动都会引起重力不安全感，因为这些活动改变了重力感受器和重力输入之间的关系。有重力不安全感的孩子因为前庭觉和本体觉（很可能还有视觉）输入未被充分处理和整合，因此厌恶那些活动。高觉醒水平常常伴随着重力不安全感，这会严重影响日常生活中所有作业活动的参与。

对重力不安全感的介入包括在耐受范围下提供可控的本体觉和直线运动（如前庭觉），以及简单的视觉需求活动。

3. 对动作的嫌恶反应 嫌恶反应表现为对于大多数人并不觉得不舒服的运动表现出自主神经系统反应（如恶心、眩晕、出汗、苍白），如乘坐小汽车短距离行驶出现眩晕、出汗。也可表现为避免某些运动，尤其是角运动，或者在乘车后不安感的持续增加。嫌恶反应被假设与半规管接收的感觉的中枢处理不良有关。

治疗的一般目标是协助儿童耐受平常的动作经验（如弯腰绑鞋带、坐车或荡秋千），而不会觉得恶心或头晕，并不是协助儿童忍受旋转或其他快速的旋转动作。虽然提供直线运动和主动阻力（如本体觉）的活动有助于减少负面反应，但嫌恶反应可能严重到阻碍感觉统合治疗的进展。因此，嫌恶反应可能通过前庭康复得到最有效的解决。

（二）感觉反应不足的治疗指南

反应不足的个体对感觉刺激反应缓慢，需要更强烈或更持久的感觉来引起反应。反应不足的儿童对日常感觉事件的反应可能较少、迟钝或延迟。感觉反应不足和感觉区辨不良很难区分。由于对这两个问题的介入重叠，因此并不总是需要区分这两个问题。两者都可能导致精细运动和粗大运动障碍。

增进输入必须是日常活动的一部分，增进输入包括动态运动的活动、具有强烈味道和气味的食物、混乱的游戏、快速和变化节奏的音乐、明亮的灯光和多感官环境，如活跃的操场、公共游泳池、音乐和运动课程。

（三）调节觉醒

一般来说，当儿童对感觉反应过度时，他们倾向于高度觉醒，这反过来又使他们难以专注地参与活动。同样，觉醒不足似乎伴随着对感觉的反应不足。儿童对感觉波动的反应也可能在觉醒不足和过度之间波动。改变觉醒水平的一种方法是在有意义的活动的背景下通过调节活动来改变孩子的感觉反应。

除了通过改变中枢神经系统的处理过程提供直接介入并帮助儿童获得最佳觉醒，监测和改变环境也很重要。低输入的环境包括弱光或自然光、柔和的颜色、最少的杂乱、柔和的背景声音或安静，可以促进专注和平静的感觉。

Richter 和 Oetter 描述了矩阵模式——一个任务和环境相互作用的模式。他们提供了两种在儿童经历过度兴奋时创建可能特别有用的环境（子宫空间和母亲空间）的指导方针。子宫空间很小，受到保护，与整个世界分离，能够唤起安全感。在子宫空间里的孩子会受到别人的身体接触，或大枕头或毯子的深层压力，而且很少有需求。有高觉醒水平的儿童可能需要成年人的帮助才能进入子宫空间，以鼓励调节。表 8-3-1 提出了营造子宫空间环境的创意。母亲空间提供了一个稍高的要求，但仍然属于安全和养育的环境。在母亲空间里，孩子可以自由地承担简单的“风险”，同时与大人保持近距离（通常是 20～25cm）。成年人经常是孩子的标准，因此需要不时地与孩子进行身体或眼神交流，同时进行简短、有节奏的语言交流。

表 8-3-1 子宫空间环境

营造子宫空间环境的创意
（1）大的豆袋椅
（2）弹出式帐篷
（3）大纸板箱
（4）用毯子和衣夹做成的堡垒
（5）成堆的枕头
（6）氨纶吊床
（7）氨纶拥抱秋千

三、运用障碍的介入

大多数计划性动作顺序或预期动作涉及身体两侧，大多数有运用障碍的儿童在协调双侧动作方面有困难。一些有运用障碍的儿童，尤其是 SD 患儿，在计划该做什么和泛化技能方面存在问题。有些孩子在调节和运用方面都有困难。

（一）促进计划

动作计划对新的运动任务尤为重要。计划行动的能力遵循发育的顺序。年幼或缺乏技能的儿童缺乏复杂的计划能力。他们从动作中获得反馈（前庭觉、本体觉、触觉、视觉）来执行运动技能，而不是利用前馈来计划动作。例如，他们可能通过胸部接住了球，这个过程是利用感觉或看到球在胸前的反馈，而不是恰当地（前馈）用手接住球。年幼或缺乏技能的儿童在球向他们移动的时候，很难预料自己的手应该在什么位置来接住球。在发育的过程中，他们学习计划并逐步执行更复杂的运动动作。年龄大一些的或技能更熟练的孩子很容易就能预料到接球的手应该放在哪里，并在球击中身体之前将手移动到那个地方。随着技能的提高，接球已经成为一个依赖前馈的任务。对一个技能相对熟练的孩子来说，接球的计划会产生一种特殊的反馈，该反馈将反馈到现有校正的中心模式上以便比较。这样的比较可以告诉孩子在运动发生之前运动的精确性。虽然孩子可能在前馈的动作发生之前就知道它是否会成功，但一旦计划开始，孩子就不能改变动作。相反地，可以根据来自动作的反馈而改变或启动（如球击中身体）依赖于反馈的动作，如在胸部接住一个球。

前馈依赖的任务通常被称为计划性动作顺序，因为它们涉及一系列动作，使上肢、下肢或整个身体能够在准确的时间计划到精确的位置，从而完成一个动作。前馈相关的任务有空间和时间要求（如需要移动到哪里，什么时候到达那里），而反馈相关的任务主要是空间要求（如需要移动到哪里）。显然，依赖前馈的任务在发育上比依赖反馈的任务更困难。

1. 反馈依赖于前馈依赖的动作 介入的目的是促进最复杂的适应性反应。儿童和目标（儿童活动所依赖的物体）都保持静态时，任务是最简单的，通常也是 SD 儿童介入的起点；儿童和目标都在移动时，任务是最具挑战性的。简单的调整会使活动变得或多或少地具有挑战性，因为它们会改变成功所需行动的精确度。我们可以创造无穷无尽的活动来鼓励计划，并产生最困难的适应性反应，孩子可以通过改变目标的大小、速度和距离或运动的速度和范围来完成。

2. 关于排序操作的说明 障碍课程的难度是由每个活动的相对前馈需求和儿童在不同活动之间转换的速度决定的。中等难度的障碍课程如下。

（1）用秋千在升高的平面上荡来荡去。

（2）放开秋千，穿过在垫子上的移动的悬挂式内胎。

（3）弯腰捡沙包。

（4）转过身，把沙包扔进摆动的轮胎里。

（5）通过塑料圆锥体迷宫跑回升高的平面。

（6）抓住秋千。

（7）再次开始。

障碍课程通常具有趣味性，如果孩子可以参与设计和设置，则可以同时鼓励孩子产生动作意念和空间规划。障碍课程的不足是减少孩子重复和掌握单一活动的机会。

（二）促进双侧整合

身体中线是身体两侧的分界线，跨越中线是双侧协调的重要方面。口腔作为中线结构，其运动也反映了双侧整合。

许多需要双侧协调的技能也包括计划性动作顺序（如用两只手接球）。物体的放置、孩子相对于目标的定位及设备移动的数量都会影响双方的需求。表 8-3-2 包含了代表发育进程的 4 种双侧整合类型：双侧对称性、双侧交替性、主要行动者或稳定者，以及双上肢和双下肢交替做相反的动作。为了真正反映感觉统合治疗的原则，治疗师和儿童必须合作，在介入的背景下设计有意义和具有适当挑战性的活动。

表 8-3-2 按困难程度促进双侧整合的行动和活动的例子

双侧对称性（握住不放并主动向前和向后移动）
（1）靠近身体的稳定物体：儿童俯卧或坐在摇枕秋千或平台秋千上，双手抓住绳子，主动屈和伸双上肢，推动秋千前后摆动。治疗师可以通过诸如“推—拉”或“拉呀”等语言提示来促进动作的节奏性。这个动作可以很容易地融入一项活动中，如让孩子撞到一堆纸箱或积木上，把它们撞翻。把箱子放在离秋千更远的地方可增加挑战性；加入一个故事可以让活动更有意义
（2）距离身体较近的稳定物体：儿童俯卧或坐在网状秋千（吊床）、滑板车或平台秋千上，抓住治疗师的手或抓住由站在前面的治疗师拿着的秋千或呼啦圈。孩子抓住它，通过屈曲双上肢将自己和秋千拉起，然后松开他或她的抓握向后摆动。这个动作可以建立在一个活动中，如让孩子通过坚持一个特定的数字来展示他或她的力量。另一种变化是让孩子停下来加油，在治疗师“加满油箱”的时候坚持下去。增加孩子保持姿势的时间也增加了对姿势稳定性的需求。让孩子坐在置于平台秋千上的轮胎里可以减少对姿势的要求
（3）距离身体较近的不稳定物体：儿童俯卧或坐在网状秋千（吊床）、滑板车或平台秋千上，抓住悬挂在大约 2m 外的墙壁或天花板上的两根绳子，有节奏地拉动绳子来推动秋千。这种双侧挑战可以构建到“保险杠轮胎”中，这是前面描述的活动。坐在悬挂式内胎上比坐在坚硬的表面（平台）或紧贴身体的表面（吊床）上对姿势的要求更高
双侧交替性（握住不放并主动向左和向右移动）
（1）靠近身体的稳定物体：儿童侧坐在滑翔机或摇枕秋千上，抓住绳子，通过交替地屈和伸双上肢来推动秋千的两侧。这个动作可以建立在一个活动中，孩子摇摆到放置在秋千两边的“防喷袋”（被秋千击中后反弹加重的摇摆玩具）。防喷袋可以放置在距离秋千两侧不同的距离，以改变双侧挑战。站在秋千上增加了姿势的挑战性；加入故事可以为游戏增添意义
（2）距离身体较近的稳定物体：儿童俯卧在网状秋千（吊床）上，用双手交替的动作爬上治疗师拿着的绳子的顶端。这个动作很容易构建到一个名为“偷我的魔法绳”的活动中。当孩子到达绳子的顶端时，他从治疗师那里“偷”了绳子，治疗师抓住绳子松弛的一端再“偷”回来

续表

主要行动者或稳定者（用一侧上肢握住设备不放；行为与其他）
儿童坐在T形秋千、屈曲圆盘、吊床或其他设备上，用一侧上肢稳定身体，另一侧上肢活动。例如，孩子可以用水枪射击目标。根据目标位置的不同，可能需要实质性地跨越身体中线和旋转躯干。更大的姿势挑战是，把沙包撒在秋千下面，让孩子捡起来扔向一个或多个目标。如果目标在移动，则时空需求就会增加
双上肢和双下肢交替做相反的动作（如屈曲双上肢和伸展双下肢）
在空中秋千或滑索（也被称为缆道）上荡秋千很容易变成一种需要双上肢和双下肢交替动作的活动，比如在空中秋千上荡秋千，跳过天花板上的悬挂式内胎或者踢悬挂着的球。这些具有挑战性的双侧任务也需要动态姿势支持和计划及执行计划性动作顺序的能力

（三）促进动作意念形成

儿童通过积极地探索和与物体及环境的互动形成动作意念。

当与一个存在动作意念形成问题的儿童一起工作时，治疗师应选择熟悉的物体并设置特定的活动，从明确邀请特定动作，但又能让孩子产生该做什么“动作意念”的活动开始。例如，在坡道或梯子的顶端放一个熟悉的玩具来鼓励孩子向上爬，或者把毛绒动物藏在波波池里，让孩子产生“潜入”的动作意念。

（四）启动、执行和泛化新的运动任务

有运用障碍的儿童在启动和学习新的运动技能方面有困难，因此，介入治疗鼓励参与新的任务，而不是简单地练习孩子已经掌握的任务。语言记忆法如“预备……准备……开始”或“1、2、3，开始”可帮助一些孩子启动。有些人会自发地发出提示，而有些人则会从提示中获益。

对一些孩子来说，改变一件熟悉设备的使用方式会产生新奇感：在不同的位置（如俯卧、侧坐）玩秋千，或者从一点而不是两点悬挂秋千。治疗师可以设置环境来提供完成相同任务的多种方法，如孩子可以通过爬楼梯、枕头或斜坡到达平台的顶部。涉及计划动作顺序的任务，如抓人或踢人会在很长一段时间内保持新奇；一个球很少会到达完全相同的位置，即使是连续两次，因此扔和踢的任务需要不断的新的运动反应。

对运用障碍儿童来说，行动并不总是按计划进行的。可以理解的是，这些孩子很容易受挫。温和或幽默的方法可能有效，如“那是我所见过的最愚蠢的一跳!你是背着地，而不是脚着地。你的脚下次能帮上忙吗？”唱歌或吟唱有助于保持动作的节奏或节律性，还可能有降低觉醒水平的额外好处。在孩子出现动作时标记他们的动作（如“推 — 拉”“跳、跳、跳”）可能有助于节奏和节律性，也有助于身体动作在大脑皮质同化。

为了支持对新学习到的动作的泛化，治疗师应创建需要类似动作的新活动。例如，一个孩子可能在一个疗程中从一堆垫子上跳到枕头上，然后在稍后的疗程中或在另一个疗程中跳进一个内胎。在随后的疗程中，孩子可能会从攀爬架的阶梯上跳到一个内胎上，或者从一个缓慢移动的秋千上跳到枕头上。当孩子成功地完成一项新任务时，治疗师可指出当前活动的要求与已经掌握的活动的要求之间的相似之处。然而，在没有明确帮助的情况下，在临床中泛化行为可能不足以让儿童在其他环境（如公园或操场）中泛化技能。重要的是，直到孩子们能够自发地、不需要有意识地去做一件事，他们才能够掌握一项活动。因此，实践是重要的。

四、介入的实际考虑

感觉统合理论是复杂而不断发展的。对理论的充分理解，以及将其转化为实践的能力，对提供安全的、有效的、最先进的介入措施至关重要。

（一）父母的参与

许多父母积极参与直接介入的治疗过程。这样的参与可以在孩子和父母之间建立一种特殊的联系，并帮助父母和治疗师制订与孩子有效互动的新策略。

（二）治疗师的培训

参加由专家提供的继续教育和阅读当前的研究是与 SI 相关的当前思维和研究保持同步的好方法。治疗 SI 障碍的专家指导是无价的。

（三）治疗师与病患的比率

实施儿童心理健康测试需要不断保持警惕和适应，以满足儿童不断变化的需求，并确保儿童的成功参与。因为每个孩子都是不同的，对一个治疗师来说，同时为多个孩子提供 Ayres 感觉统合是非常具有挑战性的。然而，共享一个治疗空间是有益的，孩子之间的互动可能有助于解决问题、计划和谈判，这些都是有价值的社交技能。因此，如果可能的话，可以将多个孩子安排在同一时间和地点进行治疗。

（四）疗程的长度

疗程的长短由多种因素决定，包括儿童的年龄、状况、背景和报销政策。对于那些因调节问题而影响达到和维持觉醒功能水平的儿童，我们需要留出足够的时间来建立一种最佳或接近最佳的觉醒状态。随着孩子的适应性反应能力越来越强，有足够长的时间来发展和适应活动是有帮助的。此外，由于作业治疗的目的是让儿童发展并更好地应对日常生活的挑战，因此我们也可能需要时间来学习特定的技能（如系鞋带、尝试新食物或骑自行车）。

（五）物理环境

房间的面积至少需要 $4m^2$，但一个 5m×7m 的空间更为理想，因为它确保了大型秋千的安全，并提供了布置设备的灵活性。为确保情绪和身体安全，地板上必须铺上垫子，并准备额外的软垫或枕头。至少要有一个安静的小空间。

总　结

1. 为感觉反应过度和反应不足的人设计介入措施的关键是提供增进感觉。
2. 提供直接介入和改变环境可以帮助调节儿童的觉醒水平，并可能提高他的注意力和参与水平。
3. 计划有效和高效的动作需要充分处理触觉、前庭觉和本体觉，这些感觉提供了关于身体在空间中的位置的信息。
4. 在为有运用障碍的儿童设计治疗活动时，治疗师应该考虑任务的前馈和反馈要求，以及儿童、物体、目标、治疗师和其他设备的位置和稳定性。
5. 对于有动作意念形成和动作计划障碍的儿童，治疗环境应设置以促进互动和提升新颖的运动体验。

第四节　案例分析——孤独症

姓名：小山。
性别：男。
就学史：在学校，小山弯腰驼背，过度倾斜，偶尔还会从椅子上摔下来。他发现在涉及运动技能的活动中很难跟得上同龄人。书写特别困难，小山很难确定他手中铅笔的最佳使用方向；他把铅笔握得很紧，写字力量过大，以致常常把纸划破。在大多数观察者看来，小山看起来很笨拙。他在踢球、投球和接球及安全有效地穿越空间方面都有困难，尤其是面对移动的物体或人时。他不会骑没有辅助轮的自行车，而且还只能一步一步下楼梯。在体育课上，小山经常摔倒在地上或者撞到其他孩子。课间休息时，他往往躲在后面看着其他孩子，或者怂恿他们追他。追逐的结果往往是小山摔倒受伤或者把另一个孩子推倒。

母亲主述：小山比他的兄弟姐妹在独立完成日常任务方面要慢得多，如穿衣服、刷牙和使用餐具。他对自己穿的衣服和吃的食物很挑剔。他经常抱怨衣服太痒、刷牙“很疼”。他看到一些食物就会因为预期的食物味道或质地而发脾气。

作业评估：

1. 感觉统合及运用能力测验（sensory integration and praxis test，SIPT）和临床观察

结果显示，小山存在由前庭觉、本体觉和触觉感觉处理不良引起的 SD。

2. 感觉处理测量（sensory processing measure，SPM）

结果表明，小山对所有形式的感觉都有轻微的过度反应，这似乎是导致他的调节不足的原因，但还不能完全解释。

问题分析：

（1）由于触觉（及本体觉和前庭觉）区辨能力差，导致小山在日常生活活动中很难培养独立性，在接球、扔球和踢球方面有困难。

（2）由于触觉区辨能力差，导致小山在书写时很难确定手中铅笔的方向。

（3）由于触觉防御，导致小山对衣服的抱怨和对食物的反应。

总结与建议：

1. 治疗目标

4 周内，小山能够在治疗师的监督下完成在方格内书写数字 0～9，纸没有被他划破。

2. 治疗策略与方法

（1）对感觉区辨不良的介入：可选择动态运动的活动、具有强烈味道和气味的食物、混乱的游戏、快速和变化节奏的音乐、明亮的灯光和多感官环境，如活跃的操场、公共游泳池、音乐和运动课程。

（2）提供增进触觉的机会：在孩子的背部、手臂和腿部使用治疗球作为“蒸汽滚轮”。

第九章　视　知　觉

学习目标

读完本章后，读者将能够：

✓ 定义视知觉。
✓ 描述感觉统合理论的基本原则。
✓ 确定对评估儿童视觉感知技能有用的评估和方法。
✓ 描述帮助儿童改善视觉感知技能问题或弥补视觉障碍问题的干预策略。

第一节　理　　论

视知觉（visual perception）被定义为视觉刺激的接收（感觉功能）和视觉认知（特定心理功能）的总过程。视觉刺激的接收（感觉功能）的部分是从环境中提取和组织信息的过程，而构成视觉认知（特定心理功能）的部分提供了组织、结构和解释视觉刺激的能力，赋予所见内容相应的意义。这两个部分结合在一起，使人能够理解其所看到的一切。这两者都是功能视觉所必需的。视觉刺激的接收包括对形状、物体、颜色和其他品质的识别。视觉认知使人能够对物体的大小、形状和空间关系做出准确的判断。

虽然视知觉是从事儿童工作的作业治疗师的干预重点，但它同时也是评估和治疗中容易被忽视的模块。本章提供了与儿童视知觉评估和干预有关的知识。

一、发展视角理论

发展理论认为技能的发展是连续统一的整体。技能的发展取决于年龄增长，而成长和发育成熟是视觉和视知觉运动整合的主要影响因素。

（一）习得性理论

习得性理论并没有强调发展水平，而是侧重于学习特定的技能或亚技能，以便儿童能在环境中发挥最佳作用。掌握技能是这一理论的首要目标。在习得性理论中，每一个行为方式都被逐一分解为更小的亚单位，这些亚单位相互关联和完善，以发展成更加复杂的技能。

习得性理论认为，由于成熟过程及学校教育、文化和环境经验的影响，儿童的视觉功能会存在年龄差异。一些视知觉技能在出生时就存在，而其他更高水平的视知觉技能直到青春期才能得到完全发展（表 9-1-1）。这种发展是从环境中提取信息的过程而发生的。Gibson 指出，知觉学习是机体在环境提供的一系列刺激下进行练习的结果，机体从环境中获得信息的能力增加。感知性学习随着经验和实践的增加而增加，并通过环境的刺激而增加。当儿童积极地研究世界和他们的环境时，这可能会促进知觉的发展（Piaget，1952）。儿童的行为均被视为对环境的积极或消极的反应。

表 9-1-1 视知觉技能出现的年龄发展阶段

感知	发展阶段
注意	· 表现出更长的视觉注意力持续时间，可以在 11～12 岁时完成学校作业
视觉记忆	· 婴儿在 6～7 个月时表现出显著的视觉记忆能力 · 记忆的扩展可以提高长期记忆能力
对象能力	
对象恒常性	· 3 岁儿童可以根据一个维度对物体进行分类，如形状、大小或颜色 · 6～7 岁儿童进步显著；8～9 岁儿童进步较小
视觉封闭性	· 在 4 个月时，婴儿可以将部分隐藏的物体感知为单一实体
图形-背景关系	· 在 3～5 岁改善；在 6～7 岁时稳定生长
空间能力	
空间中的位置	· 从垂直到水平（3～4 岁）到倾斜和对角线（6 岁） · 能够区分反转（6 岁） · 区分左右概念：自己的身体（6～7 岁） · 方向性（8 岁） · 发展完成（7～9 岁）
空间关系	· 在 4～8 个月能够准确到达指定位置 · 3 岁能对基本尺寸有概念 · 7 岁能理解空间和时间的概念
深度知觉	· 在 2 个月时明显，在 4～8 个月显著发展 · 表示害怕从高处摔下来
地形定向	· 10 岁左右得到提高

（二）信息处理理论

信息处理理论也描述了知觉学习的要素。信息处理理论强调认知技能的发展，特别是与注意力、记忆、思维技能和解决问题的能力有关的技能。信息处理理论侧重于如何注意、识别、转换、存储和检索信息。

视觉信息处理是从视觉环境中提取和组织信息并将其与其他感觉信息、先前的经验和高级认知功能相结合的能力。这些理论和模型将视觉信息加工解释为通过视觉信息的接收（输入）、组织和同化（处理）、输出的视觉信息加工流（图 9-1-1）。具体来说，信息流始于感官输入。进一步来说，加工要求儿童注意感觉输入，将其与先前存储的信息进行比较，并将其转换为认知/心理表征。然后，儿童可以为接收到的信息赋予意义，并对其采取行动。输出是反映学习是否发生的可观察行为。因此，输出是对系统的反馈，不仅强化可观察到的行为，并且提供了新的输入。

来自环境的输入可以分为对象刺激和空间刺激。对象刺激包括物体、二维图片和符号（即字母或数字）；空间刺激包括事件和三维空间。环境的输入可以是先后的，也可以是同时的。刺激的顺序处理涉及将单独的元素集成到组中，其基本性质是暂时的。每个元素都指向另一个元素，这使儿童能够感知到一系列连续的事件。儿童处理信息片段的顺序对于理解是至关重要的。顺序处理适用于处理重点落在时间顺序上的任务。因此，它对于包含语音技能和解码的早期阅读发展阶段是至关重要的。视觉顺序处理有障碍的儿童经常在书写时更换拼音字母或在写数字方面遇到困难。同时处理是指视觉信息同时出现。同时处理有助于完成任务，这些任务的重点是解决问题，而任务的目标需要概念化。把各部分结合成一个整体。由于这个原因，空间特征通常与同步处理有关。这种类型的信息通常是可视化的，整体的概念比部分更重要，例如，当一个新生研究学校地图以找出去教室的路时，就需要同步处理。

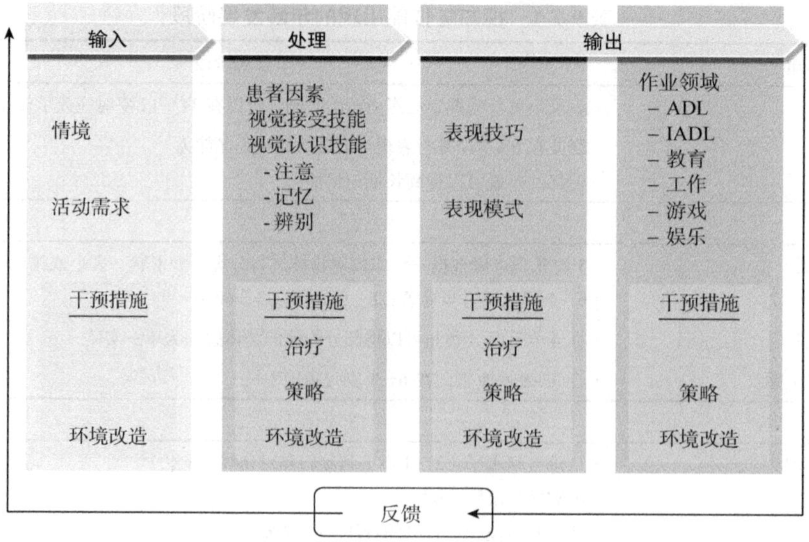

图 9-1-1　视觉处理模型

认知学习理论家关注大脑对信息的处理或解释。这些理论解释了视觉信息如何有助于学习和我们对视觉刺激的解释。作为一种认知过程，大脑对来自视觉系统的数据进行解码，并将其用于心理处理和学习。

二、主要概念

这个参考框架基于发展理论、习得理论和信息处理理论的兼容理论信息。当涉及视觉感知时，这些理论共享对视觉加工、解释、持续的主要属性和特征的定义。视觉感知包括接受和推理两个部分。视觉接受部分是从环境中提取和组织信息的过程。儿童需要有一个良好的接受性成分，才能使推理成分有效地工作。眼球运动系统能够接受视觉刺激。视觉推理能力使儿童能够解释和使用他们所看到的东西。成熟视觉系统的功能包括感觉（视觉接受）成分和特定心理功能（视觉认知）成分的相互作用。

（一）视觉接受功能

视觉接受功能包括敏锐度（acuity）、适应能力（accommodation）、双眼视像融合（binocular fusion）、会聚（convergence）、眼球运动技能（oculomotor control）[包括注视（fixation）、追踪（pursuit）和眼球运动（saccadic eye movements）]、立体视（stereopsis）和视野（visual fields）。

（1）敏锐度：是指视觉的敏锐度或锐度，通过使用诸如 Snellen 分数等的各种设备来测量。Snellen 视力表测量的视力为 20/20 意味着一个人在 20 英尺的高度能看到与正常视力的人在 20 英尺高度看到的同一行字母。

（2）适应能力：是眼睛随着距离的变化而改变其光学能力，以保持物体上的清晰图像的能力。当睫状肌收缩并引起眼睛晶状体的变化以适应不同距离的物体时，就会发生调节。聚焦必须在所有距离有效进行，眼睛必须能够从近点（一本书或一张纸）聚焦到远点（老师和黑板），反之亦然。

（3）双眼视像融合：是指将来自两只眼睛的图像合并成单一的立体感知的能力。双眼视像融合有两个前提条件。首先，儿童必须将两只眼睛对准关注的对象，这称为运动融合。此外，它还需要每只眼睛六块眼外肌的协调，以及两只眼睛之间的精确协调。其次，儿童必须有感觉融合，这是一种将两只眼睛的独立图像解读为一只眼睛所看到的图像的能力。为了进行感觉融合，图像不仅必须位于相应的视网膜区域，而且在大小和清晰度上必须足够相似，以允许感知。只有当儿童满足这两个先决条件时，大脑才能将两只眼睛看到的东西结合成一个单一的感知。

（4）会聚：是指当关注的对象向观察者移动时，眼睛向内转向内侧平面。

（5）眼球运动技能：是确保完成扫描路径的有效眼球运动。眼球运动技能有三个方面：注视、追逐或追踪及眼球运动或扫视。注视是眼睛在快速地从一个物体转移到另一个物体时的协调瞄准。当视觉焦点集中在静止的物体上时，就会发生注视。追逐或追踪是指对运动物体的持续注视。眼球运动或扫视是从视野中的一个点到另一个点的注视的快速变化。

（6）立体视：是指单眼或双眼对视觉的深度知觉。

（7）视野：是指眼睛在给定位置可见的物理空间范围。其平均范围约为向上 65°，向下 75°，向内 60°，向外 95°。

（二）视觉认知功能

视觉认知功能包括视觉注意、视觉记忆、视觉辨别和视觉意向/可视化。这些功能按层次顺序列出。

（1）视觉注意：即关注视觉刺激的能力，由警觉、选择性注意、警觉和分散注意组成。儿童通过练习和学习，可以在没有主动注意的情况下自动产生长期记忆。

（2）视觉记忆：涉及将视觉处理信息与过去的经验（包括长期和短期）相结合。在短期记忆中，儿童只使用他们全部知识基础上的一小部分来进行回忆视觉信息。视觉记忆一般有两种类型：领域特定知识和程序性知识。特定领域是指对图像、事件和事实的记忆。程序性知识是“如何做”的记忆储存库，包括完成任务的策略。编码是将知识存入记忆的过程。

（3）视觉辨别：是检测视觉刺激的明显特征，并区分该刺激是否与其他刺激不同或相同的能力。视觉辨别涉及识别。

（4）视觉意象/视觉化：是一种视觉认知成分，它允许儿童在他们的脑海中描绘人、想法和物体。它对阅读理解、计划、解决问题和组织能力是必不可少的。研究表明，视觉记忆和视觉意象依赖于高度相似但不完全相同的认知过程。

（三）物体视觉与空间视觉

神经科学家认为，视觉系统被层次化地组织成两条独立的皮质视觉通路，一条专门用于物体视觉，另一条专门用于空间视觉。物体知觉关注的是事物是什么。物体感知发生在大脑的颞叶。

1. 物体视觉 包括对象恒常性、视觉封闭性和图形-背景关系。

（1）对象恒常性：是对形式和对象在不同环境、位置和大小下相同的识别。它是一种看到一种形式并能够找到该形式的能力，即使该形式可能更小、更大、旋转、反转或隐藏。对象恒定性有助于儿童在视觉世界中发展稳定性和一致性。它使儿童能够识别物体，尽管细节方向不同。形式恒定性使儿童能够对物体的大小做出假设，即使视觉刺激在不同的情况下可能会有所不同。远距离物体的视觉图像比近距离相同物体的图像小得多；然而，儿童知道实际大小是相等的，比如，学龄儿童可以识别字母 A，无论它是打印的、手写的、嵌入不同的单词中，还是斜体的。

（2）视觉封闭性：是能够从不完整的表示中识别对象或目标的能力。这种能力使儿童能够通过在头脑中完成图像或通过将其与先前存储在内存中的信息进行匹配来快速识别对象、形状和形状。这使得儿童可以对物体做出假设，而不必看到完整的演示文稿。例如，坐在办公桌前的儿童可以分辨出铅笔和钢笔，尽管它们都部分隐藏在一些纸下面。

（3）图形-背景关系：是从视觉感知的一种形式，并发现这种形式隐藏在聚合的背景或模型中的能力。这种能力使儿童能够区分前景或背景形状和物体。它是一种将重要数据从周围分散注意力的信息中分离出来的能力，是一种关注一个视野的一个方面，同时将它与视野的其他部分联系起来的能力。因此，儿童可以注意到视觉上重要的东西，例如，在视觉上能够在装满玩具的盒子里找到最喜欢的玩具。通常来说识别单词有困难的儿童在图形-背景知觉方面也有困难。

2. 空间视觉 空间感知是指能够识别物体所在的位置。空间知觉处理发生在顶叶。空间知觉包括空间位置、空间关系、深度知觉和地形定向。

（1）空间位置：是感知物体在空间中相对于自己的位置及它转向的方向的能力。它是对图像翻转和旋转的区分。这种感知能力对于理解方向性语言概念非常重要，如内、外、上、下、前、后、间、左、右。此外，空间位置知觉提供了区分单词或句子中的字母和字母序列的能力，例如，儿童知道如何将字母等间距放置并接触直线；他们可以识别延伸到直线以下的拼音，如 p、g、q 或 y。空间知觉的另一个方面，现在被称为以物体为中心的空间能力，关注于物体的空间关系，而不是个体。以对象为中心的空间能力包括许多正式评估的技能；然而，正式测试的糟糕表现可能与功能行为有关，也可能与功能行为无关。

（2）空间关系：是感知两个或多个物体相对于身体和彼此的位置的能力。空间关系包括对可怕之处的理解，如上方/下方、右侧/左侧和开/关。空间关系还以一种可用于指导精确移动的方式指定位置。

（3）深度知觉：是指在三维空间中感知世界的视觉能力，能够确定物体、人物或地标之间的相对距离。它对儿童在视觉环境中定位物体的能力、在视觉指导下准确的手部动作及在使用楼梯或驾驶等任务中安全地发挥作用至关重要。这种感知能力提供了一种感知某物有多远的能力，也有助于在空间中移动（如走下楼梯或接球）。

（4）地形定向：是物体的位置和到达该位置的路线的确定与联系。儿童认路的能力取决于对环境的认知地图。这些地图包括有关目的地的信息、空间信息、执行旅行计划的指令、对地点的识别、跟踪儿童走动时的位置及对特征的预期。这是监测儿童从一个地方移动到另一个地方的重要手段。此外，如果孩子们想要理解他们所看到的东西或者是想要找到自己的路，就必须识别和记住他们在环境中看到的图像（Dutton，2002）。例如，儿童可以离开教室，从走廊尽头的饮水机喝水，然后回到他们的课桌前。

（四）眼-手协调

眼-手协调（也称为视觉运动整合）是一种离散的运动技能，它使视觉刺激与相应的运动动作相协调。视觉运动速度通常取决于视觉感知功能。书写困难的儿童通常与眼手协调不良有关。

三、动态理论

支持干预这一参照系的动态理论有发展学习理论、行为学习理论、认知学习理论和信息处理理论。

在这个视觉感知参照系中，作业治疗师使用教学过程、活动分析和合成技能。首先，治疗师分析儿童需要学习的技能。其次，作业治疗师通过强化来塑造这些行为，直到儿童掌握这些行为。对技能的掌握提供了自身的强化，使儿童自身能够总结归纳该技能。

作业治疗师需要考虑的参数包括环境、熟悉度、方向、包含的对象的数量、空间安排和每个物体的反应率。参数一开始应该保持简单，然后逐步开发，开发以便儿童能够处理多个复杂的参数。治疗师应该使用活动分析对任务进行分级。治疗师可以通过上述方式来构建环境，为儿童提供最大的成功可能性。在多个环境中练习任务有助于提高技能的泛化能力（布罗德本特，1958）。

模仿是一种行为或技能的展示。儿童效仿模式行为能有效地促进学习。当所需的行为或技能不存在或复杂的技能还不完整时，治疗师可以采用模仿的方法。通过观察他人，儿童产生了自身的想法，即反映各类元素必须如何组合和排序的行为。随后，这些存储的信息将作为行动的指南。模仿主要通过形成性功能影响学习。作为一种记忆工具，练习新的行为也会有所帮助。

儿童也可以通过强化来学习。强化是学习过程中的信息和动力。强化学习是必要的，指的是奖励或不奖励行为的环境刺激。强化是通过环境发生的，包括社会和文化背景。它被用来鼓励行为和技能的发展，并塑造它们，使它们更频繁地发生。及时给予的强化是一种强有力的方法，可以自动和无意识地塑造行为。它提供了一种有效的手段来规范儿童已经学会的行为。治疗师可以使用赞扬或鼓励的话来促进技能发展。塑造意味着奖励与所需技能接近的人，当儿童还没有掌握这项技能时，治疗师就会使用这种方法。治疗师使用系统的线索来指导儿童完成教与学的过程。

三个理论假设构成了这个参照系的动态理论。

（1）主要的视觉接受技能构成了所有视觉认知功能的基础。

（2）技能的获得是强化学习的结果。

（3）行为是环境相互作用的结果。

第二节 评 估

视知觉功能的评估要求治疗师考虑整个视觉过程，并检查视觉功能与行为和表现的关系。视觉接受和视觉认知障碍可体现于儿童在学校表现中所存在的不同问题。这两个领域存在的问题对学习过程会产生不同的影响。值得注意的是，视觉刺激的接收会影响视觉认知分析所获得的信息。由于接受和认知成分在信息的视觉处理中很重要，因此需要采用跨学科方法对每个儿童进行评估。作业治疗师应当认识到视觉接受能力、视觉认知技能和学业成绩之间的相互作用对于每个儿童来说都是不同的。

其他教育或医学专家生成的报告通常提供标准化的衡量标准。确保这些报告的准确便不需要作业治疗师花费额外时间进行重复的视觉运动测试或视觉知觉测试。这些报告还可以帮助作业治疗师选择其他检查方法，产生新的数据能够进一步帮助了解儿童的问题所在。与教师面谈或课堂观察应是评估过程的主要组成部分，例如，应确定课堂上可能影响儿童注意力和注意力的视觉刺激信息。治疗师还可以确定大多数用于抄写的视觉工作是在近点还是在远点完成的。儿童的父母也应该接受采访，他们应该作为团队的一员参与儿童诊断和治疗。

通过跨学科方法，作业治疗师的发现可以与阅读专家、心理学家、言语病理学家、家长和课堂教师的发现相结合。通过结合测试结果和对儿童表现的分析，团队成员确定了残疾与活动相互作用的性质。可能需要视力专家，如眼科医生或验光师，来评估视觉感受障碍并进行治疗。

一、视觉接受功能评估

评估应首先关注视觉感受过程的完整性，包括视野、视力和眼球运动的控制。在这些基本技能有缺陷的儿童中，有关物体位置和特征的信息不足或不准确会被发送到中枢神经系统，并严重影响他们的视觉感受。沃伦认为，有时看起来是视觉认知缺陷的实际上是视觉接受问题，其中可能包括眼球运动的控制障碍。因此，视觉感受性和视觉认知缺陷可能被误诊。作业治疗师应熟悉视觉筛查，因为视觉和动眼神经技能评估有助于评估和分析其对视觉感知与功能表现的影响。

视觉筛查包括进行基本测试，以确定哪些儿童存在视觉功能不足的风险。筛查的目的是确定应该推荐哪些儿童进行完整的视觉诊断评估。因此，筛选视觉感受系统的目的是确定眼睛获取视觉信息的效率，以便进一步进行视觉认知解释。检查表可以提醒治疗师注意视觉表现差的儿童常见的视觉症状（表 9-2-1）。

表 9-2-1 课堂视觉问题可观察线索核对表

1. 眼睛的外观	（3）眼-手协调能力
一只眼睛在任何时候都处于持续睁开或闭上的状态	在所有桌面活动中始终表现出明显的姿势偏差
眼睛或眼睑发红	必须感觉到有助于进行所需的任何解释
眼睛过度张开	眼睛无法用于“操纵”手部运动（极度缺乏方向，文字或图纸在页面上的位置）
眼睑被覆盖	写得歪歪扭扭，间距不好：不能停留在格线上
眼睑上出现皮疹	数字的水平和垂直系列错位
在桌前使用眼睛时出现抱怨	用手或手指在页面上保持位置
前额或太阳穴痛	使用另一只手作为“分隔符”来控制页面上的间距和对齐方式
阅读或办公后灼热或发痒	反复混淆左右方向
恶心或头晕	（4）视觉形式感知（视觉比较、视觉图像、可视化）
短时间阅读后发现印刷字体模糊不清	误认开头相同或相似的单词
2. 在桌前使用眼睛时出现抱怨	无法识别下一句中的同一单词
前额或太阳穴痛	在书写和复制时反转字母和（或）单词
阅读或办公后灼热或发痒	混淆相似之处和细微差异
恶心或头晕	混淆同一句子中的同一单词
短时间阅读后发现印刷字体模糊不清	反复混淆单词的开头和结尾
3. 视觉问题的行为迹象	无法想象无声或口头阅读的内容
（1）眼球运动能力（眼运动能力）	默读的同时，低语自我强化
阅读几页时头会随着书页转动	回到“用手指画画”来决定喜欢和不同
在阅读过程中经常失去位置	（5）屈光状态（如近视、远视、焦点问题）
需要手指或标记保持位置	随着阅读的继续，理解力降低太快失去兴趣
在阅读或复制中显示较为短暂的注意力广度	读错类似的单词
经常省略单词	在伏案工作和阅读而非其他情况下过度眨眼
反复省略较小的字	把书拿得太近；面部离桌面太近
无法平直书写	避免所有可能的接近中心的任务
无意重读或跳过行	对需要视觉解释的任务感到不适
页面上的图像方位很差	阅读或伏案工作时闭上或遮住一只眼睛
（2）眼睛协作能力（双眼）	从粉笔板复制到桌子上的纸张时出错
双视（复视）主诉	从参考书复制到笔记本时出错
在单词中重复字母	斜视看黑板，或要求靠近
省略字母、数字或短语	在短暂的视觉活动期间或之后揉眼睛
数字列中的数字不对齐	容易疲劳；在完成桌面任务后闪烁以清除黑板
斜视、闭上或遮住一只眼睛	
在办公桌上工作时，以极端角度倾斜头部	
在所有桌面活动中始终表现出明显的姿势偏差	**注意：如果学生在检查表上发现任何视力或视力问题，应向行为验光师咨询**

视野测量（通过系统地显示周边视野中不同亮度和大小的光线来进行计算机化视野测量）、面对面交谈及在儿童进行日常活动时对其进行仔细观察，可以提供关于视野完整性的有用信息。例如，缺少或误读单词或数字的开头或结尾可能表示中心字段不足。

屈光状态是对眼睛的临床测量。通常由护士或视力专家进行此项测试。屈光状态反映学生是否近视、远视或散光。Snellen 视力表和三棱镜通常被用来做视力筛查，Teller 视敏度卡也被推荐使用。

作业治疗师可能会观察到儿童的动眼神经功能障碍。筛选测试应回答以下几个问题。

（1）是两只眼睛一起工作吗？感觉怎么样？

（2）视觉控制在哪里最有效？在哪里最无效？

（3）什么类型的眼球运动快速准确？哪些类型是不准确的？

（4）儿童读书时是否过度摇头？有没有阅读时跳过行的现象？

作业治疗师可以使用的筛查工具见表 9-2-2。

表 9-2-2 作业治疗师的筛查工具

测试	作者	描述
视觉检查	Bouska，Kauffman 和 Marcus（1990）	对远近视力、会聚近点、水平追踪、远近注视和立体视觉技能进行综合筛查测试，以确定哪些儿童应交由合格的视力专家进行全面的诊断视力评估
感觉运动性能分析	Richter 和 Montgomery（1991）	评估粗大和精细运动任务中的视觉跟踪、视觉回避、视觉处理和手眼协调
作业治疗师婴儿临床观察	Scheiman（1991）	筛查调节、双眼视觉和眼球运动的测试
儿科临床视力筛查	Ciner，Macks 和 Schanel-Klitsch（1991）	在早期干预计划中测试视力的描述方法

此外，应评估儿童的眼部健康。必须排除疾病或其他病理状况的存在，如青光眼、白内障、视神经或眼睛任何部位的恶化。与家人进行关于重要视觉史的访谈有助于确定可能与视觉限制相关的全面情况。这些信息也可以通过查阅儿童的病历记录及咨询其他直接照顾儿童的专业人员（如教师或医生）获得。

当在筛查中发现视力问题时，儿童可能会被转诊给视力专家，如验光师。专家可以帮助确定儿童是否存在可能导致或导致学习困难的视力问题。然后，治疗师将能够理解这些缺陷对功能的影响，并通过设计和选择儿童视觉能力范围内的适当活动来设计干预策略。

二、视觉认知功能评估

临床评估和观察可能是作业治疗师最有用的评估方法。治疗师应该观察儿童在选择、存储、检索或分类视觉信息方面的困难。观察可能包括视觉感知任务期间使用的视觉搜索策略（如从外部边界到内部）、儿童如何接近任务、儿童如何处理和解释视觉信息、儿童在分析视觉信息时的灵活性、用于存储和检索视觉信息的方法、与视觉活动相关的压力大小及儿童在视觉任务中是否容易疲劳。治疗师应该仔细分析任务情况，以确定儿童完成任务需要哪些视觉技能和是否存在困难。

Tsurumi 和 Todd 已经将任务分析应用于视觉感知的非运动测试。这些信息极大地帮助治疗师分析这些测试的结果。目前评估儿童视觉注意力的最佳方法是在职业表现任务期间进行非正式观察。可使用的标准化评估如下。

（1）Bruininks-Oseretsky 运动能力测试（第二版）（BOT-2）19：是针对 4～21 岁个体的单独管理的标准化测试。这项测试测量了各种运动技能。共 8 个子测验，包括精细运动精度、精细运动整合、手动灵活性、双侧协调、平衡、跑步速度和敏捷性、上肢协调及力量。这项测试是最广泛使用的运动能力标准化测试，具有良好的信度和效度。

（2）视觉分析技能测试：是针对 5～8 岁儿童的不定时且单独实施的标准参考测试。要求儿童描绘从简单到复杂的几何图案。评估的目的是确定儿童是否有能力感知整合字母和单词形状所需的视觉关系，或需要强化这方面的能力。该测验的信度和效度表明其心理测量特性是充分的。

三、视觉空间测试

Jordan 左右反转测试（第 3 版）（Jordan left-right reversal test，3rd edition，JLRT-3）是针对 5～12 岁儿童的不定时标准化测试，可以单独或集体进行。它用于检测字母、数字和单词的视觉反转，测试手册包括反转问题的修复练习。此测试需要约 20 分钟的管理和评分，具有良好的重测信度和标准相关效度。

四、视觉感知测试

（1）视觉知觉技能测验（第 4 版）（test of visual-perceptual skills，4th edition，TVPS-4）：是针对 5～21 岁个体的常模参考测试，可以个体或小群体方式进行。共 7 个子测验，包括视觉辨别、视觉记忆、空间关系、视觉恒常、顺序记忆、图形-背景关系和视觉闭合。此测试无须语言或者运动能力，也适用于有语言或者运动障碍的患者。

（2）视觉发展测试（第二版）（DTVP-2）：是针对 4～10 岁儿童的标准参考测试，与种族、性别和惯用手无关。共 8 个子测验，包括手眼协调、复制、空间关系、空间位置、图形-地面能力、视觉闭合、视觉运动速度和形状恒常性。此测试具有较强的规范性数据和良好的信度与效度。

（3）视觉感知成分评估（CAVP）：是计算机辅助评估工具，设计为基于过程的方法，用于评估患有神经疾病的儿童和成人的视觉感知功能。据报道，在实用性、易用性、格式和吸引力方面，临床应用前景广阔。

（4）无运动视觉感知测试（第三版）（MVPT-3）：是快速且易于管理的参考标准测试。评分需要添加正确答案的数量。此测试具有较高的重测信度和内部效度。此外，标准效度是相对于学业成绩来确定的。

（5）图片、形式、字母、数字、空间定向和排序技能测试 54：是针对 5 ～9 岁儿童的常模参考测试，可单独或分组进行。这项测试有 7 个子测试，测试的是以正确的方向感知形状、字母和数字的能力，以及以正确的顺序感知字母单词的能力。

五、视觉运动整合测试

（1）广域视觉动作能力评估（wide range assessment of visual motor abilities，WRAVMA）：是针对 3～17 岁儿童的标准参考标准测试。通过匹配子测验评估和比较视觉空间技能，通过钉板子测验评估并比较精细运动技能，通过绘图子测验评估并比较综合视觉运动技能。每个子测验需要 4～10 分钟，并提供简单的管理和良好的心理测量特性。

（2）视觉-动作统合发展测验（第 6 版）（the developmental test of visual-motor integration，6th edition，VMI-6）：此测试评估了 2～19 岁个体的 3 个子测验领域，具有较强的内容效度、同时效度和结构效度。

这些测试可以用来评估儿童是如何处理、组织和使用视觉认知信息的。解释和报告测试结果时应格外小心，因为儿童可能并不能明晰视觉感知测试所测量的是什么。可以肯定的是，测试的复杂性是源于它们利用了不同种类和级别的功能，包括语言能力。治疗方法的有效性在很大程度上取决于儿童的诊断；因此，仔细分析测试结果和观察结果很重要。Burtner 等对儿科治疗师经常进行的 7

项标准化视觉感知技能测试进行了批判性回顾。对每种评估工具的目的、临床实用性、测试结构、标准化可靠性和有效性进行了严格评估。讨论的重点是这些评估工具在描述、评估和预测儿童视觉感知功能方面的有用性。

第三节 干 预

一、理 论 方 法

指导视觉感知技能评估和治疗的理论方法可分为发育性、神经生理性和代偿性。沃伦设计的发展模型在前一节中描述过，该模型基于这样一个概念，即较高水平的技能是由较低水平技能的整合演变而来的，随后会受到较低水平的技能中断的影响。层次结构中的技能级别作为单个实体发挥作用，并为视觉感知提供统一的结构。眼动控制、视野和敏锐度是基本技能，其次是视觉注意、视觉扫描、模式识别、视觉记忆和视觉认知、视觉适应（图 9-3-1）。低层次技能缺陷的识别和补救允许高层次技能的整合。遵循这一模式的作业治疗师需要先评估较低水平的技能，然后再学习较高水平的技能以确定不足之处在于视觉层次和设计适当的评估与干预策略。

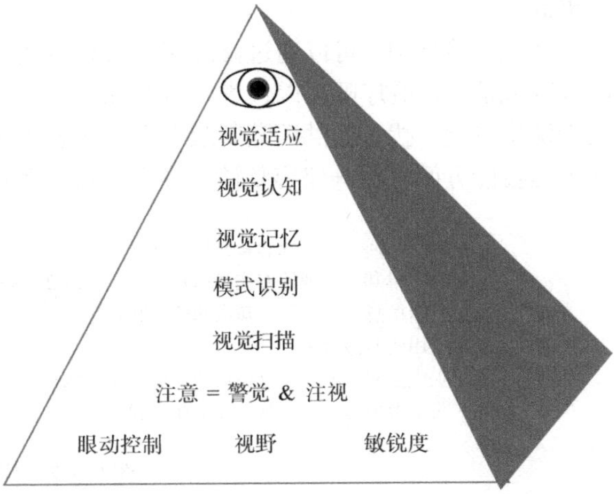

图 9-3-1 视觉-知觉技能发展的层次

神经生理学方法解决了人类神经系统的成熟及与人类表现的联系。这些方法有助于为感觉超敏反应和视觉分心创造环境适应。它们还促进围绕目标的运动组织，加强运动的感觉反馈。神经生理学方法强调体位稳定性对动眼神经效率的重要性。除此之外，神经生理方法侧重于改善视觉感受和视觉认知成分，以提高儿童的作业表现。

三种主要的视觉技能，即眼球运动控制、视野和视觉敏锐度，构成了所有视觉功能的基础：

· 眼球运动控制是确保完成扫描路径的高效眼球运动。

· 视野记录了完整的视觉场景。

· 视觉敏锐度保证了视觉信息准确地发送到中枢神经系统。

下一层次是视觉注意，然后是视觉扫描、模式识别、视觉记忆，最后是视觉认知，每一座建筑都在前一座建筑上。每个级别在下面列出，如层次结构中所示：

视觉注意：扫描路径的彻底性取决于视觉注意力。

视觉扫描：模式识别依赖于对视觉环境进行有组织的和彻底的扫描。视网膜必须通过使用扫描路径系统地记录场景的所有细节。

模式识别：在内存中存储信息的能力需要模式检测和识别。模式识别是对物体的显著特征的识别，包括物体的可配置特征（即形状、轮廓和一般特征）和特定特征（即颜色、阴影和纹理的细节）。

视觉记忆：视觉认知所需的视觉信息的心理操作需要将信息保留在记忆中以供立即回忆或储存以备以后提取的能力。

视觉认知：是一种在精神上操纵视觉信息并将其与其他感官信息整合起来解决问题、制订计划和做出决定的能力。

Warren 的模型提供了一个单独评估视力而不考虑其他感官系统的框架。感觉加工问题似乎与视觉感知问题有关，但不一定是视觉问题原因造成的。

治疗计划需要了解困难的根本原因及描述影响绩效的条件（自下而上）。

对于自下而上的治疗，治疗策略侧重于解决潜在的视力问题；对于自上而下的治疗，代偿策略有助于改善功能。代偿策略是任何实际的环境调整，如来自他人的援助、针对具体活动或情况的程序优化及战略和环境适应。代偿策略训练儿童实际的作业行为。作业治疗师需要同时交替联合使用这两种策略。

学习理论和行为方法强调儿童视觉分析技能的发展。治疗师为儿童提供了一种系统的方法来识别空间组织模式的相关具体特征，从而使儿童能够根据相似和不同的属性识别新信息与先前获得的知识之间的关系。儿童在学习归纳不同的任务中，视觉感知能力的提高能带来作业表现水平的提高。

在代偿策略中，可以通过修改课堂材料或教学方法来适应儿童的局限性。环境也可以进行相对的改变或适应。治疗师可以代表儿童与课堂老师合作以获得必要的支持。适应和代偿技术可以包括减少课堂视觉干扰、提供视觉刺激来引导注意力和引导反应及修改计算机程序的输入和输出。在日常生活技能方面，提升仪容整洁、穿衣、饮食和沟通技能的适应能力也是可行的（图 9-3-2）。

- 限制任何一次出现的新材料的数量。
- 以简单和有条理的方式展示新信息，突出强调特别相关的内容。
- 将新信息与孩子已经知道的信息联系起来。
- 使用所有感官。
- 提供重复的经验，以在长期记忆中安全地建立信息；练习，直到孩子知道并且不需要弄清楚为止。
- 将学习风格相似的孩子分组在一起。

图 9-3-2　代偿指示指南

知觉训练计划利用学习理论弥补缺陷或必备技能。作业治疗师通常将这些方法的活动与神经生理和补救策略结合起来使用。

验光和作业治疗在视力对表现的影响方面有着共同的目标。当发现视力障碍时，有时只需要改变环境（如改变照明、桌子高度或表面倾斜）来缓解问题。在许多情况下，佩戴眼镜（晶状体治疗）是为了减轻近距离工作的压力或矫正屈光不正。在其他情况下，验光视力治疗可能由验光师开处方，并与作业治疗师合作进行。通过视觉治疗，验光师提供结构化的视觉体验，以提高基本技能和感知能力。视力训练有证据支持，但必须在验光师的监督下进行。作业治疗师和验光师之间的合作得到了案例研究和临床判断的支持。

二、干预策略

Warren 使用自下而上的评估和治疗方法提出了视觉感知技能的发展层次。沃伦建议，有了视觉系统缺陷位置的知识，治疗师可以设计适当的评估和治疗策略来补救基本问题，改善知觉功能。要做到这一点，作业治疗师有必要了解视觉系统，包括视觉接受和视觉认知部分。Warren 的模型被广泛用来评估和治疗获得性脑损伤成人的视觉感知功能障碍，它对视觉感知缺陷的儿童也有指导意义。这些水平随着年龄的增长而发展，但也是在影响的等级中发展。等级制度为干预提供了结构。

（一）治疗策略

治疗策略的目标是弥补儿童不足的技能。治疗措施涉及使用特定的策略和环境的改造。它侧重于特定技能的根本原因或有组织地实践，以便这些技能能够发展并变得更加自如。策略使用与治疗方法重叠，因为某些缺陷可能是由于策略使用无效所造成的。治疗师应当教授儿童搜索、扫描、照料、监控工作和编码信息的策略，也可以通过改变环境来支持儿童的表现或功能。在任务中及时进行调整以适应限制，这样才有可能取得成功。这些表现或功能上的改善取决于环境的适应，是影响儿童的外部因素。

治疗策略在教与学的环境中，针对特定的认知过程进行反复练习。使用这些策略的治疗师认为，作业是由子成分组成的，这可以通过强调改善等级子成分的积木方法来补救，从而允许重建作业表现的结构。沃伦提出的发展模型认为，较高水平的技能是由较低水平技能的整合演变而来的。治疗师在缺陷位于等级最低的地方开始使用治疗策略。治疗师将设计策略来补救基本问题，以改善知觉功能。如果基础水平出现缺陷，治疗师将在治疗过程中使用活动来提高眼球运动技能。验光和作业治疗可以在与视力对表现的影响相关的共同目标上进行合作。一旦眼球运动技能有效，治疗应该从注意记忆到视觉辨别。例如，可以在视觉活动之前提供一般感觉刺激或抑制，以提高视觉注意力。一种综合的方法解决了视觉、感知和认知策略治疗视觉感知的问题。

作业治疗师可能会使用其他策略来促进补救和鼓励学习，包括设置任务参数、任务分级、建模和强化。任务参数包括使用熟悉的物体，确保方向清晰，以及组织环境以最大限度地减少分心。治疗师还可以考虑限制使用物体的数量和物体的空间排列，以帮助儿童专注于手头的任务。治疗师可能还会限制每个儿童的反应时间。治疗师将专注于简化任务，使其保持简单，直到儿童发展出处理多种参数的技能。一旦儿童发展了更多的技能，治疗师就可以使用活动分析对任务进行评分，为儿童提供更多的挑战。干预环境的构建应促进儿童获得最大的成功机会。一旦发生这种情况，可以在多个环境中练习类似的任务，以增加推广该技能的可能性。视觉感知技能的学习可以通过实践经验来提高。

另一种策略是模仿，让治疗师演示一种行为或技能，然后儿童可以模仿。一旦儿童模仿了行为或技能，强化将促进行为或技能的保留。通常，当所需的行为或技能不存在时，或者当治疗师试图从基本技能建立更复杂的技能时，治疗师会使用这一策略。根据治疗师和另一个已经掌握这些技能的儿童的观察，儿童将发展对各种刺激和情况做出反应的能力。儿童可以学习组合和排列技能与行为。重复帮助儿童学习和存储信息，以后就可以作为行动的指南。建模提供形成性学习。练习新的行为可以强化这些行为，并作为记忆工具。

强化在学习过程中很重要，因为它可为儿童提供反馈。强化是指治疗师或环境为奖励积极反应而提供的反应。这种强化可以由治疗师、教师进行，或者根据社会或文化背景的不同而有所不同。它鼓励行为和技能的发展，可以用来塑造行为，使其更频繁或更适当地发生。治疗师可以通过多种方式加强治疗。如果治疗师在期望的行为后立即给予反馈，它可能非常强大，并可能对结果行为产生自动或无意识的影响。强化也可以是一种非常有效的方式来规范儿童以前学到的行为。赞美之词还可以培养儿童的技能发展，激励儿童参与活动。奖励与所需技能接近的技能被称为塑造，这在培养技能和行为方面很有用。治疗师还可以使用系统的暗示来帮助儿童发展特定的技能。

治疗师还使用多感官输入，这样儿童就可以从使用触觉输入来学习形状、字母和数字中受益。通过使用纹理，儿童有了额外的感官体验。例如，儿童可以用黏土、砂纸、珠子或管道清洁剂形成字母。

（二）认知策略

认知策略是支持技能成功运用的心理过程。拥有有效认知策略的儿童在完成视觉认知任务时更成功。因此，治疗师可能会教儿童解决问题的策略，使儿童能够发现支持技能获得的其他策略。认知策略有三种类型：

- 实现任务特定部分的特定领域或特定目标的策略。

・监测评估战略成功与否的战略。

・用于控制和协调其他战略的更高层次或全局战略。

特定于领域或目标的策略通常使用的时间很短，而且通常是特定于任务或特定情况的。治疗师会教儿童使用这一策略来解决出现的具体表现问题。情境策略可以是领域特定的或目标特定的。这些可能包括：

・扫描：学习有组织的运动，用于扫描环境，收集信息。

・视觉图像：在开始视觉搜索之前，将一个人正在寻找的东西视觉化，让儿童对他或她正在寻找的东西有一个视觉图像。

・组织：尽可能组织环境中的视觉信息。

・视觉分析：默默地描述物体的形状、大小和厚度等特征，以帮助确定物体的意义或功能。

Todd 建议通过突出显示和语言来加强视觉辨别，特别要注意视觉刺激的显著特征（字母和数字）。治疗师通过口头、视觉、听觉和提示，并参考其他具有相同独特特征的熟悉物体，强调视觉刺激的特征。强调字母和数字的显著特征，然后学习记忆它们成为儿童使用的策略。言语标签涉及使用言语为视觉刺激提供名称。可用于提高视觉注意力的策略包括：

・从一项任务中抽出时间。

・先顾大局，再着眼局部。

・在响应前对整个场景进行搜索。

・监控分心的倾向。

・制订时间压力管理策略。

获取正确的视觉信息对于学习的重要性怎么强调都不为过。首先，儿童需要对任务有很好的注意力，这使得视觉信息可以存储在记忆中。内存策略包括：

・分块：将信息组织成更小的单元。例如，切割工作表，一次展示一项任务。

・维修演练：重复和练习。

・精心排练：新信息有意识地与已存储在长期记忆中的知识相关。

・助记器：通过使用语言提示，如歌曲、节奏和缩略语，帮助组织信息以增强其检索能力。

这些策略通过有意义的联想对信息进行分类，以便儿童能够将其存储在他或她的记忆中。

治疗师还教授儿童监控策略，这种策略可用于自我监控视觉感知任务，托利亚（1989）对此进行了描述。这些战略包括以下内容：

・预期：这是学习在某些情况下预测困难。对问题的正确预期有助于儿童计划和启动策略的使用。

・检查结果：在这里，解释是双重检查的，然后允许儿童纠正错误。

・配速：学习在做任务时何时放慢或加快速度的条件（视觉认知分析）。

・减少刺激：减少一次感知的视觉信息量（Toglia，1989）。

在教与学的过程中，治疗师也将探究性提问作为一种策略。在儿童得到正确的回答后，治疗师使用调查性提问来要求儿童解释他或她的答案。治疗师还应该考虑在适当的时候允许第二次尝试、提示、演示、延长或取消时间限制、施加时间限制、改变指导和改变程序。认知方法强调学习涉及不可观察的认知或心理过程，如记忆和注意力。

全局策略是通过治疗师的仔细指导发现的，并被用来控制和协调其他策略。这些干预模式提供了治疗师在整个干预过程中使用的框架。具有全球战略的模型的一个例子是面向日常作业表现的“认知”方法。“目标-计划-检查”框定了干预过程中的每一步。最初，治疗师起带头作用，随着儿童变得更加熟悉这一策略后开始自己使用它。

（三）环境适应策略

可以修改课堂材料或教学材料和方法，以适应儿童的局限性并促进功能的改善。主要的修改之一是通过减少潜在的视觉分心来促进增加视觉注意力，举例如下。

· 提供视觉刺激，帮助儿童引导其注意力。
· 使用独立的小房间限制易分心的儿童的周边视力。
· 限制老师或治疗师一次展示的视觉信息。
· 使用颜色编码的工作表。
· 选择对特定儿童有激励作用的活动。
· 使用手部活动，鼓励儿童观看动作，手部动作有助于教育眼睛有关物体质量的知识。
· 在工作表下放置黑色垫子以增加视觉注意力。
· 使用遮挡的工具，覆盖除儿童需要关注的项目之外的所有东西。
· 在工作表上绘制线条对信息进行分组以增加聚焦。
· 使用更大的印刷体或需要注意的区域之间的更多空间来重新组织工作表。
· 通过指示、用记号笔画下划线或用言语表达等方式来暗示儿童获得关键信息。
· 让儿童使用电脑进行特定的活动。

可以对课堂和教学材料进行各种调整，以促进提高记忆技能。以下是一些例子。

· 为儿童提供一致的体验。
· 使用一致的可视化活动作为编码材料的线索。
· 使用各种记忆辅助工具，如笔记本、作业本、掌上电脑或计算器及磁带录音机。

可以在课堂上使用或与有助于发展对空间关系的理解的教学材料一起使用的适应方法包括：

· 使用图形纸进行数学示例，有助于将数字在空间上对齐。
· 在纸上放置视觉提示，以指示儿童写字时应该从哪里开始和结束。
· 使用桌子上的斜板来促进直立方向可能会减少方向混乱。
· 将方向提示与口头提示配对可以减少字母颠倒。
· 教儿童使用他或她的手指作为单词之间的间隔符。

一些可以用来促进形状、字母和数字识别的课堂或教学改编的例子有：

· 使用多感官方法，其中儿童可以使用感官体验的组合，包括但不限于感觉、品尝和说字母与数字。
· 用各种触感材料，如黏土、沙子、珠子或布丁制成字母。
· 设计从简单到复杂的活动。

使用包括绘画和手工艺在内的活动来鼓励对视觉形式的探索和操纵。

· 可以对环境进行修改，以促进功能的改善和减轻儿童的局限性。减少眩光对患有视觉感知障碍的儿童很有用。以下是一些限制眩光的方法。
· 改变房间的照明，但确保照明仍然良好。
· 调整桌子高度或倾斜表面，以使儿童在有限眩光的情况下正确定位。
· 使用粉彩的纸。
· 建议定期清洁黑板。

减少环境中的视觉分心对有视觉感知问题的儿童非常有帮助。减少环境中的视觉干扰可能是实现这一点的一种方式。如果抽屉和小隔间被清楚地贴上标签，并且有提示卡可以加强任务的指示，那么环境就可以帮助记忆功能。治疗师可以通过使用具有高色彩对比度的标志或地标来促进儿童的地形定向。

（四）代偿策略

当儿童有视觉感知和阅读问题时，治疗师可能会决定使用代偿策略。在与儿童的老师的合作下，治疗师和老师可以找到实用的、补偿性的教学方法，使儿童能够成功地完成视觉任务。对于阅读，发音法对有视觉感知问题的儿童很有效，因为使用了听觉和分析能力。Orton-Gillingham 是另一种有用的阅读方法，它利用多感官输入，通过多感官加强学习。费尔纳德技术（1964）要求学生用食指通过动觉方法描绘新单词。治疗师可以帮助老师了解哪种类型的阅读计划与儿童的强项相匹配。

对于由于视觉知觉障碍而导致书写困难的儿童，键盘输入得到了有效的使用。治疗师可以使用各种各样的计算机程序来教授打字。此外，还有许多为所有年龄段的儿童提供的优秀的教育计算机程序，这些程序对儿童的积极性很高。这些程序可被用来评估处理能力、提升反应速度、加强视觉扫描、集中注意力、提升信息处理速度、增强记忆和加强解决问题的能力。

对儿童及其父母、教师和照顾者的教育有时可能是对儿童最有帮助的干预措施。这有助于提高他们对视觉感知问题的局限性和功能暗示的认识。教育也有助于其他人以不同的方式看待儿童。例如，他们不会坚持儿童是懒惰的，而是会理解问题，然后可以通过暗示或环境适应来帮助他们。

三、不同年龄组的干预策略

对于任何年龄的儿童来说，一个重要的治疗策略是就儿童所经历的问题进行教育。作业治疗师可以帮助解释视力问题对儿童及其父母、照顾者和老师的功能影响。有时，这对儿童来说是最有帮助的干预措施。本节根据年龄组提出干预建议。然而，活动应该根据儿童的需要进行分析和选择，而不是根据他或她的年龄组。

这些活动说明了发展和补救策略。通常，活动结合了各种方法。例如，如果调整课堂材料，使印刷制品的字更大，视觉信息更少（补偿方法），儿童可能会更好地使用视觉感知技能，从而提高这些技能（发展方法）。对于每个年龄组，干预的重点是在自然环境中的作业。作业治疗干预的目的是减少活动限制，提高对日常活动的参与度。

（一）婴儿

Glass 提出了一项在新生儿重症监护病房（NICU）治疗早产儿的方案。昏暗的灯光使新生儿能够自发睁开眼睛。身体感觉的刺激（如触觉前庭刺激）会影响距离感的发展（如视觉），距离感发展较晚。在新生儿视力研究的基础上，Glass 提出了将人脸作为婴儿视觉刺激的第一来源的方法。刺激的强度、幅度和距离取决于刺激的意图是唤醒还是安静婴儿。Glass 还建议从更柔软、更简单的形式和三维物体开始，并根据目的是抚慰还是唤醒婴儿来改变刺激。悬挂在婴儿床上的手机应放置在婴儿上方约 2 英尺处，略偏一侧。这允许婴儿选择性地注意。此外，Glass 建议，黑色和白色图案应保留给视力受损、无法照顾面部或玩具的足月婴儿。一旦用高对比度模式引起视觉反应，就应该转换到对比度较低的模式。最近的研究表明，3～5 个月大的婴儿可能会对声光一致的东西更有兴趣。在四个半月大的婴儿检查视觉刺激时，对熟悉事物的偏好先于对新颖事物的偏好。这种刺激的呈现在记忆表征的形成中很重要。

（二）幼儿园

作业治疗师可以帮助学龄前和幼儿园教师组织课堂活动，帮助儿童发展视觉感知所需的准备技能。教师应该理解，对于那些在形状、字母和数字识别方面有困难的幼儿，越来越需要一种多感官的方法。例如，儿童可能会从触觉输入中受益，学习形状、字母和数字。通过使用带有纹理的字母，当视觉技能减弱时，儿童可以依靠额外的感官体验。应该鼓励儿童通过手和身体感受形状、字母和单词。字母可以用黏土、砂纸、珠子或巧克力布丁制成。研究表明，将视觉触觉和触觉探索字母结合到阅读训练计划中有助于 5 岁儿童理解字母。

所有学前班、幼儿园和小学都应经常开展活动，培养身体在空间中的概念，以提高空间感知能力。即使年轻学生之间有不同程度的理解，团体活动也可以加强身体对空间的理解，儿童能从观察和模仿中受益。治疗师可以将儿童配对，这样一个儿童就可以在障碍课程或其他粗大运动活动中做另一个儿童的模特。研究发现，共享故事书阅读提供了一个特别有用的环境，可以在其中促进高危学龄前儿童的新兴识字知识。进一步的研究表明，通过谈论和指向印刷品来强调印刷品的概念会增加人们对印刷品的视觉关注。当儿童阅读一本故事书时，如果故事书的叙事版式很大，每页文字相对较少，插图中嵌入了多个印刷实例，那么他们会更频繁地阅读故事书。

笔迹研究表明，使用带线条的纸张和使用无线条的纸张的幼儿园学生在书写字母的易读性方面没有显著差异。研究人员建议，教师允许幼儿园儿童在最初学习正确的字母构成时，尝试使用各种类型的书写纸。

（三）小学

治疗应从儿童遇到困难的视觉层次开始。如果儿童在视觉接受技能方面遇到困难，作业治疗师和验光师之间的合作可能会有所帮助。学校作业治疗师提高视觉接受能力的目标（如学生个性化教育计划中所示），以支持儿童达成学业目标和取得课程成果。

1. 组织环境 视觉感知影响儿童对整个学习环境的看法。视觉上分散注意力和相互竞争的信息对尚未充分发展技能的儿童来说可能是个问题。儿童可能会要求教室在视觉上少一些分心的因素，以便让他或她专注于学习。通过使用支架来限制分散注意力的儿童的周边视觉通常是有帮助的。此外，需要监控照明水平，必须控制眩光。

儿童需要一个稳定的姿势基础，让他或她的眼睛能够协同工作。儿童经常坐在不合适的家具旁，这可能会加剧他们的问题。作业治疗师可以帮助老师正确定位儿童。治疗师可以在座椅靠背上加垫子，在儿童的脚下面放垫块，或者为儿童提供一块斜板，如果这些材料有助于儿童更有效地使用视力或提高生产力。治疗师还可以强调鼓励不同姿势进行视觉活动的重要性。图 9-3-3 显示了俯卧、“电视姿势”（用于坐姿）和侧卧（用于阅读等视觉感知活动）等替代姿势。每个姿势都应该使儿童保持良好的姿势，并提供足够的姿势支持。

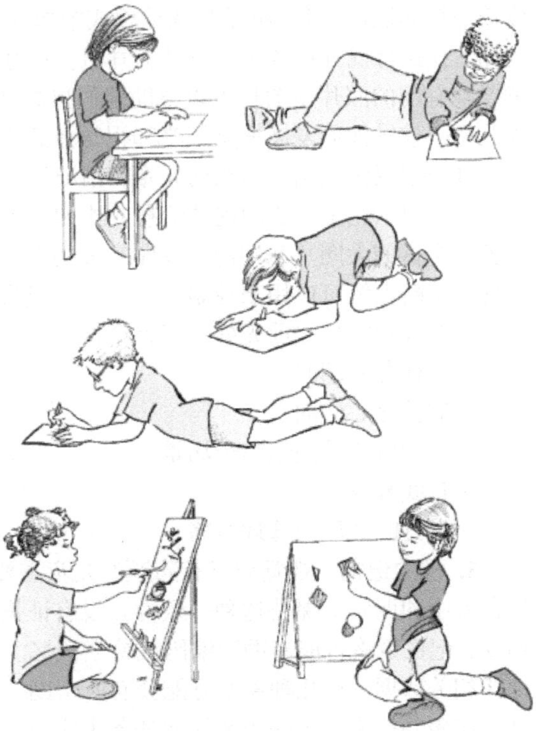

图 9-3-3 视觉感知活动的替代位置

儿童可以从彩色编码的工作表中受益，帮助他们关注视觉上的联系。然而，有色觉问题的儿童可能很难阅读彩色编码的教材，特别是当颜色为柔和或浑浊时。因此，区分实际的视觉色差和颜色命名或颜色识别问题非常重要。

Christenson 和 Rascho 提出了在地形定向方面帮助老年人的策略，这些策略可以适用于儿童。作者发现，使用地标和标牌可以提高寻路技能和地形定向。他们建议使用以下图片或标志：逼真、简单，色彩对比度高。例如，自助餐厅的门可以使用一个简单的带有食物的午餐托盘的图形描述。

2. 视觉注意力 通过感官处理方法，可在视觉导向活动期间或之前提供一般感官刺激或抑制，以提高视觉处理技能。如果儿童过度兴奋，治疗师可以减少感官输入，使他或她平静下来；如果儿童没有被唤醒，治疗师会选择警觉活动来提高唤醒水平。

对于视觉注意力受损的儿童，治疗师通过各种可实现的活动和时间段来实现目标。治疗师确定对儿童有内在激励作用的活动，因为这些活动有助于保持儿童的注意力。治疗师应该与儿童一起计划活动，并尽可能多地使用新颖的活动。治疗师面临的最大挑战是调整或修改任务活动，同时为儿童维持一个有趣的学习环境。例如，治疗师可能有许多活动专注于同一视觉感知问题，他或她经常改变活动，这取决于儿童对任务的持续关注。治疗师还逐渐增加完成任务所需的持续注意力。消除外部环境刺激对视觉注意力的各个层面都有帮助。

作业治疗师可以作为课堂老师的顾问，建议如何提高儿童在课堂上学习的注意力。比如，治疗师可以在课堂上提供活动，然后为教师可以在一周内实施的活动留下进一步的建议。注意力的具体组成部分可以分层次进行处理，以便干预任务逐渐对注意力提出更高的要求（例如，从持续注意力发展到分散注意力）。

视觉注意技能通过适合发展的活动及视觉和触觉刺激得到增强。手动活动，如绘制或操纵黏土，可以鼓励眼睛查看所涉及的动作。此外，手还可以帮助眼睛了解物体的质量，如重量、体积和纹理，并帮助眼睛直视物体。同时进行的手眼运动构建了物体的内部表征并提高了物体识别能力。

弥补注意力局限性的活动包括：①在下方放置一块比工作表大的黑色垫子，以增加高对比度，从而有助于对工作表的视觉注意力；②绘制线以对材料进行分组；③重新组织工作表。工作表或书本上的视觉刺激可以通过覆盖整个页面来减少，但学生正在进行的活动除外，或者使用一个一次只覆盖一行的遮罩。减少听觉和视觉模式中相互竞争的感官输入，对一些视觉注意较差的学生有帮助，例如，在执行视觉任务时可以戴上耳机。良好的照明和使用柔和的彩色纸有助于减少眩光。鼓励儿童寻找有趣的照片或图片可以帮助他们提高视觉注意力。*Where's Waldo*?类似的书籍也能极大地激励儿童，鼓励他们发展搜索策略和视觉注意力。

其他建议包括用手指指向儿童，用记号笔画下划线，或用治疗师的语言帮助儿童保持视觉注意力，以此提示儿童重要的视觉信息。比如，当一张图片被命名时，儿童往往会看它。治疗师可以使用色彩丰富的大图片和押韵的歌曲来鼓励人们注意图片。视觉作品应该在学生精力旺盛而非疲倦时呈现。策略训练可以用来控制分心、冲动或失去方向或注意力过度的倾向。干预策略可能包括：

- 在处理零件之前先处理好整个情况。
- 从任务中超时。
- 监控分心倾向。
- 在响应之前搜索整个场景。
- 自我教育。
- 制订时间压力管理策略。

3. 视觉记忆 视觉记忆有问题的儿童需要持续的经验；因此，治疗师应该咨询家长和老师，以便在家中和课堂上保持这种一致性。没有证据表明，单词表或物体的重复练习会推广到其他材料。相反，记忆策略可能有助于编码或检索记忆。以提供检索线索的方式对信息进行分组可以帮助儿童记住相关数据。有几种策略可能会有所帮助。分块是将信息组织成更小的单元或块。这可以通过切割工作表并一次呈现一个单元或任务来完成。维护演练（重复）有助于儿童在短期记忆中保存信息，但似乎对长期存储没有影响。这种策略的一个例子是重复一个电话号码，直到拨打该号码。精心排练是一种策略，通过这种策略，新信息可以有意识地与已经存储在长期记忆中的知识相关联。当一个儿童 8 岁时，他或她可以一次排练多个项目，并且可以一起排练信息作为一组记忆。儿童还可以将想法与不止一个其他想法联系起来。

记忆设备是一种以记忆为导向的策略，通过使用歌曲、押韵和首字母缩写等语言线索，帮助转换或组织信息，以增强信息的可检索性。吉布森认为记忆主要是由不同的特征组成的。如果儿童有良好的视觉效果，这可以作为编码信息的记忆策略。作业治疗师可以帮助儿童确定视觉刺激的差异，以促进记忆的储存。玩游戏，如集中注意力，看几秒钟后复制序列，或者记住从托盘中取出的几件物品，都是增加视觉记忆的有趣方式。治疗师首先为学生提供简短、简单的任务，使其能够快速、成功地完成；渐渐地，随着学生完成任务，治疗师增加他们的长度和复杂性。

还可以使用外部策略和辅助工具，如笔记本、手持计算机和磁带录音机等。此外，任务和环境可以重新安排，以减少对内存的要求。比如，在抽屉上贴上标签，标明里面的内容，制作带有任务指示的提示卡，以及张贴标牌，帮助儿童找到自己的教室。情绪记忆已被证明是最强的记忆类型。当学生对他们所读的内容感兴趣并在情感上投入时，他们更有可能理解并从中学习。

4. 视觉识别 治疗师必须使用任务分析来设计干预计划。补救应遵循有序地设计，以便儿童能够理解每一次表现。通过分析任务的连续性，治疗师可以将活动从简单到复杂进行分级，从而在挑战儿童视觉能力的同时取得成功。干预策略应旨在帮助儿童识别和关注识别特征，方法是教他们使用视觉来定位物体，然后使用物体特征和其他线索来形成识别假设。教儿童扫描或搜索图片可以直观地指导儿童寻找和发现意义的价值。治疗师可以用感兴趣的材料教儿童从上到下，从左到右看。治疗师使用杂志上的图片，删除图片的重要部分，并要求学生确定缺少的部分。绘画、其他艺术和手工艺活动鼓励探索和操纵视觉形式。随着儿童从意识到关注，然后再到选择，他或她能够更好地区分环境的重要和不重要特征。

作业治疗师可以帮助老师重新组织儿童的作业表。不同问题的颜色编码可以帮助儿童在视觉上注意正确的部分，还可以将工作表分割并重新组织，以满足儿童的视觉需求。重要的是逐步取消工作表的重组，以便儿童最终可以使用工作簿中显示的工作表。

当儿童无法在黑板上进行抄写时，作业治疗师可建议定期清洁黑板，以减少杂乱，并为粉笔痕迹提供高对比度。黑板、公告板或透明胶片上的符号应采用彩色编码，间距适当且整齐。这些做法可以减少图形背景问题。治疗师也可能建议老师减少黑板的使用，让儿童把两张纸放在同一平面上，从一张纸复制到另一张纸。可以鼓励教师尝试豆袋游戏，其中目标和黑板到儿童眼睛的距离大致相同，这样学生可以练习在游戏中近距离和远距离聚焦、注视眼睛。

减少一页纸上的打印量（打印更少，数学问题更少），并在图表纸上提供数字，数字列在 1 位、10 位和 100 位的位置，这有助于解决学生的图形基础困难。掩盖工作表中未处理的部分可以帮助儿童一次专注于一个问题。库珀提出了一个理论模型，用于实施色彩对比以增强老年人的视觉能力。色彩对比的原理及通过改变物体的色调、亮度或色彩饱和度来实现色彩对比的方法是干预方法的基础。这有助于儿童识别相关信息，如课堂材料和用品。

5. 阅读中的解码问题 难以区分相似视觉符号的儿童可能会受益于多感官方法。这包括追踪形状和字母，听它们，说它们，然后感觉它们，允许许多处理途径来帮助补充微弱的视觉感知处理。因此，儿童看到它，听到它，跟踪它，写它。吃信件是儿童喜欢的活动；字母麦片、明胶搅拌器和字母形状的饼干可以作为零食。儿童可以用管子上的糖霜和包装袋上的番茄酱来追踪信件。

对于有单词识别困难的儿童，最初的重点应该是识别而不是检索。儿童可以选择视觉上相似的单词来完成缺少单个单词的句子。此外，使用单词族（ball、call 和 tall）增加视觉词汇可以提高单词识别技能。对于单词识别能力差的儿童来说，语音教学可能也是最好的阅读教学方法。可以从美国盲人印刷厂的地方和州图书馆订购 CD 上记录的教科书。学生可以同时听到和阅读课本，课本通过两种感官模式提供输入。

如果儿童有很强的语言技能，应强调语言调解（通过印刷文字交谈），并鼓励儿童描述他或她看到的内容，以保留信息。一种可能有助于儿童在单词中颠倒字母的策略是用手指沿着印刷的线条走。这种技巧有助于强调按正确的顺序阅读字母。阅读富含图片内容的材料（如漫画书）、带有标题和卡通的图片及旨在增强视觉词汇的计算机软件可以加强这些联系。口头指导和支持儿童的非言语问题解决过程，并对空间任务进行直接的言语训练，已被证明是非言语学习困难儿童的有效治疗策略。

一些研究支持使用彩色滤镜来提高阅读技能。由于视觉疲劳和视觉感知扭曲，儿童阅读困难，因此使用了彩色覆面，这些扭曲被报告为印刷品的移动（跳跃、褪色、消失、模糊）、印刷品与背景的融合及印刷品中的图案。研究表明，当儿童有阅读困难时，它们可能是一种有益的工具。Blaskey 等研究了 Irlen（彩色）滤光片在改善舒适度和阅读性能方面的有效性，并确定传统验光干预是否能有效缓解通过使用 Irlen 滤光片寻求帮助的人通常报告的症状。结果显示，两个治疗组的受试者的视觉功能都有所改善。尽管 Irlen 过滤器组的受试者在阅读速度、上下文中的工作识别或理解方面没有表现出任何显著的进步，但他们确实报告了阅读时视觉舒适度的提高。

6. 可视化 可视化技术或视觉图像的发展可能会延迟。像所有技能一样，这从具体到抽象。治疗师可以从帮助学生描绘他们可以触摸或感觉到的东西开始。使用一个里面有玩具或物体的手提包，儿童在没有视力的情况下就能辨认出来，这是一个很好的方法。

当材料变得不那么具体时，更多的视觉技能就会发挥作用。学生可能会被要求想象他或她所做的事情。作业治疗师可以提醒儿童考虑各种因素，如颜色、亮度、大小、声音、温度、空间、动作、气味和味道，从而促进儿童的思考。希望一旦儿童进行口头练习，他或她将把想象过程推广到阅读中。

视觉效果差的儿童可能有拼写困难，可能需要彻底学习拼写规则。他们也可能表现出阅读理解方面的问题。此外，他们可能难以形成字母，因为他们无法将其可视化。当儿童听写时，这一点就会变得明显。有时，儿童可以从声音中想象出一个字母，但它是颠倒的或缺失的部分。

7. 学习风格 所有学生都有自己喜欢的学习方式。当学生通过自己喜欢的方式学习时，儿童可以用更少的努力学习，记忆更好。图 9-3-4 显示了诊断学习风格。所有的学生都需要通过他们最强烈的感觉来学习，然后通过他们下一个最强烈的感受来加强。

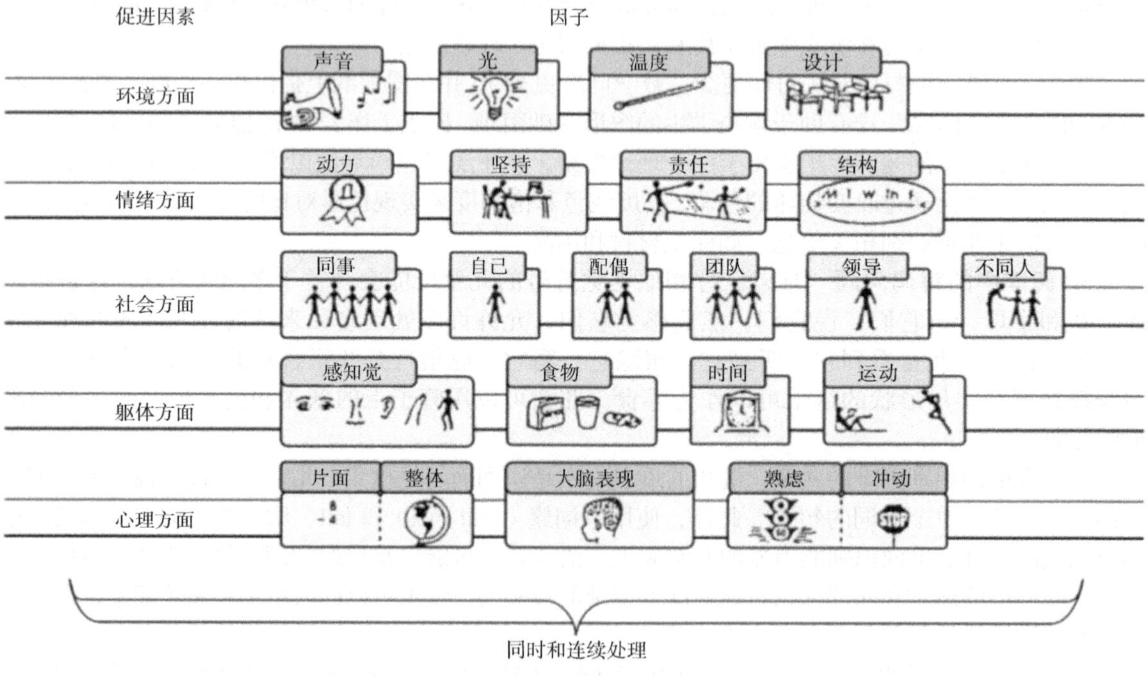

图 9-3-4 诊断学习风格（图片由圣约翰大学教育博士 Rita Dunn 提供）

听觉学习者在 40～45 分钟的正常时间内至少能回忆起 75%的讨论内容或听到的内容。视觉学习者能够记住他们看到的内容，并通过专注于他们看到的东西来检索细节和事件。触觉型和动觉型学习者通过触摸、操纵和处理物体来获得最好的同化效果。他们写字、涂鸦、画画或移动手指时更容易记住。最好通过艺术活动、烘焙、烹饪、建筑、制作、采访和表演经验向他们介绍材料。如果一个儿童在视觉处理方面有弱点使得他或她很难通过视觉来学习。这个儿童可以通过动觉和触觉更有效地学习。图 9-3-5 给出了动觉学习的建议。

- 在故事发生时，给孩子一个与故事相关的道具。孩子可以用道具表演他或她刚听到的东西。
- 提供制作单词的字母方块。
- 为了使学生能够建立模型和完成项目，提供简单的书面和记录的指示（孩子可以同时看到和听到书面指示，从而提高理解力和记忆力）。
- 使用宾果游戏、多米诺骨牌游戏或纸牌游戏来教授或复习阅读技能。这些活动允许运动、同龄人和成年人互动。
- 使用书写活动卡。在索引卡上粘贴彩色、趣味性强的图片，并添加一些刺激性的问题。鼓励孩子在阅读时积极参与。例如，孩子们可以边读边写，给关键词加下划线或圈起来，阅读时在重要部分旁边的空白处加星号，并在适当的时候写下评论。
- 使用胶水字母。
- 使用Boggle游戏中的方块。
- 玩拼字游戏。

图 9-3-5 对触觉和动觉学习者的建议

作业治疗师可以帮助老师确定儿童的感知优势和劣势，从而使适当的阅读计划与儿童偏好的感知模式相匹配，从而大大帮助老师。一旦儿童上了一年级，就必须确定老师使用的阅读程序。表 9-3-1 将阅读方法与感知优势和劣势及全局和分析风格相匹配。

表 9-3-1 将阅读方法与感知优势相匹配

读取方法	描述	阅读风格要求
语音教学法	孤立的字母发音或字母簇按顺序学习，并混合形成单词	听觉和分析能力
语言学	字母的模式被教授并组合成单词	听觉和分析能力
奥顿-吉林汉姆阅读教学方法	包括以书写和追踪活动的形式进行的语音和触觉刺激	听觉和分析能力联合视觉缺陷
整个单词	在阅读故事之前，先将生词放在卡片上，用句子形式呈现，并附上图片	视觉和全球优势
语言体验	学生们阅读他们写的故事	视觉、触觉和全球优势
费娜尔德法	语言体验法，加上学生用食指写字的手来复习生词	触觉和全球优势与视觉劣势相结合
合唱式阅读	小组一起阅读文本	视觉和全球优势
记录书	学生听 2～3 次书的简短录音，直观地跟踪单词，然后大声朗读所选内容	视觉和全球优势

除了感知能力，治疗师还必须记住儿童喜欢的接触新材料的方式。例如，全球学习者首先需要全面理解，然后才能关注细节。分析型学习者将细节拼凑在一起以形成理解。

8. 视觉运动整合 回顾一下，治疗师应该首先关注潜在的视觉感受功能，然后关注视觉认知功能。这应该按照视觉注意、视觉记忆、视觉辨别和特定视觉辨别技能的顺序进行。多感官书写方法可能有助于有视觉认知问题的儿童。闭着眼睛工作可以有效地减少视力增加所带来的影响，并减少视觉分心。闭上眼睛也可以提高对字母形成的动觉反馈的意识。

治疗师应了解课堂上使用的书写方法。如果儿童的首选学习风格是基于听觉系统的，那么可以通过使用点读笔来帮助他们学习书法。对于有视觉认知问题的儿童来说，手写程序似乎更容易。

患有视觉空间问题的儿童通常会选择随机的起点，这会从一开始就混淆写作任务。必须使用具体的线索来教授抽象的书法概念。例如，纸上的彩色线条或带有凸起线条的纸对那些难以知道字母在页面上的位置的儿童很有帮助。此外，在纸的左侧画绿色线表示走，在右侧画红色线表示停，这有助于儿童知道写信的方向化。书写表面的垂直方向也可以减少字母构成的方向混淆（向上表示向上和向下表示向下），而在水平面上的桌子上，向上表示远离自己，向下表示朝向自己。

对于经常颠倒字母和数字的儿童，方向提示可以与语言提示配对。这些认知线索依赖视觉图像来区分字母，包括以下内容：

手掌面向胸口，拇指向上，学生挥出两拳。左手将形成 a b，右手将形成 a d。

小写 b 类似于 B，只是没有顶部循环。

要制作小写 d，请记住 c 是第一位的，然后加一行来制作 d。

治疗师可以为学生制作提示卡，使其保持在他或她的办公桌上，具有常见的反转。Lee 根据视觉感知理论为笔迹中的反向错误制订了一个参考框架（图 9-3-6）。

单个字母和数字的反转错误。作业治疗师可以通过提供以下信息，在帮助减少字母和数字颠倒错误方面发挥积极作用：

- 为练习书写单个字母和数字提供机会的活动，重点是字母形式的独特特征和对比方向，如 b 和 d
- 提供机会练习检测单个字母和数字的独特特征的活动，如跟踪、着色和指向
- 字母和数字的演示、命名，以及对可能颠倒的单个字母形式方向之间差异的描述

单词和数字的字母顺序颠倒错误。作业治疗师可以通过让学生参与以下活动，在减少单词和数字字母顺序的颠倒错误方面发挥积极作用：

- 提供练习书写单词的机会的活动，重点是字母形式的独特特征和对比顺序，如 was 和 saw
- 提供机会分析与自身身体和空间相关的单词和数字模式的活动
- 鼓励孩子开始在一行的左侧书写的活动
- 纸张左侧的提示或视觉提示，提醒您从何处开始写作

图 9-3-6　变更假设

有视觉认知问题的儿童通常会出现超空间或欠空间单词。正确的空格应略大于单个小写字母的宽度。当儿童有书写间距问题时，作业治疗师可能会建议使用装饰好的压舌板或铅笔来隔开单词，或者干脆让儿童用手指作为指导。儿童还可以想象空间中有一个字母来帮助判断距离。

当学生需要额外的帮助来停在线条处时，可以使用带窗口的模板来教授书法。

这些模板可以用三扇窗户的纸板制成：一个用于单行字母（a、c、e、i、m 和 n），一个用于双线字母（b、d、k、l 和 t），第三个用于三行字母（f、g、j、p、q、z 和 y）。重要的是要考虑到视觉记忆是用来识别要写的字母或单词的，而运动记忆是产生书面产品的印记。因此，这可能是运动记忆，而不是视觉记忆，是问题的基础。

Dankert、Davies 和 Gavin 评估了接受作业治疗的发育迟缓学龄前儿童是否会表现出视觉运动技能的改善。儿童在一个学年内每周至少接受一次 30 分钟的个人课程和一个 30 分钟的小组课程。他们的表现与两个对照组的表现进行了比较：一组是接受作业治疗的发展中同龄人，另一组是未接受作业疗法的发展中的同龄人。结果表明，发育迟缓的学生在视觉运动技能方面表现出统计上的显著改善，并且与一般发育迟缓学生相比，他们的技能发展速度快于预期。

9. 计算机　许多优秀的幼儿教育计算机程序已经上市。对于所有年龄段的儿童来说，都有高度激励性的软件程序。电脑上的活书增强了书面语与口语的联系，并帮助发展视觉词汇。

电脑可以作为一种激励装置，帮助儿童提高对任务的注意力。它还提供了一种以独立方式练习技能的方法。训练和练习软件记录关于准确度和完成训练所需时间的数据，允许治疗师记录儿童的进步。治疗师可以通过改变背景颜色来调整计算机程序，以增强儿童的视觉感知能力。治疗师也可以放大书面信息，这样屏幕上显示的信息就更少了。

研究表明，儿童使用基于计算机的活动可以提高成绩。例如，Cardona、Martinez 和 Hinojosa

使用单主题逆向设计研究，对 5 名 3～5 岁发育障碍儿童进行了检查，以衡量使用计算机增加对发育适宜视觉分析活动的注意力的有效性。结果表明，在基于计算机的活动中，每个儿童对任务表现的注意力都有所提高，这是通过任务外行为的数量来衡量的。坐姿耐力和视觉注意力任务没有改变。所有参与者似乎都对基于计算机的活动感兴趣并积极参与。

需要更多的研究来检验更长的干预阶段及计算机干预在自然环境（如教室）中的有效性。研究了电脑游戏对幼儿园儿童的影响的作者建议使用电脑游戏来提高视觉感知技能。他们的发现表明，根据所需的时间和动机水平，电脑游戏比其他教育项目更有效率。

目前有相当多的文献支持使用虚拟环境技术来训练现实世界中的空间行为。作业治疗师应将此信息纳入其干预措施中。

第四节 案例分析——阅读障碍

案例研究 9-4-1

案例：小明在读小学二年级的时候，父母发现他经常无法集中注意力，阅读一段时间会比较疲惫，也经常标错拼音。

评估：

（1）作业治疗评估

1）视觉空间关系：空间能力差，小明很难辨别视觉上相似符号的差异（如“∞”或“≈”），也很难分辨只因顺序不同的词组（如“山上”或“上山”）或空间方向不同的单词（如“dad”和“bad”）。

2）图形-背景知觉：三年级的阅读书籍每页印刷文字多，提供的插图少。

3）视觉顺序记忆：无法回忆单词的确切顺序，视觉词汇差，以及视觉顺序记忆差导致的拼写错误。

4）信息处理能力：阅读解码障碍。

（2）验光评估：出现视觉疲劳。

治疗：

（1）目的：制订策略帮助小明提高视觉记忆。

（2）策略

1）短视觉记忆任务：通过电脑上的视觉记忆游戏来逐渐增加记忆任务的长度。

2）视觉辨别任务：从简单的表格过渡到更复杂的表格；减少每页打印的文字数量。

3）增加解码媒介：必要时可以使用语音来辅助解码汉字。

实训活动 9-4-1

目的：让幼儿在丰富多彩的活动中，充分锻炼和提升自身的视知觉能力。

步骤：评估阶段—准备阶段—实施阶段—再评估阶段—总结记录。

任务：

1. 评估阶段应该纳入哪些内容？可以选用哪些工具？
2. 准备阶段有哪些内容和注意事项？
3. 实施阶段需要侧重哪些内容？可以举例说明吗？

思考 9-4-1

1. 设计视知觉能力训练活动时需要考虑哪些因素？
2. 如何保证视知觉能力训练活动的有效实施？

总 结

1. 视知觉是视觉刺激的接收和视觉认知的总过程，是从事儿童工作的作业治疗师的干预重点。

2. 视知觉的参考框架基于发展理论、习得理论和信息处理理论的兼容理论信息。

3. 视知觉的评估包括视觉接收功能的评价、视觉认知功能评估、视觉空间测试、视觉感知测试、视觉运动整合测试。

4. Warren 的视觉-直觉技能发展的层次模型提供了一个单独评估视力而不考虑其他感官系统的框架，从下到上分别为：①3 种视觉技能：眼动控制、视野、敏锐度；②视觉注意；③视觉扫描；④模式识别；⑤视觉记忆；⑥视觉认识；⑦视觉适应。

5. 视知觉的干预策略包括治疗策略、认知策略、环境适应策略和代偿策略。

6. 团队协作在视知觉的作业治疗过程中特别重要。

实训活动 9-4-1 答案

1. 评估阶段应该纳入哪些内容？可以选用哪些工具？

在活动开始前，我们需要对幼儿的表现进行评估，记录他们在视知觉、视觉注意力和视觉记忆力等方面的情况。

通过观察幼儿完成任务时的表现和与他们的互动，我们可以更深入地了解幼儿在这些方面的能力水平，并为治疗活动提供依据。

2. 准备阶段有哪些内容和注意事项？

教具准备：我们需要收集各种颜色鲜艳、形状各异的玩具和教具，如不同大小和形状的积木、复杂的拼图、彩色的纸片等。这些材料应具有丰富的视觉特征，能够吸引幼儿的注意力并激发他们的探索欲望。

环境布置：为了给幼儿提供一个舒适、安全的活动环境，我们需要在教室内布置软质的家具、充足的光线及明亮的色彩。这样可以保证幼儿在活动过程中保持愉悦的心情和清晰的视觉感知。

人员分工：作业治疗师需要提前熟悉活动内容，并针对不同的视知觉训练内容进行适当的培训，以确保活动的顺利进行。

3. 实施阶段需要侧重哪些内容？可以举例说明吗？

视觉感知训练：我们将利用丰富的教具引导幼儿观察、触摸并描述各种形状、颜色和大小。通过这种直观的教学方式，幼儿将逐渐学会区分和识别不同的视觉元素，提升他们的视觉感知能力。

视觉注意力训练：为了锻炼幼儿的视觉注意力，我们将进行“找不同”的图片游戏。这些图片应设计为包含多个细微的差别，鼓励幼儿仔细查看并指出不同之处。这将有助于提高他们的视觉敏锐度和注意力集中度。

视觉记忆力训练：通过拼图游戏，幼儿需要在记忆拼图顺序的基础上完成拼图。这种游戏不仅可以帮助幼儿认识形状和颜色，还能够提升他们的空间想象能力和视觉记忆力。

思考 9-4-1 答案

1. 在设计视知觉能力训练活动时，应考虑幼儿的年龄特点、个体差异及他们的兴趣爱好。根据不同年龄段和个体差异调整活动的难度和形式，确保活动内容符合幼儿的认知发展水平，能够激发他们的参与热情和探索欲望。此外，还应注重活动的趣味性和互动性，让幼儿在愉快的氛围中学习和成长。

2. 为了确保训练活动的有效性，我们可以通过观察幼儿完成任务的表现来评估视知觉能力训练的效果。此外，还可以通过定期进行标准化评估工具的测试来客观地评估幼儿的视知觉能力发展水平。通过这些评估方法，我们可以及时调整训练活动的方案和方法，以更好地促进幼儿的视知觉能力发展。

第十章 依恋关系

学习目标

读完本章后，读者将能够：

✓ 了解不同学派依恋理论的异同。
✓ 熟悉不同儿童依恋的类型和儿童依恋发展的四个阶段。
✓ 阐述不同依恋类型的主要成因及其对儿童发展的影响。
✓ 叙述针对不同对象的依恋评估类型及其着重点。
✓ 解释不同类型的依恋干预措施及其作用原理。
✓ 思考如何把不同类型的依恋干预措施应用到自己日常的作业治疗活动和家长（照顾者）的教育中。

第一节 依恋理论

一、儿童依恋的基本概念

（一）儿童依恋的基本界定

1. 依恋的起源 母婴依恋的研究起始于约翰·鲍尔比（John Bowlby）。两次世界大战令许多儿童失去了父母或与父母分隔两地，被送进了孤儿院。孤儿院的儿童虽然得到躯体方面的照顾，但其心理精神方面仍未得到很好的照料。英国心理学家约翰·鲍尔比向WHO提交报告，指出机构养育的危害，尤其是母爱剥夺的危害。同期的动物研究也证实了这一观点。鲍尔比基于他的文化观和动物分离实验的研究，在《依恋与失落》一书中，从生态学、心理学、心理分析学、精神病学以至控制论、信息论的角度，阐述了早期社会依恋理论。

依恋最初是由约翰·鲍尔比提出，用以描述母婴之间形成的一种亲密情感连接。其实鲍尔比提出依恋这一概念时，并不认为其是婴幼儿时期才具备的特性，依恋应该伴随着整个童年期、青春期和成年期。但早期有关依恋的研究都是围绕着婴幼儿开展的，故提出依恋，大众并自然而然地把它和婴幼儿联系在一起，形成了对依恋这一概念的狭义理解。近年来，依恋理论在青少年和成人中也被广泛地研究，由此扩宽了大众对依恋的认识，形成了依恋的广义理解。

2. 依恋的广义理解 广义的依恋是指个体对某一特定对象长久持续的情感联结。其具有如下几点特征：①在特定对象上，依恋具有选择性。选择那些满足自己需求的依恋对象。②在行为表现上，依恋者寻求与依恋对象身体的亲近，喜欢在依恋对象的身上或身边出现。③在个体的心理意义或直接后果上，依恋双方特别是依恋者可以从中获得一种慰藉和安全感。它既是依恋行为的报偿，又是巩固、加强的情感基础、内在动力和良性循环。④在具有的强烈的情感意义上，依恋遭到破坏后会造成依恋双方尤其是依恋者的分离焦虑。这也从反面证明了依恋的意义。⑤和谐性，依恋者和依恋对象能够保持行为和情感的呼应与协调。

3. 依恋的狭义理解 狭义的依恋是指婴儿与第一照看人（通常指母亲）之间建立的一种情感上的联结，表现为分离时的紧张和寻找，重逢时的愉悦和轻松，并对陌生人形成一种排斥心理，如恐惧感，可见依恋对象能给婴儿提供一种安全感。依恋一般形成于婴儿出生 6 个月后，因为只有这时婴儿才具备“人和物永久性概念”，因而当母亲离开时，才会产生分离反抗和焦虑，才会将母亲视为探索环境的安全基地。但是，需要指出的是，依恋不是泛化的、指向所有人的反应，而是有特定对象的，这是依恋关系不同于一般人际关系的一个首要特征。

（二）儿童依恋的类型

美国心理学家艾恩斯沃斯（Ainsworth）等通过长期观察乌干达和美国家庭母子间的相互作用，根据分析婴儿在陌生情境中的行为表现，将婴儿的依恋分为三种类型：①安全型依恋（secure attachment）；②回避型依恋（avoidant attachment）；③焦虑-矛盾型依恋（anxious-ambivalent attachment）。1990 年，Main 等提出依恋的第四种类型，即混乱型依恋（disorganized attachment）。

1. 安全型依恋 安全依恋型儿童表现出舒适、安全的总体特征。与母亲在一起时，将其作为“安全基地”，以母亲为中心主动去探索环境，并不总是依偎在母亲身边，能与母亲进行近距离或远距离的交往，不总是注意母亲是否在场，在紧张情境下，能迅速回到母亲身边寻求保护和安慰。此类型的儿童对陌生人的反映比较积极，在母亲的鼓励下能顺利与陌生人进行交往。当母亲离开时，探索的行为也会发生变化，有的表现为哭泣，有的表现为苦恼但没有明显的分离焦虑，对玩具的注意力减少。当母亲重新回到身边时，他们会立即寻求与母亲的亲近和安慰，并能很快与母亲在一起愉快地玩游戏。安全型依恋儿童占 65%～70%。

2. 回避型依恋 回避型依恋儿童的人际关系趋于冷淡和疏远。这类儿童与母亲在一起时，很少关注母亲的行为，母亲在场或不在场的影响不大。在自由活动和其他不同程度的压力下，与母亲的身体接触很少，也较少会与母亲进行主动交流和分享。此类儿童胆子较大，表现为对陌生的人和事不退缩，能进行自主的探究。当母亲离开时，不哭泣，悲伤程度小，并未表现出分离焦虑，对母亲离开后归来并无特别积极欢迎的表现，也无明显喜悦的表露。实际上这类儿童并未形成对人的真正意义上的依恋。这种类型的依恋被认为是不安全的依恋，此类儿童易成长为具有反社会和攻击性行为的人体。回避型依恋儿童约占 20%。

3. 焦虑-矛盾型依恋 焦虑-矛盾型依恋儿童表现出依赖和退缩的特征。这类儿童与母亲在一起时，似乎离不开母亲，喜欢依偎在母亲身边，和母亲的身体接触比较频繁，对陌生事物的探索表现得不积极，对陌生的人或物呈现出拘谨和退缩的状态。当母亲离开时，此类儿童表现为极端的痛苦，出现反抗、哭泣的行为，悲伤程度较高。但当母亲返回时，又表现出一种矛盾心理——既想寻求与母亲的接触，同时又反抗与母亲接触。当母亲亲近他时，又生气地拒绝、推开，但是要他重新回去做游戏似乎又不太容易，不时朝母亲这里看。此种类型为不安全依恋，儿童容易表现出退缩性行为。焦虑-矛盾型依恋儿童占 10%～15%。

4. 混乱型依恋 混乱型依恋儿童对母亲有较多的身体接近或接触，与陌生人交往少，或表现为不友好。这类儿童在陌生情境下表现出杂乱无章或缺乏组织的行为，通常是以上三种类型儿童的混合特点及一些难以理解的、稀奇古怪的行为。研究表明，此类儿童是最不安全的依恋类型，其攻击性水平是安全型儿童的 6 倍之多，而且极易罹患精神障碍疾病。

（三）儿童依恋的发展阶段

生态学理论学家鲍尔比受洛伦茨（K.Lorenz）关于印刻现象的启发，认为人类的婴儿与别的小动物一样，生来就有一种内在的行为，这种行为表现为依附母亲或吸引母亲待在他周围，这使得幼仔能增加得到食物的机会，也能得到母亲的保护而免遭危险。鲍尔比根据自己的研究，提出了依恋发展的阶段模式。

1. 前依恋阶段（从出生到 6 周） 婴儿生下来就有一种有助于依恋情结发展的内在行为，如哭和笑等情绪反应能吸引母亲注意而待在他们身边，婴儿也会用手抓大人，凝视母亲的脸庞，一旦母亲做出反应，就能使母婴关系更亲近，这一年龄的婴儿已经能认识母亲的微笑和声音。

2. 依恋开始形成阶段（6 周至 6～8 个月） 婴儿开始区分熟人和陌生人，并做出不同的反应。婴儿会对父母做出依偎亲近的反应，但对陌生人表现出警觉的神情。但在母亲离开时，婴儿并不会表示“抗议”，表明此阶段依恋尚未形成。

3. 依恋形成阶段（6～8 个月至 18 个月） 婴儿对熟人产生依恋，并表现出分离焦虑。分离焦虑是一种具有普遍性的心理现象，一般来说，在 6～8 个月开始出现，到 15 个月时达到顶峰。在这一阶段，婴儿对母亲的离开表示强烈的抗议，想方设法让母亲待在自己身边，如哭闹、跟随母亲和抱着母亲不让其离开等。如果把婴儿带在公共环境中，婴儿把母亲看成“安全基地”，离开几步，就会回头看看母亲，或者跑回到母亲身边。婴儿对环境的探究活动需要得到母亲情感上的支持。

4. 互惠关系形成阶段（18 个月至 2 岁及 2 岁以后） 儿童在约 2 岁的时候，由于语言和表征能力的迅速发展使他们开始理解母亲离开的原因，并能预测母亲离开后会回来。因此，此阶段儿童对母亲离开的抗议减少，开始使用谈判的策略。他不会跟随着母亲，或不让母亲离开等，而是通过讲条件和提要求等，在母亲同意所提的要求和条件下，允许母亲离开。

从以上依恋形成的发展曲线可以看出，儿童认知能力的发展是其形成依恋的一个重要的前提条件。儿童通过依恋建立了与母亲的亲子情结的内部表征，使婴儿认识到母亲是最为信赖的和最为安全的存在。这一观念经过泛化，使儿童对人与人的关系产生一种爱和安全感，而成为个性的重要成分，它作为一种内部工作模式，指导儿童在成长过程中建立各种相互信赖和亲密的人际关系。

二、不同学派儿童依恋理论

（一）鲍尔比的依恋理论

最早关注依恋的研究者可追溯至弗洛伊德，他强调母亲是儿童“独一无二的、无可替代的、稳如磐石的和一生中最初也是最强烈的情爱对象”，儿童对母亲的依恋关系会成为“日后各种情爱关系的原型”。关于母婴依恋的研究，是从母婴分离造成的巨大影响开始的。鲍尔比认为依恋是一个持久的情感联结，这种联结是倾向于寻求和维持与某个特定对象的亲近关系，特别是在受到威胁的时候。依恋可以通过依恋行为表现出来，包括在独处时或者与陌生人待在一起时，婴儿会哭泣、叫喊、追随、靠近、抓挠和反抗等。婴儿总是间歇性地寻求亲近或者与依恋对象接触，尤其是在受到惊吓、生病、疲劳或处于其他某种应激状态时，或是在需要照顾和保护时，依恋系统就会被激活。依恋是对某个特定对象而言，如果一个人在儿童需要保护和安慰时，给予支持，则他很容易成为依恋对象。当这个依恋对象是可以接触到的，而且对婴儿的要求总是做出积极的反应时，依恋行为可能仅仅是瞅一眼或者时不时听一听，确认一下依恋对象的位置。鲍尔比进一步提出，依恋系统是一种目标校正系统，对婴儿来说，这个目标就是寻求“安全感”。一旦婴儿的安全感得到满足，依恋系统就会回到一种“稳态”（homostasis）。当这种依恋模式得到健康发展时，依恋者和依恋对象就会形成一种安全的情感联结。

（二）精神分析的依恋理论

早期精神分析理论认为，依恋起源于父母尤其是母亲对婴儿的喂养，喂养时母亲与婴儿相处的方式决定着婴儿的依恋性质，健全的依恋来自于母亲给予的温暖、宽容和充满感情的照料。依恋就其实质而言，是儿童对能够满足其生理需要的抚养者的一种情感联结。也就是说，在精神分析学者看来，依恋是以需要的满足为中介，在依恋发展的整个过程中，喂养方式、大小便训练及自居作用是影响依恋形成的主要因素。与早期精神分析理论不同，新精神分析不太重视内驱力和性本能，他们更强调人的社会存在性，认为婴幼儿与身边重要他人的关系决定着依恋的质量，如果缺乏这种与其他人的情感联系，儿童将不能顺利、有效地进行社会化。但与早期精神分析一样，他们认为父母对儿童生理需要的满足是依恋的起源和基础。

（三）社会学习的依恋理论

社会学习理论与精神分析一样，也强调早期经验和喂养方式在依恋形成中的重要作用，但两者对依恋的实质、依恋形成的机制却看法迥异。在社会学习理论者看来，儿童的依恋实质上是母亲满足其基本需要而获得的二级强化行为。具体而言，母亲反复与儿童的生理需求满足相联系，减少了儿童的基本内驱力，于是母亲的在场、微笑和声音获得了二级强化的性质。母亲就成了儿童依恋的对象。社会学习理论并未停留在对依恋的定性描述上，他们将母亲的照顾、惩罚或强化等作为自变量，研究这些变量对依恋的影响，并考察了依恋方式随年龄变化的特点，形成了一些重要的结论：母亲惩罚与儿童依恋之间并非直线性的关系，即高依恋与母亲中等数量的惩罚有关，而低依恋既可能与母亲的高惩罚有关，也可能与母亲的极端放任有关；母亲的善意照料是使母亲成为二级强化物的一个因素，与母亲的分离则是儿童焦虑的一个来源；儿童依恋方式和依恋对象随着时间的推移而变化，最初儿童可能采取依附、追随的方式来表现依恋，稍大一些，儿童则采取更为成熟的方式，如寻求注意和赞许来表现依恋。而且儿童也一再改变他的依恋对象，从最初指向母亲，到后来指向其他成人（如老师），再逐渐发展到指向同伴。

（四）习性学的依恋理论

约翰·鲍尔比在习性学基础上整合了精神分析理论、信息加工理论、精神病学理论，提出了迄今为止综合性最强、影响力最大的关于依恋的习性学理论。这个理论成为后来研究依恋的理论框架。习性学理论对依恋的基本看法是依恋具有生物学的基础，这些基础只有从进化的观点来看才能理解。鲍尔比在解释母婴依恋形成的机制时假设：人类进化过程中使婴儿产生了一种先天的倾向，即婴儿具有在无力照顾自己时发出信号（如哭、笑和依附等）以吸引成人的接近，从而满足自己各自需求的倾向，同时成人也具有对这些信号做出适当反应的倾向，这两种倾向相互作用，就形成了依恋。显然，在习性论者看来，依恋是一套生物学上的本能反应，它是人类长期进化的结果，其作用在于保护幼小的后代，为他们提供一种心理安全感。

习性学依恋理论的另一个突出特点是采用了“内部工作模式”（internal working model）的概念来解释依恋的内在作用机制。鲍尔比（1980）指出，儿童能够在与他人交往的基础上形成一种“内部工作模式”，其实质是儿童对自我、重要他人及人际关系的一种稳定认知。这种“内部工作模式”主要以无意识方式运行，并且一旦建立起来就倾向于永久的存在，它决定着儿童的行为方式，并成为儿童未来人际关系的参考系。此外，习性学的依恋理论把依恋看成是母婴双方协调发展起来的过程，这是依恋双方交互影响思想的起源。

（五）认知的依恋理论

认知的依恋理论不重视需要满足，也不重视学习强化，而是强调认知能力对依恋发展的影响。认为儿童依恋必须建立在两种认知能力上：一是学会区分环境中不同的人，二是具备认知永久客体的能力。如认知心理学家 Kagan 用“图式”来解释依恋的形成机制，认为婴儿在交往过程中会逐渐形成人和物体的图式。当与图式相似的刺激物出现，婴儿表现出愉快的情绪，当与原先图式略有不同的刺激物出现，会引起婴儿的兴奋、好奇和探索行为；当刺激物与原先图式差别过大时，则引起婴儿的害怕。婴儿在 6～9 个月时已形成对照顾者的专门图式，因此产生了特定的依恋。认知的依恋理论忽视生物成熟和情感在依恋形成中的作用。

（六）社会生物学的“亲情投资理论”

社会生物学家力图用生物学的观点来解释人类社会现象。他们认为依恋是母亲对儿童亲情投资的结果。这种理论假设女性为生殖做出了巨大的牺牲，她们每次生育孩子的数量极其有限，分娩后付出的代价已经相当高了，如怀孕周期长、分娩不适等。为了不让自己的心血付之东流，她便在婴儿抚养上投入更多的时间和精力，结果形成了对儿童的依恋。

（七）几种依恋理论的比较和评价

每一种依恋理论都从不同的视角对依恋的本质、产生根源及内在机制做出了解释，都不同程度地触及依恋的某些内涵和特质。例如，精神分析理论揭示了依恋的情感内涵，探讨了依恋的起源和本质，认为儿童早期的依恋性质将影响其成人后的各种人际关系，这些思想为依恋的后继研究奠定了基础；社会学习理论强调依恋的强化机制，认为依恋本质上是与需要满足相联系的二级强化行为，并采用实验法和问卷法对依恋进行了更为精确的研究；习性学理论揭示了依恋的生物进化根源，强调了依恋作用的双向性，并运用“内部工作模式”的概念来解释依恋的心理机制；认知理论则关注认知能力在依恋中的作用，强调儿童具备两种基本的认知能力是依恋产生的前提；鲍尔比的依恋理论解释了儿童对母亲依恋的机制，论述了最初几年母婴依恋关系的发展，这一理论框架之后被艾恩斯沃斯用陌生情境技术验证并拓展。虽然鲍尔比的理论框架着重阐述了母婴依恋，但它也与精神分析和社会学习的理论一样，认为不仅婴幼儿具备依恋，依恋也伴随整个童年期，直至成人。鲍尔比的依恋理论比后两者更进一步的是，它对于依恋的毕生发展不是泛泛而谈，其“内部工作模式”为依恋毕生发展连续性的解释提供了基础。

同时，每一种依恋理论都存在各自的局限性。例如，精神分析只停留在对依恋现象的粗略描述水平上，未能进行深入的实证研究；社会学习派的依恋理论片面强调外在强化对依恋形成的作用，但它并不能合理解释所有的依恋现象，如一些被严重虐待的儿童身上也会表现出依恋行为；习性学的依恋理论则忽略了依恋形成过程中的社会性因素，并且过于强调母亲在依恋形成中的地位，而忽略了其他抚养者的作用；认知理论看到了认知能力在依恋形成中的作用，但忽略了依恋的情感内涵。总之，如何科学地建构依恋理论，仍然是儿童社会性研究中的一个重要课题。

三、影响依恋类型形成的因素

如前所述，人类与生俱来就有相互联系的本性，通过这种联系，我们去感受、体验并对周围的世界加以理解。从出生的那一刻起，人类就依赖彼此之间的依恋关系来获得保护、舒适感和情绪的调节，以至于地球上所能提供的食物和居所都无法确保我们在没有这种亲密的关系下能茁壮成长。而依恋关系是在孩子出生早期与家长或照顾者互动的过程中，在还没有言语的阶段发展起来的，此阶段的孩子是如此的脆弱，出于生存的本能，与照顾者保持关系对孩子来说是生死攸关的问题。无论是面对善解人意的家长、抑或是有着不可避免地带着缺点的照顾者甚至是应对被忽略照顾乃至是虐待，孩子都只能根据自己的直觉来采取相应的策略，以便能与照顾者保持足够的亲近和联系，以获得安全感、保护、满足生理和情感的需求等，从而达到生存和成长的目的。这种策略逐渐地形成了孩子与外界和他人交往的风格，也就是前文所述的不同的依恋类型。

那么影响不同依恋类型的形成因素有哪些呢？有研究显示，当孩子感觉到不安全，觉得依恋对象不够亲近、不够感兴趣或不够敏感时，身体内的防御系统就会被激活。只有当安全感的主要目的达到，而且威胁感减弱时，其他行为系统如探索、接纳和关怀才能被激活。而这些行为系统与孩子的学习行为是密切相关的。

临床经验和大量的研究表明，安全的依恋关系不仅在儿童的心理发展和幸福感的获得中起着关键的作用，有针对年轻人的横断面研究发现，早年依恋模式的人格特征也存在于年轻人身上，并且除非家庭关系发生重大变化，否则这种特征会一直存在。因而，在人的整个生命周期中，这些特征对情绪健康也举足轻重，而且在成年的塑造过程中，依恋关系有助于确定他们将成为什么样的家长，从而影响他们自己孩子的心理发展。而在婴幼儿阶段家长或照顾者如果没有处理好与孩子的依恋关系，很可能是造成孩子发展出不安全的依恋关系类型的重要原因，从而对孩子一生的发展带来不良的影响，甚至与精神病之间存在着某种关联。

目前尚不清楚一些早期具体的依恋关系是如何内化成为一种单独的依恋类型，但根据依恋理论所述，在早期，婴儿很快就学会了与不同的人相处会有不同的事情发生，而从每一次亲密的接触中，婴儿都会有特定的体验。能肯定的是先有主要的依恋对象，然后才有对不同的人有不同的依恋次序。依恋理论指出，在儿童阶段孩子会融合并整合几种不同的关系模式，随着孩子表象思维能力的增强，对依恋的体验开始从关联中转化，并内化到孩子的脑海中，现实的体验演化成为关系运作的模式。到了青春期，如果机遇和压力没有明显的变化，就会形成一种固化、占主导地位的依恋类型。

发展心理学家的系统研究发现，孩子不同的依恋类型的形成深受父母或照顾者与他们相处的方式所影响，而且会形成不同的依恋类型。安全型依恋：父母尤其是母亲在早期对孩子发出的信号敏感，当孩子寻求保护和（或）安慰时，能随时都准备好，且能给予亲切的回应。逐渐使得孩子相信当遇到不利或可怕的情况时，父母（或照顾者）会给予有帮助的回应。有了这种保障，孩子就敢于大胆地去探索周围的世界。焦虑矛盾型依恋：这种类型的依恋模式是由于父母有时会在孩子身边，且能提供有用的帮助，但有时却不在，并利用离开、遗弃等的威胁方式作为掌控孩子的手段。孩子不确定当有需要时父母是否会在、是否会有回应或是否会提供帮助。由于这种不确定感，令孩子常常处于分离焦虑中而倾向于黏附家长或照顾者，因而对探索周围的世界感到焦虑。回避型依恋：这种依恋类型的形成是由于当孩子试图亲近母亲（或照顾者）以获取安抚或保护时，母亲不断地予以拒绝甚至是反复地拒绝回应。孩子对于在有需要时能得到回应和帮助缺乏信心，反而会希望被拒绝，并在某种程度上显示试图在情感上自给自足，在没有其他人的爱和支持下生活。以至于后来有可能患上自恋或有一个虚假的自我。混乱型依恋：大量的研究显示，此类型的婴幼儿表现出某种类型的杂乱无章的行为，但通常都不会是焦虑矛盾型的依恋。也有研究显示，已知被父母身体虐待或严重疏忽照顾的婴幼儿中可以见到这一类型的表现；另一种情况是在母亲患有严重的双相情感性疾病，且以不稳定和不可预测的方式去对待孩子，造成双重影响；又或者是母亲依然沉浸在年幼时失去父母的哀痛中或童年时曾遭受身体虐待或性侵犯的情绪中。而这一类型的婴幼儿显然是在临床上必须加以重点关注的。

然而，照顾者的敏感性与育儿的其他方面之间的关系目前还没有明确的定论，而事实上，大多数家长对孩子多变的情绪都能敏感地做出回应，而关键是疲于不断地做出回应的家长会发现，脾气暴躁的孩子更难以招架，这可能才是导致不安全依恋类型的因素所在。有研究指出，家长自身的依恋状态、反思能力和他们孩子的依恋安全性之间存在明显的相关性，他们的心理状态很可能通过他们的行为而传递给孩子。安全依恋的形成需要让孩子相信，他们的依恋对象始终会对他们的需求做出回应，且不会受到恐吓和敌意，也就是在接下来的干预部分提到的安全基地，他们的自我安抚和探索行为才不会受到过分的干扰。

随着对依恋理论研究的深入及评估工具的研发和优化，有统计显示，婴幼儿大概到 9 个月时就形成了其所属的依恋类型的行为特征，并且可以通过测量工具测量得到。许多在不同的文化背景下的依恋理论研究也显示，不同文化之间可能存在母性敏感度的表达和安全基础行为的表现上有所差异，但这些差异并不会使得依恋理论在不同的文化背景下失效，也就是说依恋理论适用于不同的文化背景。

有研究表明，依恋对象的偏好是有先后次序的，从母亲开始，婴儿逐渐建立起依恋对象的先后次序，而这一排序主要取决于以下因素：①孩子与照顾者相处时间的多少；②照顾者的护理质量；③照顾者对孩子的情感投资；④社会提示。

四、不同的依恋类型对孩子的影响

前瞻性的研究表明，当孩子 12 个月大时，所评估出的母子依恋模式可以高度预测孩子在三年半甚至 5 年后的行为方式。依恋模式一旦发展起来，往往会持续存在。其原因是父母对待孩子的方式往往会持续不变，而另一个原因则是每一种模式都有自我延续的倾向。研究显示，在孩子 12 个月大时，与母亲相处的方式被评定为安全型依恋模式的孩子，在 6 岁时被观察到孩子与父母之间拥有轻松而又美妙的亲密关系，孩子会以轻松友好的方式对待父母，以及进行自由流畅的交流；孩子很可能在幼儿园被工作人员描述为合作、受其他孩子欢迎、足智多谋和有韧性。因此，在家长（老师或治疗师）的眼里，安全型依恋的孩子是个快乐又省心，更值得照顾和教导的孩子。相反，焦虑矛盾型依恋的孩子，与家长的关系是亲密和敌意交集出现，而这种敌意时而隐匿时而显而易见，孩子好像总是期待家长的负面反应，表现得没有安全感、悲伤和恐惧。这类型的孩子很可能被描述为紧张、冲动、固执、容易发牢骚、过分寻求关注、容易沮丧，或被动无助，且试图通过炫耀来讨好自己。这类孩子往往令人印象深刻，容易被认为是故意所为。而回避型依恋的孩子则总是悄悄地与父母保持距离，与家长之间的问好都显得简短而又正式，谈话内容也尽量不涉及个人；孩子常常忙于玩玩具或其他活动，而忽略父母对其所采取的主动性或对父母抱怀疑的态度；孩子通常被描述为性情孤僻、与人保持距离、敌对、并容易倾向于欺负其他孩子。而那些混乱型依恋的孩子，5 年后被观察到倾向于控制或支配父母，其控制或支配的方式之一是以羞辱或拒绝的方式对待父母，或者是另一个极端，显得过分热心和保护；孩子和父母之间的对话显得支离破碎，有上句没下句，提出的话题会突然改变；就是临床上见到的，孩子和父母的角色颠倒。有关依恋类型的研究显示，婴幼儿中安全型的依恋模式约占 65%。除了安全型的依恋，其他的类型都被归类为不安全依恋类型，而上述那些不安全依恋类型的孩子的行为，容易引起家长、老师或治疗师的负面情绪反应，因而造成恶性循环。

进一步的临床研究（Matas，Arend，Sroufe，1978）发现，两岁半的各种依恋类型的孩子，在研究中被要求完成一项必须通过他人的帮助才能完成的小任务，这一过程中母亲可以与孩子自由交流。该试验发现，孩子在遇到困难需要帮助时，母亲与孩子的互动表现与 18 个月前母亲与孩子之间表现出的依恋模式密切相关。18 个月前被评估为安全型依恋的孩子，母亲对孩子会表现得关注和敏感，并以有益和鼓励的方式去回应孩子的成功或所遇到的困难；而相反，之前被评估为不安全依恋类型的母亲，表现出对孩子不够关注和不敏感，母亲的某些回应对孩子不但没有帮助，且不合时宜；某些母亲很少顾及孩子的感受和正在做的事情。有些母亲甚至会去积极地阻挠孩子去尝试并拒绝给予帮助。从这些试验中我们可以得到启示，从鼓励孩子探索和学习的角度去看，安全型依恋模式的母亲所采用的互动模式，为我们在儿童的作业治疗干预和作业治疗师与孩子之间的互动方式提供了一个很好的示范模式。另外，从以家庭为中心的角度去看，由于在婴幼儿期，母亲对孩子发展的巨大影响，也非常有必要去了解导致母亲和孩子之间所采取的互动相处方式背后的原因，并给予适当的指导和情感上的支持，必要时可以转介给精神科专家进行干预。

尽管依恋模式会持续存在，但也并非一成不变。有研究显示，在出生最初的 2～3 年，依恋模式只是孩子与父母关系中的一种特性，如果父母分别以不同的方式与孩子相处，那么，孩子也会因父、母的不同而用不同的模式与父、母相处。也就是说，依恋模式的相对稳定不能完全归因于孩子与生俱来的气质。然而，任何依恋模式上的改变都应该是“事出有因”的，如教养方式的改变、照顾者的变更、儿童期的重大创伤或成年后因接受治疗而带来改变等，而在早期经历严重的逆境或曾遭受虐待的儿童，其变化的轨迹会更加飘忽不定，难以预测。

随着孩子的长大，依恋模式会逐渐强化为孩子自身的一种特性，也就是说孩子会倾向于把这种模式或其衍生的某种模式强加于新的关系中，如与治疗师或老师的关系。在考虑到依恋模式的延续性时，到了6岁的时候，这些模式在多大程度上会植根于孩子的性格？如果父母依然用这种方式对待孩子，又会有多大程度反映在孩子的性格上？根据临床经验，有专家提出，这两方面都会有作用。他们认为，最有效的干预措施是同时对孩子和家长进行干预。而究竟是母亲还是父亲对孩子的性格影响大，目前还没有明确的定论。但专家认为，在绝大多数的文化背景中，婴幼儿在生命最初的几年由母亲照顾的比较多，因而，与母亲之间的互动似乎更有影响力。

经过多方面的观察与研究，很多学者认为，良好的依恋关系能为孩子提供一个安全基地，因为亲近感可以减轻压力和不确定性，从而缓冲焦虑和脆弱感。

横断面和纵向研究的结果表明，安全依恋与孩子多方面的良好功能发展之间存在关联，依恋的安全感似乎也是孩子生理应激反应的缓冲剂。早期的不安全回避型依恋与后来的攻击性、反社会行为和负面情绪之间存在着密切的联系。早期不安全的焦虑矛盾型抗依恋和后来的焦虑和被动退缩行为之间有相关性。不安全的混乱型依恋与后来的敌对、攻击行为及分离密切相关。

在理解了不安全的依恋关系可能对个体所带来的影响后，对孩子与照顾者之间的依恋关系所存在的问题的评估和了解，可以对孩子或家长的心理干预提供有价值的信息。对无意识的、非言语的，甚至是生死攸关的策略进行根本上的改变，在孩子发展的早期就采取措施比成年之后更加简单。

第二节　评估与诊断

一、依恋关系的评估

如前所述，依恋是孩子在与照顾者相处和互动的过程中建立起来的一种行为反应的模式，这种反应模式会整合到孩子对依恋对象和自我的内部运作程式中，并在与依恋相关的行为中体现出来。因此，基于这种推理，我们可以通过唤醒孩子的依恋系统来观察孩子的行为表现，从而对其依恋关系的内部运作进行评估。虽然，行为表现建基于内部的运作程式，但同时会受其他因素的影响，也就是说，行为表现并非总是与内部运作程式保持清晰的一致性。而对于那些依恋模式还没有形成的孩子，其行为更多是出于随意。

临床上依恋关系的评估分为两大类，一类是对儿童的测试，另一类是对成年人和照顾者的评估。针对儿童的测试方法可以分为三大类：①纯粹的行为测试，如陌生情景测试法、依恋Q-分类法（观察行为测试）；②测试孩子依恋的运作模式，如儿童依恋访谈；③结合行为和内部运作模式测试，如叙述故事干评测技术。而对成年人的评估方法大致分为两类：①针对成年人依恋模式的测试，如成人依恋访谈；②针对成年人照顾者及其照顾行为的评估，如母性敏感度量表、照顾指数、照顾者行为分类系统等。下面将分别进行叙述。

（一）针对儿童的依恋评估

最著名的依恋评估是行为学上的评估——陌生情景测试法（the strange situation procedure）。此测试方法由Ainsworth于1969年设计和研发，之后由不同的学者进行了改良。它通过用特定的压力源来刺激孩子的依恋系统，观察因此而诱发出来的反应性行为，从而推断孩子对其主要照顾者的依恋行为属于哪一类型。该测试法因孩子的不同年龄段而不同。

1. 分离-重聚测试法（separation-reunion procedure）

（1）陌生情景测试（strange situation test）：适用于9～18个月大的孩子。

此测试方法是一个结构化的测试过程，包含一系列为增加孩子压力而设的3分钟长的情景，旨在激活孩子的依恋系统，以便观察孩子的行为反应。评估在检查室里进行，最好有两个房间，房间之间有一面单向镜子，观察者可以通过单向镜子观察到检查室里的活动，同时要对评估过程进行录像。检查室里有适合孩子年龄段的各种玩具。此测试的程序如表 10-2-1 所述。

表 10-2-1 陌生情景测试法程序

序号	出现的人物	时长	行动概述
1	母亲、孩子和观察者	30 秒	观察者向母亲和孩子介绍观察室的情况后离开
2	母亲和孩子	3 分钟	孩子在探索环境时母亲不参与；必要时，母亲 2 分钟后诱导孩子玩耍
3	陌生人、母亲和孩子	3 分钟	陌生人进入观察室，第一分钟：陌生人不说话；第二分钟：陌生人与母亲聊天；第三分钟：陌生人接近孩子。3 分钟后母亲悄悄地溜出检查室
4	陌生人和孩子	3 分钟或更少*	第一个分离时段。陌生人的行为是去迎合孩子
5	母亲和孩子	3 分钟或更多**	第一个重聚时段。母亲向孩子问好和（或）安抚孩子，然后尝试让孩子继续玩耍。然后母亲说“再见”并离开
6	孩子独处	3 分钟或更少*	第二个分离时段
7	陌生人和孩子	3 分钟或更少*	第二个分离时段的延续。陌生人进入检查室且调整自己的行为去迎合孩子
8	母亲和孩子	3 分钟	第二个重聚时段。母亲进入检查室，向孩子问好，然后把孩子抱起，同时陌生人悄悄离开

*如果孩子过度痛苦，时长可以减少；**如果孩子需要更多时间重新参与游戏，则时间可以延长。

评估结果能为孩子的依恋类型的分类提供有用的数据，并就每个类型中的亲近寻求、接触的维持、逃避和抵抗四个方面用有七个间隔点的评分量表进行评分；并就上述行为的混乱程度给出一个九分制的进一步评分。

由于评分的标准较为复杂，它需要训练有素的专业人员，根据孩子与母亲和陌生人之间互动所表现出来的探索水平、与母亲分离时所表现出的痛苦及与母亲重聚时的行为表现来进行准确的评分。因此，在临床的应用上需要大量的人力、物力和时间的投入。

此评估方法在临床上使用非常广泛，且备受推崇，且有研究显示其具有良好的信度和效度，有助于制订适当的干预方案。

（2）学龄前陌生情景测试（preschool strange situation）：适用于 3～4 岁儿童。

此测试由 Cassidy、Marvin 和 MacArthur 等于 1987 年研发，之后也几经修订。可以使用原有的或修改后的陌生情景测试法的程序，两种方法都同样包含两次 3 分钟的照顾者与孩子重聚。分类标准如下。

1）回避型-不安全回避型依恋：超脱、中立的沟通方式，尽管没有完全拒绝与家长的互动，但有身体和情感上的回避。

2）安全型-安全型依恋：利用家长作为去探索的“安全基地”。轻松、开朗和顺畅的重聚行为和交流。

3）矛盾型-不安全焦虑矛盾型依恋：对分离表现出强烈的抗拒，且热切地寻求亲近和重聚。行为表现幼稚、腼腆且有微妙的抵抗。

4）控制型-不安全混乱型依恋：试图通过惩罚或照顾行为或两者兼备来控制家长。

A. 控制-惩罚型：针对家长的愤怒、惩罚、羞辱或拒绝行为。

B. 控制-照顾型：针对家长的照顾行为，提示家长和儿童角色的逆转。

C. 控制-普通型：具有惩罚和照顾行为特征的控制行为，或与这两种类型不同的其他控制行为。

如不符合上述任何类型特征的行为表现，则归类为 IO 或 U 不安全/其他或无法分类型。

有研究显示，此评估方法在上述的五种依恋类型的依恋评估中有很好的信度，尤其是在区分安全和不安全依恋类型方面。而效度方面则有研究显示其在结构效度方面不够完整，而且在区分安全和不安全依恋类型时也有重叠的现象出现，更有研究指出该评估工具无法清晰分辨不同类型的不安全依恋。更有研究指出该评估与下述的依恋 Q-分类法（attachment Q-set）评估的相关性较差。尽管如此，此评估方法在学龄前儿童的依恋评估中还是比较常用。

2. 依恋 Q-分类法 适用于 1～5 岁儿童。

此分类法于 1985 年由 Waters 和 Deane 研发，并在 1987 年进行了修订。这是一种行为观察评估方法，此方法并不像分离-重聚方法那样人为地引入压力源，而是通过较长时间在自然的情景中观察孩子，透过在自然的环境中所产生的压力源来观察孩子的反应性行为，包括孩子在家或在公众场合、户内或户外，涵盖与孩子依恋相关的安全基地、探索性行为、情感反应和社交认知等一系列广泛的行为。观察者对孩子至少进行两次观察，每次以 1.5～2 小时为宜。由于评估有赖于在自然的情景中自发产生压力源而引起孩子有寻求亲近的行为，而这一点在评估中是无法确保的，因而，可能导致耗时较长。同时由于此分类法只能分别出安全和不安全的依恋关系，而不能进一步分辨出不安全依恋关系中的各种类型，以上原因导致其临床应用上受到了一定的限制。

有研究显示，此分类法在受过培训的专业测试者间有很好的信度，而专业的测试者和受过培训的家长之间的信度则是中等，而母亲前后两次的测试的信度也较好，因此有学者建议家长在使用此分类法时可以连续两周对孩子进行两次评估，然后取其平均值。效度方面也有研究显示，家长评估时，依恋 Q-分类法与陌生情景测试所得出的结果相关性较差；而在这方面专业人员评估的结果则有很好的效度。

在临床应用上，此方法有个明显的优势就是无论观察者是专业人员或家长，都是按照每个项目的描述对孩子的同一行为进行评分，这可能会减少由于观察者的偏见而影响评分结果的概率。而且评估在不同的自然情景中进行，似乎更能反映孩子的真实情况。至于家长评估时的信度效度不高的问题，有学者认为可能是因为家长对孩子不够敏感和不够客观所致，然而，换一个角度看，专业人员也可以从家长的评分偏差中获取一些家长与孩子之间关系的有用线索。

3. 儿童依恋访谈（child attachment interview，CAI） 适用于 7～12 岁儿童。

此评估方法由 Target、Fonagy 和 Shmueli-Goetz 于 2003 年研发。是一个半结构化的访谈，通常会进行录音或录像。访谈的程序与下面要叙述的成人依恋访谈（adult attachment interview，AAI）相同，着重点是评估孩子近期与依恋相关的事件及分别与父亲和母亲之间关系的现状。其评估结果反映孩子对父亲、母亲的依恋的安全感和关于依恋的整体精神状态。与前面叙述的两种行为测试法不同，此评估方法测试的是孩子的依恋系统内部运作模式。当然，这一类的评估工具适用于有较好表达能力的儿童。

访谈共有 14 个提问，测试者分别对孩子的口头回答和非言语沟通进行评分，而其中口头回答部分有三项要对父亲和母亲分别进行评分，这三项分别是“预先愤怒”“理想化”“不予理睬”。对孩子的口头回答评分还包括对孩子回答中显示的一致性、发展和反思进行评分。除了对口头回答进行分析外，还对儿童在访谈情境中的表现和问题的答案进行行为分析，包括眼神交流、语气的变化、明显的焦虑、与采访者有关的姿势变化及言语和非语言表达之间的矛盾等。

孩子的评分要在 5 分或以上才能归类为安全型的依恋关系。而对父亲和母亲的依恋安全级别评分，必须在预先愤怒、理想化和不予理睬的项目中获得 3 分或以上才能算是安全级别（其等级分为非常安全、安全、不安全和非常不安全）。

关于此评估工具的信度，有研究显示评估者内的测试信度很好，而关于评估者之间的信度则没有多少文献提及。效度方面的研究显示此评估工具有较好的效度。在临床上，此评估工具能给出孩子依恋系统内部运作模式的重要信息。然而，值得注意的是此评估方法是通过令孩子反思他们分别与父亲和母亲的关系并加以表述出来，然后根据孩子言语和非言语的回应进行评分，除了要求孩子有一定的口头表达能力之外，对那些可能正在遭受情感或身体虐待，又或被疏忽照顾的孩子而言，这可能会对他们自我保护和压力应对机制造成挑战。因此，在使用此评估工具之前，测试者必须接受评分和执行与管理方面的培训。

与儿童依恋访谈（CAI）原理相似的评估还有分离焦虑测试（separation anxiety test）和依恋相关图片评估（related picture-based attachment assessments）。由于篇幅有限就不在此详述了。

4. 叙述故事主干评测技术（narrative story stem techniques，NSST） 研发始于 20 世纪 90 年代，并相继发展出几种不同的评估方法，如麦克阿瑟系列故事测验（MacArthur story stem battery MSSB，Bretherton 等，1990）、故事主干评估检核表（story stem assessment profile SSAP，Hodges，1990）、曼彻斯特儿童依恋故事任务（Manchester child attachment story task MCAST，Green 等，2000）等。叙述故事主干评测技术都遵循一个基本的测试方法，测试者先向被测试的孩子展示一些不同的家庭成员的玩偶，包括一个与被测试的孩子相同性别的儿童玩偶，有些测试还会用到小动物玩偶。不同的评测所包含的故事干和玩偶数目会不同，但评测的步骤却大致相同。评测开始时，测试者用这些不同角色的玩偶来发起一个故事的开头，然后把故事和玩偶的控制权交给受测试的孩子，并对孩子说：给我看看并告诉我后来会发生什么事情？在孩子表达的过程中，测试者可以用提示或者试探性的提问去引发孩子更清晰的反应，必要时也可澄清孩子在故事中所要表达的意图。这类型的测试是通过用不同的角色玩偶和动物角色，加上故事干所设定的情景来诱发孩子的焦虑从而表现出来的行为反应，而不是孩子行为的本身，其所评估的是孩子的内部依恋系统的运作模式和行为两者的结合。在临床上的应用也较为广泛，当然，不同的评测其信度和效度的表现也有差异。

（二）针对成人的依恋模式评估

由于依恋关系存在于照顾者和孩子之间，因此，依恋关系是双方的。尽管本书主要阐述的是儿童作业治疗，笔者认为有必要提一下成人依恋关系评估（adult attachment interview，AAI）。

此评估由 George、Kaplan 和 Main 于 1984 年研发，最近的修订版是 1996 年版。评估采取半结构化的访谈形式，可以同时进行录音或录像。访谈共有 15 个标准化的问题，而每个问题都有标准化的探测领域，并按固定的次序进行提问。要求被测试的成年人回忆起童年时与父母双方的经历，并从他们现在的角度来对这些经历进行评判。提问的内容包括对与父母关系的总体描述、自我记忆中父母对其支持或发生矛盾冲突的具体事件，以及目前与父母关系的描述。另外，被测试者还会被问及两个额外的问题，分别是生命中重要人物的去世给他们的生活造成的具体的损失；创伤的经历（包括被严重虐待）。评估者根据被测试者所提供的对体验和对其所造成的影响的描述去按照标准的评分系统进行评分，而评分的重点是访谈中被测试者所描述和表达的依恋关系特性的连贯性而不是表述本身，此评测可以得出以下的分类结果。

1. 自主-安全型 被测试者能够连贯性地对经历进行反思和讨论，陈述清晰不会纠结或断断续续，且前后连贯一致。

2. 回避-不安全型 被测试者对父母的描述非常正面，但却没有证据去支持或与后来回忆的事件相矛盾，经常坚称他们不记得童年的依恋经历，似乎在尽量回避对依恋相关信息的关注。

3. 心事重重-不安全型 被测试者在访谈过程中经常使用冗长、混乱的句子去描述，对依恋对象表现出困惑、愤怒或被动的关注。访谈似乎引起了他们对依恋相关信息的过度关注。

4. 悬而未决-混乱型 被测试者在谈及与损失或创伤（如虐待）相关的具体事件时表现得语句杂乱无章，在讨论中出现内容监测或推理上的实质性错误。

5. 无法分类型 用于那些在访谈中描述的话语显示出相互矛盾的模式组合，因而无法分类的被测试者。

有研究显示此评估工具有良好的信度和效度，临床上可用于测试成人并用于预测其与被照顾的婴幼儿之间的依恋关系，并进行有针对性的干预。此访谈和评分需时较长，且测试者要经专业培训才能使用此评估工具。

（三）针对照顾者的评估

前文分别叙述了对孩子和成人的依恋评估，接下来要阐述的是成人对孩子照顾方式的评估。

1. 母性敏感度量表（maternal sensitivity scales）　在 20 世纪 60 年代末 70 年代初由 Ainsworth 等研发和创立。通过观察的方法，评估婴幼儿母亲的母性特征。整个量表分为四个部分。

（1）量表 1：对婴儿信号的敏感与不敏感。此评估涉及观察母亲是否能感知和准确地诠释婴儿行为中隐含的信号和交流的能力，并根据其对婴儿信号的理解，迅速并适当地做出回应。而评估母亲的敏感性有四个必需的构成，分别是：①对信号的在意程度；②对信号诠释的准确度；③对信号回应的适当程度；④对信号回应的及时性。评分标准分为五个等级：高度敏感=9 分；敏感=7 分；没有一致性的敏感=5 分；不敏感=3 分；高度不敏感=1 分。“高度敏感”是指母亲对婴儿发出的信号非常敏感，并能够从孩子的角度去看问题，因而能迅速而适当地做出回应。等级根据以上的标准而依次递减。而“高度不敏感”的母亲几乎完全是根据自己的意愿、情绪和活动来运作，回应主要受自身内部信号的影响而不是孩子，因而经常会忽视或歪曲孩子行为的含义，造成回应不恰当或者是支离破碎和不完整。

（2）量表 2：合作与干扰婴儿的持续行为。此部分量表主要评估母亲的干预在多大程度上打断、干扰或中断婴儿的连续性活动，而不是根据婴儿的状态、情绪和当前兴趣，在时效性和质量上进行协助。其干扰的程度可以从以下两个方面进行评估：①对婴儿活动在身体上的实际干扰程度；②干扰的绝对频率。评分标准与量表 1 相似，五个等级分别是：明显地合作=9 分；合作=7 分；轻微干扰=5 分；干扰=3；高度干扰=1。这里“明显地合作”是指母亲尊重孩子的自主性，认为孩子的意愿和活动有其自身的效用，将婴儿视为一个独立的、积极的、自主的个体。她会安排好周围的环境以尽量减少去直接控制孩子和其他干扰。而“高度干扰”是指母亲似乎认为孩子是自己的私有财产，可以按自己的想法随心所欲地对待和行事，因而将自己的意愿强加于孩子，或者按自己的标准去塑造孩子，而忽略了孩子的意愿、情绪和自主行为的自身效用。

（3）量表 3：接受与拒绝。此部分量表评估的是母亲对婴儿的积极情绪和消极情绪之间的平衡，以及她整合或解决其冲突情绪的能力。“接受度高”是指即使婴儿生气或反应迟钝，母亲也会接纳。尽管母亲偶尔也会被孩子的举动所激怒，但也不会把孩子视为自己的对手。而“高拒绝度”是指母亲可能会认为孩子过度打扰了她的生活，因而经常因为孩子而感到愤怒和怨恨，并通过不断违背孩子的意愿或经常以责骂的方式和恼怒的情绪来表达对孩子的拒绝。

（4）量表 4：易亲近与忽略。此量表评估的是母亲在家中对婴儿心理上和身体上的可亲近性。“易亲近”是指尽管有其他事情让母亲分心或需要关注，但她似乎都能够注意婴儿发出信号和交流意愿。而“难以亲近”或者“忽略”是指母亲常常专注于自己的想法和活动以至于忘记了孩子的存在，更不用说孩子所发出的信号了。

有研究显示此量表有良好的信度。而效度方面，此量表的研发者 Ainsworth 等的研究也发现，此量表评估的结果能显著地显示出安全型依恋（B）与不安全型依恋（回避型依恋 A 与矛盾型依恋 C）组别之间的显著差异。因而，其临床的实用性非常高，有学者甚至指出，此量表有助于去进一步了解遭受情感虐待和被忽略照顾的儿童家长的共同特性。

2. 照顾指数（the CARE-index）　由 Crittenden 于 1981 年研发并发表。之后也几经修订，最近的一次修订是 2004 年。用于评估成人照顾者与孩子之间互动的质量，适用于照顾 15 个月到 3 岁孩子的家长（父亲或母亲）、照顾孩子的其他亲属、幼儿园老师和临床的儿童工作者（当然也适用于儿童作业治疗师）。研发者强调，此评估工具的重点不在于照顾者的个人特质，而是照顾者与孩子之间特定关系的特点。因而，同一个被测试者，对不同的孩子可能会评测出不同的结果。可以理解为此评估评测的是照顾者和孩子的特质在相处互动中相互作用的结果。

评估的方法是在没有任何压力的情况下，拍一段 3～5 分钟照顾者与孩子游戏的视频，地点可以是家里、幼儿园或医疗康复机构。评分标准与母型敏感度量表相似，主要是围绕成人照顾者对孩子发出的信号的敏感度进行结构性评分，也就是前文提到的，对成人与孩子之间互动的二元结构进行评分。评估者通过观察成人照顾者和孩子之间的游戏活动，按照评分手册的指引，对下列七个项目进行评分：①面部表情；②言语表达；③体位与身体接触；④喜爱；⑤轮流的偶发；⑥控制；⑦活动的选择。而每个项目又分为对成人照顾者和孩子的评分。对成人照顾者的评分分为三个档次，分别是敏感、控制欲强和反应迟钝；对孩子的评分分为合作、困难、被迫和被动四个档次。从评估的七个项目可以看出，前面四个项目倾向于对双方之间的情感进行评估，而后面的三个项目是对实时的偶发事件进行评估。

此评估工具的研发者 Crittenden 指出，虽然此评估工具评估的是照顾者和孩子之间互动的敏感度，但其独特之处是同时也评估了孩子的适应模式是“被迫”或是抑制，因而无法与相类似的评估工具作相关性研究去检测其效度。但另外，研发者用此评估工具对不同类型的母亲进行了测试，如中产、低收入、听障、智力障碍、低风险、虐儿和疏忽照顾的母亲，测试结果显示她们之间存在显著差异。而信度的研究也显示，评估者必须接受评分方面的正规培训，并且要定期与有经验的评估者一起进行研讨，才能保证评估的信度在较高的水平。

3. 照顾者行为分类系统（caregiver behavior classification system） 由 Marvin 和 Britner 于 1996 年研发。适用于学龄前儿童的家长。评估的方法是通过观察陌生情景下家长与孩子的互动及其他情形下家长与孩子分离和重聚时家长的行为模式，并就家长的眼神注视、靠近和接触的安排、话语的质量、情绪的调节及对孩子行为上的规限或管教等方面进行评分。根据依恋理论和研究表明，家长照顾孩子的行为与孩子依恋策略的形成密切相关。在此基础上，此分类系统就家长的养育行为模式的十个方面进行九个质量等级的评分，这十个方面分别是：①情感；②过度涉及依恋；③角色倒转；④拒绝；⑤忽略；⑥为实现目标施压；⑦负面影响；⑧敏感性；⑨家长的喜好；⑩对探索能力的支持。

照顾者行为分类系统的评估结果分为五大类。

（1）有序-安全 BETA 型：此类型的家长和孩子在陌生的情景中相处时，乐于监察孩子的玩耍，表现出既轻松又亲密的行为模式，并能在孩子有需要时提供安抚。

（2）有序-不安全 ALPHA 型：这类型的家长在与孩子相处时表现出回避或拒绝亲密和照顾性的互动，要么尽量去减少与孩子的互动，要么只是在孩子进行探索性活动时才进行互动。

（3）有序-不安全 GAMA 型：家长在与孩子相处时表现出过度地鼓励孩子的亲密、依赖行为，但同时又抱怨因此而带来的负担。

（4）无序-不安全 DELTA 型：家长在与孩子相处的过程中表现出混乱无序的行为模式，似乎 ALPHA、BETA 或 GAMA 型都兼而有之，有时甚至放弃作为孩子的照顾者责任。

（5）IOTA 型：这一类型的家长在与孩子相处的过程中，其行为表现能找到 ALPHA、GAMA 和 DELTA 三种不安全型的不同组合，甚至是三者的组合模式。

此评估工具的研发者对此分类系统作了效度方面的研究，发现此分类系统评估出的五种类型的照顾者，与陌生情景测试对学龄前儿童的评估结果所对应的依恋类型有着高度的相关性。同时他们还指出，此分类系统评估出的有序-安全 BETA 型与其他非 BETA 类型的评估结果，与陌生情景测试评估出的安全和非安全型孩子的一致性高达 85%。而信度方面的研究也表明此分类系统有良好的测试者间信度。此分类系统虽然也应用到了在陌生情景下观察家长与孩子的活动，但与陌生情景测试不同的是它重点观察的是成人照顾者的行为模式而不是孩子的内部系统运作模式，当然，此分类系统还应用到其他非陌生情景，在这种对孩子所造成的压力较少的情况下，观察成人与孩子分离和重聚时的行为模式，而正如研发者所指出的，这方面评估的效度还有待于进一步的研究校验。同时，现有的效度研究发现其评估结果与陌生情景测试有着密切的相关性，正是由于此分类系统有着与其他评估工具不同的独特之处，使得我们可以结合其他的评估工具（如陌生情景测试），去更进一步地探究依恋模式形成的前因与后果，从而更有针对性地采取干预措施。由此可见，此分类系统在临床上有着巨大的推广和应用潜力。

4. 照顾经验访谈（experiences of caregiving interview） 由 George 和 Solomon 于 1996 年创立。这是一个半结构化方式的访谈，着重测试家长所表现出的照顾模式的内部思维运作。要求家长在访谈中从家长的角度去描述他们与孩子之间的关系，以及他们如何处理与孩子分离和开始上学时遇到的与依恋相关的问题。此评估的重点是让家长从自己的角度去描述以下情形的真实情况：分离、安全性和压力对孩子所造成的心理上的威胁的感受、想法和行为，而这些正是家长依恋关系内部运作模式的反映。然后由评估者根据家长的相关回应和思维表达的过程进行四个方面的评分，评分为 1～7 分，得分在 4 分或以上表示其代表性的照顾行为属于有安全感的照顾。要评估的四个方面分别是：①安全基础：评估的是照顾者对孩子所提供身心上的安全和保护所反映出的投入程度与能力；②拒绝：评估的是照顾者的表现所反映出的他们自己和孩子参与到亲子关系中的意愿；③不确定性：评估的是照顾者的表现所反映出的作为照顾者他们对自己、孩子和关系的疑虑、质疑、困惑或动摇的程度；④无助感：评估的是照顾的表现所反映出的照顾者对自己、孩子和关系的失控程度。

有研究显示，此访谈评估无论是在照顾行为表现和孩子的依恋上都有很高的效度，那些评估结果“安全基础”得分高的家长，与孩子被评估为安全依恋类型的吻合度很高。同时，研究也发现，此访谈的结果与前文提到的成人依恋访谈的结果相关性很高。而信度方面的研究也显示此访谈具有良好的信度。因而，此访谈在临床上也得到广泛的应用。

二、依恋障碍的诊断

关于依恋障碍的评估，目前临床上还没有一个全面而又得到普遍认可的评估工具。在 WHO 颁布的 ICD-10［《疾病和有关健康问题的国际统计分类》（第十次修订版）］中，把儿童依恋障碍分为儿童反应性依恋障碍（reactive attachment disorder of childhood，RAD）和儿童脱抑制性依恋障碍（disinhibited attachment disorder of childhood，DAD）两种类型，儿童反应性依恋障碍的患儿表现为社交行为异常并伴有情绪障碍，在分离与重逢时表现最为明显，既渴望与人亲近，但又表现出回避、冷漠和拒绝的混合反应，患儿对照顾者兼有亲近、回避甚至拒绝的混合反应。患儿与同伴交往有兴趣，但因为表现退缩、负面情绪和攻击行为等不适当的交往方式而导致社交障碍。情绪方面患儿常处于过度警觉和恐惧不安的状态，且难以被安抚。儿童脱抑制性依恋障碍的患儿则表现为在社交对象方面缺乏选择性，依恋对象泛化，对不相关的人显得异常地友善，常表现出寻求关注的行为，如不加选择的友好，时常令照顾者怀疑孩子是否真正的依恋他们。同时，患儿与同伴的交往也存在困难，难以建立亲密的互相关系，这类型的孩子在环境的影响下同样会出现情绪和行为问题。而在美国精神病学协会《精神障碍诊断与统计手册》第四版（DSM-Ⅳ）中把婴儿期或幼儿期反应性依恋障碍分为两个亚型：抑制型和去抑制型，其诊断标准包括了儿童对成人照顾者表现出持续的抑制性情感退缩行为模式和持续的社交、情绪障碍。无论是 ICD-10 或者是 DSM-Ⅳ都认为，反应性依恋障碍可能与虐儿或疏忽照顾儿童有关。然而，有研究表明，并非所有遭受过虐待或疏忽照顾的孩子都会出现依恋障碍，其中的一些孩子还是能形成稳定的依恋和社会关系。因此，WHO 和美国精神病协会都提醒临床医生，不要在发现孩子受到虐待或疏忽照顾的情况下就“自动诊断”为依恋障碍。同时也指出，在关于社交功能障碍的诊断标准上还存在不确定性，且该障碍的分类上两者也没有达成共识，因此，在下诊断前要深思熟虑。

第三节 干 预

在前面的节段分别阐述了从孩子、成人的角度，以及在照顾过程中成人和孩子之间的互动等不同的方面和层次对依恋关系进行评估。同时也简要地描述了 ICD-10 和 DSM-Ⅳ对依恋障碍的诊断标准。而评估的目的除了要做出诊断之外，对于作业治疗而言，更重要的是通过评估找出妨碍孩子参与作业活动和发展的主要问题，从而制订相应的康复目标和干预方案进行干预。WHO 在 2007 年发布的《国际功能、残疾和健康分类（儿童和青少年版）》（ICF-CY）中提到，在开发该纲领性文件过程中特别关注的四个关键问题分别是家庭环境中的儿童、发展迟滞、参与和环境。而在提到作业治疗所着重关注的参与的议题上，特别指出："伴随儿童的发展，他们的生活情境在数量和复杂度上会产生很大的变化，从幼儿与主要看护者的关系和单独游戏，到年龄稍大的儿童会参与的社交游戏、同龄人关系以及学校生活。儿童年龄越小，他们参与的机会越可能由家长、照顾者或服务提供者决定。家庭环境和其他直接接触的环境所扮演的角色在理解儿童特别是幼儿的参与方面不可或缺。"由此可见，孩子与照顾者的关系是孩子日后发展游戏和社交技能的基础，也是学习和参与的基础。这一观点在本章第一节"四、不同的依恋类型对孩子的影响"中已经加以详细阐述了。在我们日常的作业治疗服务中，孩子都来自不同的原生家庭，而不同的家长又有着不同的教养育儿方式，再加上不同孩子（特别是有特殊需求的孩子）又有着不同的特质，因而，必然会带着不同的依恋类型来到作业治疗师的身边。同时也提到，孩子的依恋类型还是可以随着教养的方式和环境等因素的改变而改变的。因此，作为一名专业的作业治疗从业者，很有必要通过评估去了解孩子和家长之间的依恋关系，以及我们自己的依恋类型，并充分认识到依恋关系的形成及对孩子的发展和参与带来的影响，才能真正地为孩子营造一个有安全感的治疗情境和家庭环境，以促进孩子的参与和发展。

根据依恋理论及其相关研究，照顾者对孩子的敏感性是孩子形成安全的依恋关系的主要决定因素，因此，临床上很多以依恋理论为基础的干预措施是针对家长或照顾者的，当然，也有部分干预是为孩子而设的。而针对家长和照顾者的干预又分为预防性的干预和反应性干预。前者主要针对脆弱或高危的群体，如生活在充满压力环境中的单亲家庭，或者父母和照顾者在照顾孩子方面明显具有不敏感的高危因素（如非常艰辛和曾有被虐待的童年经历、沉溺于过往的创伤或缺失、吸毒、酗酒等）。在这种情景下养育的孩子，可能容易形成不安全的依恋模式，希望通过预防性的干预措施，去改善孩子与照顾者的依恋关系。反应性的干预措施主要用于因依恋关系出现障碍而导致多方面功能障碍的不安全依恋类型，尤其是不安全混乱依恋类型的孩子。干预的目的是通过对家长和照顾者的干预，间接地将孩子无序不安全的依恋模式转变为安全有序的依恋模式，最大限度地减少或扭转因不安全和无序的依恋模式所造成的伤害。

一、提高家长或照顾者敏感性和互动能力的干预

（一）安全基地干预计划

安全基地干预计划（circle of security project，COS）是在依恋理论的基础上，由美国的 Bert Powell、Glen Cooper 和 Kent Hoffman 共同于 20 世纪 90 年代初研发，他们和另一位学者 Bob Marvin 还因此于 2013 年获得纽约依恋联盟颁发的 Bowlby-Ainsworth 奖。

所谓安全基地其实描述的是有照顾者在孩子的周围营造的一个安全的氛围，让孩子可以走出这个氛围去对周围的环境进行探索，在孩子需要安抚或受到威胁时，他们可以返回这个由照顾者提供的安全基地。而孩子的需要则可以概括为欢迎孩子的回归、照看、保护、取悦和安抚、与孩子一起体验快乐和帮助孩子管理情绪、为孩子提供探索所需的支持等（图 10-3-1）。有学者指出，在安全基地中，孩子某些方面的需求可能会刺激到家长或照顾者，导致他们有痛苦的感觉，而这种感觉可能会导致家长或照顾者处于自我防御状态，从而触发"内部警告或危险感"，因而采取了误解孩子的需求的防御性策略。随着时间的推移，这种反复的防御性策略可能也会触发孩子的危险感，从而也导致了孩子对家长或照顾者的误解，因而在孩子和家长或照顾者之间就会出现一个自我延续的恶

性反馈循环，孩子和家长或照顾者都通过误解来逃避彼此的需求。

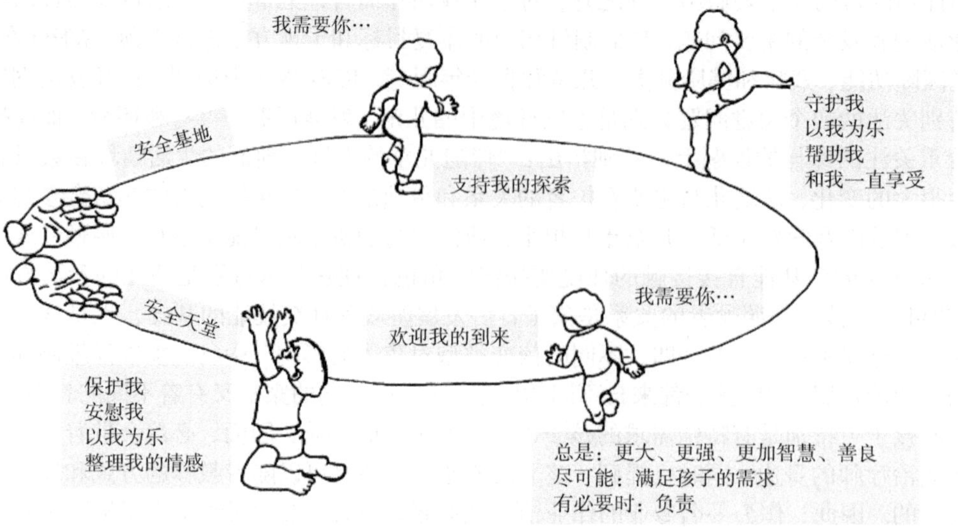

图 10-3-1　安全基地

基于以上机制，在安全基地干预计划的治疗中，会让家长或照顾者观看一段录像，其中有宁静的情景配上柔和的音乐，然后再用恐怖片“大白鲨”的音乐作为配乐，通过录像的观看，让家长和照顾者明白主观体验是如何影响他们对客观情景的感受。借此，治疗师会让家长或照顾者去理解到，当孩子的需求让他们体验到对自己特别危险的信号时，他们就有必要去摆脱这种防御的状态。另外，还必须让家长或照顾者明白，他们的这种防御状态和策略与他们童年时父母对其养育的经历有关。

干预前会对家长和孩子进行评估，分辨出家长与孩子不同的依恋类型和互动模式，分别是：①安全（孩子）-自主（家长）模式：当孩子有麻烦的时候，家长与孩子双方都很容易亲近并进行互动。②不安全、回避-忽视模式：家长和孩子通常都倾向于用防御性的策略去进行相互探索，双方都尽量避免亲密的依恋关系和照顾互动。因此，当孩子的依恋行为被触发时，双方都感到不适。③不安全、矛盾-专注模式：家长和孩子双方都专注于依恋-照顾方面的互动而尽量减少探索行为，使得孩子过度依赖家长。因此，当孩子的探索行为被触发时，双方都感到不适。④不安全、“无序”（无组织或其他不安全因素）模式：家长因对孩子的依恋感到高度恐惧和（或）愤怒，以至于在履行照顾者的角色时变得无组织性甚至放弃。这种照顾者模式的出现似乎与家长早期或持续的创伤未得到解决有关。然后根据不同的模式采取不同的具体干预方案。

Marvin 等在 2002 年对 75 对家长和孩子用安全基地干预计划进行了为期 20 周的小组干预。研究结果显示，此干预计划能显著地把归类为无序依恋的孩子转化到有序的依恋模式，干预后归类为安全依恋的孩子数量显著增加；而且干预后被归类为无序的照顾者数量也显著下降。

此干预计划的研发者对该干预计划还作了一系列的研究，2006 年的进一步研究显示，安全基地干预计划的小组治疗使得孩子的无序依恋和不安全依恋均显著减少。另一项始于 2002 年的针对易激惹新生儿与面临经济困境的母亲的安全基地干预计划家访随机对照研究，在 2011 年进行了研究总结，结果显示，干预显著降低了婴儿形成不安全依恋模式的风险。

（二）观察、等待和感知技术

观察、等待和感知技术（watch，wait and wonder，WWW）起源于婴儿-父母心理治疗，从心理学的角度看属于行为和表征层面上的治疗。此疗法的具体方法如下。

在治疗的前半部分，治疗师邀请母亲和孩子一起趴在地席上，母亲要细心地观察孩子的自发举动，并且仅在孩子主动发出信号的情况下才与孩子进行互动。通过这一过程，去学会认识并接受孩子在无引导下的自发的行为，并且在身体上也能保持让孩子可以触及。在这一过程中，母亲可以处于一个最佳的位置去观察孩子并进行反思，以培养母亲对孩子反应的灵敏性或更加敏感。同时，在这一过程中孩子也可以治疗性地体验与母亲在相互关系上的切磋，从而开始学习掌控周围的环境。在治疗的后半部分，治疗师邀请母亲一起讨论她对这种以孩子为主导的游戏的观察和体验。整个治疗过程治疗师所提供的是一个安全和支持性的环境，而不是提供指导。

有随机抽样对照研究（Cohen 等，1999）对 67 名 10～30 月龄，有各种由于依恋问题而导致行为和发育障碍的孩子、母亲进行了研究，发现应用观察、发现和感知技术治疗组的孩子比对照组更有可能转向为安全和有序的依恋类型。但由于此项技术并没有针对照顾者对依恋反应的关键的内部运作机制，因而，研究结果也显示，治疗前后母亲的敏感性并没有显著的变化。但从另一个角度验证了，外界环境和互动方式的改变会改变孩子的依恋状态和类型，也是值得我们作业治疗师在治疗过程中借鉴的。

另一个关于母亲的性格和母性对孩子依恋和探索的随机抽样对照研究（Vanden Boom 等，1994）也很能说明在婴儿期母亲的照顾方式和特性会影响孩子的依恋类型与探索活动。该研究对 588 名来自低收入社区的第一胎新生儿进行易激惹性筛查评估，选择 100 名易激惹的婴儿及其母亲，随机分成干预组和对照组。当婴儿到 6～9 月龄时，干预组在家进行每隔三周 3 次的干预，每次约 2 小时，直到婴儿满 12 月龄。干预的方式与前文所述的观察、等待和感知技术相类似，在治疗师的指导下让母亲去实施以下四个步骤：感知婴儿发出的信号、正确地解读信号、选择适当的回应并有效地实施回应。干预侧重于母亲对婴儿正面或负面提示信号的感知、正确解读和适当的回应，并在日常与婴儿的活动中加以应用，以达到母亲的回应行为与婴儿的信号达到最佳和谐的目的。研究结果显示，用陌生情景测试法对两组婴儿进行依恋类型评估，干预组婴儿归类于不安全依恋类型的只有 38%，而对照组是 78%，而其中被归类为非安全回避型的占 52%，有统计学意义上的显著差异。同时发现，干预组婴儿在社交、自我安抚和探索方面的得分也显著高于对照组。另外，干预组母亲对婴儿的回应与刺激取向与对照组也有显著差异。

该研究团队之后还对研究对象进行了跟踪性研究，观察干预效果的延续情况。他们成功地跟踪了 82 对母子，分别在孩子 18 个月、24 个月，以及 79 对母子在孩子三岁半时进行了一系列的跟踪评估，得出了以下研究结果。在孩子 18 个月时，干预组的孩子中 72%被归类为安全依恋类型，而对照组只有 26%，且有统计学意义上的显著差异。在孩子三岁半时，用依恋 Q-分类法对孩子进行评估，发现干预组的孩子比对照组更有安全感，同样具有统计学意义上的显著差异。在孩子 24 个月时，干预组的孩子表现出更少的行为问题，且更能与同龄的孩子保持正面的关系。此外，干预组的母亲比对照组更敏感和更容易接受孩子，且更易于亲近和合作。研究团队指出，早期的干预效果具有持续性，随访研究中发现干预对孩子和母亲行为某些方面的持续影响，是早期对依恋关系的干预所带来的。同时他们也指出，敏感性这一概念相对来说太抽象和宽泛，难以捕捉到家长行为之间的细微差别，因此，有必要对干预中的行为进行规范。此外，他们也指出，干预的时机也非常重要，他们认为在母亲对自己的母性失去信心时进行干预，可以防止互动的恶性循环的发生。

（三）以游戏为中心的干预

以游戏为中心的干预（play-focused intervention）用改良版的互动指南（Modified Interaction Guidance McDonough，2000）去指导母亲如何与婴儿进行游戏互动，以减少母亲的情感沟通错误、角色/边界混乱（如角色逆转）、威胁/迷失行为、侵入/消极和畏缩等方面的行为。

有研究（Benoit 等，2001）分别用以游戏为中心的干预和以喂养为中心的干预两种方法对两组因贫困、内省力有限等状况而又不能接受传统心理治疗，因而导致母婴之间的参与有困难的家庭进行了干预。对于以游戏为中心的干预组，他们根据母婴的情况个性化地制订指导的内容，例如，关于孩子调节困难方面的资讯等。连续五周每周一次 90 分钟的干预，其中包括拍摄母亲与孩子互动的 15 分钟录像，剩余的时间用于对母亲进行指导、讨论和反馈。而以喂养为中心的干预组，则是连续七周每周一次 90 分钟的干预，每次课程也都是按既定的程序进行行为技巧训练，以消除具体的喂养行为问题。研究结果显示，以游戏为中心的干预组的母亲的非正常行为显著减少，与孩子沟通中断的水平明显降低，而以喂养为中心的干预组的母亲的非正常行为和沟通中断水平则没有变化。而且，干预后，以游戏为中心的干预组的母亲更有可能被归类为“非侵扰”类型。作者指出，这种以互动指导的干预的有效性表明，以母亲的敏感性为中心的干预措施可以降低婴儿依恋障碍的可能性。

（四）基于依恋理论的学龄前儿童家长心理治疗

基于依恋理论的学龄前儿童家长心理治疗（preschool parent psychotherapy，PPP）是在依恋理论的基础上，由治疗师为母亲和孩子提供一个包容的环境，在治疗师的引导下，让母亲通过观察和同理心，感受亲子关系中正确的情绪体验，并在与孩子的互动中表现出来。同时，治疗师会把母亲对关系概念的认识与童年时父母对其照顾的经历联系起来，追根溯源。通过这种与孩子相处的新体验的内化，以改善家长与孩子的互动，从而改善依恋关系，减少儿童受虐的发生，促进儿童的发展。

Toth 等在 2002 年就基于依恋理论的学龄前儿童家长心理治疗对受虐待儿童表征类型的影响作了随机抽样对照的疗效研究。他们把 87 对有家庭虐待儿童记录的学龄前儿童母子随机分成 3 组，分别进行基于依恋理论的学龄前儿童家长心理治疗（23 对）、居家心理教育（34 对）和常规社区服务（30 对）。居家心理教育组和常规社区服务组所接受的干预和服务主要是针对母亲的育儿技巧进行宣教。另外 35 对没有家庭虐待儿童记录的母子设为该研究的对照组。干预的频率是每周一次，每次 60 分钟，为期一年。干预前后孩子都用叙述故事干评测技术进行评估，儿童叙述中的母性表征类型包括积极型母亲、消极型母亲、控制型母亲、不一致型母亲和管教型母亲。最后把各类型的得分组合起来变成两个复合变量类型：即适应型母性表征和适应不良型母性表征。另外，儿童叙述中关于自我的表征评分类型包括积极型自我、消极型自我和虚假型自我。

研究结果显示，基于依恋理论的学龄前儿童家长心理治疗组干预后母亲适应不良的表征显著下降，而居家心理教育组母亲的适应不良的表征只是略有下降，而常规社区服务组和对照组在干预前后没有差异。另外，基于依恋理论的学龄前儿童家长心理治疗组的孩子干预后消极型自我表征显著下降，而其他组的儿童在干预前后没有显著变化。同时，基于依恋理论的学龄前儿童家长心理治疗组、常规社区服务组和对照组孩子的积极型自我表征在干预后显著增加，而居家心理教育组的孩子仅略有增加。因此，该研究团队得出的结论是：与针对育儿技巧的教学干预类型相比，基于依恋理论的干预模型在改善孩子的自我表征和照顾者的表征方面更有效。

尽管干预的目标是改善孩子的行为和情绪状态，但根据依恋的理论基础，母亲（家长或主要照顾者）如何与孩子进行互动才是问题的关键所在。2003 年的关于婴幼儿家长敏感性的干预方面的荟萃研究显示（Bakermans-Kranenburg，van IJzendoorn 和 Juffer 2003），专门针对母亲敏感性的行为干预措施似乎不仅在增强母亲敏感性方面最有效，而且在促进儿童的依恋安全方面也最有效。

二、更换家长或照顾者（寄养）的干预措施

国外研究显示，对于因受到严重虐待而需要更换家长或安置到寄养家庭的孩子来说，这也不失为一种强而有效的干预措施，孩子的依恋安全感有所增强，但不安全和无序的表现依然会存在。而且孩子的依恋行为模式和表征与新的照顾者本身的依恋心理状态存在着显著的关联。有学者指出，只有确定在孩子的童年期无法提高家长的敏感性以满足孩子的需求时，才考虑更换原有的照

顾者或寄养，他们认为，没有比收养（寄养）更为激进的干预措施了。由于篇幅所限，且不太适用于国内的情况，笔者不在本章节对该干预措施进行详细阐述。另外，针对孩子的干预措施，由于笔者所能找到的资料均显示，到目前仍未有足够的循证依据去证明其有效性，因此也不在此加以叙述。

总 结

1. 广义的依恋是指个体对某一特定对象长久持续的情感联结，而狭义的依恋是指婴儿与第一照看人（通常指母亲）之间建立的一种情感上的联结，表现为分离时的紧张和寻找，重逢时的愉悦和轻松，并对陌生人形成一种排斥心理，如恐惧感，可见依恋对象能给婴儿提供一种安全感。

2. 根据婴儿在陌生情境中的行为表现，将婴儿的依恋分为安全型依恋、回避型依恋、抵抗型依恋和混乱型依恋。

3. 儿童依恋发展阶段分为前依恋阶段（从出生到6周）、依恋开始形成阶段（6周至6～8个月）、依恋形成阶段（6～8个月至18个月）和互惠关系形成阶段（18个月至2岁及2岁以后）。

4. 有关婴幼儿和成人的依恋关系的研究在20世纪80年代有了迅猛的进展，安全的依恋关系可以给孩子带来安全感，在安全感的基础上，孩子的好奇心才有可能出现，才能允许孩子去探索周围的世界，与他人接触并能为他人提供支持。有学者总结出依恋关系所带来的安全感可以从以下四个方面帮助孩子更好地发展：①更好的情绪调节能力。安全的依恋能让孩子的反应性减低，情绪更平稳，自我调节能力更强，并且更有信心在需要的时候去寻求他人的帮助。②更好的信息处理能力。拥有一个安全的避风港和一个安全的基地，使得孩子在认知层面上有更多的灵活性和更放胆地去体验，更能容忍含糊和不确定的情景。③更好的沟通能力。安全依恋的孩子往往更善于合作，更有能力进行沟通交流，更愿意表达自我，更自信和有同理心。④更好的自我意识。安全依恋及它所带来的良好感觉，为孩子的身份认同的发展提供了一个连贯且细致、清晰而又正面的轨迹。

5. 如何把这些复杂的心理学和精神学科相关理论与研究应用于临床，还是遇到了很多问题。在上述的干预措施中，既有针对高危人群的预防性的干预措施，也有针对已经出现较严重问题的反应性干预。而且有研究表明，建基于依恋理论，针对家长或照顾者对儿童依恋行为的敏感性，以及家长或照顾者与儿童之间的有效互动的干预措施，可以提高儿童与家长或照顾者之间所建立的依恋关系的安全性，使得家长或照顾者的依恋行为更能满足孩子成长和发育的需求。而这一点也适应于我们作业治疗师本身，由于原生家庭的影响，我们也有着不同类型的依恋模式，无形中我们也会把这种模式带到与孩子相处的治疗或干预场景中，如果不能清晰地认识到本身的依恋类型，就难以在干预过程中与孩子建立安全有序的依恋关系，构建一个有助于孩子去学习和探索的作业治疗安全基地，从而影响孩子在治疗过程中的学习参与和发展。同时，我们在为孩子提供服务时，也为家长和照顾者就如何与孩子建立安全的依恋关系提供示范。而另外，依恋的干预措施似乎更像是心理治疗的范畴，但从上述有循证依据的干预措施中不难看到，所用的如提高家长对孩子的敏感度、观察、等待、感知、游戏和沟通等技巧，均融入家长或照顾者对孩子日常的照顾和互动当中，在与孩子建立安全的依恋关系上同样考虑到了孩子个人、活动和环境三方面的内容，与作业治疗常用的治疗媒介和模式有着异曲同工之妙。因此，非常值得作业治疗师在与孩子和家长的治疗互动中加以借鉴和应用。总之，虽然安全依恋并不等同于儿童心理健康，但对儿童来说是一个非常重要的保护因素，同样也是增进作业治疗疗效的重要因素之一。而且，促进安全依恋建立的早期干预比反应性干预更重要。

第十一章 认　知

学习目标

读完本章后，读者将能够：

✓ 阐述认知能力的发展顺序。

✓ 描述儿童认知功能的理论基础。

✓ 理解认知发展理论。

✓ 熟练运用儿童作业治疗的评估工具。

✓ 使用各种儿童作业治疗的干预方式。

第一节 理　论

一、认知能力的发展

认知能力在学习中起到基础性作用，它更是儿童智力表现的综合性指标。认知能力，又称为认知功能（cognitive function），指的是大脑加工、储存和提取信息的能力。简单来说，就是人们对事物构成、性能、与其他事物的关系、发展的动力、发展方向及基本规律的把握能力。它是人们成功完成各项活动的重要心理条件。在认知功能中，知觉、记忆、注意、思维和想象的能力都被视为其重要的组成部分。

认知功能还表现为对各类事物特征、状态及其相关关系的知晓和判断能力。个体为了能在环境中安全顺利地生存，必须全面了解和熟悉自己及身边的事物，并做出恰当的判断。这种熟知和了解涵盖了事物的形态、颜色、数量、质量、重量等具体属性的内容，同时，也包括空间、时间、因果关系、言语、意义、价值等抽象性概念等发育心理学的内容。

在临床实践中，我们通常会对心理活动进行详细的分类，但更为实用的做法是以整体性的方法进行考量。因此，我们将“认知”作为一种功能进行描述，以便更全面地理解和评估个体的认知能力。

儿童的认知功能包括感知觉、注意力、记忆、问题解决和推理等方面。这些功能随着儿童的成长而发展，并遵循一定的模式。随着年龄的增长，儿童的认知功能逐渐增强，从简单的感知觉到复杂的思维活动，逐渐形成完整的认知体系。

1. 感觉（sensation）　是指个体对客观事物的个别属性在大脑中的直接认知过程。例如，物体的形态、尺寸、颜色、质地、气味和声音等特性，通过与相应的感官直接接触，引发感觉的形成。此外，皮肤的痛感、温度感、触感和压力感等也属于感觉的范畴。感觉作为一切认知活动的基石，为儿童提供了认识和理解客观世界的基础信息。

2. 知觉（perception）　是指人的大脑对客观事物的各个部分及其属性的整体性反映。它建立在感觉的基础上，是多种感觉相互联系和相互作用的结果，因此也被称为意识化的感觉。知觉具有以下基本特性。

（1）整体性，即对知觉对象的整体反映。

（2）恒常性，即知觉映像保持相对不变。

（3）选择性，即在一组复合刺激中，人首先感知具有特定特征的对象。

（4）理解性，即凭借过往的知识和经验来认识对象。

知识拓展 11-1-1

知觉的形成过程即为人体的感觉器官直接接触到客观物体时，识别出这个物体与之对应的属性特点，并将它们转换为大脑可以读取的信号，神经系统将不同感觉器官传输进来的信号融合到一起，就形成了知觉（图 11-1-1）。

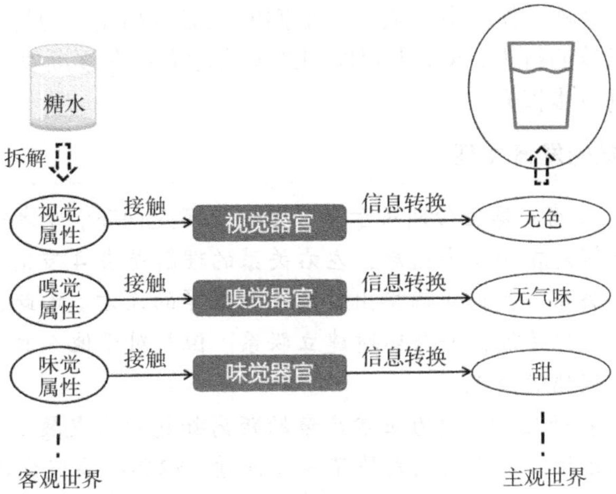

图 11-1-1　知觉的形成过程

以一个具体的例子来说明，当我们喝一杯糖水时，通过视觉，我们产生了“无色”的感觉，通过味觉，尝到“甜味”，这就是知觉。进一步地，我们认识到这个物体可能是“糖水”。值得注意的是，只有当我们已经熟知或认识某个物体时，才能对其进行正确的命名。总之，感知觉就是人体在主观世界中，将客观物体进行拆解再合成的过程。

认知，这一概念既涵盖了感知层面，又涉及更深入的认识层面。其范围广泛，不仅包括对各类感觉刺激的辨别，还涉及印象和概念的构建与操作。尽管儿童可能无法完全理解获取 1 元钱的艰辛，但大多数幼儿园的儿童都能准确辨识 1 元钱硬币。总的来说，认知是指从感觉刺激的初步处理到更高级认知处理的过程，是人类对外部世界认知不断深化和发展的体现。

3. 理解力　在儿童的学习过程中，认知发展是至关重要的。为了实现理想的认知发展，儿童不仅需要具备完善的感觉和知觉系统，还需要培养一系列关键能力。这些能力包括观察力、模仿力、注意力、记忆力及理解力（comprehension）等。只有当这些能力得到充分发展，儿童的认知水平才能得以提升。同时，如果儿童尚未具备基本的安坐、关注及模仿能力，教育者需要优先对这些基础技能进行训练。因为这些技能是学习其他技能的基础，对于儿童的全面发展至关重要。

儿童自出生以来，其思维构建过程，如记忆、解决问题和探索物体等，构成了其认知发展的基石。这个过程需要婴儿与周围环境进行互动，通过亲身感受和体验来了解世界。通过运用其各种感官，儿童得以自我学习并逐步揭开周围世界的奥秘。

在儿童出生后的头 6 个月里，他们开始逐步了解周围环境及其中的物体行为，并对这些物体和其动作产生浓厚兴趣，同时通过各种感官来探索和认知世界。他们乐于重复某些动作，如用嘴咬、敲击或摇晃物体，而不仅仅关注物体本身。

在8～9个月大时，儿童的注意力集中时间增长到2～3分钟，并且能够进行更复杂的玩耍活动，如组合多个物体。在这个阶段，儿童开始理解物体永恒存在的概念，即为即使物体被遮挡或看不见，它仍然存在。此外，他们还能寻找并定位隐藏的声音，显示出对声音的积极探索。

在儿童12个月的时候，他们对于物体的功能和目的有了更深的理解。在玩耍时，他们开始更多地根据玩具的用途来决定自己的行为，而不仅仅是把玩具当作简单的娱乐工具。此外，儿童开始表现出更强的目标导向性，他们会有意识地追求某些结果或目标。在这个阶段，工具变得尤为重要，因为儿童会使用各种工具（如锤子、勺子、铲子等）来探索工具的运作方式。同时，他们也开始理解如何利用工具来完成某些任务，如如何开关电器或开门等。

当儿童达到2岁的时候，他们已经能够将多个动作连贯地完成，如将小玩具人放在玩具巴士上，并推动它在地面上移动。这种动作的顺序表明了他们的记忆力和注意力持续时间的增强。同时，他们开始模仿父母或兄弟姐妹的行为，这也表明他们的模仿能力正在逐渐发展。随着游戏序列的增加，这种模仿能力也得到了进一步提升。

知识拓展 11-1-2　知觉的发育类型

1. 位置和方向知觉的发育：婴儿初期对于事物是向上还是向下，或者是向左还是向右的敏感度不够。对于上下关系的理解是在两岁半前后，左右关系的理解是在4岁前后。到了4岁，可以理解以自己为中心的前后左右关系。能够正确指出自己手和眼等的左右。由此，儿童学会了上下左右关系，此时开始对环境方面产生关注，并与环境建立联系。但是对于他人的左右区别还是困难的，即使到了5岁，也有把左右搞错的情况。

2. 距离知觉的发育：在幼儿期，视力正常儿童的距离知觉能力发展很快，他们已能根据各种距离线索判断物体离他们的远近。幼儿虽然发展了距离知觉，但其距离概念还有待于发展。2岁左右，对超出1m左右的远近距离辨别是困难的。即使在日常生活中能够辨别远近，但对于在图片中的远近距离判断较为困难。而对于重叠图形的远近距离辨别到6岁左右才可以完成。

3. 视感知发育：包括视觉感应功能的建立、注视及追视物体、区别形状、区别垂直线与横线、视深度知觉发育等。还包括对颜色的区别与反应、将颜色与颜色的名称联系等的发育。

4. 文字理解的发育：像数字和文字这样“形状”的视觉辨别从4岁左右开始到8岁左右连续发育。但是，即使5岁发现R和Я、N和И等正形和反形的不同，对一些儿童来说还是有困难的。这些儿童只是对字形注意了，对左右位置没有留心。

4. 数与量　对于处于1～2岁年龄段的儿童来说，数和量（numerical and mathematical ability）的概念尚未发展成熟。在他们的认知中，“多”和“大”这两个概念是等同的，他们尚未形成对事物可进行数量计算的意识。在这一阶段，儿童会将相同的事物归为一类，形成一个“集合”来加以理解。在这一过程中，他们只能分辨出事物的大小和多少，而无法准确区分单个物品和多个物品之间的数量差异。然而，随着儿童的成长，他们对“集合”的感知逐渐发生变化。他们开始能够区分出1个和1个以上的区别，这标志着数和量的概念开始分化。这一变化促使儿童形成明确的数词，如“1”“2”等。这些数词代表了分量的概念，有助于儿童建立起对数量的基本认知。这一认知过程是逐步发展的，是儿童在成长过程中逐渐掌握的一种基本思维能力。

5. 记忆　作为人脑对过去经验的客观反映，记忆（memory）涵盖了识记、储存、再现和再认四个基本过程。

（1）识记：作为记忆的起始阶段，主要负责信息的初步输入与编码。

（2）储存：是确保已获取信息在大脑中得以稳固存储。

（3）再现：或称回忆，指将已储存的信息进行提取，并使其重新活跃起来。

（4）再认：指的是某些已储存信息因特定原因未能被成功提取，即无法再现，但当相关刺激再次出现时，仍能予以再认。

记忆的产生通常与条件反射的出现密切相关。在婴儿发展早期，3～4 个月大的孩子开始展现对人和物的认知能力；7～8 个月大的孩子出现的认生现象便是再认过程的典型表现。1 岁左右，回忆能力开始明显展现；而 1 岁左右儿童的视觉记忆便可视作回忆的实证。需要强调的是，1 岁以前的记忆大多属于无意记忆范畴，其保持时间相对较短。随着年龄的增长，情景记忆、词语理解记忆及图形符号记忆等不同类型的记忆逐渐在 1～3 岁出现并发展。

根据个体记忆发育的顺序，动作记忆是最早出现的，通常在出生后 2 周左右开始形成。接下来是情绪记忆，通常在 6 个月左右开始出现。在 6～20 个月，个体开始形成形象记忆。最后，逻辑记忆在 1 岁左右开始出现。

二、认知发展理论

（一）皮亚杰的认知发展理论

皮亚杰，著名的心理学家，提出了一个具有深远影响的认知发展理论。认知发展理论是关于一个人的思维过程的发展，是最具有影响力的认知发展理论之一。皮亚杰主张儿童的思维方式与成人存在显著差异，这种差异并非简单的幼稚与成熟的对比，而是一种独特的、属于儿童阶段的思考模式。儿童的智力随着成长过程不断变化，逐步从具体思维向抽象思维过渡。认知发展理论深入揭示了人类从婴儿期到老年的认知发展规律。这一理论为我们理解人类思维的发展提供了重要的理论框架。

皮亚杰的理论重点在于解释儿童智力发展的步骤与顺序。他认为，儿童在成长过程中会经历四个阶段，分别是感知运动阶段、前运算阶段、具体运算阶段和形式运算阶段。每个阶段都有其特定的思维特征和发展任务，这些阶段标志着儿童从基本的感知能力到复杂的抽象思维的演变（表 11-1-1）。

表 11-1-1 认知发展理论的四个阶段

年龄	阶段	特征
0～2 岁	感知运动阶段	· 感觉和动作的分化 · 客体永久性（物体恒存） · 思维开始萌芽（主体与客体的分化，因果关系初步形成）
2～7 岁	前运算阶段	· 早期的符号功能 · 自我中心性（三山实验） · 思维的片面性 · 泛灵论认为外界一切事物都是有生命的 · 思维不可逆 · “守恒”概念没有形成 · 集体独白
7～11 岁	具体运算阶段	· 阶段出现的标志：“守恒”概念的形成 · 具有了抽象概念，思维可以逆转 · 去自我中心 · 思维开始逐渐去集中化 · 出现具体逻辑思维

续表

年龄	阶段	特征
11～15岁/成人	形式运算阶段	· 思维以命题形式进行 · 能够进行假设-演绎推理 · 抽象逻辑思维 · 具有可逆性与补偿性 · 思维具有的灵活性 · 具备了反思能力

思考 11-1-1

我们可以做些什么来帮助处于前运算阶段（2～7岁）的孩子的认知发展？

思考 11-1-1 答案

将象征性的游戏付诸实践，通过过家家等游戏，帮助儿童了解周围世界的角色和情况，如假装吃喝、假装驾驶、假装是医生并帮助别人等。

在感知运动阶段，儿童通过感觉和运动活动来了解世界，如触觉、听觉和视觉等。这一阶段的儿童主要学习通过物理交互来理解世界。前运算阶段，儿童开始用符号思考，能够进行基本的想象和直观推理。他们开始用语言来表达自己的思维，但这种表达仍然较为直观和具体。具体运算阶段，儿童开始能够进行逻辑思考，理解事物的属性和关系。他们能够进行基本的分类、计数和比较等思维活动。形式运算阶段，儿童的抽象思维能力得到显著发展，能够进行概念思考和推理。他们能够理解更为抽象的概念，如数学、物理和哲学等领域的概念。

知识拓展 11-1-3

“钟摆实验”是由瑞士建构主义发展心理学家皮亚杰发明，用来测试儿童演绎推理能力程度的实验。实验的结果是：形式运算阶段的儿童已经具有抽象逻辑推理能力，能运用假设演绎推理，推论出问题的结论。

实验流程：实验者向被试呈现一个类似钟摆的装置：不同长度的绳子被固定在一个横梁上，绳子的末端可拴上不同重量的重物（图 11-1-2），实验者向被试演示如何使钟摆摆动（将拴有重物的摆绳拉紧并提至一定的高度，再放下即可）。

被试的任务是，通过检验与钟摆摆动有关的四种因素（重物的重量、摆绳被提起的高度、推动摆绳的力量、摆绳的长度），来确定哪一种因素决定钟摆摆动速度。

实验结论：形式运算阶段的儿童能够运用假设演绎推理，推论出问题的结论。他们解决问题的思维特点是从假设出发，提出问题的可能性。

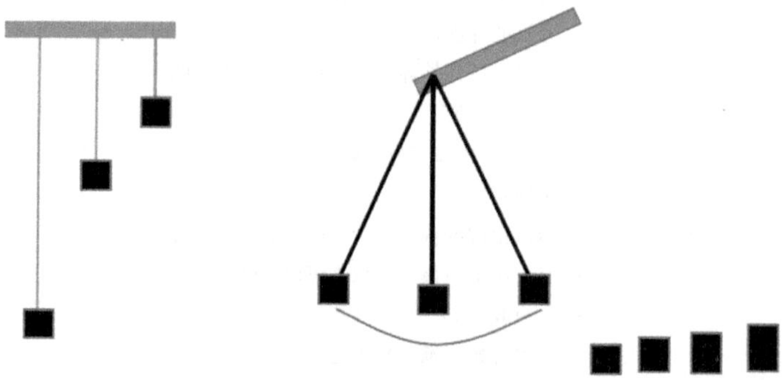

图 11-1-2 钟摆实验示意图

（二）弗洛伊德的人格发展理论

根据弗洛伊德的理论，人格和行为的发展是一个长期的过程，每个阶段所经历的冲突都会对个体产生深远的影响。弗洛伊德提出的人格发展理论，是儿童发展中最著名的理论之一。

在人格发展理论中，儿童发育被描述为一系列阶段，每个阶段都集中关注身体的不同快感区域。这些阶段从口唇期到生殖器期，再到肛门期和认同危机期。在每个阶段，儿童都会遇到不同的发展冲突，这些冲突在他们的心理和社会发展中起着至关重要的作用（表 11-1-2）。

表 11-1-2 人格发展理论

阶段	年龄	行为特征
口唇期	0～1 岁	婴儿通过吮吸、咀嚼和咬等动作或行动来获得快感寻求乐趣，发展不良可能会发展为口部类型的人
肛门期	1～3 岁	自发排便是满足性本能的主要方法。发展不良可能会变得压抑、肮脏或挥霍无度
性器期	3～6 岁	愉快来自性器官的刺激，冲突来源是男孩的“恋母情结”和女孩的“恋父情结”，发展不良可能产生成年期的性无能、性冷淡或同性恋及在处理人际关系方面无能为力等
潜伏期	6～11 岁	性冲动转移到学习和充满活力的游戏活动中
生殖器期	12 岁以后	性冲动唤醒，青少年学习以社会认可的方式表达性冲动

弗洛伊德的人格发展理论强调了每个阶段的发展冲突对个体心理和社会发展的重要性。这些冲突不仅影响个体的情感和行为，还可能对他们的未来产生深远的影响。因此，父母和教育者应该关注儿童的每个发展阶段，提供必要的支持和引导，以帮助他们在未来的生活中获得更好的发展和成长。

（三）埃里克森的社会心理发展理论

埃里克森的社会心理发展理论强调了人的心理发展经历的八个阶段，这八个阶段构成了所谓的心理社会发展。这八个阶段包括儿童期的四个阶段、青春期的一个阶段及成年期的三个阶段。每个阶段都有其特定的任务和挑战，这些任务和挑战是按照一定的顺序排列的，且每个阶段都以前一阶段的发展为基础。

在儿童期阶段，孩子们主要在建立基本的生活技能和社交技能。他们开始学习信任，探索自主性，主动尝试完成任务，并勤奋地学习各种技能。

青春期阶段则是从儿童到成年的过渡期，主要探索自我身份、性取向和职业选择等主题。这个阶段的挑战在于形成自我同一性。

成年期则包括三个阶段。在第一个阶段，人们寻求建立亲密关系；在第二个阶段，他们承担起家庭和职业责任，为社会做出贡献；在最后一个阶段，他们开始回顾自己的人生经历，整合自己的经验和智慧。

埃里克森认为，这八个阶段虽然有固定的顺序，但并不是每个人都能顺利地完成每个阶段的任务。有时候，人们可能会在某个阶段停滞不前，需要额外的支持和帮助才能完成该阶段的任务。因此，了解自己的发展阶段和任务，以及如何应对挑战和解决问题，对于个人的成长和发展至关重要。

此外，埃里克森的社会心理发展理论也强调社会环境对个人发展的影响。他认为，社会环境中的许多因素都会影响个人的心理社会发展。例如，家庭、学校、朋友、文化背景等都会对个人的发展产生深远的影响。因此，为了促进个人的健康成长和发展，我们需要创造一个良好的社会环境，提供必要的支持和资源（表 11-1-3）。

表 11-1-3 社会心理发展理论

年龄	心理危机	发展任务	重要事件	危机描述	
				发展顺利的表现	未得到解决的表现
0～1.5 岁	信任对怀疑	希望品质	喂食	婴儿与看护者建立初步的爱与信任获得安全感	认为外在世界不可靠，在不熟悉的环境中会产生焦虑
1.5～3 岁	自主性对羞怯感	意志品质	吃饭 穿衣 如厕训练	开始出现符合社会要求的自主性行为	缺乏信心，产生羞愧感
3～6 岁	主动感对内疚感	目标品质	独立活动	儿童对周围世界更加主动和好奇，更具自信和责任感	形成退缩、压抑、被动的人格，产生内疚感
6～12 岁	勤奋感对自卑感	能力品质	入学	学习知识，发展能力，学会为人处世，形成成功感	产生自卑感和失败感，缺乏基本能力
12～18 岁	角色同一对角色混乱	诚实品质	同伴交往	在职业、性别角色等方面获得同一性，方向明确	难以始终保持自我一致性，容易丧失目标，失去信心
18～30 岁	亲密感对孤独感	爱的品质	爱情婚姻	乐于与他人交往，感到和他人相处具有亲密感	被排斥在周围群体之外，疏离于社会而感到孤独寂寞
30～60 岁	繁殖感对停滞感	关心品质	养育子女	关爱家庭，支持下一代发展，富有社会责任感和创造力	过于自我，满足私利，产生颓废感，生活消极懈怠
60 岁以后	完美感对绝望感	智慧品质	反省和接受生活	自我接受感和满足感达到顶点，安享晚年	固着于陈年往事，在绝望中度过余生

（四）儿童行为发展理论

儿童行为发展理论作为心理学领域的重要理论，专注于研究环境互动对儿童行为的影响。此理论仅关注可观察的行为，认为发展是对奖励、惩罚、刺激和强化的反应。与其他儿童发展理论不同，这一理论并不探究儿童的内在想法或感受，而是专注于行为经验在儿童发展中的塑造作用。

在行为主义理论框架下，存在两种主要的学习类型：经典条件作用与操作性条件作用。经典条件作用是指通过将原本能自然引发反应的无条件刺激与先前毫无关联的刺激反复配对，从而使毫无关联的刺激也能引发原本只有无条件刺激才能引发的反应，这一过程中伴随着学习行为的发生。例如，动物或儿童在与食物这一自然刺激配对的中性刺激（如铃声）接触后，可能会对中性刺激产生与自然刺激相同的行为反应。而操作性条件作用则利用强化和惩罚机制来改变行为。当儿童完成某项任务时给予奖励，或当其出现不良行为时施加惩罚，均可促使他们调整自身行为。

此理论的学者们高度重视儿童早期行为习惯对其人格形成的影响。他们认为环境在塑造儿童行为方面发挥着决定性作用。这一观点逐渐演化为教育万能论，强调对儿童发展的控制力。教育工作者可以通过营造良好的环境条件及提供恰当的强化手段，积极促进儿童的发展。

除经典条件作用和操作性条件作用外，该理论还包括其他核心概念，如刺激泛化、刺激辨别及二级条件作用等。这些概念进一步充实了我们对儿童行为发展的理解。

总结来说，儿童行为发展理论作为关注环境互动与行为关系的理论，不涉及儿童的内在思想和感受。此理论专注于行为经验在儿童发展过程中的作用。通过深入了解这一理论，我们能够更准确地把握儿童行为发展的规律，并制订出相应的教育策略以促进儿童的全面发展。

知识拓展 11-1-4　行为主义理论的发展

美国心理学家华生是行为主义流派的创始人，他相信外界刺激和个体行为反应之间的联结是儿童心理发展的基本模式。华生把婴儿看作是一块白板，最终发展成什么样子完全取决于他们所处的养育环境，取决于父母和其他重要人物对待他们的方式。

很多研究者继承了华生的观点，并致力于解释环境是如何影响个体心理发展的。其中最具影响的研究者是斯金纳。与华生的刺激-反应观的不同点在于斯金纳区分出应答性行为（即由刺激引起的行为）和操作性行为（即个体自发出现的行为）。操作性行为的发生频率会在紧随其后的强化作用下增强，如食物、称赞、友好的微笑或一个新玩具；同样该行为也能通过惩罚，如不同意或取消特权等，减少其发生的频率。在斯金纳看来，环境塑造了习惯反应，而习惯反应构筑了人格，使我们每个人都成了独一无二的个体。

美国心理学家班杜拉是继斯金纳之后又一位具有广泛影响的行为主义心理学家。他认为斯金纳所提出来的操作性条件反射的确是一种重要的学习方式，因此，人们的学习在很多情况下不需要做出实际的行为并体验相应的结果，通过观察别人的行为及其后果就可以习得某种行为联结。班杜拉称之为观察学习和替代强化。在班杜拉看来，儿童总是“张着眼睛和耳朵”观察和模仿周围人们的那些有意的和无意的反应，观察和模仿带有选择性。通过对他人行为及其结果的观察，儿童获得某些新的反应模式，或调整、矫正现有的反应特点。

第二节 评 估

在儿童作业治疗的过程中，标准化测验被治疗师们广泛采用，以协助判断儿童是否需要接受服务，以及监督治疗效果。标准化测验作为一种精确的测量方法，利用标准分数对儿童的表现进行量化描述，有助于治疗师们对儿童的能力和进步进行科学评估。

Bine 与 Simon 所发展的智力测验就是这种标准化测试的典型代表，它在人类表现评估领域具有里程碑式的意义。该测验遵循标准化原则进行制订，确保了测量结果的可靠性和有效性。

对儿童认知功能障碍的早期准确评估和筛查，对于后续的针对性治疗至关重要。在评估过程中，儿童的注意力水平也是一个关键考量因素。因此，选择合适的评估工具对于准确判断儿童认知功能状况具有重要意义。

在认知功能评估领域，常用的筛查工具有简短精神状态量表、蒙特利尔认知评估量表等。这些工具为治疗师们提供了一种快速、准确的评估手段，有助于制订有针对性的治疗方案。

总的来说，标准化测验作为儿童作业治疗师的重要工具，为准确评估和治疗儿童提供了科学依据。通过使用这些测验，治疗师们能够更好地了解儿童的能力和需求，从而制订出更有效的治疗方案。同时，这些测验还有助于监测和评估治疗效果，确保治疗的有效性和可靠性。

一、丹佛发育筛查测验

丹佛发育筛查测验（Denver development screen test，DDST）是我国用于儿童发育筛查的标准化方法之一，是由美国丹佛学者弗兰肯堡（W.K.Frankenburg）与多兹（J.B.Dodds）于 20 世纪 60 年代在美国丹佛进行的一项大规模儿童测试研究基础上制订出来的简易测试法。此方法操作简便，容易掌握，成为筛查儿童发育问题的常用工具。

DDST 适用于 0～6 岁儿童。它由 104 个项目组成，分为四个能区：个人-社会、精细动作-适应性、言语和大动作。这四个能区全面涵盖了儿童发展的各个方面，为孩子的全面发展提供了科学依据。筛查结果分为正常、可疑、异常及无法解释四种。对于筛查结果为可疑、异常或无法解释的儿童，应在一定时间内进行复查。如果复查结果仍为原样，应进一步检查以确定是否存在发育问题。这种方法的优点在于能够及时发现潜在的发育问题，为早期干预和治疗提供依据。

DDST 的重要性在于早期发现儿童的发育问题，以便及时采取干预措施。通过早期干预和治疗，许多儿童的发育问题可以得到改善，甚至达到正常水平。因此，家长和教育工作者应定期对儿童进行 DDST 筛查，以便及时发现问题并寻求专业帮助。

DDST 的另一个优点是能够筛查出一些可能有问题但在临床上无症状的患儿。通过筛查，可以及早发现孩子的潜在问题，避免错过最佳治疗时机。此外，对于感到有问题的儿童，此筛查方法可以加以证实或否定，为家长和医生提供准确的诊断依据。此外，DDST 还可用于对高危婴幼儿的发育监测。例如，对于围产期曾发生过问题的婴幼儿，此筛查方法可以及时监测其发育状况，以便及时发现问题并采取相应的干预措施。通过辨别患儿属于哪一个能区发育迟缓，医生可以对该能区进行早期帮助和干预，促进儿童的全面发展。

二、格塞尔发育量表

格塞尔发育量表（Gesell developmental schedule，GDS）是一种专门用于评估 0～6 岁儿童发育水平的心理测量工具。此量表与传统的智力测验不同，其重点在于评估中枢神经系统的功能，而非直接测量智力或 IQ 智商。此量表设计的初衷是为了识别是否存在神经系统或感觉肌肉缺陷，以及发现可能存在的、可以通过治疗纠正的发育异常。在儿童康复服务领域，GDS 被广泛用于评定 0～6 岁儿童的智力残疾程度，并已成为标准化评估方法之一。

GDS 的可靠性在于其诊断价值，这使得它在国际范围内得到了广泛的认可和应用。我国在 20 世纪 70 年代引入并修订了 GDS，这一工具在临床实践中取得了显著的应用效果。它不仅成为编制婴幼儿测验的重要参考，而且许多同类量表的项目都以 GDS 为基础。这是由于 GDS 具有较高的效度，使得新制订的婴幼儿量表得以顺利应用。

GDS 采用正常儿童的行为模式作为基准，通过评估儿童的发育年龄和发育商来全面评估儿童的发育水平。这种方法不仅操作简便，而且具有很高的准确性和可靠性，因此在临床实践中被广泛采用。具体来说，GDS 通过一系列的测查项目来评估儿童的各项发育指标，如大运动、语言、精细动作、适应性行为等，见表 11-2-1。这些项目全面覆盖了儿童发展的各个方面，使医生能够全面了解儿童的发育状况。

GDS 不仅被用来评估儿童的发育水平，而且还可以作为治疗和干预的重要依据。通过定期进行评估，医生可以追踪儿童的发育进展情况，及时发现并解决可能存在的问题。这对于预防和治疗儿童发育障碍具有重要的意义。

表 11-2-1 格塞尔发育量表五个发育能区内容

适应行为	反映儿童发育整体状况的最重要能区，涉及对刺激物的组织相互关系的知觉，将刺激物的整体分解成它的组成部分，并将这些组成部分按有意义的方式再组成为整体
大运动行为	包括姿势反应、头的稳定、坐、站、爬、走等
精细动作行为	包括手和手指抓握、紧握和操纵物体
语言行为	包括对别人语言的模仿和理解
个人-社交行为	包括婴幼儿对他所居住的社会文化的个人反应

GDS 的计算方法：发育商（DQ）=发育年龄（DA）/实际年龄（CA）×100。发育年龄根据儿童测查的发育年龄区间采用不同的公式（共 4 类）进行分析计算。评分标准为轻度（75～55 分，轻度缺陷）、中度（54～40 分，中度缺陷）、重度（39～25 分，重度缺陷）、极重度（<25 分，极重度缺陷）。

三、Griffiths 发育评估量表中文版

在 1953 年，儿童心理学家 Ruth Griffiths 在英国和澳大利亚的研究工作中，针对苯丙酮尿症预

防食疗配方进行了深入研究，并发布了一套专门针对 0～2 岁儿童的评估量表，为儿童发育指标设定了创新性的标准。经过大量的数据研究，她进一步将这一量表扩展到 0～8 岁，覆盖了人类大脑发育的关键时期。自 1970 年 Griffiths 精神发育量表（GMDS）发表以来，此评估工具在全球范围内得到了广泛的采纳和应用。医疗机构纷纷采用这套评估工具，并在实践中展现出优良的信度、效度和反应度。随着时间的推移，GMDS 逐渐成为全球儿童发育评估的黄金标准和重要诊断工具之一。

Griffiths 发育评估量表中文版（GDS-C）是一项用于评估中国儿童的综合工具。通过对儿童在运动功能、学习困难程度、先天精神发育状况和发育障碍综合征等方面的表现进行评估，有助于全面了解儿童的发育状况。此外，还能够评估儿童的视力缺陷、孤独症、早产程度和社交/情感发育能力，从而为制订个性化的干预措施提供依据。

Griffiths 发育评估量表中文版的评估内容包括 6 个领域，每个领域都有其特定的评估目标。

领域 A 主要测试儿童的运动技能，包括平衡性和协调控制动作的能力。这些评估结果能够反映儿童的身体发育状况。

领域 B 评估儿童在日常生活中的熟练程度、独立性和与他人的交往能力。这有助于了解儿童的社会适应能力。

领域 C 则测试儿童接受和表达语言的能力，包括对词汇的理解和使用、语音表达及听力理解等。通过这些测试，可以评估儿童的语言发展水平。

领域 D 评估儿童的精细运动技巧、手部灵巧性和视觉追踪能力。这些技能对于儿童的学习和日常生活都至关重要。

领域 E 测试儿童的视觉空间能力，包括对形状、颜色和空间的认知。此外，还评估儿童的工作速度和准确性，以了解其认知发展状况。

领域 F 评估儿童实际解决问题的能力，以及对数学基本概念、道德和顺序问题的理解。通过这些测试，可以了解儿童的逻辑思维和问题解决能力。

Griffiths 发育评估量表中文版提供了实用的分析，可以帮助家长和医护人员更好地了解儿童在不同年龄阶段的发育状况，从而为制订科学合理的干预计划提供依据。此评估量表的可靠对比确保了评估结果的准确性，为制订个性化教育方案提供了科学支持。

四、韦氏儿童智力量表

韦氏儿童智力量表（Wechsler intelligence scale for children，WISC）是由著名心理学家大卫·韦克斯勒专为评估 6～16 岁儿童认知能力而设计的临床测评工具。此量表具有举足轻重的应用价值，在全球范围内被广泛采用，是评估儿童智力水平的权威标准之一。通过应用 WISC，可以对儿童智力发展状况进行全面、精准的分析，为教育、康复和医疗等领域提供重要的参考依据。

我国临床中运用广泛的智力量表包括中国韦氏儿童智力量表修订本（C-WISC）及韦氏儿童智力量表第四版（WISC-Ⅳ）中文版。这两个量表均基于原量表，并结合我国儿童情况和文化特色进行了修订，适用于 6～16 岁儿童的智商测查，且测查结果一致性良好。

全测验共包括 14 个分测验，其中 10 个为核心分测验，包括类同、词汇、理解、积木、图画概念、矩阵推理、背数、字母数字排序、译码和符号检索。另有 4 个补充测验，包括常识、填图、算术和划消。

核心分测验通过合成分数组成四个指数，分别是言语理解指数（VCI）、知觉推理指数（PRI）、工作记忆指数（WMI）和加工速度指数（PSI），用以说明儿童在不同认知领域的认知能力。最终，这些指数会合成总智商（全量表智商，FSIQ）。

此外，积木、指数和划消三个分测验还可以导出七个过程分数，这些分数可以更准确、更精细地描述儿童的认知过程。

（1）言语理解指数：描述儿童学习和运用语言、概念形成、分析比较及综合判断等抽象思考的能力，对于有言语发展障碍的儿童可以起到较好的筛查作用。

（2）知觉推理指数：描述儿童对视觉信息的抽象推理、空间知觉、视觉组织及概括分析等能力，可以反映儿童流体推理能力的水平和特点。

（3）工作记忆指数：描述儿童的短时记忆、对外来信息的存储和加工及输出信息的能力，是流体推理和高级认知过程必不可少的要素，与儿童的学习能力和学业成就有很高的相关性。

（4）加工速度指数：描述儿童处理简单而有规律的信息的速度、记录的速度和准确度、注意力和书写能力等。

第三节　干　　预

一、儿童认知功能作业治疗的注意事项

（一）训练内容的选择

治疗师需要选择与儿童日常生活动作和学习密切相关的内容，这些内容应当是儿童急需解决的问题。此外，为了激发儿童的兴趣和参与度，治疗师还应选择儿童感兴趣的主题和活动。在难易程度上，治疗师需要找到一个适合儿童的平衡点，既不能过于简单，也不能过于复杂。过于简单的任务可能无法提供足够的挑战，而过于复杂的任务可能会使儿童感到沮丧和挫败。因此，最适合的挑战应该是让儿童感到既有挑战性又能够成功完成。

我们还需要关注儿童的个体差异。每个儿童的发展水平和认知能力都是不同的，因此治疗师需要根据儿童的个体情况制订个性化的治疗方案。这包括了解儿童的年龄、性别、兴趣爱好、文化背景和家庭环境等因素，以便更好地理解他们的需求和挑战。

此外，治疗师还需要注重与儿童的沟通。建立良好的沟通关系对于认知功能的康复非常重要。治疗师应倾听儿童的想法和感受，了解他们的日常生活和学习需求，并根据这些需求制订相应的训练计划。同时，治疗师还需要鼓励儿童表达自己的情感和观点，以促进他们的情感和社会认知发展。

最后，治疗师还需要定期评估和调整治疗方案。治疗过程中需要定期评估儿童的表现和进步情况，并根据评估结果调整训练计划。如果发现训练效果不佳或出现不良反应，应及时停止治疗并寻求进一步的专业意见。

（二）训练方法

儿童认知功能的作业治疗是针对儿童在认知方面存在的问题，采取的一系列科学有效的训练方法。这种方法通过有针对性的训练活动，帮助儿童提升其认知能力，增强日常生活能力。在进行这种训练时，我们可以采取以下步骤和方法。

首先，我们需要将整个训练过程分阶段进行。根据儿童认知功能的不同水平，将训练活动分为不同的级别，从基础到高级，逐步提升儿童的认知能力。这样的分阶段训练，可以让儿童在逐步提高的过程中，不断增强自信心和积极性。

其次，训练活动的设计需要结合儿童的实际生活。认知功能的作业治疗不仅仅是为了提升儿童的认知能力，更是为了让他们在日常生活中能够更好地应对各种挑战。因此，训练活动的设计需要贴近儿童的实际生活，让他们在训练中能够更好地理解和掌握生活中的各种技能。

此外，训练过程需要循序渐进。儿童的认知能力提升是一个长期的过程，需要耐心和坚持。在训练过程中，我们需要逐步提高难度和复杂性，让儿童在不断挑战自己的过程中，逐渐提高自己的认知能力。

（三）环境调整

为了确保儿童能够更好地与环境互动，并顺利地执行日常生活活动，对于认知功能有障碍的儿童，我们需要在训练过程中调整环境。这种调整的目的是让训练的场景和环境尽量与家庭和学校的环境相似，从而强化环境结构的模式化。

调整环境是至关重要的，因为儿童在熟悉的环境中会感到舒适和安全，这有助于他们更好地参与训练。因此，训练的环境应该与家庭和学校的环境相似，这样可以帮助儿童将学习应用到实际生活中。同时，环境的调整也有助于强化环境结构的模式化，这有助于提高儿童的认知功能。

在实践中，这种环境调整可以通过各种方式实现。例如，可以使用日常生活活动模型来模拟家庭和学校环境中的活动，如穿衣、吃饭、游戏等。此外，还可以使用视觉和听觉提示来帮助儿童理解和记忆环境结构。

二、儿童认知功能作业治疗的目的

儿童认知功能作业治疗是针对儿童认知障碍的一种治疗方法，其目的在于提高儿童的认知功能，帮助他们更好地适应环境，提高生活质量。

（一）提高认知功能

儿童处于生长发育的关键期，其认知功能尚未完全成熟，具有很大的发展空间。通过作业治疗，可以对儿童的认知能力进行有针对性的训练，从而促进其认知功能的提高。认知能力的提高可以帮助儿童更好地理解和处理信息，更好地适应环境，提高学习效率。

为了实现这一目标，作业治疗师会根据儿童的年龄、认知水平、兴趣爱好等因素，设计出丰富多彩的作业活动。这些活动可以包括拼图、搭积木、绘画、手工艺等，通过这些活动，可以让儿童在游戏中学习和成长，同时也可以提高他们的动手能力和创造力。

（二）加深对认知障碍的理解

儿童认知功能作业治疗的另一个重要目的是帮助家长、教师等相关人员更好地理解认知障碍儿童的需求和问题。认知障碍儿童往往在学习、生活等方面面临很多困难，需要得到更多的关注和支持。通过作业治疗，可以让家长和教师更加了解儿童的认知特点和需求，从而更好地指导他们进行学习和生活。

为了实现这一目标，作业治疗师会与家长、教师等相关人员进行深入的沟通和交流，了解他们的困惑和需求，提供专业的指导和建议。同时，作业治疗师也会向他们介绍一些实用的方法和技巧，帮助他们更好地应对儿童的认知障碍问题。

三、不同认知障碍表现的干预

（一）记忆障碍

1. 记忆 指经历过的事物，并能在以后再现或回忆，或它在重新呈现时能再认识；或记住将来要实现的活动或意图。从信息加工的角度来说，记忆是信息的输入、加工、储存和提取的过程。

知识拓展 11-3-1

1. 记忆的分类

（1）按时间分为回溯性记忆、瞬时记忆、短时记忆、长时记忆、近事记忆、前瞻性记忆。

（2）按内容分为形象记忆、逻辑记忆、运动记忆、情绪记忆。

（3）按回忆或再认时意识参与的主动与否分为外显记忆（情节性记忆、语义性记忆）、内隐记忆（程序性记忆）。

2. 记忆障碍的常见类型

（1）记忆减退：较常见，是指记忆（包括识记、保持、回忆、再认）能力低于正常或发病前。

（2）遗忘：指对识记的材料不能再认或回忆，有生理性和病理性两种。包括顺行性遗忘和逆行性遗忘。

---

2. 记忆障碍的治疗原则 在治疗记忆障碍时，我们应遵循以下原则：首先，确保患者所处的环境和日常活动保持稳定和规律，以降低记忆负荷。其次，逐步调整外界信息量和呈现条件，确保信息量适中、内容循序渐进，避免过度重复。此外，利用内外环境中的记忆辅助物和记忆策略，帮助患者发展有效的记忆技巧。通过这些措施，我们可以更好地管理和改善记忆障碍，提高患者的生活质量。

3. 记忆障碍的治疗方法

（1）内部辅助治疗：是一种通过调动自身因素的方法，旨在利用正常或损害较轻的功能来代偿受损的功能，从而达到改善或补偿记忆障碍的目的。

（2）利用残留的外显记忆进行康复：外显记忆，是指在我们的意识中明确存在并能被有意识地回忆的记忆。这种记忆形式通常涉及我们的日常生活经历、知识、技能和事件等。当我们遭受某种伤害或疾病时，外显记忆可能会受到影响，导致记忆丧失或认知障碍。然而，即使在记忆受损的情况下，残留的外显记忆仍然存在，并为康复治疗提供了可能性。

通过与患者的外显记忆相关联，康复师可以设计和实施以下各种策略，帮助患者逐渐恢复其丧失的功能。

1）图片刺激法：根据患者记忆障碍的类型及程度，应针对性地选择图片类别进行训练，以实现更有效的图片刺激法应用。

2）编故事法：将需记忆的信息创造成故事，它需要将信息与个人的习惯和爱好相结合，使其变得更加熟悉或离奇，以便于记忆。

3）层叠法：将待学习的内容转化为图像形式，然后进行叠加整合。

（3）视意象法：也称为图像法，是一种让患者通过在脑中形成与要记住的信息有关的视觉形象，从而加深记忆的方法。具体而言，就是将要学习的字词或概念幻想成图像，以便更好地记住它们。这种方法可以用于提醒儿童回想任务的步骤或行动。为了实现这一目标，可以借助多种形式的提示，如图片提示、由电脑生成的视觉提示及实物提示等。通过这些提示，儿童可以更好地理解和记忆任务的相关信息，从而更顺利地完成任务。

（4）无错学习法：是指在学习中消除错误，学习者从容易辨别的项目开始，通过逐渐增加难度让其不经历失败。它致力于在学习过程中彻底消除错误，以避免学习者因错误而产生混淆或自信心受挫。在无错学习法中，治疗师在面对多种学习任务时，会给予患者相同的新信息。这一信息的传递方式十分严谨，确保信息的准确性和一致性。患者随后需要重复或写下这个信息，以确保他们准确无误地接受了新信息。这种方式类似于传统的死记硬背学习方法，但不同的是，无错学习法强调的是直接给出正确答案，而不是通过不断尝试和纠正错误来达到学习的目的。此外，治疗师还可以使用丰富的语义词汇对目标单词进行描述，通过语义线索引导患者说出正确答案。这种方法强调了语义的详细阐述，鼓励患者在学习中积极参与，并符合信息处理水平理论的要求。

（5）外部辅助法：又称为外源辅助记忆法，是一种通过借助外部工具或提示来增强记忆的方法。它利用一些辅助手段，如笔记、记忆卡片、提醒器等，来帮助人们记忆信息。这种方法在某些情况下可以作为一种代偿技术，帮助那些记忆力较差的人提高记忆能力。在使用外部辅助法时，应遵循一定的原则。首先，辅助工具应在最需要的时候提供帮助，而不是在不需要的时候干扰记忆。其次，提示的内容应该与被提示的信息紧密相关，具有特异性，而不是简单地给出一些无关的提示。这样可以帮助人们更好地理解和记忆信息。

（6）环境调适：通过调整记忆环境来提高记忆效率，减轻记忆负荷。不同的环境因素会对我们的记忆产生影响，如噪声、光线、温度等。如果我们能够根据记忆内容的需要选择合适的环境，就可以更好地集中注意力，提高记忆效果。例如，在安静的环境中学习数学或物理等需要深度思考的科目，可以帮助我们更好地理解概念和原理。而在充满活力的环境中学习英语或历史等需要大量记忆的科目，则可以帮助我们更轻松地记住知识点。

除了调整环境因素外，环境调适还包括其他方面的策略。例如，我们可以采取分段式记忆方式，将记忆时间分成较短的阶段，并在每个阶段之间进行适当的休息。这样可以避免长时间记忆学习导致的疲劳和注意力下降，同时也有助于巩固记忆。

（7）游戏治疗：是一种以游戏为主要手段的治疗方式，通过有趣的游戏和活动来帮助患者恢复记忆、提高认知能力、增强自信心和改善生活质量。对于记忆障碍患者来说，游戏治疗不仅可以提供有趣的互动和挑战，还可以通过特定的游戏设计来刺激大脑的不同区域，从而改善记忆力和认知能力。在游戏治疗中，记忆障碍患者需要完成各种有趣的游戏任务，如解谜、拼图、卡牌游戏等。这些游戏不仅可以锻炼患者的思维能力，还可以提高他们的注意力、观察力和协调能力。同时，游戏治疗师会根据患者的实际情况和需求，设计出符合其认知水平和兴趣的游戏任务，使患者在轻松愉快的氛围中提高自己的记忆力。游戏治疗的优势在于其趣味性和互动性。传统的记忆训练方法往往单调乏味，容易让患者感到疲惫和无聊。而游戏治疗通过丰富多彩的游戏任务和互动环节，激发患者的兴趣和动力，使他们更愿意积极参与治疗过程。同时，游戏治疗还可以根据患者的实际情况进行调整和个性化定制，使其更加符合患者的需求和特点。

实训活动 11-3-1

目的：设计一类记忆障碍训练游戏。

步骤：体验记忆力游戏桌游，例如，在桌子上摆出玩具书、小汽车、铅笔、水杯、布娃娃、小狗、手表等物品，让孩子看 60 秒，然后让孩子闭上眼睛，拿掉某些物品，让孩子说出减少了什么；或者准备一副扑克牌，任意从中抽出 1 张扑克牌给儿童看，记住里面的花色和数字，记住之后，把扑克牌翻过来倒扣在桌面上，用同样的方法来记忆第 2、3、4 张扑克牌。待 4 张扑克牌全倒扣之后，给儿童 30 秒的时间进行回忆。30 秒之后，让儿童按顺序说每张扑克牌上面的数字和花色是什么，治疗师再根据儿童的回答进行翻牌核对。

任务：以卡片为工具，设计一个记忆力训练游戏。

（二）注意障碍

1. 注意 是指对特定对象的指向和集中，是众多心理过程如感知、记忆、思维和想象等共同呈现的一种心理特征。它具备两个基本特性：一是指向性，即心理活动在众多现象中，有选择性地对某些特定对象进行反映，而忽视其他对象；二是集中性，即心理活动在选定的对象上保持一定的强度或紧张度。指向性表现为在同一时间中，对多种刺激进行筛选；而集中性则表现为对干扰刺激的抑制力。注意力的产生、范围和持续时间不仅受到外部刺激的影响，也受到个体主观因素的影响。

根据注意力的功能，可将其分为选择性注意、集中性注意和分配性注意。选择性注意强调的是对某项或某些任务的选择性关注，同时忽视与之相竞争的其他任务；集中性注意则强调我们的意识不仅指向特定的刺激，还必须集中于该刺激；分配性注意则是指个体能同时关注或操作多项任务。

此外，根据产生和保持注意力的目的性及抑制努力的差异，注意力可分为无意注意、有意注意和有意后注意三种类型。

2. 注意障碍的分类 注意障碍是指个体在集中注意力方面存在问题，导致难以专注地处理任务或信息。这可能是由于多种原因，如焦虑、过度刺激、多动症等导致的。对于注意障碍的儿童来说，他们可能会经常分心、忘事、难以完成需要长时间集中精力的任务。临床上常见的注意障碍有以下几种。

（1）集中性注意（focused attention）障碍：表现为患者对简单的感觉刺激有反应，但不能提供感觉的细节，比如可以听到电话铃声和别人的说话声，但不能描述具体的内容和细节。

（2）持续性注意（sustained attention）障碍：表现为患者进行一项活动时，持续注意时间短，容易分散和中断，比如不能完整看完一部电影、与他人持续交谈。

（3）选择性注意（selective attention）障碍：指患者不能有目的地注意符合当前需要的特定刺激或信息，并排除不相干刺激或信息的干扰，比如患者不能在嘈杂的环境中看书，不能在地图上找到特定的地点等。

（4）交替性注意（alternating attention）障碍：指患者不能把注意从一件事转到另一件事上，比如患者看书时接了个电话，挂断电话后不能立即继续看书。

（5）分配性注意（divided attention）障碍：指患者不能同时注意发生的两件事，比如不能边看电视边织毛衣，不能在开车时听音乐等。

3. 注意障碍的治疗原则

（1）保持目光接触：在治疗过程中，儿童需与治疗师面对面而坐，确保治疗师的目光与儿童保持同一水平。治疗师应利用言语或鲜艳的玩具吸引儿童的注意力。一旦确认儿童正在关注治疗师的说话内容，再向他们解释接下来的步骤。

（2）基础训练：此部分训练重点在于改善儿童在自我调整能力上的不足，如注意力不集中、缺乏自我控制力及过度寻求刺激的行为。通过提升他们的基本技能，如观察、聆听和复述，以及简单的反应控制和语音调整动作，使用广泛的、与知识无关的教材，避免因知识不足而影响治疗效果。

（3）技能训练：此部分训练主要传授行动的组织技巧，并强调自我指导的应用。目标是建立跨情境的一般行动技巧及更复杂但可灵活应用的语音调整动作。

（4）知识传授：根据儿童的掌握程度，进行个体化的知识传授。这部分训练着重于改善儿童在学习中遇到的主要障碍，并将训练成果应用于学校的学科知识和学习技能中。

（5）社交能力培养：目标在于减少社交困难并建立利他行为。这涉及特殊技巧的教导，以帮助注意力缺失的儿童应对困难情境。大多数注意力缺失或多动症儿童在社交方面也面临挑战。

（6）对父母的指导：首先，向父母提供关于注意力缺失及其背景的相关信息。此外，引导父母从资源取向的角度出发，更有效地处理日常生活中的困扰，并协助儿童实现他们的目标。

4. 注意障碍的训练方法 视觉与观察力的训练，又称为视觉专注力训练，其训练的内容包括视觉集中训练、线条追踪训练、视觉分辨训练、视听组合训练。

具体训练方法如下。

（1）视觉集中训练：是指在视觉高度集中的状态下，对数字进行区分的训练活动。具体而言，就是在一张无序的数字表格中，根据特定的规则，依次找出指定的数字。这种训练有助于提高注意力集中能力、数字敏感度和反应速度。

（2）线条追踪训练：旨在培养学生的视觉敏捷性和专注性，通过利用眼睛完成分辨任务，提高学生的眼动能力。例如，在数字序列表中找出相应的数字，以及在紊乱线条中找出对应的数字，都是训练学生眼动能力的有效方法。

（3）视觉分辨训练：是一种培养学生视觉分辨能力和专注力的训练方法。它通过让学生用眼睛分辨出图形中的不同之处，例如，寻找不同点或进行分类，来提高他们的视觉感知和注意力集中能力。这种训练对于提高学生的认知能力和注意力水平具有重要意义。

（4）视听组合训练：是一种教学方法，旨在培养学生的视觉观察能力和听觉记忆能力，通过协调发展这两种能力，达到高效统一的视听效果。具体而言，此训练方法要求学生在观察一系列词语后，在听故事的过程中，根据记忆说出所看到的词语出现的先后顺序或出现的具体词语。通过这种方式，可以提高学生的视听协调能力，增强记忆力和注意力集中的能力。

5. 注意障碍的游戏治疗 对于注意障碍的孩子来说，游戏治疗可以提供一种有趣的方式来提高他们的注意力、减少冲动行为、增强自信心和改善社交技能。在注意力障碍的游戏治疗中，治疗师会设计一系列有趣的游戏和活动，这些游戏和活动旨在提高孩子的注意力水平、增强自我控制能力、改善社交技能和促进心理发展。例如，一些游戏可能会要求孩子在规定的时间内找到隐藏的物品、完成拼图或参与角色扮演游戏。这些游戏不仅有趣，而且可以有效地提高孩子的注意力和抑制控制能力。

通过注意力障碍的游戏治疗，孩子们可以在一个安全、有趣的环境中探索自己的问题，并学习有效应对技巧。这种治疗方法不仅可以帮助孩子改善注意力障碍，而且可以促进他们的心理和社会发展，为他们的未来奠定坚实的基础。

实训活动 11-3-2

目的：设计一类注意障碍训练游戏。

步骤：体验注意力类的游戏。

1. 顶纸杯：引导孩子们采取站立或平坐的姿势，在他们的头顶放置一个纸杯。随后，播放音乐以制造干扰，观察孩子们在注意力集中于头顶纸杯时是否能维持平衡。这个游戏可由两名或更多的孩子共同参与，通过比赛来测试他们集中注意力和自我意识控制的能力，看谁能坚持得更久。

2. 动作模仿：在游戏过程中，治疗师将依次展示以下四个动作，并要求孩子仔细观察。首先，双手紧握成拳。其次，双手指向前方，大拇指伸出。接着，双手指向前方，同时伸出中指和食指。最后，双手指向前方，小拇指伸出。在完成这四个动作后，治疗师将要求孩子按照同样的顺序重复这些动作。

任务：以卡片为工具，设计一个注意障碍训练游戏。

第四节 案例分析

一、智力发育障碍

智力发育障碍（intellectual developmental disorder，IDD），又称为智力残疾。这一障碍是由于大脑受到器质性损害或发育不完全，导致个体在认知活动和整体心理活动中出现持续的障碍。根据定义，智力发育障碍是指个体在发育阶段（18 岁以前），智力明显低于正常水平，并且适应性能力也表现出显著缺陷。这一定义包含了三个关键要素：①智商低于正常人群均值 2 个标准差；②适应性行为未能达到社会普遍接受的标准；③智力不足和适应性缺陷在发育年龄阶段已显现出来。

随着对智力发育障碍认识的深入，对其治疗也取得了一定的进展。早期发现和治疗对智力发育障碍儿童具有积极的影响。由于智力发育障碍儿童的神经系统结构和功能存在障碍，他们的活动和参与能力受限，需要环境提供各种支持。作业治疗对于促进儿童的脑功能发育，提高其社会适应能力具有重大意义，对于智力发育障碍儿童的康复起着举足轻重的作用。

（一）智力发育障碍的作业功能障碍

1. 运动功能发育障碍 智力障碍儿童在运动能力方面普遍存在不足，特别是在精细运动发育方面明显滞后于同龄正常儿童。随着智力障碍程度的加重，儿童运动发育与正常儿童的差异也愈发显著。在运动发育的各个方面，智力障碍儿童表现最差的是视觉控制、平衡、上肢协调、速度与灵巧性。此外，他们的体力与反应速度也普遍不如正常儿童。

2. 认知发育障碍 认知发育，即个体心理功能的综合发展，涵盖了感知觉、注意、记忆、语言及思维能力等方面的成长。相较于同龄的正常儿童，智力障碍儿童在认知发育上呈现出明显的滞后和水平不足。具体而言，智力障碍儿童的感知觉系统表现出迟钝的特点，感受性较慢，且感知范围较为狭窄，辨别能力较弱。在注意力方面，他们很难长时间集中注意力，注意的范围也相对狭窄，因此所能接收的信息量有限，且注意力的分配能力也较差。智力障碍儿童的思维方式主要以直觉行动思维为主，缺乏抽象概括能力，思维不够灵活，独立性不足，且容易受到外界的干扰。此外，他们往往难以理解事物的因果关系。

3. 情绪和行为发育障碍 智力障碍儿童由于智力发展受限，其情绪和行为发育水平普遍较低，情感体验较为简单，自我控制能力也较差。他们的情绪体验主要停留在感觉水平，认知水平的情绪体验相对迟缓。在行为发育方面，智力障碍儿童往往表现出低龄化的倾向。由于生理需要和激情的驱使，他们的情绪与行为容易受到支配，一旦需求得不到满足，可能会出现明显的情绪波动和行为问题，控制难度较大。同时，智力障碍儿童的情绪反应时间较短，情绪转换迅速。相对同龄的正常儿童，智力障碍儿童发生情绪行为问题的风险显著较高。

4. 社会适应能力发育障碍 智力障碍儿童的社会适应能力存在发育不均衡的问题，总体水平低于同龄正常儿童。研究发现，智力障碍儿童在社交和自制力方面相对表现较好，独立生活技能次之，而认知技能的发展最为滞后。特别是中度智力障碍儿童，这种不平衡的表现更为显著。此外，由于障碍程度的不同，智力障碍儿童之间存在较大的个体差异。然而，随着年龄的增长，他们的社会适应能力也会逐渐提高。

（二）智力障碍儿童作业治疗评估

智力障碍儿童的发育表现是复杂多样的，每个孩子的情况都不尽相同。这使得对他们的作业治疗评估需要采取多方面的观察和测试方法，以确保评估的准确性和全面性。

首先，我们需要仔细观察智力障碍儿童在日常生活中的表现。他们的语言表达能力、社交技能、动手能力及情绪管理能力等方面都是重要的观察指标。例如，一些孩子可能在语言表达上有困难，但可能在绘画或手工制作方面表现出色；一些孩子可能在社交场合中显得局促不安，但在一对一互动中可能表现出友善和关爱。这些细节都应该在作业评估中加以考虑。其次，我们还需要利用各种测试工具来评估智力障碍儿童的认知能力。这包括智力测试、记忆力测试、注意力测试等。通过这些测试，我们可以更准确地了解孩子的认知水平，以及他们在哪些方面需要更多的支持和训练。此外，我们还需要考虑到智力障碍儿童的特殊需求。由于他们的认知能力有限，我们需要为他们提供有针对性的评估工具和方法。例如，对于有视觉障碍的孩子，我们需要提供大字体、高对比度的评估材料；对于有听力障碍的孩子，我们需要提供口述或手语的评估方式。

1. 功能评估 针对智力障碍儿童作业治疗的需求，进行功能评估时，我们应遵循以下步骤。

（1）临床基础检查：全面记录儿童的自述症状、既往病史及生长发育历程，为后续评估提供基础资料。

（2）运动功能评估：通过关节量角器进行主动与被动的关节活动度测量，评估关节活动能力。同时，对肌力进行评估，包括捏力、握力等，确保肌肉功能正常。

（3）感觉功能评估：对痛觉、触觉、温度觉、运动觉、两点辨别觉和振动觉等进行测试，以了解感觉系统的完整性。

（4）标准化量表评估：采用 Carroll 手功能评估和 Peabody 运动发育量表等工具，对儿童的手功能和运动发育情况进行客观评价。

（5）其他辅助检查：在必要时，可以考虑进行神经电生理检查等进一步辅助检查，以全面了解儿童的功能状况。

2. 智力评估

（1）格里菲斯发育评估量表-中文版：是一种用于评估儿童发育水平的工具，而非用于诊断的测试。此量表适用于 0～8 岁儿童，包含 276 个评估项目，涉及 6 个领域：运动、个人-社会、语言、手眼协调、表现和实际推理。每个领域都可以单独使用和评分，通过此量表，我们可以了解儿童在测试时间内的发育水平，并进一步认识其优势和劣势。

（2）中国儿童发育量表（China developmental scale for children，CDSC）：是一份具有高信度和高效度的诊断量表，适用于评估 0～6 岁儿童的发育状况。此量表包含 261 个项目，涵盖了大运动、精细动作、适应能力、语言及社会行为 5 个能区。项目测试采用两分法计分，通过的项目计 1 分，未通过的项目计 0 分。此量表的记分方式简单明了，能够准确反映儿童的发育状况，为早期干预和治疗提供了科学依据。

（3）Gesell 发育诊断量表：是一种常用的儿童发展评估工具，它通过观察和评估儿童在 5 个方面的能力表现来评估其整体发展水平，包括运动、语言、精细动作、适应性行为和社交行为。此量表根据儿童的年龄和性别，将各项能力的发展水平分为不同的等级，为儿童的发展提供了一个全面的评估。

（4）贝利婴儿发展量表（Bayley scale of infant development，BSID）：是一种评估婴儿心理和智力发展的标准化工具。它由美国心理学家玛丽・M・贝利博士于 1969 年开发，旨在评估 0～3 岁婴儿的认知、语言和运动能力的发展。BSID 由三个子量表组成：BSID-Ⅰ（适用于 0～6 个月）、BSID-Ⅱ（适用于 7～24 个月）和 BSID-Ⅲ（适用于 2～3 岁）。每个子量表都包含一系列测试项目，旨在评估婴儿在不同领域的发展水平，如感知能力、记忆、语言、思维和运动技能等。

（5）韦氏儿童智力量表（Wechsler intelligence scale for children，WISC）：是一项评估儿童智力的标准工具，它是由美国心理学家 David Wechsler 博士开发的。这个量表旨在测量儿童在各个方面的智力表现，包括语言理解、数学能力、空间思维、记忆和注意力等。通过这些测试，可以准确了解儿童在智力方面的强项和弱项。它可以帮助教育工作者、心理学家和家长更好地理解儿童的智力发展，并为他们提供有针对性的指导和支持。

3. 适应行为评估

（1）适应行为诊断量表（diagnostic adaptive behavior scale，DABS）：是针对 4～21 岁年龄段的专业评估工具。此量表采用半结构化访谈与面对面的问答方式进行，确保评估结果的准确性和可靠性。DABS 包含 260 个考察项目，分为三个领域：概念技能（94 项）、社交技能（86 项）和实用技能（80 项）。在评估过程中，平均分为 100，标准差为 15，为评估结果的比较提供了统一的标准。

（2）婴儿-初中生社会生活能力量表（infant-junior high school student’s social living ability scale，S-M）：是一个用于评估儿童和青少年社会生活能力的工具。此量表包括以下五个方面的评估。

1）自我认知能力：评估个体对自己能力和性格的认识，包括自我评价、自我控制和自我激励等方面的能力。

2）人际交往能力：评估个体在与人交往中的表现，包括沟通能力、合作能力和解决冲突的能力等。

3）适应性能力：评估个体适应新环境和新情境的能力，包括适应性、灵活性和适应变化的能力等。

4）情绪管理能力：评估个体对自己情绪的控制和管理能力，包括情绪表达、情绪调节和情绪处理等方面的能力。

5）道德和社会责任感：评估个体对道德和社会规范的认知与遵守情况，包括道德观念、社会责任感和公民意识等方面的能力。

4. 日常生活能力评估 对日常生活能力进行评估，主要涵盖以下四个关键方面：首先是自理能力，包括饮食、个人卫生、穿衣、如厕等基本生活技能；其次是功能性活动能力，涉及在床上进行的活动、转移、行走及使用交通工具等；再者是家务活动能力，如烹饪、清洁、整理等家庭日常任务；最后是交流能力，涉及阅读、书写、口头表达及使用通信工具等方面的技能。

在评估过程中，可以采用直接观察法，通过观察个体的日常生活表现来评估其能力；也可以采用间接评估法，通过收集相关资料和信息来评估个体能力。此外，还可以使用量表评估法，选用Barthel指数法、功能独立性评估等标准化评估工具，对个体的日常生活能力进行客观、准确的评估。

5. 环境评估 环境指的是人类生存的空间及其直接或间接影响人类生活和发展的各种要素的总和，具体包括家庭环境、社区环境、学校环境、社会环境等。针对智力障碍儿童，环境评估主要评估其自身功能水平，并实地考察分析其即将回归的环境。通过评估，可以了解儿童在实际生活环境中的活动完成情况、舒适程度及安全性能，准确找出影响活动完成的因素。同时，为儿童所在的家庭、社区及政府机构提供环境改造的合理建议和科学依据，旨在最大限度地提高其功能水平和独立性。

在进行环境评估时，我们需要考虑以下几个方面。

（1）家庭环境：家庭是智力发育障碍儿童生活的重要场所，因此家庭环境的评估非常重要。我们需要了解家庭成员的构成、家庭氛围、家庭经济状况、家庭成员对智力发育障碍儿童的态度及家庭成员的支持程度等。

（2）学校环境：学校是智力发育障碍儿童学习和发展的重要场所，因此学校环境的评估也非常重要。我们需要了解学校的设施、师资力量、教学方法、学校对智力发育障碍儿童的态度及学校提供的支持等。

（3）社区环境：社区是智力发育障碍儿童生活的重要组成部分，因此社区环境的评估也非常重要。我们需要了解社区的设施、社区文化、社区对智力发育障碍儿童的态度及社区提供的支持等。

（4）社会环境：社会环境对智力发育障碍儿童的影响非常大，因此社会环境的评估也非常重要。我们需要了解社会的认知程度、社会的支持程度及社会政策和法规对智力发育障碍儿童的影响等。

知识拓展 11-4-1 评估方法的选择

在对智力障碍儿童进行评估时，我们需要选用科学且严谨的方法。通常，观察法和筛查测验法是两种常用的评估手段。

1. 观察法，作为全面了解儿童身心发育情况的基础手段，通常在自然状态下进行。通过有目的、有计划地考察儿童在日常生活、游戏和学习过程中的整体表现，观察者能够深入分析儿童的发育状况。在观察过程中，应关注以下几个方面：首先是面容和体态，其次是儿童对外界的反应性，再次是情绪情感方面，最后是语言和动作的发育。在正常的日常生活条件下进行观察，可以使儿童处于自然的活动状态，观察者能够更准确地获取有关儿童身心发展的真实信息。

2. 筛查测验法，在于运用简便的方式，来获取被检测儿童的智力发育情况，从而确定是否需要对其展开进一步的诊断性评估。这一方法能迅速从大量儿童中初步识别出可能存在发育问题和障碍的儿童，从而提高诊疗效率。

6. 评估方法的应用 智力发育障碍的儿童在不同年龄阶段需要采用不同的评估方式。对于幼儿期（0～3岁）的儿童，由于其身体和智力发展尚未完全成熟，因此需要采用适应性评估，即根据儿童的实际能力进行评估，而不是仅仅通过标准化测试来评估。对于学龄期（3～18岁）儿童，可以采用智力测验、适应性行为评估、语言和沟通评估、学业成绩评估等多种评估方式。对于青少年和成人（18岁以上）的智力发育障碍，除了以上评估方式外，还需要考虑其社会适应能力、独立生活能力等方面的评估。在评估智力发育障碍儿童的过程中，我们需关注以下关键点。

（1）生理状况与健康因素：儿童的生理条件和健康状况可能会影响智力及适应行为的评估。因此，评估时需要考虑感觉、运动或沟通等方面的障碍因素。

（2）经验和机遇：儿童在某些能力的掌握上需要适当的机遇或条件。条件不成熟可能会影响儿童能力的获得与表现。

（3）背景、环境与社会文化因素：评估过程中需充分考虑这些因素，它们可能对儿童的表现产生直接或间接的影响。

（4）综合评估：在评估时，应结合智力、社会适应能力及临床评估的信息进行综合考虑。

（5）智力测验：对于智力测验的分数，应视为一个范围，并谨慎解释。对于边缘状态的对象，应综合多方面情况做出诊断结论。

（6）适应行为评估量表：如果儿童在适应行为测验中的得分低于平均分 1 个标准差，建议补充使用另一套测验以帮助诊断。

（7）选择合适的测量工具：不同的量表侧重点可能有所不同。合适的测量工具更有助于做出准确的评估结果。

（三）智力障碍儿童作业治疗

智力障碍儿童在运动、认知、情绪和行为及社会适应能力方面均落后于正常儿童。作业治疗要根据评估结果确定个体化方案，采取针对性的治疗，以期取得较好的治疗效果。

智力障碍儿童在运动、认知、情绪和行为及社会适应能力方面相较于正常儿童确实存在一定的差距。对于这部分儿童，作业治疗师需要通过一系列评估手段来明确他们所面临的挑战和障碍，然后制订个性化的治疗方案。这些治疗方案需紧密围绕儿童的特点和需求，采取有针对性的干预措施，以期能够显著改善他们的状况。

在运动方面，智力障碍儿童往往在协调性、敏捷性和耐力等方面有所欠缺。作业治疗师会通过设计各种运动活动来锻炼他们的这些能力。例如，利用平衡木、跳绳等工具进行训练，或者组织一些团队运动项目，如足球、篮球等，让他们在参与中逐渐提高自己的运动技能。

认知方面，智力障碍儿童在注意力、记忆力、思维能力和问题解决能力等方面可能存在困难。作业治疗师会采用各种认知训练方法，如记忆游戏、拼图游戏、数学游戏等，帮助他们提高这些能力。此外，阅读和写作也是重要的认知训练手段，可以帮助他们更好地理解和表达自己的思想。

在情绪和行为方面，智力障碍儿童可能存在焦虑、抑郁、易怒等情况。作业治疗师需要关注他们的情感需求，通过心理疏导和行为疗法来帮助他们学会控制情绪和改善行为。例如，通过角色扮演、情绪识别游戏等方式来提高他们的情绪管理能力。

社会适应能力方面，智力障碍儿童往往在与人交往、生活自理等方面存在困难。作业治疗师会通过日常生活技能训练、社交技能训练等方式来帮助他们提高这方面的能力。例如，组织一些小组活动，让他们在合作中学会与人交往的技巧；或者教授他们一些生活技能，如洗衣、做饭等，以帮助他们更好地独立生活。

1. 治疗目标 促进认知、精细运动等作业技能发育，提高作业活动能力，促进脑功能发育，提高社会适应能力，最终生活自理，回归社会。

知识拓展 11-4-2 不同程度智力发育障碍儿童的治疗目标

1. 一级和二级：注意交流训练和正常姿势下帮助完成日常生活活动。

2. 三级：提高简单的口语能力，促进社会交往能力的发育，获得生活常识，促进基本生活能力的发育，最终达到生活自理或半独立生活。

3. 四级：增强思维训练和知识技能的学习，激发创造力，增强自信心，最终能从事简单劳动，实现自食其力。

2. 治疗原则

（1）邀请家长参与康复治疗计划的制订，共同为孩子的康复努力。

（2）根据评估结果和儿童的障碍特点，制订合适的短期和长期训练目标，确保治疗有针对性。

（3）从儿童感兴趣的项目入手，提高他们的参与度和积极性。

（4）作业活动应与现实生活紧密相连，使孩子在日常生活中能够更好地应用所学技能。

（5）采用多通道综合训练方法，包括手、眼、脚协调训练，言语和思维的共同训练，全面提升孩子的能力。

（6）进行反复循环训练，不断巩固所学内容，同时保持一定的变化性和挑战性。

（7）可选择个别训练、小组训练及家庭康复训练相结合的方式进行，以提供更全面的康复服务。

思考 11-4-1

案例讨论

患儿，女，11 岁，由于出现明显攻击性行为，转介作业治疗进行评估干预。自两年前，她出现攻击性行为，并迅速恶化。表现为经常发脾气，心烦意乱的时候会尖叫或咬人。她认知迟缓，不能独立进行日常生活活动，如洗澡和吃饭。家属曾经尝试过如厕训练，但没有成功。她表现出重复性行为，如拍手、眨眼、反复洗手和绕圈跑。社交技巧受限，词汇量减少，眼神交流也很差。她的运动功能发育正常。虽然她表现出语言迟缓，但她可以在词汇量减少的情况下与人交谈。

入院后查体：体格检查和生命体征正常。智力受损，多动。其余神经系统检查（颅神经、运动、感觉和反射）正常。

请思考：如何对患儿进行作业治疗评估，干预过程中需要注意什么呢？

一、作业治疗评估要点

1. 注意力与执行功能评估
2. 感觉-运动统合能力评估
3. 行为与环境互动分析
4. 情绪调节与自我效能

二、干预策略与注意事项

1. 行为管理与环境适应
2. 感觉-运动干预
3. 情绪与自我调节训练
4. 家庭系统干预

二、注意缺陷多动障碍

注意缺陷多动障碍（attention deficit hyperactivity disorder，ADHD）是一种常见的慢性神经发育障碍，起病于童年期，影响可延续至成年，其主要特征是与发育水平不相称的注意缺陷和（或）多动冲动。ADHD 不仅损害学习功能，还存在其他多方面、涉及生命全周期的损害。注意缺陷多动障碍的病因和发病机制从 1902 年 George Still 教授描述其症状至今尚未完全明确。目前，各种研究表明 ADHD 与遗传因素、大脑的神经生理、神经生化和心理因素有关，是多种因素相互作用所致。

（一）ADHD 的障碍表现

ADHD 的核心症状是注意缺陷、多动和冲动。当儿童出现与其发育水平不相适应的注意缺陷、活动过度，同时伴有学习或社交等单一或多个功能损害，则应考虑存在 ADHD 可能。

1. 以“活动过度”为主的障碍特征 在幼儿早期，多数活动过度症状开始显现。这些儿童往往表现出持续的手脚活动和四处走动的行为，难以静坐于座位上，参与安静的活动或游戏。进入学龄期后，由于学校和老师的管理严格，大动作活动有所减少，但小动作明显增多。他们在座位上扭动，手和脚始终处于活动状态，甚至在课本或作业本上随意涂鸦，触碰旁边的同学以吸引注意力。儿童多动障碍不仅仅是动作多，讲话也多，往往在人讲话时插嘴或打断别人的谈话，在老师的问题尚未说完时便迫不及待地抢先回答。值得注意的是，ADHD 儿童虽然在活动中表现出多动和好动的特点，但在运动功能方面并不突出。他们相对其他同学而言，协调性较差，动作显得笨拙。这导致他们在处理日常生活活动方面存在一定的困难。例如，书写时难以将字写在格子内，走平衡木时摇摆不稳，参与精细活动的能力也较为有限。不过，随着年龄的增长，儿童的多动症症状有逐渐减轻或缓解的趋势。

2. 以“注意集中困难”为主的障碍特征 儿童注意力问题主要表现为集中性、稳定性和选择性等特征上的异常。这类儿童面对各种刺激时，几乎都会做出反应，但其注意力容易受到环境的影响而分散。因此，这类儿童的注意力集中时间相对较短。例如，在上课时，他们难以长时间保持注意力集中，容易因外界的刺激而分心。即使室内或窗外有轻微的响声，他们也会转头查看，导致听讲时心不在焉。在家做作业时，他们也常常表现出拖延和分心的倾向，无法按时完成作业。此外，他们在日常生活中经常丢三落四，遗忘或丢失学习用具、玩具等。对于需要长时间持续集中精力的任务，他们常常选择回避或不愿意参与，也不愿与人深入交谈，往往表现出似听非听的状态。

3. 以“冲动”为主的障碍特征 儿童在面对外界刺激时，往往表现出强烈的反应，行为冲动，缺乏深思熟虑，且常常不计后果。在参与集体活动时，他们往往缺乏耐心，倾向于擅自行动，不遵守既定规则。面对不如意的情况，他们容易与同伴发生冲突，甚至展现出攻击性行为，显得与众不同（表 11-4-1）。

表 11-4-1 不同年龄阶段注意缺陷多动障碍的症状线索

年龄阶段	注意力不集中症状	多动症状	冲动症状
学龄前期	容易转移注意力，似听非听	过分喧闹和捣乱，无法接受幼儿园教育	明显的攻击行为，不好管理
学龄期	不能完成指定任务，容易转移注意力，不能集中精神	烦躁、坐立不安，走来走去，过多的语言	自制力差，难以等待按顺序做事情，言语轻率
青少年期	不能完成作业，容易转移注意力	主观上有不安宁的感觉	自制力差，经常参与危险性活动

（二）ADHD 的作业评估

鉴于 ADHD 儿童个体差异显著，对其评估应综合运用多种测试和观察手段。近年来，国内已逐步引进国外常用的 ADHD 评定方法与工具，并进行了标准化处理，从而为评估提供了可靠的依据。

1. ADHD 儿童的作业评估内容

（1）个人史的获得：在收集儿童发展信息的过程中，我们通过严谨的问卷调查和访谈，从家庭成员或教师处深入了解儿童的各个方面。这些信息包括但不限于出生史、生长发育状况、学校表现、社交能力、家庭关系及学习兴趣等，为我们全面评估儿童发展水平提供了重要的参考依据。

（2）行为观察：在儿童行为的观察上，我们采用连续性的记录和观察方法，并对其进行评定。主要的观察方法包括行为评定表法和行为分析法，以直接评估儿童的各项表现。

（3）标准化量表检测：通过标准化量表检测，我们可以对儿童的行为、社交能力、日常生活能力、学习能力及心理等方面进行评估。通过这些评估，我们可以发现儿童是否存在障碍及障碍的程度，从而为后续的干预和治疗提供依据。

2. ADHD 儿童的作业评估方法

（1）儿童行为评定量表：是一种常用的评估儿童行为的方法，通常采用问卷形式，即使用相应的量表对儿童行为进行调查。在评定量表中，父母、老师或儿童本人需按照指导语的要求逐项作答。

由于儿童年龄和理解能力的限制，评定量表多为他评量表，主要包括父母用评定量表、教师用评定量表和专业人员用评定量表。通过对比各方评定结果，可以了解儿童行为是否存在偏离。目前国内外常用的行为评定量表包括 SNAP-Ⅳ量表、Conners 父母症状问卷、Achenbach 儿童行为量表等。

（2）儿童适应技能评定量表：我国在参照美国智力和发育障碍协会的适应技能定义及发展心理学对学龄儿童适应技能的范围和特性理解的基础上，整合了国内外相关的适应技能量表，结合我国的文化背景，精心编制了一个包含 300 余个项目的项目库。经过试验筛选，我们精选出其中的 198 个项目，并按照每个项目所反映的适应技能领域进行分类，将它们分别纳入沟通、日常生活能力、社交技能和劳动技能这四个领域中。同时，我们根据每个领域内项目的通过率进行排序，从而构建了这份学龄期儿童适应技能评定量表。此量表旨在为我国学龄期儿童适应技能的评价提供科学、准确、实用的工具，为相关研究和教育实践提供有力的支持。

随着对 ADHD 研究的不断深入和拓展，用于 ADHD 儿童评定的量表日益增多。除了之前提到的评定量表外，还有多种其他量表在临床实践中得到广泛应用。例如，ADHD 评定量表、儿童活动水平评定量表、家庭场合问卷、儿童大体评定量表及儿童自我意识评定量表等。这些量表在评估和诊断 ADHD 儿童方面发挥着重要作用，为医生提供了更为全面和准确的信息，有助于制订更为个性化的治疗方案。

（三）ADHD 的作业治疗

ADHD 是一种长期且耗费资源的疾病，因此在制订治疗方案时，我们需要根据儿童的年龄、类型、病情严重程度、临床表现及评估结果，来制订个性化的康复计划。我们需要采取有针对性的教育治疗方法，并积极争取家长和学校的配合。在治疗过程中，我们必须坚持个别化原则，及时评估治疗效果，以便调整后续的康复训练计划。

1. 作业治疗的基本原则 根据 ADHD 儿童的特点，作业治疗需遵循以下基本原则。

（1）对 ADHD 儿童的问题进行专业评估，准确识别问题所在，并明确训练目标，以制订有效的治疗方案。

（2）在开始治疗前，应向儿童的父母和监护人充分说明儿童的问题及治疗目标，与父母、老师保持密切合作，以确保治疗效果的持久性。

（3）治疗前，与儿童建立良好的关系至关重要。向儿童解释治疗的目的、内容及过程，确保他们自愿参与治疗，为后续的治疗奠定基础。

（4）治疗应重点关注儿童受限的功能，通过有针对性地训练进行改善。根据行为理论，治疗工作应着重教导儿童必备的基础能力，并提升其行为控制和行动计划的能力。

（5）通过结合积极的外界因素（如行为治疗）和儿童的自身努力，可以有效改善 ADHD 儿童的预后，降低发展出更严重行为问题的风险。

2. 作业治疗的方法 针对 ADHD 患者的典型特征，注意力低下且在需要集中思想的活动上无法维持持久注意力，但在高刺激和频繁反馈的活动上却能保持注意力，如游戏。此外，ADHD 患者还表现出活动过度和冲动行为等特征。针对这些行为模式，作业治疗的目标在于矫正对 ADHD 儿童的发育具有重要影响的行为模式。具体而言，通过设计相关的玩耍和运动能力项目，改善其感觉统合能力，并结合心理治疗提高社交能力。最终目的是让 ADHD 患者能够发挥其生理、心理和社会的最佳功能，从而更好地参与社会并为社会做出贡献。

思考 11-4-2

案例讨论

患儿是个活泼的男孩，7 岁。在教室外喜欢奔跑，课上常蹲在凳子上。常出汗、沾泥，喜推搡他人、破坏物品。常被同学投诉，课上玩纸条，不举手回答问题，随意离座，缺乏规则意识。课间操时动作多，不稳。作业和考试表现不佳，注意力易分散。一年级成绩差。家中有拖延、赖床习惯，对电视感兴趣。作业常忘，课本常丢。做作业需父母督促，边做边玩。通过对患儿的案例分析，发现其出现了多动症的典型症状，如注意力不集中、不能坚持完成一项任务及对任何事物都有注意力缺陷的症状。即使在看喜欢的动画片时，也存在注意力障碍。此外，患儿情绪不稳定，自我控制能力差。综合以上分析，该患儿具有多动症倾向。

家长访谈揭示，妈妈习惯于贬低孩子，情绪化地管教，监督作业时缺乏耐心，经常责备孩子，如“不省心”“生气”等，这不仅伤害了孩子的自尊心，还给孩子造成了心理暗示，觉得自己不够好，无法满足妈妈的要求。家庭教养方式不当，妈妈过于严厉，而爸爸则过于放任，有时将孩子交给老人照顾，导致孩子从小生活在复杂的环境中，缺乏良好的生活习惯。

请思考：如何对患儿进行作业治疗评估，干预过程中需要注意什么呢？

总 结

1. 认知是个体知识获得的历程，其中包含知觉、记忆、想象、辨认、思考、推理、判断、创造等复杂的心理活动，大致指一个人学习、思考、应对环境和解决问题的能力，也是一种适应生活的能力。

2. 儿童认知发育指个体认知结构和认知能力的形成，以及随年龄和经验增长而发生变化的过程。

3. 皮亚杰的认知发育理论把智力定义为促进儿童适应环境的一种基本生存技能。

4. 儿童少年的许多重要认知技能是在与父母、同伴、老师及其他更有经验的社会成员间的社会交互作用中发育起来的。

第十二章 游 戏

学习目标

读完本章后，读者将能够：

- ✓ 定义游戏，叙述游戏的特征、分类。
- ✓ 概括游戏的作用。
- ✓ 演示游戏的评估。
- ✓ 编写、演示游戏的应用。
- ✓ 评价、对比与游戏相关的理论。

第一节 理 论

一、概 述

（一）游戏的定义

游戏（play）是儿童的本能，是儿童时期日常活动中的重要组成部分，是生长发育中不可或缺的部分。所有的儿童通过游戏，了解自己和周围世界。

游戏为儿童探索和引导自身进入空间、时间、事物、动物、结构和人的真实世界提供了一种方式。通过游戏，儿童能够学习、生活在有意义和价值的世界中，为推迟的目标不断努力，同时以个性化的方式进行探索、实验和学习。游戏还可以帮助儿童不断练习、排练人类生活和交流的复杂而微妙的模式，为成为参与社会生活的成年人打下基础。

总而言之，游戏是产生愉悦、快乐、享受体验的，或转移和涉及态度的或经验模式的，由内在动机所驱使的自发性或有组织的活动。通过环境的探索和自发参与有意义的活动，儿童可以发育社交、情绪、认知和运动技巧，为日后所期望的角色打下基础。

根据《国际功能、残疾和健康分类（儿童和青少年版）》，游戏是指独自或同他人一起，有目的、持续地使用物品、玩具、材料或游戏程序参与的活动。游戏的特点包括游戏是自发或有组织的享受、娱乐或消遣的活动；是一种态度或体验模式，涉及内在动机；强调过程而不是结果；强调游戏者内部控制而不是外部控制；游戏超现实同时又反映现实，充满了儿童的想象力，含有一种“仿佛”或“假装”的元素；游戏发生在安全、无威胁的环境中，有社会制裁的保障。

（二）游戏的作用

游戏不但可以促进儿童发育、反映发育水平，并且是促进发育变化的工具。

1. 感知与运动功能的发育 儿童游戏可以使感知与运动功能得到锻炼，如“摸瞎子”“弹蚕豆”“跳格格”“新娘坐轿”“跳房子”等游戏，能促进儿童的身体功能发育，提高感觉、运动、协调能力等。

2. 认知功能的发育 游戏不仅反映了儿童认知的发育水平，也为新的认知功能的发育提供了机会和条件。在游戏过程中，儿童达到最佳的觉醒状态，不断地与周围环境进行探索和接触，促进他们的智力、解决问题的能力和创造力的发育。趣味性和具象化的物体帮助儿童记忆，容易保持儿童的注意力，唤起他们积极探索和积极参与的愿望，使他们的智力和创造力得到充分的提高。游戏为儿童提供了一个感知觉刺激的机会，他们一次又一次地操纵游戏中的物体，极大地促进了儿童感知觉的发育。许多游戏把体育运动、技能、知识和生活经验有机地结合在一起，有利于锻炼和提高儿童的观察力和判断力，使他们敏锐的感官更加发达，使其理解能力、接受能力和解决问题的技巧得到快速发育。有些游戏玩具来源于生活和自然，是天然材料和半成品，没有固定的形式，儿童可以把这些材料进行组合和创造，为儿童的创造能力发展提供肥沃的土壤。

3. 语言能力的发育 游戏中往往有情境，有交流需求，可以给儿童提供学习语言的机会，包括新的词汇、熟悉新的语言技能、锻炼和丰富儿童的语言。例如，有的游戏过程中伴随着唱儿歌和童谣，如木头人、拔萝卜等，这些游戏为儿童的语言能力提供了发展的机会，让儿童的看、听、想、练有机地结合在一起。

4. 心理和情绪的发育 游戏本身是一种令人愉悦和令人满足的活动，游戏内容生动具体，形式活泼，儿童可以兴致勃勃，始终沉浸在欢乐中。游戏为儿童提供了表达思想和情感的机会，在游戏中儿童可以互相选择同伴、游戏内容、准备游戏材料、制订游戏规则、任意摆弄玩具、表演模拟角色，都能充分展示自己的思想和个性。游戏营造了一种轻松的氛围，如果成功了儿童会感到自豪，感受到其价值的体现，如果失败了也不会有太多的负担和压力，可以再来一次。儿童可以通过游戏来表达和释放他们的情绪，既能体会到成功的快乐，又能表达被压抑的悲伤，也能学会如何控制自己的情绪。在游戏中，儿童的情感和人格发育得以不断丰富。

5. 社交能力的发育 儿童最终要融入社会，即学会与人交往、合作、生活。游戏具有社交性质，大多具有强调情感互动、群体合作、易学习、易传播的特点，为儿童提供练习和提高社交技能的机会。游戏的社交性质使儿童在游戏中学会如何与他人相处，如何控制自己的情绪和行为，如何解决人际冲突，以及练习与他人建立关系等必要技能。模仿社会可接受的行为，学习适应不同的角色，遵守游戏规则，并成功地完成游戏，对社交技能的发育非常有帮助。例如，角色扮演游戏，儿童可以模仿成人的活动，了解和学习社会生活，通过游戏获得他人的表扬或惩罚，逐渐认识到社会规范的存在，学会服从社会规范，形成对社会价值的初步认知，使社会行为逐渐形成以满足社会需要。通过儿童游戏，他们逐渐学会认识同龄人，学会站在别人的立场上，学会遵守集体的规则，学会在集体生活中履行自己的责任，学会与人合作、与人共存、与人分享等。儿童通过游戏参与社会活动，形成社交网络，最终融入正常社会。

（三）游戏功能指标

判断游戏功能健全或失能的参考指标如下。

（1）观察儿童参与游戏活动是否符合其发育层次。

（2）观察儿童能否启动游戏活动。

（3）观察儿童能否展现适当的运动和心理技巧去满足游戏的要求。

（4）观察儿童在参与游戏中能否用有创意的方式去拿捏和使用物品。

（5）观察儿童在游戏中是否注意安全。

（6）观察儿童在独自、双人和小组游戏中的表现是否与年龄相称。

二、游戏的理论基础与分类

（一）游戏的理论基础

20 世纪后，心理学家们对游戏进行了研究，逐渐形成了以下主要的游戏理论。

1. 精神分析学派 以弗洛伊德（Sigmund Freud）为代表的游戏精神分析理论强调游戏对情感发育的价值。本学派认为游戏可以发泄儿童意识中的能量，发泄抑制的冲动，使儿童保持愉快的情绪，有助于其健康人格的发育。

2. 认知发育学派 认知发育学派的创始人是让·皮亚杰（Jean Piaget），他将儿童认知发育阶段与游戏水平相结合，并对象征性游戏做了大量的论述，揭示了符号形式与游戏的关系。他认为游戏是一种思维活动的表现形式，儿童的认知发育阶段决定了他们不同的游戏方式，儿童只有在活动中才能获得真正的知识。游戏帮助儿童巩固一种新的认知结构和发育自己的情感，是一种主动的活动过程。

3. 社会文化历史学派 是一个对苏联有较大影响力的心理学派别。本理论认为儿童游戏具有社会历史渊源，反对游戏的生物学起源论。游戏是学龄前儿童的主导活动，与儿童的心理发育有着重要的关系，游戏可以促进儿童思维的发育，在游戏中让儿童将规则内化，促进性格品质和道德行为的形成、发育。游戏对儿童来说，关注的是过程本身而不是游戏结果。本理论强调成人对儿童教育的影响，并提出成人帮助儿童学会游戏时需要做出必要的干预，特别强调游戏使儿童成为社会的一员及形成独立性格的重要意义。

4. 游戏觉醒理论 本理论认为，学习是源于探索而不是游戏，游戏的作用是制造刺激，并起调节个体认知激发水平的效果。不适当的环境刺激，如刺激太丰富或太单调，都会抑制游戏行为，不利于儿童的发育。

5. 游戏的元交际理论 本理论从人类学、逻辑学和数学的角度研究游戏，并探索游戏中意识和信息交换的本质。游戏作为一种信息交换和操纵的过程，以否定和解释为基本框架的元交际为特征。他指出，游戏对儿童发育的贡献在于，儿童在创造和再创造游戏角色的过程中，学会了事物之间的关系和联系。

6. 游戏生态学理论 本理论指出，儿童的发育是在一个复杂多变的环境系统中进行的，本系统由三层系统组成：微观系统、中间系统和外部系统。布莱恩·萨顿·史密斯（Brian Sutton Smith）注重对儿童在自然状态下的游戏行为进行客观的记录和描述，注重对游戏行为的单元进行分析和研究。他们认为，严格的实验室研究破坏了游戏行为的自然环境，具有很大的局限性。

（二）游戏的分类

参考不同的理论对游戏进行分类，典型的分类是以认知性、社交性和功能性区分的。

1. 认知性分类 基于认知发育的观点，皮亚杰将游戏分为练习游戏、象征游戏和常规游戏。后来，以色列心理学家史密兰斯基（Simlansky）根据皮亚杰理论，将认知游戏修改为四类。

（1）练习性游戏：又称“功能性游戏”“机能性游戏”“探索性游戏”“感觉运动游戏”，对应的是儿童认知发育的感觉运动阶段。它在 0～2 岁的儿童中占主导地位，由“简单”和“重复”的动作组成。它也是儿童发育过程中最早的游戏形式。6～12 个月的儿童玩摇铃铛、不同质感的玩具；9～12 个月的儿童玩躲猫猫；1.5～2 岁的儿童玩机械性玩具、模仿、弹跳；2～2.5 岁的儿童开始听故事。

练习性游戏不仅能让儿童练习新学会的、未巩固的动作，还能让儿童获得对环境的控制感，从而发现自己的动作与物品变化之间的因果关系。

（2）建构性游戏：前运算阶段（2～7 岁）的幼儿进行此类游戏。建构性游戏是儿童按照一定计划或目的来组织物体或游戏材料，使其呈现出一定的形式或结构，如拼积木、堆沙。

2.5～3 岁的儿童对形状、物体之间的关系、开关有兴趣；3～5 岁的儿童与人建立关系、学会分享、有想象力的模仿；5～7 岁的儿童可以进行小组活动、跟随指示、遵守公平原则。

（3）象征性游戏：对应的是儿童认知发育的前运算阶段，象征性游戏是 2～7 岁儿童最典型的游戏形式，主要特点是“假装”。象征性游戏是将知觉到的事物用它的替代物进行表征的游戏形式，包括用一种物体代替另一种物体，用一个动作来代表一个真实的动作，假装自己是别人或虚构的角色等。

（4）规则游戏：对应的是儿童认知发育的具体运算阶段，规则游戏适合 7～11 岁的儿童。它的特点是两个或两个以上的玩家按照预先规定的规则一起玩，具有竞争的性质，如打牌等。在规则游戏中，冲动行为减少，社交和教育行为增加。

2. 社交性分类 美国心理学家帕顿（Parten）认为，儿童之间的社交互动会随着年龄的增长而增加。通过对儿童游戏的观察，Parten 总结了儿童在游戏中的社交参与的不同水平，并总结出 6 种社交游戏模式。

（1）空闲地游戏（无所事事的行为/偶然的行为）：没有目标的行为，周围没有什么东西吸引他们的注意力，无所事事地坐着、原地跳跃、四处游荡等，但这种行为并不是游戏。

（2）旁观游戏：大部分时间坐在场边看别人的比赛，偶尔和别人聊天，有时问问题或提建议，但不亲自参与别人的比赛。

（3）单独游戏：2～2.5 岁的儿童进行此类游戏。在交谈距离内的同伴旁边玩不同的玩具。专心地玩自己的游戏，但不和附近的儿童说话。

（4）平行游戏：2～3.5 岁的儿童进行此类游戏。和附近的儿童玩相同或类似的游戏，但不和他们说话。例如，两个儿童都在做一个积木，但他们是分开玩的。即使一个儿童离开了，另一个儿童也会继续玩。

（5）联合游戏：3.5～4 岁的儿童进行此类游戏。和其他儿童一起玩类似但不一定相同的游戏。往往因为互相借材料交流，也可能有自发的合作（比如一个接一个地建房子），但彼此之间没有明确的分工和合作。

（6）合作游戏：4.5 岁以上的儿童进行此类游戏。几个儿童以分工合作的方式，围绕一个共同的游戏主题一起玩，对使用什么、如何使用材料、活动目标和结果都有共同的计划和组织。在活动中有分工，也有角色互补。

3. 功能性分类 心理学家史密兰斯基根据游戏活动的主要心理成分将儿童的游戏分为不同的类别。

（1）机能性游戏：也称感觉运动游戏，这类游戏注重儿童身体功能的发育，主要包括手脚、嘴耳运动，如跳格子、跳绳、唱儿歌、讲故事等。

（2）体验性游戏：儿童可以在游戏中想象和操作，以模拟和体验现实生活中无法实现的东西，如玩过家家、玩电脑游戏等。

（3）艺术性游戏：能促进儿童艺术能力发育的游戏，如演戏、演木偶剧、看文艺表演等。

（4）创造性游戏：一种通过儿童自己动手创造的游戏形式，如捏橡皮泥、手工制作、剪纸等。

三、作业治疗与游戏

人们主要的作业活动一般包括自我照顾、工作、休闲、游戏和休息。游戏被认为是儿童的主要作业活动，许多游戏理论家将游戏描述为儿童参与的各种活动，但游戏活动是有目的的活动，是一个连续的认知参与的过程。通过游戏，儿童学习技能，发育兴趣，这些兴趣日后会影响工作和休闲的选择与成功。游戏活动是一种适应环境的多维系统，好奇心的探索驱动是游戏行为的基础，能够促进感觉统合、身体能力、认知和语言技能及人际关系的发育。在游戏中，儿童进行成人和文化角色的转换，并学习成为对社会有贡献的成员。

游戏有两个方面的特性：游戏的科学性，游戏是人类发育的一个关键方面，值得认真研究；游戏的艺术性，作为玩家，在游戏中能获得欢乐和自由。治疗师需要这两个方面的知识和技能。游戏对儿童发育有重要作用，是促进儿童表现和技能的重要方法。有特殊需要的儿童更可以通过游戏来学习和训练，这不仅可以给儿童带来快乐，还会达到训练的效果。应用游戏有两种策略，分别为隔离策略和包容策略。在隔离策略中，游戏时间与其他日常活动分开，而在包容策略中，游戏时间与其他日常活动相结合。作业治疗师和父母可以使用游戏程序来支持儿童的学习和锻炼。

（一）自由游戏与治疗性游戏的区别

自由游戏（free play）本质上是没有动机的，有趣的，没有目标或者目标不明确、固定。

治疗性游戏（therapeutic play）通常由治疗师和父母确定，他们通常指导游戏。有明确目标，目标和目的受到外部限制，不受儿童 100%控制。

治疗性游戏在以目标为导向、受外部控制方面与游戏的本质相冲突。但是治疗性游戏提供了一种实用的方式来吸引儿童的注意力，练习特定的运动和功能技能，促进感觉处理、感知能力和认知发育；还有助于社交、情感和语言的发育。在治疗的环境中，游戏可以成为一种工具，用来实现一个目标。

（二）游戏的作业治疗应用

在作业治疗干预中使用游戏的方式受到许多因素的影响：治疗师的参考框架，机构对提高表现和技能的重视，以及家庭对残疾儿童身体方面的价值观和关注度。作业治疗师常常根据儿童的残疾如何影响日常作业活动和对作业表现的分析，来确定游戏目标。

游戏以三种方式应用于作业治疗，即以游戏为治疗工具、以游戏为治疗目标（改善游戏水平）、促进游戏乐趣。在游戏应用中，计划作业治疗干预必须始终考虑到治疗师、儿童、环境中的设备和游戏对象之间的互动。治疗师需要为儿童创造一个有趣的氛围，让他们做出有趣的反应，促进儿童玩耍。

1. 以游戏为治疗工具 把游戏作为治疗工具吸引儿童的注意，儿童通常很愿意参与治疗。治疗师根据儿童的能力、治疗目标来制订周详的计划，设计治疗性游戏，根据能力调整难度，以达到目标。

目标的确定取决于儿童的功能障碍如何影响儿童的角色表现。好玩的游戏活动是一种更有组织的或有明确意义的手段，以达到预期的目标。

以游戏为治疗工具的参考框架是发育、功能和感觉统合框架。当需要教授特定技能或需要实现特定目标时，通常使用游戏作为治疗工具。

（1）在发育参考框架中，游戏活动是用来发育身体、认知、情感或社交能力的。游戏材料是用来引诱儿童的，比如用一个玩具来鼓励儿童爬，或者用一个智趣忙碌盒来教授因果概念。使用游戏作为干预方式需要治疗师拥有技巧和想象力，创造性地结合游戏和治疗。可以使用实体游戏来增强动机，解决运动技能的发育，促进过程技能，促进时间意识，促进社会技能，并支持作业活动参与。自闭症儿童的游戏策略包括尊重儿童的感觉统合能力、脚手架游戏、使用模仿和建模、扩展游戏日常习惯等。

（2）在功能参考框架中，游戏被用作治疗手段，通过调适活动和环境，或在儿童参与活动时进行治疗性处理，以达到治疗的目的。例如，将儿童最喜欢的玩具放置在难以够取的位置，以增加儿童的活动范围，或增加儿童的力量。从这个意义上说，游戏常被用作治疗或行动的动力。治疗师需要小心处理或设置游戏的难度，因为儿童在不同情况下的游戏水平不同。治疗师在儿童游戏时干预儿童，可以促进姿势反应。在自由游戏条件下，儿童的游戏水平较低，若儿童过于依赖治疗师的指导，则表现出较少的自我指导的游戏。因此，治疗师需要在给予儿童足够的支持或帮助和给予过多的支持或帮助之间取得平衡。

（3）在感觉统合参考框架中，游戏被视为感觉统合发展的舞台。为了成功地进行游戏，儿童必须有足够的感觉统合能力，并能够对环境的要求做出适应性反应。在治疗过程中，治疗师通过设置和操纵环境（如物体、人），以便儿童可以在提供“刚刚好”挑战的活动中进行选择。在治疗过程中，治疗师不断地调整环境、儿童或活动，以确保游戏适应儿童发育水平。游戏作为治疗的有力工具，是实现治疗目标的过程。使用感觉统合原则去精心计划和实施游戏，有助于促进游戏发展。同样，游戏作为精心安排的治疗计划的一部分，也可以改善感觉统合。治疗师有责任从儿童身上构建适应性行为。环境对发育有影响，但治疗并不完全依赖于环境操纵。儿童的主动性和积极参与对治疗过程至关重要。儿童的内在动机或自我导向是指导治疗的重要因素，治疗师需要掌握儿童的内在驱动力，以实现治疗的最佳效果。

2. 以游戏为治疗目标 以游戏为治疗目标强调游戏是儿童重要的作业活动之一。游戏技巧和趣味性的提高使儿童能够与世界进行有效的互动。与游戏技能较低的儿童相比，当儿童与游戏技能发育水平较高的同伴一起玩耍时，他们表现出更多的启蒙和对启蒙的反应。以同龄人为榜样有助于培养儿童社交游戏技能。

治疗师首先评估确定儿童的游戏水平，可以透过模仿、培养游戏所需技巧、设计环境来提升游戏能力。有研究建议父母可以调整环境，把游戏纳入家庭的日常生活规律中，并提供口头提醒来改善和增加儿童的游戏水平，但要避免“教”儿童如何游戏。需要注意的是，选择或设置游戏环境时要考虑儿童游戏风格的重要性。

3. 促进游戏乐趣 儿童游戏的内容和方式没有游戏的情感质量重要。一些有严重残疾或多重残疾的儿童无法从游戏中获得巨大的快乐和益处。治疗师经常看到有些儿童甚至不爱玩，不能从最简单的游戏互动中获得快乐。这种情况下，促进儿童的游戏乐趣成为治疗的重要目标。

爱玩的儿童会将游戏中灵活的方法推广到游戏之外的环境中，应用到生活的其他方面。对于患有各种障碍的儿童来说，灵活有趣的方法能使儿童在身体困难的情况下更频繁地取得作业活动成功的体验。促进游戏乐趣的互动对任何年龄的残疾儿童都很重要。在新生儿重症监护病房内鼓励父母和儿童玩耍，帮助父母学会解读婴儿的行为，适应婴儿的行为节奏，有助于产生积极的体验，这是婴儿游戏成熟的基础。

治疗师需要营造欢乐的气氛，通过语言、肢体语言和面部表情来表达一种有趣的态度。此外，应用新奇和富有想象力的游戏可以促进儿童的游戏参与。治疗师必须知道如何玩耍，才能为儿童树立游戏的榜样。要促进游戏乐趣，儿童必须发展内在动机、内在控制、延长现实感的能力及提供和解读暗示的能力。

四、游戏剥夺的影响

如前所述，游戏总是受环境的影响。环境对游戏的影响对那些经历过忽视或长期住院的儿童来说更加显著。在一些孤儿院的特殊儿童中，儿童表现出严重的感觉统合问题，发育技能极度迟缓，以及与他人互动困难。其他被剥夺儿童游戏的特征还包括游戏活动项目有限、社会性游戏减少、幻想游戏过多或过少。当儿童住院时，他们经常经历分离的压力、疾病的恐惧、痛苦的医疗、强制禁闭和日常生活的中断。其游戏行为表现包括退回到早期发育阶段、耐力和运动能力下降、注意力持续时间缩短、主动性和好奇心下降、智力和创造力下降、游戏乐趣下降、焦虑增加。

当儿童的游戏风格与环境的期望相匹配时，会促进游戏快速发展。当游戏风格与环境不匹配时，游戏就会被扼杀。

为儿童创造游戏氛围的关键是考虑环境和其中的物品。为了促进游戏，环境空间、玩具和设备的使用应该具有一定的灵活性。使用新材料后游戏变得更活跃、更有创造力、更有社交性。此外，玩具和游戏设备可能需要调整，以使儿童能够最佳地使用它们。对玩具和环境的调适是作业治疗师的一个重要角色，特别是对严重参与障碍的儿童。游戏空间应该提供各种体验，允许创造性、幻想、变化和机会。儿童需要能够控制空间，有可以移动或改变的物品、玩具、人，以及活动的自由。治疗师必须了解玩具的特性及如何适当地使用它们。可以使用各种辅助器具，如开关、适应性键盘和感官障碍的辅助器具，使儿童在游戏中更加独立，从而使游戏更好地进行。

第二节 评 估

一、概 述

游戏评估是儿童作业治疗评估的一部分，以构建儿童的作业表现能力的完整图景，并计划干预措施。评估重点是帮助儿童参与有意义的和自我满意的作业活动。这样的评估为治疗师提供了一幅关于儿童在日常生活中如何利用游戏的图景。对游戏的分析也为治疗师提供了儿童在运动、认知和社交领域技能的图景。这对于评估一个在标准化发育测试中反应不佳的儿童尤其有帮助。

作业治疗师根据评估结果制订干预计划。干预应该利用儿童的能力来弥补缺陷。对儿童技能、兴趣和游戏风格的了解有助于制订计划并指导治疗。

游戏作为一种社会文化现象，是在一定的社会影响下发生和发展起来的，受许多因素的影响，主要体现在游戏活动中外在的客观条件和游戏者自身条件等方面。

（一）外在客观条件

1. 游戏机会 提供均等、适宜的游戏机会，对儿童游戏的发育极其重要。

2. 游戏时间 游戏时间是开展游戏活动的重要保证。有研究表明，游戏时间的长短会影响儿童游戏的质量。在较长的时间段（约 30 分钟）儿童才有时间逐渐发展出社会和认知层次较高的游戏形式，其中包括完整的游戏活动、团体游戏、建构游戏、团体-戏剧游戏；而在较短的游戏时段（约 15 分钟）儿童没有足够的时间结伴游戏，不能相互协商、讨论或进一步地探索和建构材料，往往只从事一些社会和认知层次较低的游戏形式，包括平行游戏、旁观无所事事、转换行为等。

3. 游戏场地 是儿童游戏活动的空间，是进行游戏不可缺少的条件。场地的大小、在室内还是户外、场地的结构、空间的密度等，都会影响到儿童游戏。有学者指出：在较小的分隔区域中，高层次的社会性及认知性游戏容易发生，而在较大的区域中游戏的层次较低。儿童在不同的游戏角落，会表现出不同层次的社会性。单独的游戏常常出现在桌游区域，而平行游戏多在图书或美工区域产生；团体的游戏往往在积木、娃娃家区域出现，可以激发儿童参与更多的社会角色。

4. 游戏材料 既是游戏的物质支柱，同时对游戏的性质、内容等产生影响。玩具的结构影响游戏主题的类型。有研究者指出，儿童所玩的材料类型，对其社会性和认知性游戏水平有影响。

（二）游戏者自身条件

1. 儿童年龄、性别 儿童游戏的水平在一定程度上取决于儿童自身的条件。每个儿童的性别、年龄、气质、性格、兴趣爱好、能力等对其游戏具有一定的影响。

2. 健康状况 儿童自身的健康状况对其游戏也会产生影响。患有心脏病或哮喘的儿童，就不宜进行活动量大的游戏。对于先天或后天有残疾的儿童来说，游戏发育水平对游戏的影响更为明显。

3. 认知风格 个体的认知风格是指个体不同的理解记忆和思维方式，包括感知方式、个性、智力和社会性行为的因素，其中，场依存性和场独立性这两种认知风格对儿童的游戏行为有普遍的影响。有关研究发现，场依存性认知风格儿童的社会性兴趣更加明显，他们在自由游戏时间花更多的时间玩社会性游戏，对人更感兴趣，对他人的需要及成人的批评等都比较敏感，能更多地运用社会性线索去解决问题，一般更多地参与合作游戏或联合游戏。而场独立性认知风格的儿童更喜欢单独游戏，他们对人际交往比较冷淡、不合群，不迷信权威，遇事有自己的标准，分析问题能力较强，对非社会性刺激的记忆能力和解决问题的能力较强。

4. 家庭的影响 家庭生活的气氛、家长自身的素质、家长对儿童的抚养方式、家庭的结构及家庭的居住环境等都会对儿童产生影响。

5. 同伴 主要是通过直接参与、榜样和强化来影响儿童的游戏。同伴的性别对儿童游戏行为的发生有影响，同时还影响着儿童对玩具的偏爱及其游戏的风格。儿童是通过游戏与同伴交往的。有研究表明，儿童与比自己年长的儿童的社交经验有助于促进其社交技能水平的提高，年长儿童还能促进年幼儿童游戏质量的提高。

（三）注意事项

（1）儿童参加活动的兴趣、动机的强弱。

（2）亲子分离状况（逐渐完成、一次完成或不能完成）。

（3）游戏治疗的构造（自由分散活动、有主题的活动或两者兼有）。

（4）儿童在活动中表现出的能力高低的变化。

（5）游戏治疗师对儿童活动是否限制及儿童是否理解这些限制。

（6）儿童与游戏治疗师的关系（拒绝、接受、过度服从、冷淡等）。

（7）儿童的自我控制力和注意力（适当或过度）。

（8）儿童的语言表现（多少或适中及话语有无意义）。

（9）儿童的情感和情绪表现（压抑、过激、悲伤或喜悦）。

（10）攻击性（儿童破坏玩具的倾向性程度的高低）。

二、游 戏 观 察

（一）意义

游戏观察的意义有四个方面：游戏观察可以真实地了解儿童、准确地预设游戏、有效地指导游戏、实施有效的游戏评价。

1. 游戏观察可以真实地了解儿童 游戏观察可以了解儿童的兴趣和需要、儿童认知和社会性水平、儿童的个性特点和能力差异。

2. 游戏观察可以准确地预设游戏 游戏观察可以及时地满足和拓展儿童的生活经验、能为儿童提供充分的游戏条件。

3. 游戏观察可以有效地指导游戏 游戏观察可以把握介入游戏的时机、选择恰当的指导方式、实施有效的指导策略。

4. 游戏观察可以实施有效的评价游戏 游戏观察可以为评价游戏提供具体翔实的资料、对儿童的游戏给予及时反馈、及时地发现游戏中的问题。

（二）追踪观察法

1. 定义 追踪观察法也称定人法，观察者根据需要确定儿童作为观察对象，观察他们在游戏活动中的各种情况，固定人而不固定地点。

2. 适合对象 追踪观察法适合于观察了解个别儿童在游戏中的发展水平。治疗师可以自始至终地观察，也可以就某一时段或某一情节进行观察。

3. 观察流程

（1）在儿童自由游戏情景中观察儿童真实的全游戏状态。

（2）观察对象走到哪观察者跟到哪。

（3）采用实况记录的方法记录。用图示将观察路径记录下来，然后用实况描述方式记录儿童游戏，也可以有观察者的评述，甚至有分析有对策。这样观察者在游戏中可以完全跟着儿童走，不必为了边记边看而影响观察的内容。

4. 游戏观察的内容策略

（1）明确观察目的，避免盲目观察。

（2）为儿童提供丰富多样的游戏材料。

（3）在儿童对游戏环境和游戏伙伴熟悉后开始观察，避免因陌生环境等因素对儿童游戏造成干扰。

（4）应该多次、持续地进行观察，以保证观察所得结果能准确地代表儿童的发展水平，不能仅通过一次或一天观察就妄下结论。

（5）时间取样与事件取样相结合。

（6）观察既可在室内进行，也可在室外进行。

三、标准化评估

（一）游戏兴趣评估

游戏兴趣量表（children's leisure interest profile，CLIP）是一种常用于评估儿童和青少年对不同类型游戏兴趣的量表。利伯曼（Liberman）是第一个设计游戏评估量表的调查研究者。其包括7个主要项目，每个项目都按照五分制记分。①儿童在游戏中自发进行身体运动和活动的次数有多少？他或她的运动协调能力怎样？②在他或她的游戏中，显示出来的高兴的次数有多少？他或她以什么样的自由表达来表现高兴？③在游戏中，儿童表现出幽默感的次数有多少？幽默所表现出来的持续程度怎么样？④儿童游戏时，在与周围的群体结构相互作用中表现出来的灵活性的次数有多少？儿童活动的自如程度如何？⑤在做表演和戏剧性的游戏时，儿童表现自发动作的次数有多少？⑥在做上述游戏时，儿童表现出来的想象程度如何？儿童的聪明程度如何？⑦儿童具有多大的吸引力？

（二）游戏发育评估

1. 游戏发展进度量表 游戏发展进度量表是1980年由Golden和Kutner研究而成。它提供了玩物游戏、表征游戏、社会游戏及体能游戏四大游戏领域的发展顺序，可以帮助我们了解儿童在某一特定年龄的发展概况及下一步游戏将朝什么方向发展，掌握游戏行为的结构随着年龄的增长而变化的规律。

2. 帕顿/皮亚杰社会性-认知量表 20世纪70年代中期，鲁宾及其同事帕顿的社会参与评定量表和斯米兰斯基改进的皮亚杰的认知游戏分类组合起来，使得认知水平和社会性水平两个游戏发展的纬度可以进行同时评估，从而形成了帕顿/皮亚杰社会性-认知量表（表12-2-1）。这个量表容纳12项游戏评估条款，并加入非游戏行为项目。此量表中的操作定义如下。

（1）认知水平定义：①基础游戏，重复肌肉运动，用玩具或不用玩具；②结构游戏，使用玩具或材料构造一样东西；③角色游戏，角色扮演与假扮转换；④规则游戏，承认、接受并遵循确立的规则。

（2）社会性水平定义：①独自游戏，孤单地玩，与周围的儿童使用不同的材料。虽然同伴处于可说话距离，但无谈话。②平行游戏，参加与周围其他儿童类似的活动，或玩与他人差不多的玩具，但没有与其他儿童一起玩的倾向。③集体游戏，跟其他儿童一起玩；角色被分配或未被分配。

（3）非游戏行为定义：无所事事行为、旁观行为、不断变换游戏活动的行为。

（4）非游戏活动定义：事先由老师或自己选定的任务或学习活动，如涂色、计算机及教育性玩具使用等。

表 12-2-1 帕顿/皮亚杰社会性-认知量表

姓名：________ 年龄：________ 观察日期：________ 观察者：________

认知社会	基础游戏	结构游戏	角色游戏	规则游戏
独自游戏	独自-基础	独自-结构	独自-角色	独自-规则
平行游戏	平行-基础	平行-结构	平行-角色	平行-规则
集体游戏	集体-基础	集体-结构	集体-角色	集体-规则
两项非游戏行为：无所事事，旁观				

3. 豪威斯同伴游戏量表 豪威斯于 1980 年发表此量表，豪威斯在社会性/认知评定表的基础上新增了教师参与、游戏地点和材料三项，用于考查儿童社会性游戏行为。这个量表比较细致具体地按照儿童之间接触程度将儿童游戏的社会性水平分为 5 个层次。

（1）简单平行游戏：儿童在相互交往范围内参加了相近的游戏活动，但没有出现目光交接或任何社会性行为。

（2）具有成熟意识的平行游戏：儿童参与相近的游戏，并有目光接触。这类儿童虽未出现社会性交往，但已有别人在场和别人的活动的意识。这一阶段，儿童经常相互模仿。比如一个儿童可能仿照另一个儿童的积木样子搭一个建筑物。

（3）简单社会性游戏：儿童相互间出现直接社会性行为。典型的社会性行为包括发出声音、给人玩具、微笑、触碰、拿玩具、攻击行动，但这一阶段儿童的游戏活动未能合作进行。

（4）具成熟意识的互补、互惠游戏：儿童在游戏活动中有与同伴合作倾向的行为，能意识到各自的角色。例如，一个玩积木的儿童将一块积木给一个伙伴，伙伴接受并回赠他一块。或者两个儿童搭一个建筑物、轮流堆上去。但在这一水平阶段，儿童之间游戏时无对话或其他社会性交流。

（5）互补互惠的社会性游戏：儿童在游戏中有第 4 阶段的互补互惠活动，也有第 3 阶段的社会性交流，例如，一起搭积木的儿童互相讨论，“别把那块积木放在这儿，那块太小了”，或一些儿童共同计划并玩一个表演游戏。

豪威斯同伴游戏量表主要以两个尺度考查儿童游戏水平，一是观察儿童在游戏中社会交往的复杂性，二是观察他们活动组织和综合的程度。在[水平（1）（2）]阶段，儿童社会性行为和活动是未分化并无互补倾向的。中期水平阶段的儿童出现无互补倾向的社会性交流[水平（3）]，或无社会性交流的互补活动[水平（4）]。只有[水平（5）]阶段的儿童游戏中具有社会性交往和互补活动。使用这份量表，我们可以从儿童同伴交流的角度考查儿童游戏水平。此量表的意义在于综合儿童在表格各项中的表现，可以帮助观察者更全面地了解儿童的游戏兴趣、喜爱的游戏材料、与同伴的交往状况等。掌握这些情况，有助于治疗师采取更适合儿童的指导方法，提高儿童的游戏水平。

4. 斯米兰斯基角色游戏评估量表 这个量表作为游戏训练的组成部分，侧重评估形成高质量角色游戏的 5 个特点。

（1）角色扮演：儿童扮演角色（家庭成员或救火队员等），通过口头交流确定角色（“我是妈妈”），并出现角色相应的行为（照顾一个假装的婴儿）。

（2）假扮转换：用象征物代表物体、行动和环境。①用某物体代表另一物体（用积木当杯子），或用语音来创设一想象物体（盯住空手说：“我的杯子是空的!”）；②用某一象征动作来代表真的行动（用手的动作假装敲锤子），或用语言来创设一个想象的行动（我在敲锤子）；③用语言创设一个想象的情境（“让我们假装坐在飞机上”）。

（3）社会性交往：至少有两个儿童在有联系的活动期间有直接交往。

（4）口头交流：儿童有与游戏相关的口语交流。这种交流方式包括两种：①蜕变交流用语，用于结构和组织游戏。包括设想物体的假扮转换（“让我们假装这根绳子是蛇”）；分配游戏（“我当爸爸，你是小孩”）；计划故事线索（“我们先到菜场，然后去玩具店”）；称职的角色扮演者（“妈妈不像这样讲话”）。②角色交流用语，切合于儿童接受扮演的角色身份。例如，扮演教师角色的儿童对其他游戏参与者说：“你们是调皮儿童，你们得去见校长。”

（5）持续性（儿童沉浸于持续的游戏中）：对不同年龄的儿童，坚持性长度有所不同。有研究者认为，4 岁前儿童最低限度坚持性为 5 分钟。4～6 岁儿童至少要坚持游戏 10 分钟。此外，游戏时间也是坚持性考查的另一因素，如游戏时间非常短（10～15 分钟），上述的坚持性要求应该降低。

5. 弗若斯特-沃史曼（Frost-Worthman）**游戏发展检核表** 有助于对 3～5 岁儿童游戏行为的观察与了解，是认识、了解游戏及个别儿童的一种很有用的引导指南。当研究者观察及与儿童互动时，可将对每位儿童的游戏行为记录在每一栏的末尾。正常的观察记录能对儿童在戏剧游戏、社会游戏及肢体发展上的进步，进行一个连续性的记载。

6. 发展性游戏评估（developmental play assessment，DPA） 用于评估残疾儿童和发育迟缓儿童的个体游戏行为。它创造性地测定了儿童当前的认知能力和未来发育的倾向。也可用来测定干预儿童发育中可能发挥的促进作用。它为儿童的游戏行为提供了量化的标准，确定儿童知道了什么，他所处的学习过程，当前发育面临的局限。DPA 的项目可以分为 8 个水平，每个水平都包含了不同类别游戏行为的操作性定义，还附有编制者提供的分类示例。DPA 的水平从对物体不加选择的行为[水平（1）]到包含了与角色匹配的、富于想象等特点的更复杂的游戏行为[水平（8）]。尽管 DPA 是有效的针对发育性障碍儿童的评估工具，但在标准化的样本主要由孤独症儿童构成，而且标准化的样本量小，还需要对其信度、效度进行检验。

7. 马斯查克相互作用方法（Marschak interaction method，MIM） 是一种结构化的了解和评估两个个体之间的关系的技术。它试图评估儿童和成人之间关系的强项和弱项，可用于有血缘关系的父母和儿童，或养父母和儿童，或家政人员和儿童之间的关系评估。MIM 用于确定儿童参与程度、独立或依赖程度、回避反应和退缩程度，也可用于测量儿童对最适挑战的反应情况，如无助依附、竞争、高自我需求。通常 MIM 包含 4 个维度：情感付出、对环境的警觉、有目的的计划行为、战胜困难所需的协助。依据儿童能否一起做到，或自己独立完成，和（或）他们是否表现退缩或努力的行为，把测验中的任务分为不同部分。这套评估工具中使用最广泛的是学前/学龄的 MIM，有专门的学前/学龄儿童和管理者的评估指导手册。MIM 除了用于诊断和评估，还能作为增强家庭关系的干预工具，设计相应的干预措施满足发展关系的需要。

8. 跨领域游戏本位评估（transdisciplinary play-pased assessment，TP-BA） 是由美国丹佛大学教育学院教授 Toni Linder 提出并制订的。TP-BA 可用于 0～6 岁儿童，评估的内容分为 4 个领域：认知发育、社会情感发育、交往能力和语言发育、感觉运动发育。它反映了儿童早期干预领域的多学科结合发展趋势。TP-BA 强调家庭和父母的参与，训练人员的主动性和创造性，自己制订方案，不拘泥于某种训练形式。进行评估之前，需要有一个设备齐全且空间够大的教室。游戏治疗过程中使用的游戏器材，必须多样化、色彩鲜艳，并且是儿童所熟悉的。TP-BA 完整的评估模式一般分为 5 个阶段进行：自由开放游戏、结构式游戏、同伴互动游戏、亲子互动游戏、游戏动作。评估具有可变化性，即所进行的时间及程序，可依照儿童的年龄、个别需求做出调整。如果能进行完整的 5 个阶段，大概需要 1 小时。

9. 游戏史（the play history） 由 Takata 于 1974 发表，用于评估儿童的游戏行为，是评估儿童的游戏行为的半结构式的访谈和游戏观察，这个评估强调结构形式和内容（表 12-2-2）。

表 12-2-2　游戏史

（1）基本数据
姓名　　　　　　　　　年龄　　　　　　　　　性别
评估日期　　　　　　　　　　　　信息提供者
目前的问题/困扰
（2）过去的游戏经验
A. 单独游戏
B. 与他人一起游戏：
母亲　父亲　姊妹　兄弟　玩伴　其他家庭成员
C. 游戏时使用的玩具与材料（最早的喜好）
D. 粗大动作游戏
E. 假装与假扮游戏
F. 运动与游戏（game）
团体合作　　　　　　　　团体竞争
G. 创造性的兴趣
艺术　　　　　　　　　　　　手工艺
H. 兴趣、收藏品、其他休闲时间活动
（3）实际游戏的评估
A. 儿童会玩什么？
玩具　　　　　　　材料（素材）　　　　　　　宠物
B. 儿童玩玩具或其他游戏素材的方式为何？
C. 儿童最不喜欢或避免进行哪一种类的游戏？
D. 儿童都跟谁玩？
自己　母亲　父亲　姊妹　兄弟　玩伴　其他家庭成员
E. 儿童和其他人游戏的方式为何？
F. 儿童通常在玩的时候，身体呈现何种姿势？
G. 儿童和物体及人们游戏的时间分别是多长？
H. 儿童在哪里进行游戏？
家里　室内　户外　小区　公园　学校　教堂　其他区域
I. 儿童何时进行游戏？
一周的游戏时间表（平日与周末）
（4）游戏描述（play description）
（5）游戏处方（play prescription）

10. Knox 学龄前游戏量表（Knox preschool play scale）　是由 Knox 研发的观察式评估量表，用于描述在游戏中所观察到的发展技巧（6 岁前）。

（三）游戏环境评估

1. 室内游戏环境评估　室内游戏环境创设的合理与否，可从以下 7 个方面进行评估：①占用面积；②活动区内容的丰富性；③活动区内容的合理性；④活动区数量的适宜性；⑤活动区的外部结构；⑥活动区的内部结构；⑦活动区的安全、卫生。

2. 户外游戏环境评估 美国学者 J.L.弗洛斯特关于游戏场地的安全性和适宜性的评估项目表，可为我们在选择游戏场地上的设备、设施，提供较实用的参考标准。此项目表包括三部分：①游戏场地上有些什么？②游戏场地保养得好而且相对安全吗？③在游戏场地上应当做些什么？每部分都采用 0～5 的等级标准来评估。

第三节 干 预

游戏治疗是指治疗师通过创设一个自然、自由和宽松的游戏环境，与需要接受治疗的儿童建立信任关系，使得这些儿童能在自然、和谐的游戏环境中真实地表现自己，既可宣泄内心的负面情绪，又可增强感觉运动能力、言语能力、认知能力、情绪调控能力、社会交往技能等。

一、游戏治疗中的游戏特点

（一）游戏具有针对性的训练意义

治疗师要针对儿童自身的特点和存在的问题，设计游戏计划通过游戏中角色动作语言、玩具材料等直观具体的活动，促进儿童认知情感和社会交往能力的发育，制订长期、渐进的目标，帮助他们逐步克服障碍。

（二）游戏是自主的

治疗师要让儿童作主自由地选择游戏活动的形式、玩具材料，按照自己的意愿进行游戏、自由操纵游戏过程等，以最大限度地发挥其自主性和主动性。治疗师要特别注意在儿童游戏的整个过程中，避免或减少来自外界的批评、指责、建议和干涉。在这种安全的环境氛围中，儿童常常能获得良好、愉快的心境和情绪上的放松，充分地发现自我、认识自我价值，增强自尊和自信，促进健全人格的发育。

二、游戏治疗的空间和时间

（一）游戏治疗的空间

一般情况下，需要专门准备一个装饰好的房间作为游戏治疗的场所。房间内装饰色彩应力求柔和，不宜太刺激。游戏室布置应该尽量突出自由、轻松愉快、安全的气氛。还可以依据游戏治疗的需要，在治疗室内设沙盘区、娃娃屋、角色扮演区、布偶剧场、手工操作区、图画区及愤怒发泄区等。

（二）游戏治疗的时间

一般来说，每次的游戏治疗要有一个较为严格的时间表，一周安排 1～2 次，每次 1～1.5 小时，剩余 10 分钟用于记录游戏内容和整理治疗室，以此保证儿童在充足的时间里充分表现自己。

三、游戏治疗的常见媒介

游戏治疗的常见媒介即玩具和游戏材料是儿童游戏的支柱。采用不同的治疗技术，游戏开展所凭借的具体玩具和游戏材料也有所不同：象征性游戏治疗，主要应用洋娃娃、布偶、面具、电话和积木等玩具；自然媒介的游戏治疗，主要应用沙、泥土、水、食物等物品；艺术性游戏治疗，主要应用乱画游戏、指画游戏等；必须借助言语完成的游戏治疗，主要应用包括说故事、角色扮演、放松想象等游戏；规则游戏治疗主要应用各种棋类游戏等。玩具的种类通常有以下几种主要的分类形式。

（一）按玩具的材料分类

按玩具的材料把玩具分为金属玩具和非金属玩具。金属玩具主要有铁制玩具、锌合金玩具、铜制玩具等。非金属玩具包括塑料玩具、毛绒、布绒玩具、泥玩具、陶瓷玩具等。

（二）按玩具的内部结构分类

按玩具的内部结构把玩具分为静态玩具、机动玩具、电子玩具。

1. 静态玩具 包括填充玩具、充气玩具、模型玩具（模拟外部特征的玩具）。

2. 机动玩具 包括电动玩具、惯性玩具、发条玩具等。

3. 电子玩具 包括电控类玩具、电声类玩具、电脑玩具、通信玩具等。

（三）按玩具的功能分类

以玩具的使用性或其目的性分类，可以把玩具分为智能玩具、声响玩具、形象玩具、装饰玩具、健身玩具、科教玩具等。

（四）按玩具的形式分类

以玩具的外部形状及其用途，可以将玩具分为成型玩具和未成型玩具。

1. 成型玩具 包括主题游戏玩具、表演游戏玩具、结构游戏玩具、音乐游戏玩具、民间娱乐玩具、技术玩具等。

2. 未成型玩具 是指一些废旧物品被儿童当作玩具来使用，如各种废旧的包装盒、小瓶子等。这类玩具具有较大的灵活性、多功能性、经久耐用性，为发展儿童的想象力、活跃其思维、形成思维的概括性提供了条件。

四、游戏治疗技巧

（一）象征性游戏技巧

1. 房子游戏 在房-树-人的投射测验中通过观察和倾听作画者对房子的描绘，能了解到作画者对自我和家庭的感受。儿童在游戏中所玩或所创造的房子，通常可以表示对其身体的看法和感觉。

2. 角色扮演 目前的研究表明，角色扮演在心理治疗过程中发挥了重要作用。有的研究认为角色扮演有助于治疗师与儿童相处，通过社会性学习，儿童可以在角色扮演中学习社交技巧或新的处理问题的方式。角色扮演是治疗师和儿童联合创作的过程。角色扮演和假装游戏可以用在诊断和评估阶段，来了解儿童呈现和解决问题的能力、对挫折的容忍度、语言水平表达能力和对经验的感受（图 12-3-1）。

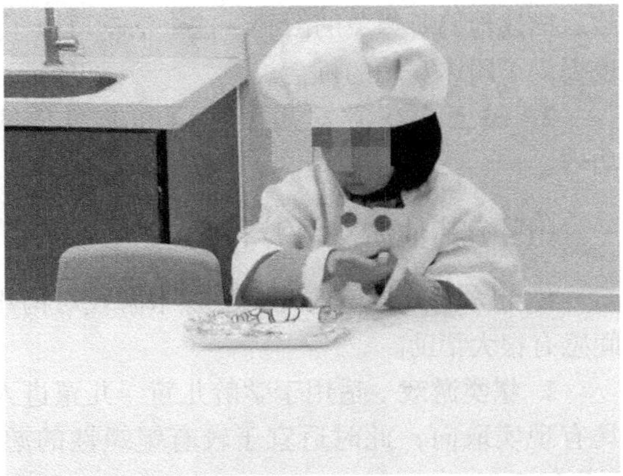

图 12-3-1 角色扮演

（二）使用自然材质的游戏技巧

1. 沙盘游戏 是比较放松和不具威胁性的游戏方式，可以减少儿童对治疗的抗拒。沙盘游戏融入了语言和非语言的方法，没有僵化的游戏规则，可以充分地进行个人的诠释。沙盘游戏是以荣格心理学原理为基础，由 D.Kaoff 发展创立的心理治疗方法，目前在国内外较为流行。研究表明沙盘游戏对人格的发展产生创造性的影响，对释放个体的内在能量有特殊效果。其形式是接受治疗的儿童在沙箱中自由摆放各种与现实生活极其相近的玩具模型，进行自我表现进而达到自我宣泄的目的。沙盘治疗室必备的材料是沙子（干沙或湿沙）、沙具（象征物）、沙箱、沙箱桌、沙具架等。标准沙箱的尺寸为 57cm×72cm×7cm，沙箱的内侧被漆成海蓝色或天蓝色。沙子用量一般以装到半沙箱或沙箱的 1/3 处为好。

2. 水游戏 水可以满足不同年龄阶段儿童的口腔和触觉上的需要，以及表达攻击性的需要。在游戏室里通常会准备奶瓶、奶嘴、小杯子、海绵、布等。水游戏能给儿童带来感官的愉快和学习、探索的机会，让儿童的思考能力更有弹性和探索性。它可以刺激受抑制的儿童，也能缓和有攻击冲动的儿童，帮助那些没有组织、很散漫的儿童变得较为专注，给没有自信的儿童得到成就的经验，使紧张、害怕、害羞、退缩、受抑制的儿童变得放松和更开放。

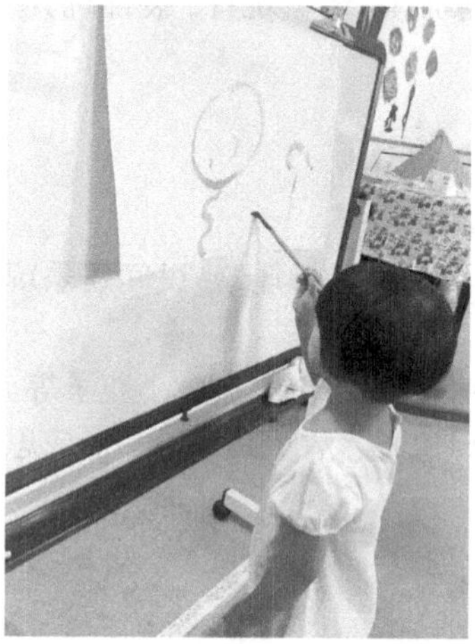

图 12-3-2 绘画

（三）艺术性游戏技巧

1. 绘画 在游戏治疗中，绘画是创造表达内心世界的一种方式。绘画被广泛应用于个体治疗、小组治疗和家庭治疗的过程中（图 12-3-2）。

（1）“彩绘你的生活”：这一技术是由 Kevin O’Conner 发展而来，旨在鼓励感情的言语化。主要用来教儿童表达情感，有助于收集儿童与感受有关的其他资料，能引发儿童自己强烈的感情。

（2）手指画：作为心理治疗的一种技巧，是由 Shaw 发现并提出来的。他认为儿童在手指画活动中能够克服个人的限制，把幻想的状态表达出来，特别是能表达出他们敌对的幻想，对缓解冲突有很好的效果。手指画要求用到的技巧很少，但又运用到大多数肌肉群，因此具有更好的自我表达的效果。

（3）涂鸦接龙：适用于小组游戏治疗。做法：儿童坐成一圈，每个人有一张纸，他们可以选择自己最喜欢的彩色蜡笔，在纸上涂鸦，然后传给右手边那位，拿到涂鸦的儿童仔细看，从中找出想象的图案。然后描述他们所想象的图画。这个活动可以了解儿童是否持续焦虑，也提供了团体互动的机会。

2. 黏土 在激发儿童言语和非言语表达方面具有特别的功效。

（四）其他游戏治疗技巧

1. 积木游戏 学前儿童的积木游戏对构建模拟的环境、发展空间感有很大帮助。

2. 棋类游戏 适用于学龄儿童。儿童进入学龄中期后，越来越具有现实取向，此时适宜于较有组织性的游戏取代幻想性的游戏（图 12-3-3）。

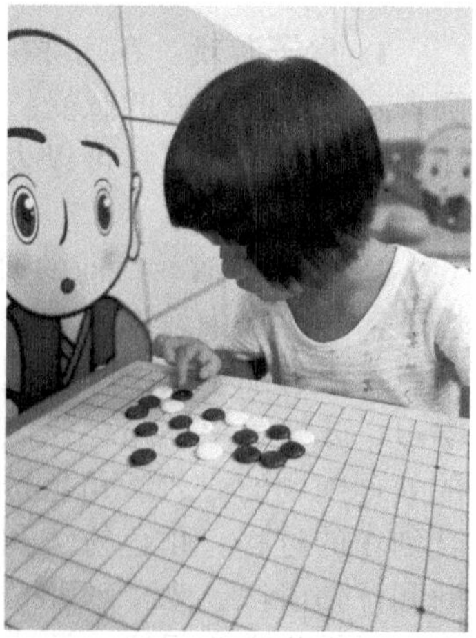

图 12-3-3 棋类游戏

五、团体游戏治疗

团体游戏治疗是团体治疗和游戏治疗的结合，它提供儿童能够自己成长和社会学习的机会。

（一）团体成员选择与团体的大小

游戏治疗团体的成效和团体成员、团体大小的选择有很大关系。

1. 选择成员 一般来说，对团体的潜在成员可以通过父母的报告、老师的报告、行为评估和个别游戏治疗的方法来甄别他是否适合加入团体。

2. 团体的大小 团体人数应该考虑儿童年龄的大小，同时还要考虑游戏室的设备是否允许在大团体中使用，治疗师自己能否照顾太多的儿童。一般来说，较小的儿童适合较小的团体，因为他们正在学习如何与他们目前家庭成员以外的人相处。有时候，两个儿童也能组成团体，这样的组成也对儿童有益。

3. 维持团体平衡

（1）性别的平衡：一个团体最好不要有多数单一性别的人数。

（2）问题类型或个性的平衡：如团体中有两个不合群的儿童，也有两个好交际或较自信的儿童对团体的平衡是有帮助的。

（3）考虑儿童的年龄差距：一般来说儿童的年龄差距不超过 12 个月，只有两种情况例外，一种是在同胞的游戏治疗团体中，另一种是有发展迟缓的儿童团体。

（4）儿童的体形：团体中体形过小或过胖的儿童不要只有单独一个，因为他们有可能成为团体中不受欢迎的人。

（二）团体的环境和器材

1. 游戏室的大小影响成员间的互动 太大的房子不利于专心从事游戏活动，可能造成无法控制行为，而且会使不合群的儿童逃避和他人的交往，较小的房间会导致成员间的挫败或侵犯。

2. 游戏器材是多变的 只要游戏器材能促进儿童创造性表现，促进广泛的情感表现，吸引儿童的兴趣，允许不用言语表示的探险和表达就可以选择应用。

第四节 案例分析——发育迟缓

作业治疗临床推理 12-4-1

案例分析

1. 背景介绍

×××，2 岁 4 个月大的小女孩，发育迟缓。早产了 2 个月。×××是独生女，父母年纪偏大，对她很宠爱，不愿意她受到一点伤害或刺激。她和父母住在楼房的 13 层，母亲是全职妈妈，只有母亲一人照顾，父亲是上班族，较忙碌。

2. 评估

游戏史

（1）基本数据

姓名 ××× 年龄 2 岁 4 个月 性别 女

评估日期××× 信息提供者×××

目前的问题/困扰 发育迟缓

（2）过去的游戏经验

A. 单独游戏 √

B. 与他人一起游戏

母亲 √ 父亲 √ 姊妹 兄弟 玩伴 其他家庭成员

C. 游戏时使用的玩具与材料（最早的喜好）

颜色鲜艳的简单玩具（洋娃娃、动物布偶等）、容器、简单的拼图

D. 粗大动作游戏

爬，拉起来站，坐着转圈玩

E. 假装与假扮游戏

模仿简单的动作，比如把勺子放在洋娃娃的脸上

F. 运动与游戏（game）

团体合作 / 团体竞争 /

G. 创造性的兴趣

艺术 看小朋友跳舞 手工艺 /

H. 兴趣、收藏品、其他休闲时间活动 /

（3）实际游戏的评估

A. 儿童会玩什么？

玩具 颜色鲜艳的玩具、容器、简单的拼图

材料（素材） / 宠物 /

B. 儿童玩玩具或其他游戏素材的方式为何？

12～18个月水平，喜欢把玩具放进容器里，又把它们取出来，她拉、推、开、关、砰、叠，把简单的玩具放在一起，把熟悉的单一形状的拼图拼在一起

C. 儿童最不喜欢或避免进行哪一种类的游戏？

使用发出尖锐声音的玩具，需要触碰的游戏

D. 儿童都跟谁玩？

自己√ 母亲√ 父亲 √ 姊妹 兄弟 玩伴 其他家庭成员

E. 儿童和其他人游戏的方式为何？

单独游戏、基础游戏

F. 儿童通常在玩的时候，身体呈现何种姿势？

坐着玩或靠着桌玩

G. 儿童和物体及人们游戏的时间分别是多长？

10分钟，30分钟

H. 儿童在哪里进行游戏？

家里√ 室内 √ 户外 小区 √ 公园 学校 教堂 其他区域

I. 儿童何时进行游戏？

一周的游戏时间表（平日与周末）

无固定时间表，平日多是自己玩，周末有时在家或小区和父母一起游戏

（4）游戏描述（play description）

×××喜欢把玩具放进容器里，又把它们取出来。她拉、推、开、关、砰、叠，把简单的玩具放在一起。她把熟悉的单一形状的拼图拼在一起。喜欢看小朋友跳舞。触觉和听觉刺激有轻度超敏反应，对发出尖锐声音的玩具、需要触碰的游戏较排斥。

×××可以爬，拉起来站，坐着转圈玩。她坐着很平稳，坐着很容易转移体位。她通常坐着玩或靠着桌子玩。她可以在没有支撑的情况下站，但容易失去平衡，她走路时需要一个成年人的支撑帮助。

×××可以模仿简单的动作。她会把勺子放在洋娃娃的脸上模仿喂食。

×××寻求成年人的关注，似乎需要这种关注来延长她的游戏时间。她会展示玩具，分享玩具。她的语言表达能力很弱。

（5）游戏处方（play prescription）

用一个×××喜欢的玩具来鼓励她站起或走路，促进她运动功能发育。

父母和×××一起玩拼图游戏、洋娃娃角色扮演游戏，父母在过程中帮助引导她进行建构性游戏和象征性游戏。

在小区中寻找其他儿童，和其他家长、儿童一起玩耍，开始平行游戏或集体游戏。父亲多抽空一起玩耍。

把游戏融入日常生活，帮娃娃穿衣服，让×××学会穿衣服。

3. 功能分析

运动、语言、游戏的发育落后。

对触觉和听觉刺激有轻度超敏反应。

4. OT 角度分析（评估/干预治疗方向）

×××在运动、语言、游戏方向的发育都落后了；她对触觉和听觉刺激有轻度超敏反应；她的母亲缺乏促进发育的专业知识，对她过度保护，很少允许×××挑战自己或不开心；平日她多是自己玩，周末有时在家或小区和父母一起游戏，但是父母对她缺少交流和互动。

治疗目的：

（1）通过玩耍提高游戏发育技能。

（2）促进游戏趣味性。

（3）让母亲和她一起玩耍，把游戏融入他们的日常生活，利用游戏来鼓励新的技能和能力。

（4）增加父母对发展适当游戏的认识。

干预计划：

（1）用一个×××喜欢的玩具来鼓励她站起来或走路，促进她运动功能发育。

（2）指导父母和×××一起开始拼图游戏、洋娃娃角色扮演游戏，父母在过程中帮助引导她，多交流互动。

（3）在小区中寻找其他儿童，和其他母亲、儿童一起玩耍，开始平行游戏或联合游戏，父亲多抽空一起玩耍。

（4）把游戏融入他们的日常生活，利用游戏来鼓励新的技能和能力，如帮娃娃穿衣服，让×××学会穿衣服。

知识拓展 12-4-1 游戏的注意事项

1. 安全第一 在游戏时要避免场地内出现危险的障碍物，或有其他会给儿童带来危险的物品。同时要挑选安全的玩具。

游戏时，给予儿童安全感。成人应充当支持者、观察者、催化者、参与者、协助者和保护者的角色。确保儿童在安全和被支援的情况下进行游戏，让他们享受成功感和游戏的乐趣。

2. 让儿童作主导 尊重儿童的兴趣，这不仅能帮助儿童建立自尊自信，还可以让儿童的真实能力和个性得到发挥。仔细观察儿童的反应和感受，并随时按照儿童的情况更改游戏计划。

3. 配合儿童的发育阶段 不同年龄儿童对玩具的需求是不同的。1～2 岁的儿童，可为他们提供能促进其平衡移动运动的玩具，还可以准备些练习动手能力，可供装拆的简单玩具。3 岁以后的儿童，以发育动作为重点，可购买简单的拼图玩具、各种儿童熟悉的社会生活玩具，玩具大小要便于儿童拿放。4 岁以后的儿童，对玩具的需求重在满足智力与体育活动的需要，可为他们购买各类型的玩具，但要注意应以培养儿童的思维能力和精细动作能力，以及反映物体的细节特征为重点。

4. 耐心等待 游戏时应该给予儿童“参与”和“尝试”的机会，不要为了节省时间而给予过多的协助。

5. 平等参与 游戏时改变你的位置，跟儿童在同一视线水平，让你们能在平等的情况下，拥有平等的参与机会，共同享受游戏的乐趣。

6. 享受游戏 当你和儿童游戏时，一定要乐在其中，和儿童一同享受游戏，不能把情绪带到游戏，更不能摆出爱理不理或厌烦的态度。儿童都是敏感的，他们会从你的表情和态度而怀疑自己不受欢迎，怀疑玩游戏是不对的。

7. 相信自己 不要因为在游戏时出现困难而变得手忙脚乱和心灰意冷，要对自己的表现有信心。试着按儿童需要和环境改变而调节游戏内容和节奏。

总 结

1. 游戏是指独自或同他人一起，有目的、持续地使用物品、玩具、材料或游戏程序参与的活动。

2. 游戏不但促进儿童发育，反映发育水平，并且是促进发育变化的工具。

3. 参考不同的理论对游戏进行分类，典型的分类是以认知性、社交性和功能性区分的。

4. 游戏史是评估儿童的游戏行为的半结构式的访谈和游戏观察，这个评估强调结构形式和内容。

5. 游戏以三种方式应用于作业治疗：以游戏为治疗工具、以游戏为治疗目标（改善游戏水平）、促进游戏乐趣。

第十三章　日常生活活动

学习目标

读完本章后，读者将能够：

✓ 定义进食的四期。
✓ 说明常见进食与喂养障碍。
✓ 说明常见儿童睡眠障碍。
✓ 设计常见喂养与进食障碍及睡眠障碍的作业治疗干预。

第一节　喂养与进食

一、理　　论

（一）定义及流行病学

鉴于喂养、进食和吞咽没有达成一致的定义，本节选用美国作业治疗师协会（American occupational therapy association，AOTA）中最为广泛接受的定义。喂养（feeding）是指准备食物并将其从容器送入口中的过程，包括自我喂养和喂养他人。进食（eating）是指在口中保持和操作食物，并将其吞下的过程。吞咽（swallowing）是指将食物从口中经咽腔、食管传输到达胃的过程。进食包括吞咽。

喂养与进食问题在儿童中很常见，正常儿童中存在轻度喂养障碍的比例约为25%，早产儿童中存在进食和吞咽问题的比例约占70%，发育迟缓儿童中发生喂养障碍的比例更可高达80%。进食和吞咽问题的出现严重影响儿童营养的摄入，引起儿童成长和发育的不健康。严重的喂养障碍可造成生长发育迟缓、认知缺陷、情感障碍、疾病易感性增加，甚至死亡。

（二）解剖结构

进食和吞咽是复杂的日常生活活动，涉及30多条神经、肌肉的自主性和反射性活动，进食和吞咽的主要肌肉及其神经支配见表13-1-1。进食过程中，除完成将食物从口腔运输至胃部外，还需要保护气道，避免食物进入气道引起误吸。完整的解剖结构对于顺利地完成进食至关重要。作业治疗师应熟悉完整的进食解剖结构以准确评估和治疗进食、吞咽问题。

进食和吞咽所需的解剖结构包括口腔、咽、喉、气道及食管。其中口腔、咽和食管是消化管道，口腔是起始部，由骨与软组织等构成，内有牙、舌、腭等结构。口腔的主要功能是在咀嚼或饮用时容纳食物或饮品。咽为肌性管道，前方与鼻腔、口腔和喉腔相通，因此可将咽分为鼻咽、口咽和喉咽三部。咽不仅是食物的通道，也是气体出入的途径。当吞咽时，软腭上举，将鼻咽部与口咽部隔开，喉头上提，会厌遮盖喉口，此时呼吸暂停，食团经咽下移，后经食管入胃。在某些情况下，食团会误入鼻腔或喉腔内。食管也为肌性管道，上端与咽相连，下端与胃相连，全长25～30cm。食管的主要功能是将食物传输到达胃。

喉与气道虽属呼吸系统，但对于安全地完成进食十分重要。喉主要由软骨、喉肌和黏膜所构成。其中会厌软骨在吞咽时起到重要作用，吞咽时会厌会盖住喉的入口以防止食物进入呼吸道内，而让食物经过梨状窝，可以顺利进入消化道。喉有多对横纹肌，附着于软骨内面和外面。喉的内腔为喉腔，上通咽腔，下通气道。喉腔内覆以上下室襞（假声带）和声襞（声带）两对黏膜皱襞。气道的形态呈管状，位于食管前方。在会厌的配合下，避免食团进入气管引起误吸。

表 13-1-1 进食和吞咽主要肌肉及其神经支配

脑神经	类型	支配
三叉神经（Ⅴ）	混合	感觉：前 2/3 舌部的一般感觉；鼻咽、硬腭、软腭、脸颊、牙齿和牙龈黏膜、下唇和下颌皮肤 运动：下颌颞肌、咬肌、翼状肌；抬高舌骨、喉、下颌舌骨和二腹肌前腹
面神经（Ⅶ）	混合	感觉：前 2/3 舌部的味觉 运动：口轮匝肌；抬高嘴角和压缩唇瓣角口；压平脸颊，将食物夹在下颌肌内；提升和收缩舌基部（舌骨茎突）
舌咽神经（Ⅸ）	混合	感觉：后 1/3 舌部及咽部的一般感觉；口咽黏膜、腭扁桃体、喉柱的触觉、疼痛觉和温度觉 运动：咽肌
迷走神经（Ⅹ）	混合	感觉：喉咽、会厌、喉襞黏膜、食管 运动：降低软腭，抬高舌腭肌后部，缩小和抬高咽腭肌，收缩咽上部和中部的括约肌
副神经（Ⅺ）	运动	咽、喉、喉肌（除环甲肌）、软腭肌
舌下神经（Ⅻ）	运动	全部舌肌

新生儿期，由脸部脂肪垫形成的狭小的口腔结构有利于新生儿通过下颌吮吸运动产生负压，所以他们可以更容易挤压乳头（奶嘴）并顺利吮吸到母乳（奶水）。4～6 个月时，由于运动系统及姿势控制的发育，婴儿的口部结构也开始发生变化。婴儿期，脸部脂肪垫逐渐减小，舌头逐渐变薄，口腔结构逐渐发育得更长、更宽阔，因此婴儿可以更好地在口腔内控制食物。在此期间婴儿开始不再依靠生理结构的优势完成吮吸，而是形成了由舌头上下运动产生吮吸的新模式。新吮吸模式更成熟，更具有自主性。

儿童头部和颈部的解剖结构也与成人不同（图 13-1-1）。婴儿期前牙齿尚未萌出，硬腭较平，喉部和舌骨在颈部比口腔高的位置。会厌触及软腭的背面，因此鼻咽部与喉部处于开放状态。气道则被软组织屏障与口腔分开。因此，在前 4 个月，即使婴儿在倾斜的体位下进食，也常常不会发生误吸。然而，随着婴儿的发育，其颈部逐渐变长，咽部在垂直方向上也变得更长。这种变化在人类发展中促进了语言的发展。然而，咽部的变长，加之喉部下降到颈部的较低位置，会厌不再触及软腭，使得误吸发生的可能性增大。

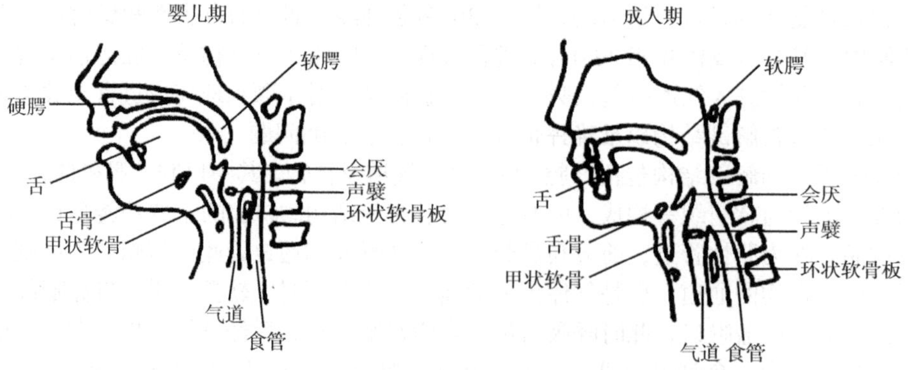

图 13-1-1 儿童与成人的头颈部解剖结构

（三）进食四期

在将食物安全传输到达胃时，根据食物通过的部位可将其过程分为四期：口腔准备期、口腔期、咽部期和食管期（表 13-1-2）。

口腔准备期（图 13-1-2a）：开始于食物进入口腔，嘴唇闭合并形成密封的环境。然后食物经咀嚼并与唾液混合，最后形成食团。此阶段在出生后 6～12 个月是反射性的，后发育为自主性的，并因个体咀嚼习惯差异存在时长差异。

口腔期（图 13-1-2b）：开始于舌部上升，并将形成的食团向后推移。然后引起咽反射。此阶段在出生后 6～12 个月是反射性的，后发育为自主性的，一般持续 1～3 秒。

咽部期（图 13-1-2c）：开始于食团刺激咽部引发咽反射。当软腭抬起，鼻腔被封闭，以防止食物从鼻腔流出。喉部（声门）向上向前移动，声带关闭。会厌遮盖喉头关闭气道，呼吸暂时停止。然后由咽部将食物下移，接着食管上括约肌打开，让食物通过。此阶段是反射性的，一般持续 1～3 秒。

食管期（图 13-1-2d）：开始于食物通过后食管上括约肌关闭，其目的是防止食物逆行。然后食物通过波浪式的肌肉收缩被运送到胃中。食物到达胃部后，食管下括约肌关闭，以防止食物反流。此阶段是反射性的，一般持续 8～20 秒。

表 13-1-2　正常进食期（phases of swallowing）

	开始点	结束点	模式	时长
口腔准备期（吞咽第Ⅰ期）	食物进入口腔	形成食团	自主	存在差异
口腔期（吞咽第Ⅱ期）	舌部上升 食团向后移动	引起咽反射	自主	1～3 秒
咽部期（吞咽第Ⅲ期）	咽反射	食管上括约肌放松	非自主	1～3 秒
食管期（吞咽第Ⅳ期）	食管上括约肌收缩	食物到达胃	非自主	8～20 秒

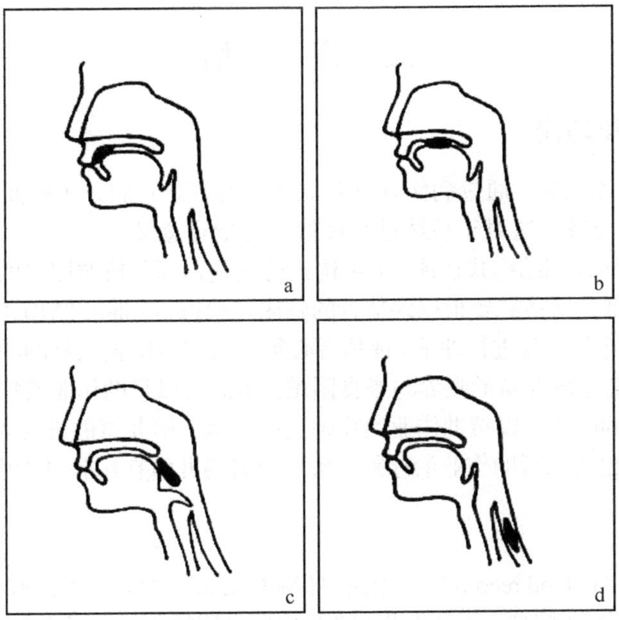

图 13-1-2　进食四期图示

（四）常见的儿童喂养与进食障碍

1. 误吸和渗透 误吸是指口腔内的食物或胃内容物进入气道的现象。误吸可能会导致肺炎或其他慢性肺病，严重者甚至出现窒息并危及生命。一般情况下，误吸会引起个体立刻出现刺激性咳嗽、气急或气喘，称为显性误吸。个体在误吸当时（1 分钟内）不出现咳嗽等外部症状称为隐形误吸，常常被漏诊。渗透是指会厌下方的食物或液体流入喉前庭，但没有进入气道的现象。发生渗透时，食物或液体不通过声带。研究发现渗透的发生与误吸风险的增加没有明显的相关关系，婴幼儿和儿童在吞咽时可能发生间歇性的轻微喉渗透，但并不会增加误吸的风险。然而，严重的喉渗透会造成食物或液体到达声带水平，这样就可能会增加误吸的风险。

2. 喂养障碍 是指由各种器质性原因或非器质性原因引起营养摄入不足，导致儿童体重增长缓慢或体重下降，可伴有或不伴有吞咽功能障碍。喂养障碍常见于 6 岁以内的儿童，尤其是婴儿期，包括回避/限制性摄食障碍、异食癖等。回避/限制性摄食障碍是指儿童对进食无兴趣或感官性地厌恶食物导致的食谱狭窄及能量不足，引起伴有体重丢失或体重增长缓慢的生长障碍。多见于婴儿及儿童早期，但也可持续至成人期。焦虑障碍、孤独症、注意缺陷障碍等均可增加发病风险。异食癖是指儿童持续并强迫性嗜食通常不作为食物的物质，如泥土、指甲或纸屑等，本病多见于发育迟缓的儿童。作业治疗师除关注由器质性疾病导致的喂养障碍外，也应注重对儿童精神行为问题的干预。

3. 进食障碍 是指以反常进食行为和心理紊乱为特征，伴有显著的体重改变和（或）生理、社会功能紊乱的一组疾病。主要包括神经性厌食、神经性贪食和暴食障碍。神经性厌食是以个体有意通过严格限制能量摄入及增加能量消耗的行为，使体重明显下降并低于正常水平为主要特征的进食障碍。神经性贪食是以反复暴食后又因想控制体重的先占观念导致的暴食后立即引吐或引泻等补偿行为为主要特征的进食障碍。神经性贪食患者体重正常或轻微超重，且 30%～80%的神经性贪食患者有神经性厌食史。暴食障碍是以反复发作的暴食行为为主要特征的进食障碍。暴食障碍与神经性贪食的主要区别为没有不恰当的补偿行为。此类患者容易出现肥胖。

4. 吞咽障碍 狭义的吞咽障碍是指多种原因引起的下颌、双唇、舌、软腭、咽喉和食管等器官结构和（或）功能受损，导致不能安全有效地把食物输送到达胃。广义的吞咽障碍还包括由精神或认知等方面引起的行为异常导致的进食和吞咽障碍，即摄食-吞咽障碍。

二、评　　估

（一）病历查询及访谈

在开展喂养与进食评估时，通过病例查询获取个体的背景资料，了解儿童的发育状态、既往疾病史、营养状态及药物史等，这对于后续进行评估具有指导意义。

访谈包括半结构式访谈和结构式访谈。半结构式访谈是指部分按照固定的模式和要求对儿童喂养与进食进行评估。其中部分评估需要根据评估者的临床经验进行判断。结构式访谈是指全部按照固定的模式和要求对儿童喂养与进食进行评估。评估者必须严格按照检查工具的项目规定对儿童或其照顾者进行交谈和观察，由此了解儿童的喂养与进食困难。访谈可以帮助作业治疗师了解家长和儿童最希望解决的问题。开放式的问题可以帮助作业治疗师更广泛地了解儿童的进食表现、用餐环境、饮食习惯、文化信仰等，同时也可以帮助作业治疗师了解照顾者与儿童在用餐过程中的社交沟通情况。

（二）量表评估

1. 3 日饮食记录（3-day food record） 主要由照顾者完成，可以帮助作业治疗师全面了解儿童在一段时间内的进食情况。照顾者需要：①列出儿童 3 日内所食用的所有的固体食物和液体食物；②详细记录每种食物的用量；③说明食物的成分或配方，特别是炒菜或其他成品菜所含的食物配方，示例见表

13-1-3。作业治疗师可以通过 3 日饮食记录的结果分析推断出儿童的营养状态、可接受的食物的感官特性（食物质地、口味、温度等）及用餐量等情况，这为后续干预提供了依据和方向。

表 13-1-3　日进食记录示例

小童第一日进食记录		
早餐	午餐	晚餐
500ml 加热的全脂牛奶	5 个烧鸡翅（鸡翅、熟蒜、生葱、橄榄油、酱油）	500ml 加热的绿豆汤
1 茶匙白糖	1 个土豆（丝）	500g 炒胡萝卜（丝）
1 个煎鸡蛋	0.5 个尖椒（配土豆丝）	
2 片涂有草莓果酱的面包	1kg 炒胡萝卜（丝）	

2. 进食评估问卷调查-10（eating assessment tool，EAT-10）　由吞咽困难的多学科专家团队开发，包括 10 项吞咽障碍相关问题。每项问题分为 4 个等级，0 分为无障碍，4 分为严重障碍，总分在 3 分及以上视为吞咽功能异常。EAT-10 有助于识别误吸的征兆和隐形误吸及异常吞咽的体征。与饮水试验合用，可提高筛查试验的敏感性和特异性。

（三）饮水试验

洼田饮水试验（Kubota water swallowing test，KWST）由日本人洼田俊夫在 1982 年设计后提出，通过让患者在端坐姿势下饮用 30ml 水来筛查其有无吞咽障碍及其程度。Ⅰ级为可一口喝完，且无停顿或呛咳；Ⅱ级为分两次以上喝完，且无停顿或呛咳；Ⅲ级为可一口喝完，但发生呛咳；Ⅳ级为分两次以上喝完，且发生呛咳；Ⅴ级为频繁呛咳，且难以全部喝完。后有学者提出采用 3ml 水筛查，降低了因筛查带来的误吸风险。可在 KWST 前实施，让患者用勺子喝水 2 次，若在此阶段发生明显呛咳，可直接判断为饮水试验异常。

（四）结构式观察

结构式观察是指有目的、有计划地观察儿童的喂养与进食过程。一般情况下，评估由作业治疗师通过观察儿童和其照顾者共同用餐完成。儿童和其照顾者需要尽可能表现出平时家庭用餐的情况，包括食物的种类、餐具的使用及用餐互动等。通过喂养与进食的结构式观察，作业治疗师可以了解儿童的用餐习惯、进食方法及通常在家庭中发生的社会行为互动。同时，也可以不同程度地了解儿童的运动能力、感觉、认知水平、言语水平和社交能力等。

（五）其他诊断性评估

X 线透视吞咽功能检查（video fluoroscopic swallowing study，VFSS）是指在 X 线透视下，观察不同黏稠度的由造影剂包裹的食团和不同容积的食团在个体口、咽、喉、食管的吞咽运动情况。VFSS 可用于诊断吞咽障碍，被视为吞咽障碍诊断的金标准。此外，VFSS 可以判断吞咽障碍的病因、发生的时期及有无发生误吸和误吸的严重程度，可为后期选择干预方法（如进食姿势）提供依据。

三、干　　预

（一）适应性干预

作业治疗可以通过改善儿童进食规律和周围环境来促进喂养与进食。

（1）固定的用餐地点有助于培养儿童的用餐注意力。时刻更换用餐位置会使得孩子注意力分散，不易建立良好的用餐行为。因此，固定儿童每次的用餐位置并使照顾者坐于方便照顾和监管儿童的固定位置，有利于建立儿童稳定的用餐注意力及与照顾者的社交沟通习惯。同时，当儿童用餐结束后也不要强迫儿童仍然留在用餐位置，这样可能会导致儿童对用餐位置的厌恶。

（2）对于正常发育的儿童来说，15～30分钟的用餐时间是较为理想的。对于存在生理性喂养障碍或进食障碍的儿童可以适当延长用餐时间，使他们有充足的时间增加食物的摄入。但是过长的用餐时间不论对儿童还是照顾者来说，都是具有挑战的，儿童会注意力分散并疲劳，照顾者也会逐渐失去耐心，降低与儿童的用餐社交沟通效率。

（3）周围环境的感觉刺激也会影响到儿童的喂养与进食。当环境中存在很多干扰因素（如刺眼的灯光、嘈杂的交谈声等），儿童的用餐注意力会被周围环境的刺激吸引。同时，对于感觉过敏的儿童来说，这些声光的感觉刺激会使其中枢神经系统过度兴奋，产生一些问题行为。对可以完成自我喂养，或对环境刺激过于敏感，或存在吮吸-吞咽-呼吸协调障碍的儿童来说，减少环境中的刺激（如昏暗的灯光、安静的环境、轻柔舒缓的音乐、平淡的气味等）可以有助于他们进食。然而，有些孩子暴露在刺激的环境中才会更好地完成进食。对于1～3岁的幼儿来说，给予他们喜欢的玩具或电视节目反而可以帮助其顺利完成喂养与进食。对于有感觉处理障碍的孩子来说，注意力的分散有助于他们忽略自身不舒服的感受。当然由于这些儿童的注意力已经不在喂养与进食本身，所以需要作业治疗师给予照顾者更多的帮助和建议。

（4）用餐的顺序也是作业治疗师需要考虑的问题。有些儿童适合在用餐开始时接受一些挑战性的食物，因为那时他们正处于饥饿的状态。有些儿童则更倾向于放在用餐结束时，因为开始的挑战会打消他们进食的动力。

总而言之，适应性的干预建议应参考来自于儿童在结构性观察的评估结果。

（二）姿势控制

喂养与进食的完成不仅与口腔、面颊部肌肉的运动和协调有关，与整体的运动控制和姿势稳定也有关。下肢的位置影响躯干的稳定性，躯干的肌肉张力及姿势控制也会影响到头颈部的位置，进而影响口腔部的运动。因此作业治疗师需要考虑儿童整体的姿势与对位对线情况。

婴幼儿在哺乳期时，通常采用侧躺在母亲手臂上的姿势进食。对于存在吮吸-吞咽-呼吸协调障碍的儿童来说，建议可采用此姿势，因为可以避免液体由于重力的影响直接流入咽部腔隙。对于年龄大于6个月的儿童来说，通常不再建议采用平躺姿势进食，因为容易产生误吸。年龄较大的儿童可以采用升高仰卧位面向其照顾者。升高仰卧位可以提供较好的对位对线，并保持轻微的肩胛骨前伸，使得儿童解放双手。面向照顾者可以同时促进儿童的社会互动行为。对于可以使用餐具（如勺子等）自主进食的儿童来说，作业治疗师通常建议采取坐位姿势进食，同时给予儿童足部支持并保持骨盆稳定。理想的坐位姿势为足部触地，下肢成90°的姿势，躯干与头部对线良好且稳定。

（三）辅助器具使用

辅助器具是指任何可以增加或维持个体功能的物品、设备或系统。在儿童喂养与进食中，作业治疗师主要针对姿势控制和餐具使用辅助器具。

（1）姿势控制的辅助器具：主要帮助儿童维持头部和躯干处于垂直与正确的对位对线状态。髋部屈曲大于90°以防止骨盆后倾产生骨盆推力。伴有痉挛、低张力或者脑瘫等患儿不仅可以通过辅助坐位器具改善坐姿，还能提高口腔内维持食物的能力。

（2）餐具的辅助器具：可以促进儿童的口部运动控制和感觉输入，帮助提高自我喂养的能力。对于口部控制困难的儿童，使用浅勺进食可以降低对唇部闭合的要求，使用短而小的宽的吸管可以减少对口腔控制的要求。对于口部感觉敏感较弱的儿童，使用有隆起的橡胶勺子可以增加触觉输入，金属勺子冷藏后使用也可以提供额外的感觉输入。对于存在姿势控制问题的儿童，使用“U”形杯子可以降低对头部控制的要求，使用双把手的杯子可以方便儿童自我操作和自我喂养。

（四）感官相关治疗

食物的感官特性，如质地、口味、颜色、温度、气味等可能会影响儿童的喂养与进食，因此也可以成为一个干预的方向。就食物质地而言，口腔感觉或运动障碍的儿童更易于处理质地均匀的食物或略黏稠的液体，如酸奶或蜂蜜。这类食物易于唇部和舌部操作进食，且在口腔中移动缓慢，因此儿童有更充分的时间在口腔中加工成食团，为吞咽做准备。固体类的食物对口腔肌肉的力量、运动模式及感觉耐受性都有更高的要求。较稀的液体则在口腔中流动速度快，容易引起误吸或渗透。固体食物和液体食物的分级描述见表 13-1-4。

作业治疗师通常通过改变食物的感官性质，以帮助存在各种吞咽、口腔运动和口腔感觉缺陷的儿童增加探索食物的兴趣。颜色鲜艳、温度过高或过低、气味强烈的食物对口腔敏感性低的儿童来说具有治疗意义。颜色平和、温度温和、气味平淡的食物则对口腔敏感性高的儿童具有治疗意义。治疗过程中应保持刺激和抑制活动的平衡，以帮助儿童达到理想的适应性反应并参与到进食活动中。此外，为了扩充儿童的食谱，对于新的食物应保持喜恶结合、循序渐进的原则。

表 13-1-4　固体食物和液体食物分类描述

食物质地的描述	
固体食物	液体食物
等级 1：泥糊状的食物，质地均匀、黏合，如果泥等 等级 2：半固体食物，质地潮湿、需要咀嚼，如肉馅、捣碎的软水果、面包等 等级 3：软固体食物，需要更多的咀嚼。如饼干、煮熟的蔬菜等。但不包括带皮的水果，太硬或太脆的蔬菜，以及一些硬的肉类等 等级 4：常规固体食物，没有太多限制	稀：清水或黏稠度略高的饮品，如果汁、牛奶、清汤等 浓稠：质地稠而不黏，如番茄汁等 黏稠：可以从勺子上缓慢滴落，如蜂蜜等

（五）神经肌肉干预

口腔运动障碍会影响儿童喂养与进食的发育。口腔运动障碍常见于神经肌肉疾病，如脑瘫、脑外伤、唐氏综合征等。作业治疗干预应帮助儿童提高口腔的运动和协调能力并建立或恢复正常的进食技能。

唇部和脸颊运动障碍（如上下唇回缩）影响儿童的唇部闭合，无法在口腔内形成推进食物的压力，造成儿童出现难以控制口腔食物及食物溢出的情况。正确的头颈部及上肢姿势对于改善口腔运动障碍具有积极作用，此外作业治疗师也可通过牵伸口腔周围和脸颊内肌肉帮助儿童闭合唇部。

下颌运动障碍在儿童喂养障碍也较为常见。存在下颌运动障碍的儿童通常口腔稳定性较差，难以闭合唇部，存在咀嚼困难，有时在静息状态会流涎。作业治疗师对下颌运动障碍的干预主要是力量训练，通过促使儿童持续或重复地咬或嚼橡胶阻力管或略坚硬的食物来增加下颌的运动力量及运动控制。

舌的运动障碍主要表现为不成熟的舌上-下运动模式及未出现的舌侧向运动。作业治疗师可以通过被动刺激舌体周围来诱发不同方向的运动，也可以通过在嘴角涂抹蜂蜜或舔棒棒糖的方法促进儿童主动的舌运动。

四、案例分析

小童（男），2018 年 1 月 1 日出生，评估日期为 2022 年 7 月 1 日。小童被诊断为唐氏综合征。

（一）家长主诉与期待

（1）无法自主使用任何餐具用餐，有时会使用手自我进食。

（2）用餐时，注意力维持 5 分钟左右就会分散。

（3）未发现食物过敏的情况。

（二）评估

【针对家长主诉，以人-活动-环境的 PEO 模式为指导，运用访谈、量表、直接观察等方法进行评估】

与小童母亲访谈后得知，小童已经接受了 13 个月的作业治疗，从最初的完全依赖他人完成日常生活活动，到目前可以自己脱衣服，使用手完成部分自我进食。工作日主要由姥爷和姥姥照看，作为家中唯一的孩子，姥爷和姥姥十分宠爱，几乎有求必应。

在作业治疗师的指导下，母亲完成了 3 日进食记录表和摄入食物类型表。3 日进食记录表结果显示小童进食总量正常，但是蔬菜、水果的量较少，主要以肉类和蛋白质为主。同时摄入食物类型表显示小童通常会根据食物的不同质地进食，偏爱吃泥糊状或半固体的食物；同时小童大部分时候拒绝进食蔬菜和水果。

作业治疗师直接观察母亲与小童共同用餐时发现，小童有时会使用勺子舀一点碗里的果泥食用，但更多时候是直接用手。小童躯干控制能力弱，肢体协调性差，即使是使用手去直接抓取食物，有时也会有偏差导致不能一次性取到食物。同时，小童在用餐时总是东张西望，注意力不集中。母亲也无可奈何，只是看着小童。

（三）问题分析

（1）小童可以使用勺子进食，虽然姿势并不完全正确但说明其具备使用勺子的能力。在家中的表现却比治疗师观察到的能力差，这可能与小童依赖姥爷和姥姥的宠溺有关，以致其不愿意尝试和练习，只是被动接受。

（2）小童偏好半固体食物，可能存在对于固体食物的感觉过敏情况，因此这可能是小童拒绝进食蔬菜和水果的原因。需进一步评估和分析。

（3）小童无法将勺子或手中的果泥顺利送入口中，说明其协调能力或自我身体意识较差。

（4）小童进食时东张西望，却与母亲的交流很少。这可能与母亲只能在周末短时间陪伴，小童没有与母亲建立起良好的社交关系有关。

（四）治疗建议

（1）与母亲交谈，由其与小童的姥爷和姥姥沟通让姥爷和姥姥在家中减少“喂饭”的行为，督促小童自己进食。

（2）可以尝试将蔬菜、水果捣碎或榨汁，变成液体或半固体食物，帮助小童补充蔬菜和水果中的营养元素。

（3）可以在用餐时在小童面前摆放一面镜子，增加视觉辅助，或许可以改善因自我身体意识较差导致的无法顺利进食。

（4）建议母亲可以陪伴小童共进工作日的晚餐，多与孩子在用餐期间进行沟通。帮助小童提高用餐注意力和用餐沟通能力。

知识拓展 13-1-1

20 世纪 60 年代起，新生儿重症监护病房（neonatal intensive care unit，NICU）的兴起显著降低了危重新生儿的死亡率。然而，在 NICU 中很多新生儿存在喂养困难，造成新生儿营养不良和发育迟缓的问题。更有部分新生儿存在吮吸、囤盐和呼吸紊乱时，会发生误吸，导致多种疾病的发生，甚至死亡。

作业治疗师可以在NICU的复杂环境中为新生儿及其父母提供个性化的评估和干预方案。例如，作业治疗师可以评估新生儿的口腔运动和感觉能力，通过非营养的吮吸训练改善其口腔功能及口鼻舌的协调能力，帮助其完成喂养。此外，作业治疗师还可以向父母提供科学的喂养训练建议（例如，使用与乳头大小一致的奶嘴进行吮吸训练等），并帮助父母改善不良情绪。

拓展阅读：

Bowman OJ，Hagan JL，Toruno RM，et al.Identifying aspiration among infants in neonatal intensive care units through occupational therapy feeding evaluations.The American Journal of Occupational Therapy，2020，74（1）：7401205080p1-9.

Caretto V，Topolski KF，Linkous CM，et al.Current parent education on infant feeding in the neonatal intensive care unit：the role of the occupational therapist.The American Journal of Occupational Therapy，2000，54（1）：59-64.

总　结

进食和吞咽是复杂的日常生活活动，儿童的喂养与进食问题是家长最关心的问题之一。儿童常见的喂养与进食障碍包括误吸和渗透、回避/限制性摄食障碍等喂养障碍、神经性厌食等进食障碍和吞咽障碍。儿童顺利完成喂养与进食不仅需要解剖结构的完整，更需要适当的用餐环境和良好的姿势控制等。因此，作业治疗师需要通过病例查询、访谈、量表评估、结构式观察等评估方式发现儿童在喂养与进食上存在的障碍或问题，并以此为依据为儿童制订相关的干预方案。

第二节　睡　　眠

一、理　　论

（一）睡眠的生理机制及重要性

睡眠是指每日在一定时间内各种有意识的主动行为消失，对外界环境刺激的反应减弱的状态。它是一种自然的反复出现的生理状态。睡眠中枢是指参与主动睡眠过程的脑结构，包括下丘脑后部、丘脑髓板内核群邻旁区和丘脑前核的间脑区域及脑干尾端的网状结构等。

睡眠是个体生命中一个重要的生理过程。睡眠可促进个体生长，提高免疫力，并与神经系统发育和认知能力提升有密切的关系。对儿童来说，睡眠更是促进早期脑发育的基本活动。充足的睡眠促使儿童的运动能力、认知功能及学习能力提高。学龄期儿童的睡眠剥夺或睡眠障碍可能会影响其智力发育，造成情绪管理、行为控制及注意力等方面的问题。

人类在不同年龄对睡眠时间的需求是不同的。通常，婴儿的睡眠时间为 12～15 小时，幼儿的睡眠时间为 11～14 小时，学龄期儿童的睡眠时间为 9～11 小时，成年人需要 7～9 小时，老年人需要 6～8 小时。不同年龄段儿童及青少年所需睡眠的时间见表 13-2-1。

表 13-2-1　不同年龄段儿童及青少年所需睡眠时间

发育时期及年龄		睡眠需求时长	小憩
新生儿	0～3 个月	14～17 小时	一整天
婴儿	4～11 个月	12～15 小时	一天 3～4 次，30 分钟至 2 小时
幼儿	1～3 岁	11～14 小时	一天 1～2 次，1～3 小时

续表

发育时期及年龄		睡眠需求时长	小憩
学龄前	3至4岁11个月	10～13小时	一天1次
学龄期	5～13岁	9～11小时	0
青年期	13～17岁	8～10小时	0

（二）睡眠的节律周期

正常睡眠会有慢速眼动期（non-rapid eye movement，NREM）和快速眼动期（rapid eye movement，REM）的周期性交替出现。一个睡眠周期包括5个阶段，持续90～110分钟。在睡眠一开始先进入NREM，NREM的第Ⅰ阶段为极浅睡期，在此阶段肌肉活性降低，偶尔会出现肌肉抽搐的现象。第Ⅱ阶段为浅睡期，开始呼吸的速率减慢，心率和体温都出现下降。第Ⅲ阶段为中睡期，此时大脑会产生较慢的δ波；第Ⅳ阶段逐渐进入深睡眠，呼吸节律变得稳定，肌肉活性受限，不易被唤醒，此时脑电波主要以δ波为主。NREM经过60～90分钟，然后转成REM。REM脑电波加速，肌肉松弛，心率加快，类似NREM的第Ⅰ阶段，此时若被叫醒，多半会报告处于做梦状态，因此也常常是心理学家研究梦境的关键时期。REM持续时间只有10～15分钟，然后又转成NREM。夜间通常会出现4～6次这样周期性的NREM和REM，直到清醒为止。

在进入睡眠期之前，出现困意的睡眠潜伏期称为思睡期。思睡期个体如出现困意，脑电图表现为α波。在思睡期向NREM过渡时，可出现θ波。不同睡眠阶段持续时间及脑电波类型见表13-2-2。

表13-2-2 睡眠阶段及脑电波

思睡期	NREM-Ⅰ	NREM-Ⅱ	NREM-Ⅲ	NREM-Ⅳ	REM
α波	θ波	睡眠纺锤波 κ复合波	25%～50%的δ波 睡眠纺锤减少	＞50%的δ波 睡眠纺锤消失	β波
不定	5～10分钟	20～25分钟	40分钟	20～40分钟	首次5～10分钟；后面会越来越长

（三）影响睡眠的因素与儿童常见的睡眠障碍

儿童睡眠障碍主要分为6类（表13-2-3）。

（1）入睡抵抗和入睡困难：是指儿童由于入睡时缺乏习惯的陪伴物或熟悉的环境而发生的入睡启动困难或维持困难，表现为在入睡前不愿上床或者床上经常翻动、无故哭闹、迟迟不能入睡等。此睡眠障碍多见于婴幼儿，少数儿童症状可持续至7～8岁。

（2）夜间醒来：突然从睡眠中惊起，可伴尖叫或呼喊，可有极端恐惧的自主神经和行为改变，如排尿等。又称夜惊。通常发生于睡眠的前1/3阶段，多开始于NREM-Ⅲ或Ⅳ阶段，4～7岁儿童多见，发生率约3%，男童多于女童，可有家族史。其中夜惊（或称梦魇）是指儿童从噩梦中惊醒，梦境体验多以焦虑和恐惧为主要特征，事后多能详细回忆。又称噩梦发作。多发于3～6岁儿童，时常被恐怖性的梦境唤醒，有时也可仅表现为呻吟或惊叫，并伴有呼吸与心率增快。但说话、尖叫、击打或行走在噩梦发作中很少发生，是此病与睡惊和快速眼动睡眠障碍的不同之处。儿童可能在完全清醒后因为害怕，不敢自己自行入睡，常要父母陪伴才敢再次入睡。

（3）不规律睡眠：是指由于各种原因导致的延迟入睡、睡眠中断或睡眠剥夺。不规律的睡眠会导致儿童日间嗜睡、注意力不集中和记忆力下降等问题的出现。

（4）打鼾：是一种较为普遍的睡眠现象，又称打呼噜或睡眠呼吸暂停综合征。是指睡眠中因上呼吸道狭窄，气流通过软腭处等狭窄部位时发生振动，从而发出鼾声。儿童出现打鼾现象主要是由阻塞性的问题引起的，如扁桃体肥大使得咽部组织发生堵塞，出现鼾声。

（5）日间嗜睡：是指白昼睡眠过度或醒来时需要更长的过渡时间才可以达到完全觉醒状态的一种状况。多由夜间睡眠不足或心理因素造成，主要表现为白天睡眠过多。

（6）睡行症：儿童在夜间睡眠中突然起床，下地行走。又称梦游症。睡行症通常开始于慢波睡眠，而后出现在睡眠中行走的一系列复杂行为。发病率在普通人群中占 1%～15%，儿童多于青少年或成人。发病年龄可发生于儿童会走路后的任何时期，第 1 次发作最常发生在 4～8 岁，但偶尔第 1 次发作也会在成人期。主要临床表现为睡眠中行走，可以是简单的行走，也可能出现突然的奔跑。发作时可有不恰当的行为，如在衣柜中排尿，特别是儿童患者。睡眠行走时可能出现跌落或受伤等意外。发作时患者通常难以被唤醒，若唤醒则常伴有精神错乱现象，一般对所发生的事不能回忆。可自发中止，患者可回到床上继续睡眠。

表 13-2-3　常见睡眠障碍类型及其原因

睡眠障碍类型	可能的原因
入睡抵抗	缺乏健康睡眠习惯：太早或太晚入睡/工作日和周末睡眠习惯不同
	习惯的陪伴物或周围环境改变
	社交或情感问题
夜间醒来	环境嘈杂或刺激过度
	梦魇
	日间缺乏运动
	吃饭时间距离入睡时间过近
	不安腿综合征（威利斯-克伯姆病）
不规律睡眠	工作日和周末睡眠习惯差异较大
打鼾	颌面部发育畸形
	鼻咽部炎症
日间嗜睡	夜间睡眠不足
	睡眠不规律或入睡太晚
	紧张或焦虑
睡行症	遗传

二、评　估

（一）病例查询及访谈

在开展睡眠评估前，通过病例查询获取个体的背景资料，了解儿童的发育状态、既往疾病史、精神状态及药物史等，这对于后续进行评估具有指导意义。

对儿童及其照顾者的访谈可以帮助作业治疗师了解照顾者和儿童最希望解决的问题、睡眠习惯、睡眠表现、睡眠环境、日间精神状况等，甚至有时可以帮助作业治疗师了解影响儿童睡眠状态的可能因素等。

（二）儿童睡眠问卷

医生或治疗师应关注儿童的睡眠情况。一般情况下，儿童睡眠问卷由照顾者根据儿童近一周内的睡眠状态来完成，如果儿童在近一周内存在特殊的影响睡眠的情况（如牙齿疼痛等），则选择根据距离评估日期最近的常规一周的状态进行填写。问卷通过对儿童睡眠习惯、睡眠环境、睡眠行为、夜间睡眠状态、次日起床等不同方面的信息进行搜集，可以帮助作业治疗师较为全面地了解儿童的睡眠情况。照顾者需要根据儿童一周的睡眠状态进行选择，其中“总是”表示一周内每天都发生，

"通常"表示一周内发生5～6次；"有时"表示一周内发生2～4次；"很少"表示一周内发生1次；"从不"表示一周内未发生。部分问卷内容见表13-2-4。

表13-2-4 儿童睡眠问卷示例

睡眠习惯

入睡时间：工作日________ 周末________（按照儿童上床时间填写）

起床时间：工作日________ 周末________

	总是（7）	通常（5～6）	有时（2～4）	很少（1）	从不（0）
1.孩子每晚都在同一时间上床	（ ）	（ ）	（ ）	（ ）	（ ）
2.孩子在上床后20分钟内能睡着	（ ）	（ ）	（ ）	（ ）	（ ）
3.孩子可以独自在自己的床上入睡	（ ）	（ ）	（ ）	（ ）	（ ）

（三）多导睡眠图

多导睡眠图是指通过同步监测脑电图、肌电图、心电图、眼动电图、血氧饱和度、口鼻通气量、胸腹呼吸运动鼾声等多项参数，经仪器和人工分析睡眠结构及其相关生理、行为变化。是确诊睡眠呼吸暂停综合征的金标准，也是诊断睡眠障碍的重要方法。多导睡眠图可以测量每100分钟NREM中不同阶段的转换次数，以及全夜NREM与REM的转换次数。是判断睡眠稳定性和睡眠质量的一个指标。

三、干　　预

作业治疗可以在促进儿童和青少年的健康睡眠习惯和睡眠模式中发挥重要作用。

（一）培养健康的入睡习惯和模式

健康的入睡习惯可以帮助儿童快速入睡并减少其他睡眠障碍的发生。作业治疗师需要根据不同个体的不同需求帮助照顾者制订适合的睡前安排。制订安排的原则是同一性，即每天的安排应具有相同的开始时间和睡眠时间，不应因为工作日或周末就改变睡眠的时间安排。需要注意的是，当一般认为的健康入睡习惯会引起儿童的过度反应，需要将其移至其他时间（如晚餐后）进行。例如，通常情况下认为洗热水澡有助于睡眠，然而当儿童在洗澡后过度兴奋，则不建议将此活动安排在入睡前完成。除此之外，作业治疗师还可以建议照顾者帮助儿童：

（1）提供陪伴物：奶嘴、睡前故事、睡眠儿歌、毛绒玩具等。

（2）如果发生夜间醒来，提供相应的再次入睡方案。

（3）增强自我调节和适应能力：放松训练，自我暗示等。

（4）避免过度兴奋的活动（过喜或过忧）：避免睡前批评、惩罚儿童等。

（5）建立睡眠自我管理：督促儿童困倦时就躺在床上准备入睡；将工作日与周末睡眠时间安排一致。

（6）根据日间运动时间适当调节入睡时间的安排。

（二）创造合理的入睡环境

物理环境对儿童的睡眠会起到积极或消极的影响。儿童睡眠的位置、周围的感官刺激、床的类型及入睡着衣情况都会促进或阻碍儿童的睡眠。作业治疗师通常建议照顾者为儿童创造：

（1）房间：昏暗、安静、温度适宜、无干扰气味等，不作为惩罚孩子的地点（在不打扰儿童睡眠的情况下，可以播放轻柔的音乐）；安全无障碍以防睡行症发生引起儿童的安全问题。

（2）入睡着衣：质地柔软、颜色或图案柔和或根据儿童喜好选择。

（3）床垫：不宜选用过硬或过软的床垫；如果有呼吸困难，轻微抬高床头。

（4）使用毛绒玩具、枕头或稍重一点的被子以增加孩子的安全感。

四、案 例 分 析

小童（女），2012 年 12 月 1 日出生，评估日期为 2021 年 12 月 1 日。现就读于当地一所重点小学。

（一）家长主诉与期待

（1）近两周小童总是表现得睡前紧张，频繁上厕所。

（2）近两周小童要求开灯入睡，母亲陪伴。过往从 6 岁开始，小童即拥有自己的房间，可以独自入睡。

（3）近一周小童有一晚夜间醒来并伴有一声惊叫，在父母的安慰下，由母亲陪伴再次入睡。

（二）评估

【针对家长主诉，以人-活动-环境的 PEO 模式为指导，运用访谈、量表、直接观察等方法进行评估】

根据对小童的访谈得知，小童在两周前周末和自己的好朋友看了一部恐怖题材的电影。看过该电影后，小童总害怕电影中的恐怖景象发生在自己身上。甚至有一次她可以梦到恐怖的人物就在她眼前，所以她惊叫一声，醒来后发现是一场梦。

与其母亲访谈后得知除家长主诉外，小童平时在入睡后也表现得很不安，会来回翻身，有时会出汗。此外，小童夜间入睡会磨牙，但母亲并不能确定是从两周前开始还是一直存在。

由家长根据小童近一周的睡眠情况完成了儿童睡眠问卷，部分问卷内容见表 13-2-5。结果显示，小童夜间入睡困难且会夜间醒来，同时小童晨起后疲惫且情绪不好，日间很疲惫。

表 13-2-5　小童的儿童睡眠问卷示例

	总是（7）	通常（5～6）	有时（2～4）	很少（1）	从不（0）
2. 孩子在上床后 20 分钟内能睡着	（　）	（　）	（　）	（√）	（　）
17. 孩子夜间会醒来一次	（　）	（　）	（　）	（√）	（　）
33. 孩子早晨起来后看起来很疲惫	（　）	（√）	（　）	（　）	（　）

（三）问题分析

（1）小童的恐怖题材电影经历可能是导致小童睡前不安、入睡困难及夜间醒来的根源。

（2）母亲的陪伴和明亮的灯光会给予小童安全感，因此她可以在夜间醒来后继续入睡。

（3）夜间睡眠不足和对恐怖题材的恐惧可能是引起小童日间疲惫和消极的原因。

（四）治疗建议

（1）建议母亲与小童沟通，并尝试一一为其解释恐怖电影是虚构的一种恐怖题材，并不是真实存在的，更不会发生在她的身上。

（2）增加小童日间的运动量。运动既可以分泌多巴胺和血清素帮助减轻恐惧焦虑情绪，同时也可以使小童在入睡前疲惫，对其入睡困难有改善作用。

（3）为小童提供一些睡眠陪伴物（如毛绒玩具），增加其夜间睡眠的安全感。

总 结

睡眠是所有个体生命中重要的生理过程。对于人类来说，睡眠可促进人类的生长和发育，并可以提高个体免疫力。对于儿童来说，睡眠更可以促进脑部的发育。当儿童发生睡眠障碍时，作业治疗师需对儿童及其照顾者展开评估，并帮助儿童及整个家庭培养健康的入睡习惯和模式，创造合理的入睡环境。

第三节　基础性日常生活活动

学习目标

读完本节后，读者将能够：

✓ 概括影响日常生活活动作业表现的因素。
✓ 描述影响儿童BADL表现的身体结构和功能、表现技能、表现模式和活动要求。
✓ 演示针对儿童和家庭干预偏好的BADL评估方法。
✓ 创造干预策略和方法。

一、理　　论

（一）日常生活活动发育的重要性

日常生活活动（activity of daily living，ADL）是指一个人为了独立生活而必须掌握的、每天进行的必要活动，根据复杂程度分为躯体/基础性日常生活活动（physical activities of daily living，PADL）/（basic activities of daily living，BADL）和工具性日常生活活动（instrumental activities of daily living，IADL）。BADL是指人在生活中最基本的、共同的、每天反复进行的自理活动。BADL包括照顾自己的身体，如饮食和进食、个人卫生、穿衣、肠道和膀胱管理、如厕、洗澡，以及坐、站、走、转移等基本功能性移动。IADL是指除自理活动以外的、与物质环境和社会环境相互作用的各种活动，常需要使用一些工具才能完成，如处理家务、与他人交往、使用交通工具等。

BADL是儿童在成熟的过程中学习自我照护、维持生存、适应环境所具备的最基础的生活自理功能。BADL能力的发展起始于婴儿时期，儿童以循序渐进的方式逐步掌握BADL能力，随着儿童发育的成熟，其整体BADL功能逐步熟练、精进，进而形成日常习惯和常规。对儿童而言，提高BADL能力不但有利于其身体功能的发育与健康的维持，而且使儿童的独立性、责任感和解决问题的能力也同步增长，使儿童获得成就感，树立自尊与自信，更好地融入社会，并且儿童的独立，减轻了照护者的负担。

积极参与BADL的儿童有利于保持和改善身体功能和健康，体现在肌力、耐力、关节活动范围、协调能力、记忆力、顺序、概念形成、身体形象、卫生洁净度、解决问题能力等。这种对任务的掌握会增加儿童的自尊、自立和自决权，给儿童一种自主的感觉。例如，当儿童自己穿衣服的时候，他们可以选择自己的衣服，打扮自己。当儿童学习新的BADL任务时，他们会对自己的能力产生成就感和自豪感。这种日益增强的独立性也让父母、老师和其他照顾者有更多的时间和精力去做其他的事情，相当于儿童也为家庭做出了贡献。

儿童的能力和自力更生水平会不断提高，以满足他们自己的学习和发展需要。成长和成熟允许儿童参与到各种角色和环境中，减少成人对BADL的监督水平。当儿童很小的时候，BADL通常由照顾者和儿童共同完成，尤其是当儿童有残疾的时候，父母经常将较复杂的BADL如洗澡、如厕、功能性移动等分配给照顾者，这样不仅给家庭和社会造成负担，还可能导致儿童自尊和自信心受挫，影响心理和社会层面的发展，难以融入、适应社会。

当儿童学习新的 BADL 任务时，日常习惯和行为模式就会发展。日常习惯有助于满足或促进 BADL 任务的完成，以满足家庭、学校、社区和工作环境中的角色期望。日常习惯是基于文化的，通常是期望和实际的结合，每个家庭、老师、雇主或社区组织都可能遵循一套独特的自我照护的程序。例如，和家人一起时儿童可在任何时候上厕所，而老师只允许学生在课间上厕所。一些行为模式可能对 BADL 来说是干扰，例如，一个患有孤独症或强迫症的儿童可能对自己的梳妆打扮非常死板；在他人来访和改变浴室物品的摆放位置时，表现得很顽固；他在接触任何物体后都要洗手等。家庭有没有让儿童养成良好的日常习惯影响着儿童的作业表现，例如，他们什么时候吃饭，什么时候洗澡，多久洗一次衣服，或者儿童应该如何管理个人物品，如眼镜、牙套等。随着一个儿童的成熟，他会更加负责发展和保持日常生活习惯，从而预防进一步的疾病，保持健康和幸福。比如检查皮肤状况，在上厕所或洗澡时保持清洁，通过刷牙防止蛀牙，维护个人护理设备，如矫形器或导管，这些都是帮助儿童满足社区生活角色，维持健康的日常习惯。

（二）影响日常生活活动作业表现的因素

作为生活在特定环境中的独特个体，儿童学习 BADL 的速度不一，可能会出现倒退和不可预测的行为。

BADL 是儿童在内外因素条件交织的情况下进行的，儿童自身因素、外在环境和活动要求均会影响日常生活活动作业表现。儿童自身因素包括儿童心理和躯体结构与残疾相关的功能障碍、儿童表现技能和模式等；外在环境包括日常生活活动的具体要求、活动情境、表现环境（物理环境、社会环境、文化环境、虚拟环境等）、文化价值观、父母的期望、社会惯例和物理环境都影响着儿童何时开始自己洗澡、穿衣、打扮或上厕所等。另外，在 BADL 中，环境影响着活动要求，活动要求在物体使用、空间和社会需求、顺序和时间、所需的动作、身体功能和涉及的身体结构方面各不相同。

实施治疗计划及项目需要考虑儿童自身因素、作业发生的环境、活动要求，设置以目标导向的活动和儿童适合学习自我照顾的模式。

1. 儿童自身因素

（1）儿童的身体结构和功能、表现技能和表现模式都会影响 BADL 的表现。例如，触觉过敏的儿童虽然运动和认知功能正常，也可能会在穿衣时哭泣，甚至拒绝穿衣。有的脑瘫儿童不能保持坐姿，在穿衣时可能有侧卧穿衣的技能。患有注意缺陷障碍的儿童可能拥有完成一项自我照护任务所需的所有运动和感觉知觉功能，但是其组织、排序和记忆功能等会妨碍其 BADL 表现。

（2）儿童的兴趣水平、自信和动机是帮助其完成 BADL 任务的强大驱动力。有智力障碍、创伤性脑损伤或多重残疾的儿童在协调、主动性、注意力持续时间、排序、记忆、安全和学习能力及跨环境归纳活动方面存在障碍。然而，通过指导和锻炼，儿童将逐步在 BADL 中取得进步。

（3）儿童的残疾或健康状况可能影响儿童执行 BADL 活动任务的能力，也可能影响在 BADL 活动任务期间照顾者与儿童的互动。儿童的学习能力和安全完成困难任务的能力需要被考虑在内。疼痛、疲劳儿童完成任务所需的时间及儿童对自己表现的满意度都会影响他们对 BADL 活动的选择。

急症儿童或患有多种残疾的儿童，需要每天进行大量的治疗（如管饲、气管切开术护理、肠道和膀胱护理），可能没有时间或精力来完成 BADL 任务。患有多种残疾的儿童可能在生理上无法完成所有或任何部分的自主学习活动任务，但他们可以部分参与或指导他人如何照顾他们。当儿童长时间住院时，他们通常需要控制自己在日常生活中的参与程度。即使做一小部分的自我照护活动对于急症儿童来说也是可行的且是有意义的。

2. 外在环境因素　BADL 任务的开始和完成受任务环境的影响，包括儿童内在和外在的相互交织的情景（如个人、文化、时间和虚拟环境）和儿童周围的环境（物理和社会环境）。童年早期和中期的孩子经常在不同的环境中进行 BADL。孩子们经历的四个主要环境是家庭、学校、社区和工作。一旦作业治疗师理解作业发生的背景，就会选择与活动要求相一致的干预策略，或者改变环境中阻碍儿童完成 BADL 任务的因素。各种环境情景可以分类，但互相影响关联，共同影响着儿童的 BADL 表现。

（1）个人和时代背景：包括家庭生命周期和发育阶段影响着儿童的 BADL 表现。年龄、性别、教育和社会经济地位决定了 BADL 作业的个人背景。例如，在儿童装时，在家庭预算范围内选择适合年龄和性别的服装，了解个人环境是至关重要的。此外，一天或一年所处的时间，儿童或其他家庭成员的生活阶段，活动的持续时间、顺序或过去的时间都包含在时间背景中。儿童通常按发育顺序逐步掌握 BADL 技能，随着整体能力的提高，完成特定的任务。BADL 发展的顺序有助于治疗师和家庭对不同年龄的孩子制订符合现实的期望，并有助于确定教授这些 BADL 的合适时机。通过考虑孩子的年龄，治疗师决定什么时候停止特定的准备或治疗活动。家庭通常会协助和鼓励儿童进行 BADL，协助程度通常取决于家庭和孩子在家庭生命周期中的位置、孩子的个人因素或特征、家庭成员构成及家庭花时间和处理日常事务的能力。婴儿时，父母经常在饮食、穿衣和洗澡方面指导鼓励婴儿独立完成。到 3 岁时，如果孩子有残疾，他们自己吃饭、穿衣和上厕所的技能可能会成为父母最关心的问题。

（2）物理环境：物理环境中的障碍，包括地面、家具、其他物体和辅助设备的类型等，可能阻碍儿童提高 BADL 表现的能力。在一种环境中可用的东西可能在其他环境中不可用。难以进入的建筑和塞满家具的房间限制了坐轮椅的孩子在环境中的移动。另外，一个太大的、开放的空间可能难以控制学龄前儿童的过度兴奋来完成 BADL 任务。地面的差异也会影响移动，如地毯会使使用助行器或轮椅更加困难。物理环境的感官方面会影响作业表现（如照明类型、噪声水平、温度、视觉刺激及任务的触觉或前庭输入）。特别是，患有孤独症或注意缺陷多动障碍（ADHD）的儿童往往对环境的感官方面过于敏感，并被其分心。用于执行 BADL 任务的物品可能有助于或阻碍 BADL 的表现。衣物（如带卡扣的衣物、钩环鞋），洗漱用品（各种尺寸和设计的牙刷或挤牙膏器），或沐浴用品（如各种肥皂、沐浴手套、降敏毛巾）会促进儿童 BADL 完成。合适的 BADL 物品或者辅助设备可以契合儿童和家庭的喜好，满足社会、文化和物质环境的需求。

（3）社会环境：社会环境、家庭、其他照顾者和同龄人提供鼓励并支持儿童 BADL 的独立，同时也构成了对儿童 BADL 作业的期望。在大家庭中，可能会分配不同的成员为残疾儿童执行或帮助完成特定的 BADL 任务；在其他家庭中，父母可能是单人来负责孩子日常生活需要。家庭期望、角色和管理日常生活需求的日常习惯也会影响儿童 BADL 的发展和表现模式。例如，生活在农场的父母可能希望他们的孩子黎明就起床，穿上工作服和靴子，做诸如喂动物之类的杂活，接受家庭教育，帮助卖鸡蛋以增加家庭收入。在计划治疗时，治疗师会考虑家庭成员的个人特征，如性情、应对能力、灵活性和健康状况。如果母亲由于各种原因无法起床开始早上的日常任务，她可能会让年龄较大的孩子扮演“母亲”的角色。在家庭、学校、社区和娱乐环境中，日常惯例可能有显著差异。日常惯例的变化可能会使有智力障碍、孤独症或注意缺陷障碍的儿童感到困惑或混乱，但可能会激励没有注意力、感觉或认知问题的儿童。基于学校的干预需要关注社会日常惯例，以便选择适当的时间进行干预任务训练。当任务在自然发生的时间和地点被教授或练习时，孩子能更快地掌握该行为技能。当任务嵌入到实际环境中，孩子们有很多机会练习活动，并学习如何利用环境中的自然线索来改变他们的行为。社会互动和同伴社交可以很好地激励孩子和帮助他们成功地自我照顾。

（4）文化环境：家庭、照顾者和整个社会群体的文化环境可能决定 BADL 的行为标准。家庭信仰、价值观和育儿、自主和自立的态度会影响父母对 BADL 的看法。由于治疗师为儿童和家庭提供一系列的服务模式，他们必须意识到自己和他人在文化信仰、习俗、活动模式和 BADL 表现方面的期望不同。作业治疗师可能会介入到一个家庭中，因为其他人认为他们需要服务，而这个家庭可能不欢迎治疗师就孩子和家庭的自我维持职业和日常生活提出个人问题。有的文化中，父母通常关心儿童是否达到发展里程碑的要求，亚洲父母通常鼓励孩子变得独立和自力更生，而有的文化（如西班牙文化）可能对儿童达成发育里程碑的态度更放松。孩子们可能直到长大后才会被教扣衣服、系鞋带或切食物，因为父母可能把这个角色视为他们对孩子的照顾和关爱的一部分。穿衣、吃饭、洗澡、睡觉和做家务的常规在不同的文化群体中是不同的。在某些文化中，洗澡可能不需要一天一次，发型和衣服因孩子的文化群体在不同的场合改变。文化也会影响儿童进行BADL所使用的工具、设备和材料的类型。习俗和信仰可能决定了父母如何给孩子穿衣服，给他们吃什么，用什么用具供他们自行进食，如何准备食物，他们能接受什么样的改造，以及如何满足健康维护需求。例如，根据习俗，来自中东的穆斯林家庭通常用右手而不用左手吃饭。经济条件、地理位置及教育和就业机会有助于确定家庭可获得的资源和支助的类型。经济状况在许多方面影响着BADL，有的残障儿童鞋子可能是旧的和错误的尺寸，可能没有自来水，有的残障儿童穿衣、梳理或喂养有保姆为其代劳。

（5）虚拟环境：在当今世界，虚拟环境已大量应用于BADL的评估和干预手段。BADL使用设备包括视频、电脑、电视、个人数字助理（personal digital assistant，PDA）或数字备忘录设备。“会说话的书”、时间安排表和故事、电子图片、电脑生成的清单、CD等，可以作为线索来提高穿着、书写、洗手和其他BADL技能。执行任务的视频可以在MP3播放器、PDA或电脑上播放，并上传到网站上供其他时间使用，有效指导儿童学习BADL任务。年龄较大的儿童和青少年可能会利用互联网了解更多的时尚和风格，并通过群聊、微博、短视频、论坛等网络社交平台与朋友和有类似残疾或兴趣的人交流。在网上可以找到大量的清单、评估和时间安排表，以及关于BADL的大量信息。辅助技术可以帮助残疾儿童访问互联网，交流，或设置提醒BADL活动。还提供导师和支持小组，帮助个人学习如何照顾自己的需求和在社区中生活。家长、教师、儿童和治疗师合作使用这些资源来提高作业表现。

3. 活动要求　特定情境下的活动要求会促进或阻碍BADL表现的质量。任务分析有助于进一步理解活动的复杂性和活动的各个方面。评估包括分析使用的对象、空间和社会需求、顺序和时间，以及所需的动作和技能。活动要求在医院、家庭、学校和社区各不相同。孩子对环境设置不熟悉可能会破坏BADL表现，物品放置、照明和可用空间可能会导致过程技能问题。活动要求遵循特定的步骤，并按时间顺序进行，可用口头指令指导排序来支持BADL任务的执行。如果儿童和朋友一起做一件事，对表现技能的需求会随着任务或步骤的数量和分享物品和交谈的社会需求的增加而增加。BADL表现的影响因素包括活动所需环境，活动或交流需要，以及活动的顺序。

二、评　　估

评估的目的是了解儿童功能状况，通过初期、中期或末期评估比较来评估治疗效果。评估的基本原则是需要关注儿童的表现、以家属及患者为中心、团队评估。以家属及患者为中心是为了更好地评估儿童的能力、活动环境、活动的要求、家庭期望与关注重点。可以的话，让儿童参与到评估及目标制订中来。

BADL的评估常使用标准化评估、观察、访谈，各有优缺点，治疗师需结合应用，相互补充。

（一）观察、访谈

观察、访谈可获得儿童BADL活动表现的直观映像。通过观察、访谈找出家属及儿童需要/想要改善的活动，确定活动的环境、步骤及儿童的能力，确定当前活动的表现程度并找出不足的地方，团队由此介入。

通过活动困难表现分析找出主要问题，问题包括三个方面：个人因素、环境、活动。对效果进行的评估内容包括作业活动表现、作业活动调适、角色实现、健康状况、满意度、自我成效感、幸福感。

（二）标准化评估

适应行为量表（adaptive behavior scale，ABS）适用于3岁至8岁11个月儿童。ABS是与IBADL相关的九个领域的适应行为的标准化、标准参考测量方法：独立功能、身体发育、经济活动、语言发展、数量和时间、职业前/职业活动、自我指导、责任和社会化。不良适应行为分为七个行为领域。ABS对有智力障碍、孤独和行为障碍的儿童很有用。

运动和程序技能培训（the assessment of motor and process skills，AMPS）适用于3岁及3岁以上的残疾人。AMPS用于执行任务的运动和程序性技巧。客户选择2个或3个他们想做的BADL任务（测试有83个任务，从易到难）。评估者需要接受课程培训，对至少10名客户进行观察和评分，然后通过AMPS国际组织根据评分者的严重程度校准他们的分数，然后评估者才可以使用该评估。AMPS已测试信度和效度，并获得了典型个体的规范性数据。

伯特立发育清单（Battelle developmental inventory，BDI），适用于6个月至8岁儿童。评估的BADL领域包括仪容整洁、厕所卫生、穿衣和饮食。评估者可以使用深度评估或筛选格式。

夏威夷早期学习剖面（Hawaii early learning profile，HELP）适用于从出生到3岁的婴幼儿。HELP是一个与课程相关的评估。其中自我照顾是六个领域之一，涵盖622种技能。此工具包括一份发育技能清单、一份活动指南及为残疾父母准备的其他材料。HELP不包括心理测试。

儿童残疾评定量表（pediatric evaluation of disability inventory，PEDI）适用于6～7岁（或技能低于7岁）的儿童。PEDI是一种规范性的、基于判断的结果测量方法[即照护者面谈和（或）观察]。测量了三个领域：自我照顾、移动和社会功能。评估的自我照顾技能包括喝水、使用器具、穿衣、梳头和洗脸。评估功能性技能（197项任务）、照护者协助（20项任务）和辅助器具的改造。

学校功能评估（school function assessment，SFA）适用于5～12岁儿童。SFA是常模参照评估。此测试根据学生在常规课堂上、特殊教育课程，操场/休息，交通，浴室/厕所，转移，吃饭/零食时间的参与度来衡量学生在学校环境中的能力。对任务支持和活动性能进行评级。SFA展示与同龄人相比较的功能剖面。测试具有较高的信度和较强的效度。

文兰适应行为量表（Vineland adaptive behavior scale，VABS）适用于从出生到18岁儿童或功能低下的成人。此工具是常模参照评估表。通过日常生活技能（个人、家庭、社区）、沟通、社交和运动领域的行为观察来评估社会能力。VABS有三个版本可供选择：面谈/调查表格、面谈/扩展表格、课堂/教师表格（3～12岁）；可以在线评分。评估对智力障碍儿童有信度和效度。

功能独立性量表（functional independence measure，FIM）适用于8岁及以上的儿童、成人。FIM是一种针对肢体残疾患者的功能性预后测量方法。分数可以预测所需援助的强度和程度。FIM评估6个方面：自我照顾、行动能力、运动能力、括约肌控制、沟通能力和社会认知能力，共有18个子域。此测试是常模参照评定，用7个等级来衡量独立性的水平。

儿童功能独立性量表（functional independence measure for children，WeeFIM）适用于6个月至7岁的正常儿童，以及6个月至21岁的功能障碍或发育落后儿童。WeeFIM是一种针对肢体残疾儿童的功能预后评估方法。此工具确定所需照顾者协助的数量。此评估是对成人功能独立性测试（FIM）的直接改编。WeeFIM具有较高的可靠性和稳定性。

（三）WeeFIM

WeeFIM评估了两个方面：自我护理（饮食、仪容整洁、洗澡、穿衣：上半身和下半身、上厕所、括约肌控制、转移、行走）；认知技能，共18个项目，见表13-3-1。

WeeFIM功能水平和评分标准如下。

1. 独立 活动中不需他人帮助。

（1）完全独立（7分） 构成活动的所有作业均能规范、完全地完成，不需修改和辅助设备或用品，并在合理的时间内完成。

（2）有条件的独立（6分） 具有下列一项或几项：活动中需要辅助设备；活动要求比正常时间长；或有安全方面的考虑。

2. 依赖 为了进行活动，患者需要另一个人予以监护或身体的接触性帮助，或者不进行活动。

（1）有条件的依赖 患者付出50%或更多的努力，其所需的辅助水平如下。

1）监护和准备（5分）：患者所需的帮助只限于备用、提示或劝告，帮助者和患者之间没有身体的接触或帮助者仅需要帮助准备必需用品；或帮助带上矫形器。

2）少量身体接触的帮助（4分）：患者所需的帮助只限于轻轻接触，自己能付出75%或以上的努力。

3）中度身体接触的帮助（3分）：患者需要中度的帮助，自己能付出50%～75%的努力。

（2）完全依赖：患者需要一半以上的帮助或完全依赖他人，否则活动就不能进行。

1）大量身体接触的帮助（2分）：患者付出的努力小于50%，但大于25%。

2）完全依赖（1分）：患者付出的努力小于25%。

WeeFIM最高分为126分（运动功能评分91分，认知功能评分35分），最低分18分。126分=完全独立；108～125分=基本独立；90～107分=有条件的独立或极轻度依赖；72～89分=轻度依赖；54～71分=中度依赖；36～53分=重度依赖；19～35分=极重度依赖；18分=完全依赖。

表13-3-1 儿童功能独立性量表（WeeFIM）

		项目	评估日期	备注
运动功能	自理能力	1. 进食		
		2. 梳洗修饰		
		3. 洗澡		
		4. 穿裤子		
		5. 穿上衣		
		6. 上厕所		
	括约肌控制	7. 膀胱管理（排尿）		
		8. 直肠管理（排便）		
	转移	9. 床、椅、轮椅间		
		10. 入厕		
		11. 盆浴或淋浴		
	行走	12. 步行/轮椅/爬行/三者		
		13. 上下楼梯		
	运动功能评分			
认知功能	交流	14. 理解（听觉/视觉/两者）		
		15. 表达（言语/非言语/两者）		
	社会认知	16. 社会交往		
		17. 解决问题		
		18. 记忆		
	认知功能评分			
FIM总分（运动+认知）				
评估人				

三、干　　预

在计划干预程序时，治疗师考虑儿童的特点、表现技能和模式与活动的背景和需求的关系。计划干预策略与方法体现以患者为中心的基本原则。治疗师需要对父母和其他照顾者的需求和担忧保持敏感。在让他们参与观察和解决问题时，倾听并安抚他们。

治疗师使用各种方法来提高儿童的 BADL 技能，包括：①创造/提供支持；②建立、恢复和保持表现能力；③调适活动/环境；④预防及宣教。

（一）创造/提供支持

治疗师需要在儿童实际的活动、环境中创造/提供支持，为所有儿童（不仅限于残疾儿童）提供机会从事适合他们年龄的 BADL 活动。例如，治疗师设计一个学校或社区团体参与的项目，为学校提供团队或系统的支持。作业活动包括创建需要拉链、系扣的活动；制作一系列精细运动或自我照护活动，分发给社区内所有幼稚园；向社区或学校作有关自我照护发育的宣讲；或者作为建筑委员会成员参与对正在建设的新浴室、厕所或操场的通用设计提出建议。

在与家庭合作时，治疗师可能会让每个人都有机会参与早上使用自我照护惯例的清单来完成 BADL 活动。给家里的所有孩子使用一个视觉画板让他们理解早晨的日常惯例需要做什么。

（二）建立、恢复和保持表现能力

治疗师用促进发育的方法来建立 BADL 的表现和模式，或尝试恢复或纠正孩子妨碍表现的能力。治疗师根据儿童的发育和年龄、典型的发育顺序计划治疗，建立 BADL 模式。首先治疗师评估潜在的身体结构和功能（如力量、触觉辨别能力），选择适合年龄的任务和习惯作为干预的目标，并给父母一些技能发育的期望。例如，对偏瘫患儿应用强制性使用运动疗法，通过限制健侧肢体的活动，建立或恢复患侧的运动和作业表现技能。

治疗师经过评估发现缺失的技能，并进行干预，教导或纠正儿童的 ADL 表现。这种方法侧重于改善儿童在身体功能和结构上的缺陷，以进行 ADL 活动。通常使用的方法有生物力学、运动控制、运动学习/再学习、认知导向策略、神经发育疗法（neurodevelopmental therapy，NDT）、感觉整合或行为塑造方法等。

对于有中度精细动作发育迟缓的学龄前儿童，提高自我照护技能可以通过提供玩耍和有针对性的精细动作、练习进行干预，干预包括手部操作、抓握力量和手眼协调等方面。在 NDT 方法中，治疗师在给痉挛性脑瘫伴有伸肌紧张的儿童穿衣训练之前，先用预备处理技术来抑制张力。治疗师将孩子置于仰卧位，并慢慢地将孩子的臀部从一侧转到另一侧，以减少张力，增加关节活动度，并鼓励躯干旋转。在预备技术改善了孩子的任务表现后，治疗师通过稳定孩子的盆骨来促进运动模式，这样孩子可顺利地穿上裤子。同时，治疗师会向父母和孩子提供如何在不同任务中练习此动作模式的建议。

在运动再学习方法中，孩子可以通过在各种活动（如打扮、接力赛、晨装惯例）或各个环境（如家庭、学校、治疗疗程、体育课）中练习整个任务来学习如何穿鞋。需要强调的是在练习过程中，儿童应获得具体的反馈。

使用行为塑造方法来建立和恢复 ADL 技能时，作业治疗师常使用反向连锁法（backward chaining）或正向连锁法（forward chaining）来教授任务。在反向连锁法中，治疗师执行大部分任务，而孩子执行任务的最后一步，以获得完成任务的正强化。练习继续，治疗师执行更少的步骤，孩子完成额外的步骤。这种方法对那些挫折容忍度低或自尊心差的孩子特别有帮助，因为它能立即带来成就感。在正向连锁法中，孩子从任务的第一步开始，然后是第二步，并继续按顺序学习任务的步骤，直到他或她执行任务中的所有步骤。正向连锁法对那些在排序和归纳活动方面有困难的孩子较有帮助。在活动之前或期间，治疗师会给出线索或提示，使用语言、手势、躯体提示或三者结合。环境或任务提示包括图片列表或清单、颜色编码、定位或改变环境或材料的感官。

掌握了自我照顾的习惯和模式后，环境支持对保持习惯和模式是很重要的。对儿童来说，特别是需要很长时间学习新技能、记忆力差、依赖日常惯例或练习获得发育成长的儿童来说，重复和习惯的养成和日常活动练习是必不可少的。

（三）调适活动/环境

调整完成活动的适应策略包括调适任务或任务方法，使用辅助技术，环境改造，并根据具体情况调整策略。治疗师可以调整完成活动的方法，如坐位穿衣调整为卧位穿衣。调整完成活动所需的物品、辅助技术/辅助器具，这些物品或辅助器具要求能够帮助完成活动，儿童和家属愿意接受，实用、耐用、易于清洁，安全，最好是长大也可以使用的经济、易维护的器具。环境改造，如调整儿童座椅系统、提供操作平面、提供环境提示等。

（四）预防及宣教

儿童学习 BADL 任务需要在不同的环境执行，而不仅仅是在医院或特定场所。前瞻性问题解决法是一种预防性的方法，使孩子和其照护者为在活动中可能发生的意外状况做好准备。例如，父母会在训练孩子上厕所时，带上两套换洗的衣服，以防意外情况发生。儿童也需要具有前瞻性并具有解决突发问题的能力。通过预测问题并提前想出解决办法，使用环境提示，比如注意到浴室的地板是湿的。在不同的场景练习等方法，通常可以减少焦虑，增加儿童 BADL 技能熟练度，减少意外状况发生，提高儿童解决突发问题的能力。

儿童和照护者的指导和教育在儿童的所有治疗中都是必不可少的。通过治疗师与家庭合作，治疗师帮助预防儿童在家庭作业表现中的伤害和可能的失败，帮助儿童在他们生活的环境中进行 BADL，帮助照料者和儿童学习安全信息、具体技术和应对策略。帮助儿童及家属形成战友关系，共同解决问题。幼儿或中度发育迟缓的儿童可能还没有准备好独立承担 BADL 任务，这时候父母、照料者及兄弟姐妹就可以帮助他们学习及适应 ADL。儿童需要在家庭、学校或其他环境利用多种机会来练习新任务，而照护者需要治疗师宣教，提供适当的建议，帮助家属/照顾者/老师评估儿童日常活动，了解儿童的能力，帮助形成观察—聆听—回应—计划的循环。

治疗师通常使用辅导、演示或示范如何完成任务或其他教育方法，对儿童或照料者进行教育，通常会使用视觉辅助工具、书面指导、录音带、录像带和检查清单。所选择的方法通常取决于父母和治疗师的舒适程度和偏好，需要考虑家庭生活周期需求、儿童、家庭和照料者的身体、学习和心理社会能力，以及环境背景。

四、案例分析-辅具

作业治疗临床推理 13-3-1

案例分析

姓名：××× 性别：女 日期：2022 年 7 月 25 日

出生：2017 年 4 月 25 日 诊断：右手深Ⅱ度烧伤，右手功能障碍

出生史与医疗史：自然生产，2022 年 4 月 10 日被开水烫伤右手，造成深Ⅱ度烫伤，经过治疗，右手未见水肿，右手背面可见瘢痕组织及新生皮肤组织，无渗出液，瘢痕突出于表面，色微红，瘙痒，瘢痕约 3cm×4cm，高于正常皮肤约 2mm，右手对掌不能，拇指活动受限，深浅感觉与左侧相

近，无异常。

就学史：幼儿园在读。

家属主诉与期望：

（1）由于×××是右利手，右手部活动受限，×××左手进食缓慢，就餐时间短，需要老师喂食。

（2）不能像往常参与幼儿园画画活动，不像以前那样喜欢上幼儿园。

（3）虽然幼儿园老师照顾，但希望×××能自己吃饭，恢复幼儿园开心的生活。

作业评估：

（1）加拿大作业表现测量（COPM）：与幼儿家属进行面谈，使用 COPM，初次评估中，家属选出进食、画画、如厕、修饰、穿衣的活动为家属和幼儿确定想做、需要做或期望去做的活动（表 13-3-2）。

表 13-3-2　加拿大作业表现测量活动

活动	表现（1～10）	满意度（1～10）
进食	4	4
画画	3	5
如厕	8	9
修饰	5	7
穿衣	4	6

（2）瘢痕评估：右手背面可见瘢痕突出于表面，色微红，瘢痕约 3cm×4cm，轻微瘙痒。温哥华瘢痕量表评估得分 5 分（表 13-3-3）。

表 13-3-3　温哥华瘢痕量表

项目	评分标准	评分	日期	备注
色泽	0 分：瘢痕颜色与相邻身体正常部位皮肤颜色近似			
	1 分：轻微粉红色	1		
	2 分：混合色泽			
	3 分：色泽较深			
血管	0 分：瘢痕颜色与身体正常部位近似			
	1 分：粉红色局部血供略高	1		
	2 分：红色局部血供明显增加			
	3 分：紫色或深红色血供丰富			
柔软性	0 分：正常			
	1 分：柔软（在最小阻力下皮肤能变形）	1		
	2 分：柔顺，可弯曲（在压力下能变形）			
	3 分：硬（受压时无弹性，呈块状）			
	4 分：组织呈条索状			
	5 分：挛缩畸形（永久性短缩导致功能障碍）			
厚度	0 分：和周围正常皮肤同等高度			
	1 分：高于正常皮肤≤2mm	1		
	2 分：高于正常皮肤>2mm，≤5mm			
	3 分：高出正常皮肤 5mm 以上			

续表

项目	评分标准	评分	日期	备注
疼痛	0 分：无痛	0		
	1 分：偶或轻微痛			
	2 分：需要药物			
瘙痒	0 分：无			
	1 分：偶或轻微瘙痒	1		
	2 分：需要药物			
总分		5		

（3）感觉运动评估：右手深浅感觉与左侧相近，无异常。右手各手指屈伸肌、侧捏与左侧肌力相近，右手拇指对指不能，对捏肌力测试不能。

右手拇指关节活动度测量：

拇指掌指关节 0°～40°（健侧：0°～60°）。

拇指指间关节 0°～60°（健侧：0°～80°）。

拇指内收 0°～40°（健侧：0°～45°）。

拇指外展 0°～20°（正常：0°～60°）。

拇指对指（通过使用刻度尺测量拇指指腹至小指指腹的距离来评估）：3cm。

（4）访谈和观察：与母亲讨论×××在家中的日常生活活动情况后得知，×××是独生女，在家的时候，父母都可以照顾她完成日常生活活动。×××在家里，没有时间限制、食物较好舀起的时候，×××用左手进食，需要的帮助很少，只是速度慢，容易洒掉饭菜，而在幼儿园有时完全依赖老师喂食。洗澡活动中，×××一直都需要母亲协助，自己洗澡容易感冒。家长最关心的是×××在幼儿园能不能好好吃饭上课，可以恢复在幼儿园开心的生活。

与幼儿园老师讨论×××在幼儿园的日常生活活动情况后得知，受伤后，×××左手进食缓慢，让她自己吃饭的话会占用午休时间，所以通常是老师帮助她进食。以前×××很喜欢画画，画得也很好，由于受伤后，握笔困难，就没有画画了，幼儿园上画画课的时候，老师会鼓励她用左手画画，但是她兴趣不如从前。

通过访谈和观察分析总结活动困难，见表 13-3-4。

表 13-3-4 基于 PEO 模式的作业活动障碍

作业活动困难表现	个人因素	环境	活动
1. 无法独立右手进食	5 岁，右利手，右手对掌受限，无法流利使用勺子、筷子或叉子	幼儿园吃饭时间限时固定 天气凉，饭菜易冷 老师需要照顾许多小朋友，老师负担较重	倒一杯牛奶，摆好食物及餐具-左手用勺子、筷子或叉子吃饭菜-收拾餐具及残余食物
2. 无法用右手画画	5 岁，右利手，右手对掌受限，无法抓握画笔	老师有时会帮助一起作画，但需要照顾许多小朋友，难以一直帮助×××	抓握画笔在纸上作画

（5）儿童功能独立性评定量表（WeeFIM）：见表 13-3-5。

表 13-3-5 儿童功能独立性评定量表

项目			评分	评估日期
运动功能	自理能力	1. 进食	5	
		2. 梳洗修饰	5	

续表

项目			评分	评估日期
运动功能	自理能力	3. 洗澡	3	
		4. 穿裤子	6	
		5. 穿上衣	5	
		6. 上厕所	6	
	括约肌控制	7. 膀胱管理（排尿）	7	
		8. 直肠管理（排便）	7	
	转移	9. 床、椅、轮椅间	7	
		10. 入厕	7	
		11. 盆浴或淋浴	7	
	行走	12. 步行/轮椅/爬行/三者	7	
		13. 上下楼梯	7	
	运动功能评分		79	
认知功能	交流	14. 理解（听觉/视觉/两者）	7	
		15. 表达（言语/非言语/两者）	7	
	社会认知	16. 社会交往	7	
		17. 解决问题	7	
		18. 记忆	7	
	认知功能评分		35	
FIM 总分（运动+认知）			114	
评估人			×××	

问题分析：

（1）右手拇指活动度受限，尤其是对掌障碍。

（2）进食、梳洗修饰、如厕、穿衣、洗澡、画画活动参与受限。

（3）在家中，家属较多帮助幼儿完成 BADL，幼儿在家属鼓励和帮助下的作业表现更好，但缺少 BADL 锻炼。

（4）幼儿进食活动需要充足的时间，在幼儿园环境中的作业表现比在家中更差。

（5）由于作业表现障碍，幼儿缺乏自信，在幼儿园不如从前快乐。

总结与建议：

治疗目标：

（1）两周内，提高个案右手拇指外展活动度到 0°～40°，使其能独立使用右手拇指完成拇指绘画。

（2）四周内，个案能佩戴矫形器，使用加粗勺子独自进食。

（3）四周内，个案能佩戴矫形器，使用加粗笔或握笔器独自画画。

治疗策略与方法：

（1）物理因子治疗、瘢痕松解手法。

（2）治疗性作业活动：拇指绘画。在学会握笔前，将用笔画画活动调适为拇指绘画，改善拇指活动，让幼儿重塑信心，重新喜欢去幼儿园。

（3）为幼儿配置拇指对掌矫形器（图13-3-1）、加粗勺子、加粗笔（图13-3-2），并进行穿戴和使用训练。

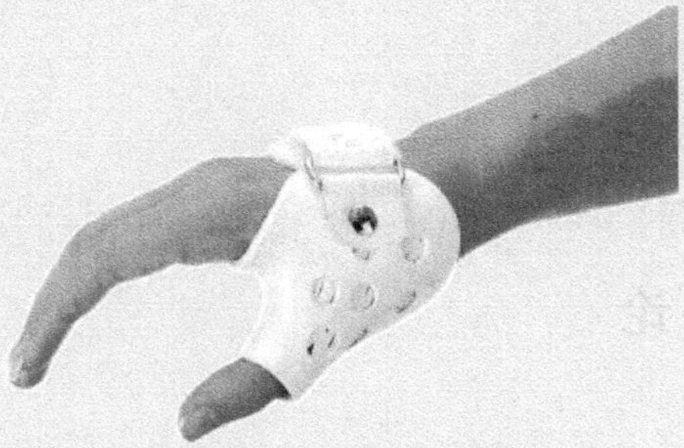

图13-3-1 拇指对掌矫形器

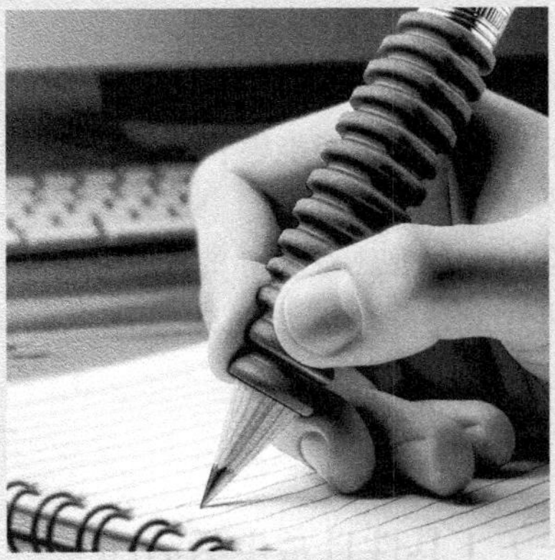

图13-3-2 加粗笔

（4）鼓励幼儿可以通过在家中、幼儿园中，三餐和零食时间都自己进食，使用矫形器和加粗勺子，易于幼儿抓握，或者练习使用左手进食。让幼儿在温暖的环境中进食，或使用保温垫，让食物保持温热。家属和老师尽量鼓励幼儿自己做，可给予口头提醒，给予充足的时间，耐心等幼儿完成活动。

（5）鼓励幼儿使用矫形器、加粗笔或握笔器进行画画活动，使用行为塑造方法来建立绘画技能，应用反向连锁法，老师/治疗师帮助准备好画布颜料等，画出大部分，幼儿画最后的部分，之后，老师/治疗师执行更少的步骤，幼儿完成更多的步骤，老师/治疗师给予反馈，鼓励幼儿多多训练，恢复独立画画能力。

知识拓展 13-3-1

在制订干预策略与方法时，治疗师需要考虑的问题：

1. 所选择的ADL活动对于患者的现在/未来是有用/有意义的吗？
2. 儿童/家属需要什么？
3. 所选择的活动是与儿童年龄相符的吗？
4. 儿童能够实现这个目标吗？
5. 有没有替代的方法？
6. 这样做能不能促进孩子的健康、安全和社会参与？
7. 活动中的成分能不能在别的活动中用上？

总 结

1. 积极参与BADL有利于儿童保持和改善身体功能与健康，增加儿童的自尊、自立和自决权，减轻照护者负担，促进儿童发育和社会参与。

2. 影响日常生活活动作业表现的因素包括儿童自身因素、外在环境和活动要求。

3. BADL的评估常使用标准化评估、观察、访谈，治疗师需结合应用。

4. 儿童功能独立性量表适用于6个月到6岁儿童。

5. 提高儿童的BADL技能的方法包括创造/提供支持，建立、恢复和保持表现能力，调适活动/环境，预防及宣教。

第四节　工具性日常生活活动与社会参与

学习目标

读完本节后，读者将能够：

✓ 定义 IADL。
✓ 领会 IADL 表现与参与的关系。
✓ 运用作业治疗的方法解决 IADL 相关问题。

一、理　　论

（一）工具性日常生活活动

根据作业治疗实践框架（OTPF）（AOTA，2022），工具性日常生活活动（IADL）指在家或社区中维持日常生活的活动，通常被认为比日常生活活动（ADL）更复杂。这些活动包括照顾他人、照顾宠物、育儿、使用通信设备、驾驶和社区移动、财务管理、健康管理和维护（如服药、锻炼和营养）、家庭管理（如衣物护理、清洁）、备餐和清洁、宗教和精神活动及表达、购物、安全和应急程序等。

儿童在执行 IADL 方面的能力有助于他们参与家庭、学校和（或）工作及社区生活中更广泛的一系列作业。例如，当孩子执行购物任务时（例如，将物品放入购物袋或购物车，在结账时将物品放在收银台上）、他们有机会体验到作为有生产力的家庭成员帮助满足基本家庭需求的回报。他们也有机会与当地社区成员（如邻居、商店员工）进行有意义的互动，他们可能会在参加其他社区活动时再次见面。因此，当孩子发展完成购物任务的能力时，他或她会有更多的方式来体验在家庭和社区中的归属感。

需要专业的作业治疗服务的儿童和青少年经常经历 IADL 表现和参与的挑战。作为跨专业团队的一部分，作业治疗师需要拥有与儿童、青少年及其家庭合作的专业知识，才能够实现 IADL 的表现与参与，促进技能积极发展。本章节介绍了儿童在童年和青春期是如何学习执行和参与 IADL 的。作业治疗师通常会使用以作业为中心的模型，用于与儿童、青少年及其家庭合作进行评估和设定目标，本章节根据此模型，概述了可能影响儿童或青少年 IADL 表现和参与的关键因素。

（二）工具性日常生活活动的表现与参与的关系

在作业治疗（OT）中，有意义和有目的的日常活动或作业被用作一种治疗方法，以促进个体在整个生命周期内的健康和独立性。在 OT 实践框架内，ADL 包括 8 项活动，包括淋浴/冲凉、如厕和用厕卫生、穿衣、咀嚼和吞咽、进食、功能性移动、个人卫生和修饰及性行为。IADL 包括 11 个重点领域，包括照顾他人、照顾宠物和动物、育儿、沟通管理、驾驶和社区移动、财务管理、家居建设和管理、膳食准备和清理、宗教和精神表达、安全和紧急维护及购物（AOTA，2022），这些活动“需要比 ADL 中使用的活动更复杂的互动”。IADL 超越了人类生存的基本自我护理和维护任务，支持残疾儿童和青少年参与和融入社区环境。

在研究和实践框架中，作业治疗师必须承认越来越多的共识，即 IADL 表现和参与是相关但不同的结果，两个孩子可能以不同的能力从事 IADL 作业，但他们能够从参与该作业中获得同样的价值感或成就感。

例如，患有手功能障碍的学龄前儿童与他的姐姐一起，参加家庭每周的物资采购，他借助专门的（或经过改造的）平板电脑帮助家庭成员记录采购清单，他的姐姐从货架上挑选物品放入购物车。

结账时，他跟姐姐一起，将物品放在收银台上，购买并带回家。在这项 IADL 中，该家庭的孩子以不同的方式执行相关任务，但同样都获得了家长的肯定。当家中所有的孩子在参与家庭作业活动时都有成功且满意的经历，那么每个孩子都与作业表现有着个人或社会联系，个人执行任务的能力也可能会随着时间的推移而提高。在参加 IADL 时获得满意的体验将增加孩子们回到商店继续参与购物的可能性，并进一步培养他们的能力。

儿童的参与基本都是从兴趣出发的。所以作业治疗师应该了解以客户为中心来分析最有价值的 IADL 类型。

（三）儿童如何学习表现和参与工具性日常生活活动

虽然一般认为 IADL 比 ADL 更复杂，但即使是幼儿也应鼓励 IADL。作业治疗师在提高儿童参与 IADL 方面发挥着作用。

儿童首先在蹒跚学步时就能够掌握 IADL 技能，通常在进入青春期时获得更多的 IADL 表现机会，并寻求更大的自主性参与社区。IADL 的表现和参与在青春期到青年期持续发展。幼儿能够参与一些帮助拾起玩具和帮助完成基本家务（如扔掉垃圾）的亲社会行为。这些帮助做家务的亲社会行为在 18 个月和 24 个月的幼儿中受到鼓励。当一个玩过各种玩具的 3 岁孩子被要求将玩具放回家中的储物箱、篮子或容器中“帮助清理”时，就可以看到儿童 IADL 的例子。当一个小学年龄的孩子被教导过马路前要看两边的重要性时，可以看到社区移动和安全意识的一个例子。培养 IADL 技能，以促进独立生活、相互依存、融入社会，这些都是作业治疗的专业范畴。

（四）工具性日常生活活动和环境

IADL 与各种环境因素之间存在着不可分割的关系。例如，购物是一项 IADL 任务，需要与社区中的其他人互动。学习参与社区可以通过观察和协助购物来进行学习；也可以通过积极参加社区活动来进行学习。

知识链接　父母如何要求 18 个月和 24 个月的儿童参与家务活动

18 个月大和 24 个月大的孩子的父母都积极地与孩子互动，无论年龄大小，但在与孩子互动做家务时使用了不同的策略。当让 18 个月大的孩子做家务时，父母往往会提供更具体的指导或直接的行动要求。而年龄稍大的 24 个月大的孩子的父母则会提出不太具体的请求（以需求为导向的请求），如“请帮帮我”。

作业治疗实践应用：

（1）初始请求应以行动为导向，以帮助孩子发展特定任务所需的技能。

（2）在掌握基本技能后，这些请求应转移到家庭琐事中，更多地帮助角色，甚至适合幼儿。

（3）年幼的儿童最初需要具体的要求来发展基本的家庭技能，如收拾玩具等，然后可以将这些技能应用到“帮助”其社会角色中。

Waugh W，Brownell C，Pollock B. 2015. Early socialization of prosocial behavior: Patterns in parents' encouragement of toddlers' helping in an everyday household task. Infant Behavior & Development，39：1-10. https://doi.org/10.1016/j.infbeh.2014.12.010

最近的研究有助于我们理解青少年在准备独立和自主 IADL 技能时面临的各种复杂挑战。据报道，有身体残疾的成年人在购物、家庭清洁、洗衣和使用公共交通方面存在依赖性。寄养的青少年通常缺乏独立生活的知识和经验，尤其是安全和家庭及健康维护。

研究显示：患有认知/行为障碍[如创伤性脑损伤（TBI）、智力残疾（ID）和孤独症谱系障碍（ASD）]的儿童和青少年通常缺乏参与家庭任务和社区活动（如购物）的机会。

与无残疾的青少年相比，有特殊需求的青少年更有可能失业、与父母同住、缺乏与同龄人一起参加社区活动。

有高发病率残疾的学生，特别是学习障碍（LD）、情绪障碍（ED）和注意缺陷多动障碍（ADHD），在完成义务教育后，仍持续经历较差的结果。

此外，残疾儿童（如身体残疾和认知/行为残疾）的父母和照护者在参与社区活动方面存在更多障碍。障碍包括物理环境、社会环境、家庭资源及儿童和青少年项目。

因此，有必要监测和促进儿童从学龄前到青年时期参与这些活动。

家长和照护人员报告称，参与家务、娱乐和休闲活动及社区活动对各种能力的儿童和青少年的健康至关重要。这些父母/照护者的观点支持了检查残疾儿童和非残疾儿童参与家庭和社区 IADL 的重要性。成功完成 IADL 是支持向独立社区生活过渡的一个要素。

（五）自主性和工具性日常生活活动

自主性，就是独立性与主动性。随着孩子获得更多的经验，变得成熟，孩子对 IADL 表现的期望会随之增加。与此同时，就孩子的期望与实际能力进行评估。“期望”与“实际表现”的距离即是作业治疗服务在为患有各种功能障碍的儿童提供服务的最关键的地方。

当一个人在行动和互动方面做出选择时，他会表现出自主性。自主性使一个人能够从事目标导向、自我调节、自主行为，是技能、知识、态度和行为的组合。自主性包括许多生活技能的行为，包括管理个人护理和健康需求、照顾个人物品和空间、管理房屋维修、安排交通及与他人相互依存的生活。随着孩子的成熟，自主性会发生变化，首先，孩子的期望可能远远超出他的能力水平，当孩子可能通过说“我自己能行!”来要求机会时，就会看到这种情况。

自主性受到多个因素的影响，包括教育背景、功能障碍的严重性和挑战性行为的存在。培养解决问题的技能、了解自己的优势和局限性及做出选择的机会对培养这些技能至关重要。自主性与社区独立生活之间存在着积极的关系。

调查显示，与自主性较低的青少年相比，有轻度智力和（或）学习障碍、有较高自主性的青少年在离校后的 1 年和 3 年有更高的就业率、更高的工资、更多的社区参与。

IADL 的表现不仅仅是技能或知识的单一问题，也是这些因素与儿童和青少年的社会和文化期望的结合。大一点的兄弟姐妹在什么年龄段“照顾”小兄弟姐妹是合适的？什么年龄的孩子可以在无人陪伴的情况下过马路？IADL 技能的安排旨在证明随着孩子的成熟，期望值会有很大的变化，以及作业治疗师如何帮助孩子掌握这些技能（表 13-4-1、表 13-4-2）。

表 13-4-1　不同时期的 IADL 能力

发展阶段	发展目标
婴幼儿期	学习步行 学习拿取固体食物 学习说话 学习排泄 “性的差别”的学习 达到生理的安定 形成对社会、物体的现实的简单概念 学习与双亲及父母兄弟姐妹的人际关系 善恶的区别，良心的学习

续表

发展阶段	发展目标
儿童期	在日常游戏中学习必要的身体技能 把自己看作是生活中的一员，形成健康的态度 学习与游戏的伙伴保持良好的关系 作为男人或女人应承担的社会责任的学习 发展读、写、算的基础能力 发展在日常生活中的必要概念 良心、道德、价值观的发展 完成个人独立 发展对待社会团体和制度的态度
青年期	保持两性朋友的新的成熟的人际关系 完成作为男性或女性应承担的社会责任（角色） 接受自己身体的变化及身体可以有效地发挥作用 不依赖双亲及大人完成情绪独立 建立经济独立的目标 职业的选择及职业前的准备 为结婚和家庭生活做准备 完成作为市民必须掌握的技能和概念 作为社会一员应承担的责任和采取的行动 指导行动的价值观和理论体系的形成
壮年初期	选择配偶 与结婚对象一起学习生活 家庭生活的开始 孩子的哺育 家庭的管理 承担市民的责任 发现寻找合适的社会团体
中年期	完成成年人的社会责任和市民义务 维持和确定一定的经济水平 能得到 10 岁左右孩子的信任并帮助他们成为一个幸福的成年人 充实自己的业余生活 把自己和配偶的个人的人际关系处理好 理解中年期的生理变化，并能适应这一变化 逐渐适应迈入老年人的生活
老年期	适应身体的肥胖和健康的衰退 适应退休及收入减少 适应失去配偶的生活 要与同龄老年人建立良好的关系 确立能够满足生活需要的准备体质

表 13-4-2　不同年龄儿童的 ADL 能力

	6 个月至 1 岁 11 个月	2 岁至 3 岁 5 个月
饮食	拿着奶瓶喝奶 拿着杯子喝水 使用勺子、叉子自己吃饭 自己剥橘子皮、自己吃橘子	能把牛奶和果汁倒入杯子 吃饭时能用筷子吃饭

续表

	6个月至1岁11个月	2岁至3岁5个月
排泄	能注意到自己的排泄物 排尿后能发出声音告诉别人	有大小便时能告诉别人 想去厕所时能告诉别人 如果想去厕所，可以自己去厕所大小便
起居移动	能爬 独立步行 手扶着扶手，一个人能登楼梯 不用大人牵手，一个人可外出	一个人可以上楼、下楼 即使不用牵手，一个人可以在人行道上走路
入浴		即使洗头也不哭泣
整容		可以自己洗手 即使不完全但也养成了刷牙的习惯
更衣	别人给穿衣服时有必要的响应，伸出手和脚	可以脱袜子 一个人可以穿运动鞋 自己会穿裤衩 会穿脱简单的衣服
交流	别人叫自己的名字能知道 会说一个单词 明白简单的命令	会说日常问候语 会说自己的姓和名 能说出自己看到和听到的事
写字	在纸上乱写、乱画	
家务		可帮助准备饭菜和饭后收拾饭桌

	3岁6个月至4岁11个月	5岁至6岁5个月	6岁6个月至8岁5个月
饮食	吃饭当中不会从座位上随便站起来	可以很好地使用筷子，能打开果汁瓶的盖子	能小心使用小刀之类的锋利物品
排泄	可以一个人去家外的厕所方便，排便后可自己使用手纸		上床之前可以自己去厕所
起居移动	一个人可以去附近朋友家和游乐场所，可遵从十字路口信号灯过马路	可以自己去学校（距离1km左右并经常去的场所），一个人可步行去	能明白“禁止横穿”“危险”等标示并按指示去做
入浴	洗澡时可以自己洗身体	洗澡后会用毛巾擦干身体	可以自己洗澡
整容	刷牙、漱口，一个人洗脸、擦脸，自己会用梳子梳头	可以拧抹布和毛巾	指甲长了可以自己剪
更衣	可以一个人穿脱普通衣服	穿鞋时能分清左右，衣服湿了脏了即使大人不说自己也可以换，可以系带子解带子	即使父母不说自己也能够收拾脱下的衣服
交流	可以用电话进行简单的通话，能读数字和简单的文字，能与同伴谈论电视里的内容	能认真传达老师给家长的带话，能阅读理解一些简单的书	必要时自己可以打电话，需要时能够记一些要事要点的笔记
写字	可根据示范画出圆形、三角形、四角形	能写自己的姓和名	能写一些关于身边发生的事的简单文章，能亲自给朋友写贺卡并写好收信人姓名、寄出
家务	可以用剪刀剪出简单的图形		能小心使用小刀等锐利物品，能使用锤子和螺丝刀

续表

	8岁6个月至10岁5个月	10岁6个月以上
饮食	可独立进食	能遵守吃饭时的规矩礼仪
排泄	上床之前可以自己去厕所	可独立完成
起居移动	一个人可以乘坐电车或公共汽车去熟悉的地方；如果别人告诉路线，即使没去过的地方也能去；即使相当远的地方也可以骑自行车往返；一个人可乘电车或公共汽车去熟悉的地方，即使中途有换车也可以去	需要时可看懂交通工具时刻表和费用表；一个人可以边问路边看地图到达没去过的地方；即使不认识的地方，自己也可以利用交通工具前往
入浴	可以自己洗澡	可独立完成
整容	可独立完成	可独立完成
更衣	可根据天气和当日的活动来选择合适的衣服	注意自己的仪表，根据场合穿合适的衣服
交流	对长辈能使用尊敬语言，可以通过查字典来搞清楚不懂的语言	能够考虑到对方的立场来讲话；可以阅读理解报纸上的记事及小说等；能关心电视中的新闻和时事；能正确区分和使用敬语
写字	可独立完成	可独立完成
家务	可以一个人打扫房间；能操作使用吸尘器、洗衣机等家电；能有计划存钱买东西；能使用煤气灶、电暖瓶烧开水；可以一个人烧开水沏茶	能在自己的房间及教室贴装饰画，使房间变得漂亮；会缝扣子；用小刀或菜刀削果皮或蔬菜皮；会做简单的菜；会维修简单的电器

（六）影响工具性日常生活活动的个人和环境因素

儿童和青少年执行IADL及参与社区活动时，受到许多相互关联的内在及外在因素影响，当作业治疗师介入时，应该要找出那些会支持或限制其执行IADL或社区活动的个人及环境因素。

1. 个人因素 影响儿童及青少年参与活动的原因，包含兴趣、偏好及动机。执行IADL及参与社区活动需要兴趣及动机。刚开始，外在诱因可以提升动机，然而，若要让儿童和青少年持续参与活动并且发挥能力，他们必须要将做这些事情的原因，内化成思想行为的一部分。儿童在执行IADL的内化原因可能与本身责任感增加、有机会做喜欢的事情或是想赚钱有关。

2. 环境因素 影响儿童参与的外在因素，包含五个与环境和情境相关的领域：①自然环境与建筑物（物理环境）；②人际关系与支持（社会环境）；③态度、价值与信仰（文化环境）；④辅助科技；⑤服务体系与政策。这五项因素可能会对儿童及青少年在执行IADL和参与社区活动上，有正面或负面的影响。

自然环境与建筑物（物理环境）包含建筑物在物理及感官方面的特性（如声音、光线、温度、地段、拥挤程度）、建筑设计，以及取得资源的便利性。在家中，儿童及青少年若能方便到达各个空间、取得各种器材，在进行家庭活动上会相当便利；在社区中，建筑物的入口若是在平坦的地方，或是将活动举办在空旷的地方，也能让有肢体障碍的儿童及青少年方便参与。若是在家中却无法移动到各个房间，或是社区活动办在不同楼层而又没有斜坡或电梯时，都会对儿童在活动上造成许多的限制。环境四周的拥挤程度（如人群的密度）及感官因素，也会对有肢体、感觉、认知及智力障碍的儿童及青少年造成潜在的限制。针对注意力缺失/过动、泛自闭症及智力障碍的儿童和青少年，周遭人们讲话的声音和肢体动作都可能会让他们大哭大闹、焦虑或有攻击性，因而减少其在活动上的参与度；存在肢体障碍的儿童和青少年也会因为听觉及视觉刺激、人群等因素，影响到其平衡、移动和沟通能力，进而限制他们的参与程度。

人际关系与支持（社会环境）对于儿童及青少年执行IADL及参与社区活动的影响格外显著。当儿童在家中参与每日活动时，家庭成员的协助尤其重要，因为家人会提供儿童参与的机会，并且鼓励其学习家务活动，如协助餐前准备或是整理环境等。家人也能成为活动执行时的模范，并讨论如何执行活动计划，让儿童及青少年能较具体地学习活动。例如，儿童在家时，除了观察父母，也会观察兄弟姐妹的做事方式。不仅如此，儿童也可能成为家长和兄弟姐妹的良师。随着儿童成长，当父母不在家时，他们可以分担照顾弟弟和妹妹的责任。在社区参与方面，儿童可以开始参与结构化的课后活动，或是和同伴一起逛商场，当他们年龄更长成为青少年时，也可能会在活动中心或少儿活动中担任职务。

参与 IADL 时的社会环境，会随着各个场所而有所不同（如学校、家庭、社区或工作场所）。在家中，儿童可能会观察家长和兄弟姐妹做家事的方法，并且模仿他们的做事方式。让儿童参与餐前准备和家事活动，短期成效是可促进其家庭参与意识，并使之了解正向的健康概念和社交行为；长期成效则包含为长大成人后的生活做准备。若是儿童没有机会执行这些家务事，或是执行时缺乏支持，都有可能会妨碍社区生活能力的发展。

文化价值和信仰明显地影响执行 IADL 和参与社区活动的机会。家庭对日常活动及时间分配的观感，会对儿童和青少年参与家庭和社区中的活动有所影响。例如，亚洲家长较着重于学业，而不强调儿童的自主能力及 IADL 活动；相较之下，拉丁裔或印第安裔的家庭较着重于互助能力，并且鼓励儿童协助家事和参与 IADL 活动。

文化对于互助能力或是自主能力的看法，影响家庭支持障碍儿童独立生活的意愿。例如，非裔美籍及西班牙裔的家庭，倾向于让发育障碍的儿童长大后仍和家长同住，这些观念也影响了有障碍的儿童及青少年在执行 IADL 及参与社区活动上的机会。对于发育障碍儿童的家长，特别是社会经济地位较低的家庭，倾向于不让儿童参与家事活动，且尽量不让儿童与社区中其他人有互动机会。此外，对于参与互助活动的看法，也会影响到家事的参与，例如，注意缺陷多动障碍儿童的家长，在让儿童做家事时会强调整理个人的所有物品，而较少着重在协助准备用餐等合作性的活动。

若社区活动愿意让各种能力的儿童及青少年参加，将可提升他们的参与程度；而若是社区内有社会污名化、恃强欺弱、排挤忽视等行为，则会降低这些障碍儿童及青少年的参与程度。

辅具技术、计算机、网络资源、沟通辅具等工具的使用，能增进有功能障碍的儿童和青少年执行 IADL 和参与社区活动的能力。不论儿童和青少年的能力等级为何，他们都能通过科技和网络资源，而有与他人沟通的机会，例如，在网络上可以找到有关社区活动、工作、购物、银行、餐饮、公共运输及健康等信息。许多其他不同障碍的支持团体也纷纷架设网站，让这些有障碍的儿童及青少年可以通过与同伴学习，找到在社区中生活的方法并且满足自己的需求。

在服务体系方面，能提升有障碍的儿童和青少年参与的例子，包含病后照顾、休闲娱乐、辅具运用及交通运输。这些服务受到政策、章程及规范的管辖，以确保障碍者有参与的机会，并且提高参与的便利性。对于有障碍的儿童及青少年，缺乏交通工具及通车的时间过长，会阻碍他们参与社区活动；当他们参与校外活动时，其花费无法获得政府或基金的补助，则是造成阻碍的另一个原因。

二、评　估

IADL 是作业治疗评估、作业概况和作业绩效分析的重要考虑因素（AOTA，2014）。在制订客户的作业概况时，重要的是要考虑对儿童或青少年及其父母或照顾者有意义和相关的国际残疾标准。这可以通过非正式的面谈（有或没有正式的观察）来完成，也可以使用正式的评估来完成，如加拿大作业表现测量（COPM）。

父母/照顾者报告措施与儿童残疾特别相关，因为儿童/青少年对儿童残疾的参与在很大程度上取决于父母的期望、文化信仰和对儿童能力的看法。对于儿童和青少年，父母或照顾者也被认为是“客户”，特别是在提供以家庭为中心的照顾时。理想情况下，在作业治疗评估中，儿童/青少年和父母/照顾者对 IADL 参与和表现的角度都要考虑。

根据客户的作业概况，对影响 IADL 表现的个人、任务和环境因素进行评估，作为作业绩效分析的一部分，以便制订有效的干预策略。这可能涉及基于性能的评估，如运动和程序技能培训（AMPS）或自我护理技能评估（PASS），允许作业治疗师观察并评估来访者在 IADL 任务中的实际表现。

三、干 预

1. 制订并履行治疗计划 将障碍儿童的家长或照顾者列入考虑，对促进并强化个案每日生活中的自尊心，以及促进其自决能力，以获得正向社会经验是很重要的，而当心理社会及社区参与上的介入完成后，我们也才能进一步讨论个案的介入计划。

当儿童的角色开始转为成人时，作业治疗师的介入重点应转为让个案能独立或在帮助下生活，治疗师在此阶段的治疗目标是让青少年在各方面都像个成人。

障碍是人生经验中很自然的一部分，它并不该阻挡人们在独立生活、享有自决、下定决策、贡献社会、追求事业的权利，并且人们仍可以全然投入社会的政治经济及文教活动中。

作业治疗师应该在学校体系提供服务，帮助那些自我照顾能力或移行能力受损的儿童，这是一个让治疗师可将独立生活技能介入的黄金机会，因为参与家中及学校活动也包含在独立生活的范畴中。而扩展服务至家中及社区，也是一个亟待治疗师进一步拓展的领域，因为唯有作业治疗师，才能了解并重视作业和自我之间那层强而有力的联系。对于这些终身障碍的青少年，我们所期待达成的目标为于家中或社区安全、独立、互助地参与自然情景中的作业，并成为一名坚强且积极的障碍人士。

2. 治疗架构与策略

（1）反向融合：是指让一般儿童进入特殊需求儿童的课程中学习模式，取代了以往让障碍儿童进入正常儿童的课程的融合教育方式，此为使障碍儿童有效达到适龄的行为和社交技巧目标之手法。在反向融合中，一般发展的同伴会和障碍儿童一起参加团体作业治疗、休闲娱乐活动、肢体动作课等课程。这样的教学法已被证实对于障碍儿童或是作为模范的正常儿童皆有益处。

（2）支持性融合：在这样的学习模式中，障碍儿童可以透过助教、同伴及同学，在自然环境中获得支持。为了提升个案在支持性融合教育的参与，常常会需要配合个案的肢体或认知能力调整之课程活动。

（3）家庭活动：临床作业治疗师可以和家人讨论出一套方法，让有障碍的青少年能参与家庭休闲或家事活动。透过参与家庭管理和照顾他人的活动中，可以帮助青少年改善技巧并发展家庭角色。在家中可以学到 IADL 技巧的活动包括电话和手机的使用、健康管理、金钱使用与管理、与陌生人安全地互动、搭乘大众运输工具等。家人可能需要在作业治疗师的协助下，了解青少年对于这些活动的需求，并调整他们的能力以达到这些目标。

（4）社区参与：临床作业治疗师应透过购物、参加学校/社区活动、休闲娱乐及其他个案能参与的活动，致力于提升儿童和青少年的社区参与。治疗师可以与家庭或教师讨论策略，让儿童可以使用电话、管理金钱、搭乘公共交通。治疗师在学校或社区中也可以借着循序渐进有计划的活动，挑战青少年在肢体、认知及社交技巧等各方面的能力。

需多执行 IADL 和参与社区活动所需的能力是动态、复杂且多步骤的，如烹饪、洗衣、购物、照顾儿童、搭乘交通工具。这些活动所需的能力，唯有在对个案有意义的情境中才会蓬勃发展，因此，找到对个案有意义的、与人互动的或对社会有贡献的活动，将可以提升个案的表现。举例来说，当青少年从事家庭代工（指在家中做生产，比如给客户做定制手机壳、做手串）时，透过他所做出的成品，也建立了自己在工作上的角色；此外，治疗师也可以让他们主导计划或安排出游行程、聚会或是庆祝活动。

（5）以个案为中心的经验：近期提倡自决能力的研究涌现，其内容囊括青少年的自我概念形成、独立生活能力发展、问题解决能力建立及积极参与的态度，这些研究员致力于提供普及化且以个案优势为基础的服务，让青少年有成功的机会。

青少年的生活技能、社交技巧及学业表现的进步，也有助于其自决能力的发展，如化妆、饰品或流行服饰让个案外观上产生正向改变，可以对 IADL 和自我强化能力有所帮助；或参与学校校队、社团运动，也可以提升个案的技巧、参与度和社会化程度。因此，使用心理社会角度介入，改善并提升正向的同伴关系或人际角色，是 IADL 治疗计划中不可或缺的一部分。一种以个案为中心的介入模式，其内容包含早期的职业探索，以及成人生活中各领域的独立性。

由于个案长年来听到别人讨论其缺陷，因此当他们长大成为青少年之际，强调其优点和能力是极其必要的，而使用这个策略的关键是改变情境，让青少年从满是挫折的情境，转移到可以达成目标的情境。例如，对脑性麻痹或其他肢体障碍个案而言，烹饪可能是个困难的领域，因此在教导 IADL 时，从安全且只需简单动作的活动开始，比如除尘，可以让个案较易有成功的经验。此外，治疗师可以鼓励青少年不要与其他发育正常的同伴比较，而是与自己或是有类似障碍的青少年相比。借由参加儿童特殊运动会或支持团体，也可以让青少年在低竞争压力下经历更多成功的经验。我们要谨记：促成障碍青少年参与社区活动是很好的，但是建立个案的自尊心并使其同伴对障碍有所认识更重要。

（6）结合性征和身体意象：作业治疗师应该要协助青少年在长大成人阶段，肢体及心理社会方面都朝正向发展，发掘并欣赏儿童及青少年外在、内在、兴趣、独立性及外貌吸引力等方面的改变，可以协助他们建立自尊心。这些成长和改变相关的议题，可以融入自我照顾的课程中，因为不论是男性和女性在此阶段皆会面对新的个人卫生需求，而且他们在洗漱与修饰的方式也不同。我们必须要了解这些障碍青少年和普通青少年一样，会经历荷尔蒙改变的时期，但是他们可能会对于这些改变所代表的含义存在更多疑问。随着这些障碍儿童的性征发展，家庭常常会面临许多困难，此时作业治疗师扮演着一个关键角色，来处理此时期青少年的作业表现，并且就典型青少年能力发展的观点提供意见。

（7）指导未来方向并提供模范：许多有障碍的青少年常不知道他们的未来将何去何从，因此可以如同训练独立生活能力般，提供他们适合的职前训练或作业训练，让个案看到一个充满希望的未来。融合教育让青少年与类似障碍的同伴分开，常会导致他们失去有相同障碍的模范，因此如果可行，应该协助障碍青少年找到一个有障碍的成人作为模范，让他们看到这些成人是如何工作并在社区中生活。借由参观未来的工作环境，或是与其他类似情境的家庭联系，也可以帮助障碍青少年及其家庭对未来有所憧憬。

在执行 IADL 及社区参与上，指导个案未来方向或提供正向模范，是个可以有效帮助存在功能障碍的青少年获得判断力及提升自我关心能力的治疗策略。我们手中的青少年个案也可能成为他人的指导者，像是指导学弟学妹、当家教辅导简单的阅读或算术，或是为社区中的老人准备食物等。治疗师也可以鼓励青少年去指导有类似障碍的儿童。在良师益友计划中，让障碍青少年和社区中有相似障碍且稍有成就的成人搭配，如此一来，可以增加青少年的自信心。由同伴及学长来辅导障碍青少年阅读或是其他学术活动，也可以促成正向角色认同并改进行为。

（8）社交技巧训练：在训练社交技巧时，首要目标是提升个案的沟通能力和社区参与程度。治疗师需确认、处理并改善青少年社交参与的限制（如沟通技巧、问题解决能力、情感辨识能力）。可以在一对一的治疗情境中施行，也可以在融合的班级中对全班一起实施，改善个案和班上同伴的人际关系。由于班级也是 IADL 和社区参与的一部分，所以治疗师需将此情境纳入考量。

社交技巧训练虽然一再地强调融合的重要性，但是我们必须找到方法，让儿童或青少年有与其他相似障碍者相处的经验，借由让青少年个案参与个别化、人本中心的活动，如残疾人运动会、特殊障碍夏令营、身心障碍滑雪计划、经过改造的体育活动、支持性团体及其他可行性活动，使他们可以发展出对自我障碍的认同。

（9）支持性团体：从团体成员中一名相同年龄且有类似诊断的同伴介入，可能会是一个很好的介入策略。此外，提供存在功能障碍的青少年在社区中有支持的网络平台，是很重要的部分，这样的支持平台中，包含了可以帮助并支持个案的人们，如家长、教师、治疗师及社区机构人员等。若无法顺利建立支持平台，这些青少年也可以上网寻求帮助。

四、案 例 分 析

姓名：×××　　性别：男　　日期：2021 年 9 月 23 日

出生：2013 年 11 月 28 日　　　诊断：脑梗死，右侧偏瘫

出生史与医疗史：自然生产，2020 年 11 月因无明显诱因出现头痛，无恶心呕吐、肢体无力等其他神经系统症状，就诊于北京儿童医院，查 CT 示右枕叶、右侧小脑半球低密度影，头颅 MRI 示双侧小脑半球、右侧枕叶及左侧半卵圆中心可见片状长 T2 信号影①，T2FLAIR 像部分信号被抑制②，DWI 弥散受限③。治疗期间病情突然加重（2020 年 11 月 21 日），患儿哭闹及嗜睡交替，精神状态差，刺激可睁眼，无自主言语，不能回答问题。急查头颅 MRI 示急性后循环梗死，双侧基底节动脉完全闭塞，考虑原发性血管炎④或椎动脉夹层⑤可能。予激素冲击 5 天减量，同时甘露醇降颅压治疗，症状无明显好转。于 2020 年 12 月 11 日于北京宣武医院，在全麻下行全脑血管造影术，头颈部 CTA 血管造影示基底动脉起始段闭塞；双侧椎动脉纤细，左侧椎动脉 V1～2 段粗细不均，于 2020 年 12 月 28 日在全麻下行寰枢椎融合术，患儿术后当天清醒，四肢活动不利，右侧较重，不会说话，住院治疗 40 余天出院。转入北京海淀医院行康复治疗，未见明显好转。现患儿右侧肢体活动不利，可说 10 余字句子，不清晰，咀嚼能力欠佳，现为系统康复治疗收入我院。

注：

①长 T2 信号影表现为高信号，提示该部位存在病变。

②T2FLAIR 像为水抑制成像，T2FLAIR 像部分信号被抑制在图像上呈高信号，提示缺血性病变灶。

③DWI 扩散加权成像，显示组织中水分子的扩散情况，可以反映大脑急性损害引起脑细胞水肿，用于超早期脑缺血性卒中的诊断。

④血管炎是血管壁及血管周围有炎细胞浸润，并伴有血管损伤，包括纤维素沉积、胶原纤维变性、内皮细胞及肌细胞坏死，又称脉管炎。致病因素直接作用于血管壁的为原发性血管炎，在血管炎症基础上产生一定的临床症状和体征者为血管炎疾病；由邻近组织炎症病变波及血管壁致病的为继发性血管炎。

⑤动脉夹层又称动脉剥离，多由于动脉内膜撕裂，血液在动脉压作用下进入动脉壁内形成血肿。

椎动脉夹层（VAD）的临床表现可归纳为后颈部或枕部疼痛、后循环缺血性卒中、蛛网膜下腔出血和后颅窝脑干或颅神经受压表现。

脑干或小脑梗死是颅内 VAD 最常见的临床表现，50%以上表现为脑干梗死症状，最常见的是延髓背外侧梗死（Wallenberg 综合征）。梗死机制是夹层处血栓脱落栓塞远端血管或血栓形成致分支血管闭塞。

就学史：小学一年级，因病休学。

患者与家长的主诉与期望：

（1）患儿右手抓握能力差，家长希望患儿右手功能可以改善。

（2）患儿因病休学，家长希望患儿回归学校上学。

（3）患儿虽然目前做不到，但希望自己还可以用右手写字、画画，希望做游戏时可以双手一起做。

（4）患儿目前自理能力受到影响，他希望穿脱衣、洗漱、进食都能自理。

（5）患儿因病休学，自己非常想念学校生活、想念老师和同学，渴望回到学校。

作业评估：

（1）加拿大作业表现测量（COPM）：见表 13-4-3。与患儿及家长进行面谈，使用 COPM，初次评估中，患儿与家长选出跑步、洗澡、写家庭作业、外出和朋友玩、画画这几个活动为患儿目前确定期望做到的活动。

表 13-4-3　加拿大作业表现测量

活动	表现（1～10）	满意度（1～10）
跑步	1	1
洗澡	2	1
写家庭作业	9	6
外出和朋友玩	5	4
画画	8	5

（2）简易上肢机能检查（STEF）：见表 13-4-4。

表 13-4-4　简易上肢机能检查结果

检查项目	检手	所要时间/秒	时间内个数	得分
大球	右	11.7	5	6
	左	5.8	5	10
中球	右	14.2	6	5
	左	7.0	6	10
大立方	右	16.0	5	6
	左	8.5	5	10
中立方	右	19.3	6	5
	左	8.5	6	10
大圆片	右	21.0	6	3
	左	8.5	6	9
小立方	右	21.8	6	3
	左	12.1	6	7
布	右	12.4	6	7
	左	5.5	6	10
金属圆片	右	/	0	0
	左	18.3	6	8
小球	右	/	0	0
	左	12.6	6	10
钉子	右	/	0	0
	左	22	6	9
总分	右侧	35 分		
	左侧	93 分		

（3）访谈与观察：与患儿母亲详谈，了解后得知，患儿为独生子，性格活泼，生病前喜爱运动，

且运动能力强。生病时正在上一年级，患儿非常喜欢校园生活，喜欢跟老师和同学在一起，喜欢写作业，喜欢学校的各种活动。

生病后由于右侧肢体能力的限制，患儿不由自主地进行利手交换，目前生活大部分自理，目前便后处理及洗澡需要大人帮助，穿脱套头衫有些困难，另外由于步行能力的障碍，目前在移动转移方面困难较大。

在 IADL 方面，患儿由于右手功能障碍的限制，无法用右手进行书写及画画，而患儿自己非常渴望继续用右手写作业和画画。

汇总访谈与观察的信息，做出分析，见表 13-4-5。

表 13-4-5　作业活动分析

作业活动困难表现	个人因素	环境	活动
1. 不能完成从轮椅到椅子及从轮椅到马桶之间的转移	下肢功能障碍严重，目前无法站立及行走	医院内，墙面有扶手	室内转移
2. 无法用右手写字及画画	右手有粗大抓握能力，但不灵活；手指分离运动差，精细动作完成不好	医院病房内，桌椅的规格不太适宜；OT 训练室内，专门为患儿进行了调整，调整后的桌椅适合患儿进行书写及画画	书写；画画
3. 自己不能完成穿脱套头衫的整个过程	穿脱套头衫时，右手抓不住衣服，患儿心理有一定焦虑	医院病房的床上，床面较软，床的两边未靠墙	穿脱套头衫
4. 自己不能独立洗澡	洗澡不愿让人看，但功能障碍限制患儿必须由妈妈帮助完成洗澡，因此而造成的紧张导致患儿洗澡时肢体的控制能力降低。障碍点：右上肢抗重力伸展能力差、右手操作能力差、左手还不习惯作为利手使用	医院病房内，独立的洗浴间，有专门的座椅，有扶手，高矮不可调；水温适宜；洗澡时妈妈从旁协助	洗澡
5. 无法完成便后处理	患儿右手无法完成便后处理的动作，左手还不适应作为利手，目前不够灵活	医院病房内，独立的卫生间，有扶手，高矮不可调	便后处理

（4）改良 Barthel 指数评定量表（MBI），见表 13-4-6。

表 13-4-6　改良 Barthel 指数评定量表结果

项目	得分	项目	得分
进食	5	转移	6
洗澡	1	行走	6
个人卫生	3	轮椅操作	2
穿衣	2	疾病	5
大便控制	10	认知、语言交流	8
小便控制	10	总分	63/100
如厕	5		

问题分析：

（1）不能独站独行，躯干平衡差，室内移动的活动无法完成。

（2）右上肢运动控制能力差，右手五指分离运动不充分，拇指及食指伸展困难。

（3）在穿脱套头衫、便后处理、洗澡的 BADL 中，需要大人不同程度的介助。

（4）IADL 书写、画画，不能完成。

（5）尝试利手交换，适应期，目前不适应，左手的使用显得不灵活。

（6）患儿作业表现差，偶尔焦虑。

总结与建议：

治疗目标：

（1）4 周内，以下 BADL 实现独立：

1）进食可以用健侧手使用勺子，患侧手扶住碗，防止食物洒出；患侧手可以完成饭后擦拭等动作；饭后双手协作将餐具收拾好。

2）个人卫生：完成患侧手拿牙刷，健侧手挤牙膏动作，刷完牙后，健侧手拿住牙杯，患侧手拿牙刷，牙杯牙刷冲洗干净并放回原位。

3）穿衣：独立穿上宽松的开衫外套。

（2）5 周内，通过笔的改造，实现 IADL 书写、绘画。

（3）6 周内，通过技巧的运用，实现室内转移。

（4）6 周内，独立完成便后处理。

治疗策略与方法：

（1）增强患儿躯干的控制及肩关节前屈和上举功能：

抛接球训练：指导患儿家属在病房进行抛接球训练，训练患儿躯干前后、左右及旋转的控制能力，为日后生活自理奠定基础。也可以与病友进行该项活动，增强患儿社会参与能力。

（2）促进前臂旋前、旋后功能：

舀棋子训练：患儿使用加粗勺柄的勺子，将碗中的棋子舀起（前臂旋后）后运送并倒入另一个碗中（前臂旋前）。

（3）促进右手分离运动：

斜板插取木钉训练：要求患儿充分外展拇指及四指抓握木钉，前屈、上抬肩关节将木钉插入孔中；拾取木钉时仍要求患儿拇指充分外展，必要时治疗师需要给予辅助或提醒。

（4）加强患侧拇指和食指指腹捏的运动功能：

方块拼图：要求患儿使用患侧拇指和食指拾取方块拼图并进行前臂旋前或旋后及腕关节的环绕找到目标图案完成拼图。

小球拼图：要求患儿患侧拇指食指使用镊子，根据图案将对应颜色的小球（直径 5mm 左右）夹起完成拼图。

（5）书写及绘画训练：为日后回归学校奠定基础。包括两部分训练：控笔和主动书写训练。

控笔：在握笔器的辅助下，保证拇指和食指以适当的姿势（避免拇指内收），将虚线绘制成的图案连接起来，锻炼患儿手部控制能力及手眼协调能力。

主动书写训练：使用田字格本练习书写汉字（现阶段使用田字格本，患儿最初在 OT 训练时曾使用白纸进行书写，随着其能力的进步，现在可以在规定的、较小的区域内较好地控笔进行书写），见图 13-4-1。

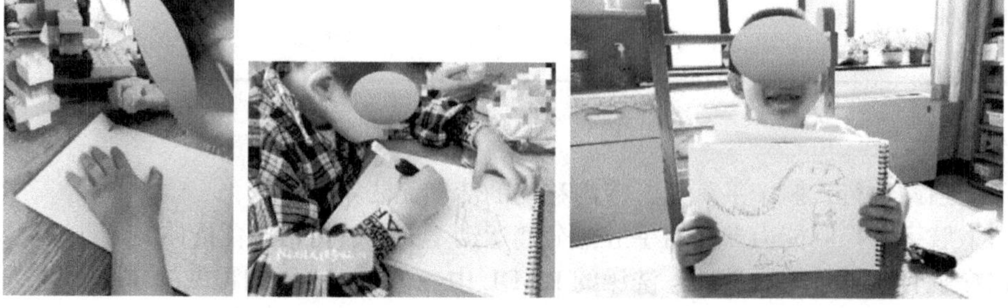

图 13-4-1　作业活动之书写及绘画

（6）蛋壳工艺：在治疗师适量的辅助下完成图案的绘制、蛋壳上色、将蛋壳掰成小块及使用镊子将蛋壳夹起并贴在对应位置，要求患儿尽可能多地使用患侧手完成上述过程。每周 3～4 次，每次进行 20～30 分钟。

此作业活动的治疗作用为：①训练患者手指精细活动：促进患侧拇指外展及食指的伸展、增强手指指腹捏的功能。②训练患者的注意持久性。③锻炼患者的双手及手眼协调能力。④符合患儿兴趣点，提高患者对作业治疗的积极性，并且在完成作品后获得成就感，帮助患儿对生活重拾信心。⑤对患儿进行积极的心理暗示：蛋壳原本是“废品”，但是经过修饰却能够变成一幅有创意的、精美的手工艺品，暗示患儿现虽然身体功能有缺陷，但经过努力一定能获得精彩的人生（图 13-4-2）。

（7）BADL 训练：鼓励患儿多使用患侧手握勺子进食、在洗澡和进行个人卫生活动时使用健侧手辅助患侧进行擦洗等动作。训练以指导家长在病房进行为主。

穿脱衣训练（宽松的开衫）：

穿开衫：先穿患侧再穿健侧。将开衫内侧朝上摆在患儿腿上或面前桌面等平台上。在健侧手的辅助下，患侧手伸入袖子中，健侧手拉袖子，先将患侧手从袖口中拉出，再将衣物拉至肩部；健侧手把开衫领子从患侧拉至健侧后穿进健侧上肢，最后整理衣物系扣子。

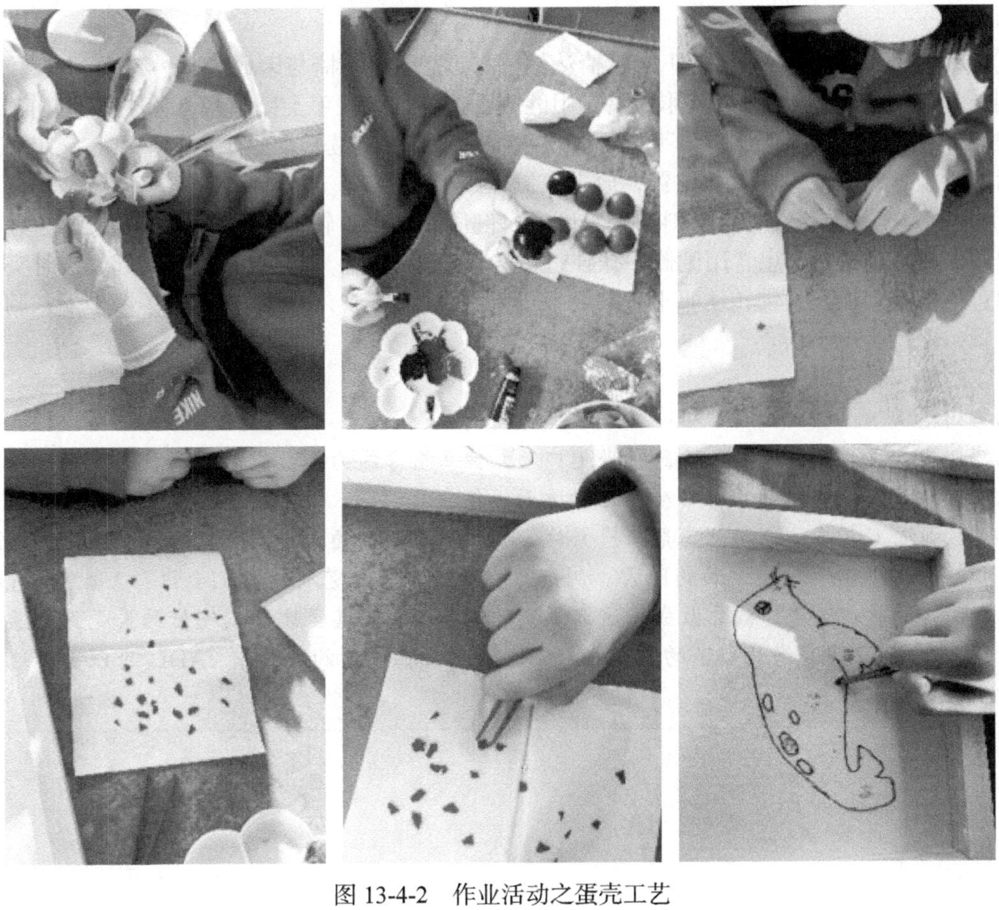

图 13-4-2 作业活动之蛋壳工艺

脱开衫：先脱健侧再脱患侧。首先用健侧手将衣服纽扣打开，然后将患侧衣领脱下，露出患侧肩膀，然后健侧上肢从袖子里脱出，再使用健侧手将患侧的衣袖拉出。

洗澡：以指导为主，鼓励患儿多使用患侧手，双手协作独立洗头；患侧在健侧的辅助下完成洗上肢、前胸、下肢；洗浴过后独立擦拭除后背以外的身体部位。

个人卫生：患侧手拿牙刷，健侧手挤牙膏，刷完牙后，健侧手拿住牙杯，患侧手拿牙刷将牙杯和牙刷冲洗干净并放回原位（图 13-4-3）。

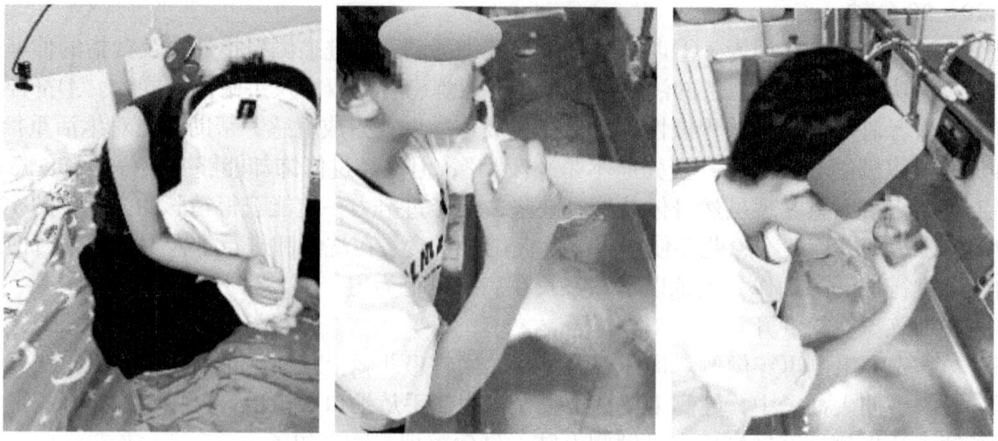

图 13-4-3 作业活动之自理活动训练

转移：

1）床到轮椅的转移（椅子同理）：轮椅从健侧靠近患者，轮椅与床成 30°～45°角，拉起制动杆，向两侧旋开足踏板；患者用健侧下肢支撑，用健侧手扶住近侧扶手支撑站起，这时头部向前方伸出；再以健侧下肢为轴转动躯干，健侧手扶远侧扶手维持平衡；继续转动躯干，调整重心，使臀部正对轮椅后缓慢坐下；调整患侧身体位置，放下患侧足踏板。

2）轮椅到床的转移：将轮椅斜向停至床旁，健侧靠近床，轮椅与床成 30°～45°角，拉起制动杆，向两侧旋开足踏板，患者用健侧手扶住近侧轮椅扶手支撑、健侧下肢支撑站起，这时头部向前方伸出；再以健侧下肢为轴转动躯干，健侧手扶床沿维持平衡，使臀部在床边缓慢坐下；调整患侧身体位置，保持坐位平衡。

思考讨论

此病例中，患儿热爱学习和绘画，兴趣广泛，独立思考能力强，能够明确表达对自己作业表现的满意程度及希望能够提升的日常生活活动方面；但自尊心强，做不好时容易沮丧。因此在设计相关的 IADL 训练（书写、绘画、蛋壳工艺）时，加入了“从兴趣出发、难度恰当、充分提升患儿自信心、积极的心理暗示”几方面的因素。例如，在进行蛋壳工艺时，我们会说：“看，平时被我们当作垃圾丢掉的破碎蛋壳，被你做成了这么漂亮的工艺品，它甚至比原本完好的蛋壳更加漂亮更加有用处！”不仅为了提高患儿当下的幸福指数，也为患儿在今后的成长中 IADL 可以更好地参与和表现打下良好的基础。

第十四章　书　　写

学习目标

读完本章后，读者将能够：

✓ 描述书写困难的临床表现。
✓ 描述大脑参与书写的过程。
✓ 理解书写困难理论参考架构。
✓ 分析书写困难评估策略。
✓ 对比分析不同的书写能力评估方法的作用。
✓ 运用不同的评估方法，开展书写能力评估。
✓ 选择恰当的干预策略，设计不同的书写干预活动。

在教育领域学龄儿童参与的作业活动包括阅读、书写、计算、跟随课堂及完成老师布置的作业等学习任务，还包括与同学交流和玩耍、穿梭于教室和操场、整理好书包和学习工具等非学习任务。其中书写能力是学龄儿童完成学习任务的一项必备技能。良好的书写能力可以让孩子在课堂上准确、清晰、快速地完成课堂作业和笔记，可以提高复习和记忆知识的能力，也有助于他们更流畅地表达自己的观点，可以在更短的时间内完成家庭作业，也可能会影响到孩子升入更高年级的能力。因此，清晰的卷面书写对儿童成功完成学业至关重要。

在校学生的书写活动包括在课堂上照着黑板上的内容做笔记（远距离抄写）、抄写课本上的内容（近距离抄写）、完成手写的家庭作业及参与各种需要手写的考试等。有些学生会感到书写任务很艰巨，可能是由于他们的抄写和拼写等基本技能方面发育困难。据笔者初步调查，我国福州市学龄儿童发生书写困难的比例约为 17%。当儿童存在读写困难时，多表现为：①书写速度慢，相较于同学需要花费更多的时间完成作业；②书写品质不佳，得分较低，或被要求反复重写；③书写的笔记或内容难以辨认，易读性差；④难以完成高阶的书写任务，如写作；⑤拒绝书写，甚至因此延缓书写能力的发展。这些表现对于儿童参与学校活动将产生不利的影响。

在我国，儿童书写的内容包括汉字、拼音、数字和英文字母。当学生的书写表现影响到他们完成作业或考试时，学校老师可以将其转介给作业治疗师。作业治疗师将着重从学生个人能力和技巧、学校环境及学校对书写活动要求三个方面进行评估和干预。作业治疗师善于发现儿童的优势和学习模式，并利用优势来弥补他们的弱点。当然，作业治疗师也需要与教师和家长合作，帮助孩子调适恰当的书写环境和教学方法；还可以通过探索各种代偿技术作为儿童书写表现中可能的补偿策略。这一章将从作业治疗的角度介绍儿童书写困难的评估与干预方法。

第一节　书写前与书写技能

书写不仅是一个动作技巧，也是一个非常复杂的过程，包含了记忆提取、组织计划、解决问题、语言识别与阅读、观念构成及书写时肌肉动作与视觉协调能力的发育成熟和共同整合。研究发现，存在书写困难的儿童通常大脑在语音处理、视知觉、听觉认知、专注力、左右区辨、序列或组织等能力方面也明显弱于同龄儿童。

一、书写的神经处理过程

（一）大脑与书写

脑成像研究已经确定在右利手人群中，大脑左半球参与控制书写过程。而书写又与思维、语言和记忆有关，因此书写需要大脑结构以联合和协调的方式工作。神经解剖学已经证实，即使完成一个快速的书写过程，也需要让大脑皮质的所有脑叶与大脑的其他区域合作，包括边缘系统、海马体、脑干、小脑，最后是向手和手指发送冲动。在一项研究中发现无论是中英文书写、左右利手及抄写和主动书写中大脑的左侧额叶中回均被激活。

书写过程涉及运动、触觉和认知的整合，包括形成想法并转化为语言的能力、手眼协调能力及整体的思维能力。参与书写动作的不同脑叶的功能见表 14-1-1。

表 14-1-1　书写动作中不同脑叶的功能

脑叶	参与书写动作的功能
额叶	负责推理和抽象理解，形成动作计划
颞叶	区分语音图形，识别字母、字词的声音
顶叶	手-眼协调以产生书写动作
枕叶	识别不同的书面文字

因此，书写是一个复杂的神经系统，涉及各种大脑区域的激活及其协调。大脑参与书写的过程可以分为三个阶段：第一阶段（大脑感知和理解），大脑对所写信息的感知和理解功能由两个半球的初级听觉大脑皮质和左半球的关联颞叶皮质执行，在理解视觉信息时，涉及特定的视觉关联区域；第二阶段（信息转码）是三个阶段中最复杂的，是指将执行大脑感知到的信息转换为书面形式（字词）的综合过程，涉及关联皮质的两个区域，称为左颞-顶枕交界处；第三阶段（传输信息），信息被传输到初级运动皮质形成具体的运动，这个过程，有许多大脑区域一起参与，并补充必要的信息，例如，与记忆相关的海马体和联想感觉皮质，与书面文字的空间和整体视野相关的右半球，以及与负责执行功能相关的前额叶区域都是必不可少的。

（二）读写困难儿童的大脑研究

很多读写困难的学生都存在书写、文字表达、基本运算、动作协调、听觉抗干扰、视觉精准度、计划组织、调节节奏及执行等能力较弱的问题。根据研究结果来看，所有这些问题都能追根溯源到大脑结构和功能上的微小变异。

1. 信息处理不同

（1）语音处理：在 80%～90%的读写困难者中，都存在语音处理的问题。语音障碍理论认为语音障碍是引起孩子阅读和拼写困难的关键原因。但由口部肌肉协调问题引起的语音处理能力低下与读写困难者所面临的挑战之间没有直接的关系。

（2）程序式学习：大量证据表明，至少有一半的读写困难者在程序式学习上遇到了困难。英国心理学家安吉拉·福赛特博士（Dr.Angela Fawcett）描述了程序式学习及其和读写困难之间的关系："程序式学习是学习怎样去做一些事情，并转化为自发地、不假思索地就知道怎样去做的程度。这对读写困难者来说，要达到如此地步，比一般人要困难得多。"因此，读写困难者想要掌握基于规则的技能、程序技能或机械记忆技能，以及通过重复练习能够成为下意识的技能，需要花费多于一般人所需学习时间的平方根倍数去学会同一件事情。然而，最基础的学术内容都极大地依靠规则和程序，所以如果一个孩子存在程序式学习问题，必将引起学业方面的挑战，尤其是在低年级时影响严重。

从神经学的观点来看，程序式学习所遇到的挑战和小脑的功能失调有关。小脑内几乎含有大脑一半的脉冲传导细胞或神经元。在大多数通过练习可以成为下意识的动作或技能上，神经元也起到了关键的作用。部分读写困难者在测试时，被捕捉到轻微的小脑功能失调的信号，表现为肌肉紧张度低、运动协调性差、排序和节奏困难、定时和时间意识困难。

因此，读写困难儿童往往存在以下特征：①在韦氏智力测试中，大脑加工速度得分较低；②工作效率较低；③存在手眼协调的问题；④难以完成数学机械记忆；⑤在语法和表述性语言上存在更多问题；⑥排序和时间意识方面都存在困难。有学者发现，程序式学习理论有助于理解和解决某些读写困难者遇到的挑战。

2. 大脑结构不同

（1）大脑半球分工不同：大脑分为左右半球，大脑的左半球负责精细加工，它仔细地检查目标和想法的组成元素，精确地描述它们的特性，并区分开来。大脑的右半球负责处理大规模的、整体局面的、“粗略”的、“全方位”的目标和想法，尤其擅长发现事情之间的联系，发现事物和想法之间的相似之处与关系，觉察整体与局部之间的关联，辨别目标或想法的本质和目的等。许多科学家已经发现并证实读写困难者在阅读时，更多地使用大脑右半球。读写困难者面临的解码问题，常常使他们在识别印刷文字和辨别相似词汇时有困难，而大脑右半球的联想功能可以为他们提供语境线索，以填补被遗漏的信息。

（2）脑回路中的变化：读写困难大脑神经元在结构上的特征表现为在大脑皮质中神经元的功能单元之间存在着非同寻常的宽大间距。显微镜下观察到，在功能单元皮质内的细胞垂直排列组成微柱。曼努埃尔·卡萨诺瓦博士（Dr.Manuel Casanova）观察了不同大脑中的微柱和轴突排列，发现大脑的所有微柱之间，都呈现出一致的间隔模式。拥有紧密微柱间距的大脑表现出更短的轴突，倾向于形成更多的连接。而微柱分布间距大的大脑则表现出更长的轴突，形成更远的连接。不同的连接方式导致了功能上的不同。短而多的大脑连接，擅长处理细节。相比之下，远程连接的大脑处理细节的能力就显得很弱，但擅长识别大的概念和特征。这与左右大脑的分工也相吻合。远程连接的处理模式也普遍存在于读写困难者中。

（3）大脑皮质表面形态和 Broca 区 SCN 连通性的差异：国内脑成像研究人员对 OpenNeuro.org 数据库中 58 名儿童的原始 3T 扫描数据进行影像学研究（包括 22 名正常发育儿童、16 名孤立性拼写障碍儿童和 20 名发育性阅读障碍儿童）。利用 BCCT 工具箱中的结构协变网络（structural co-variance connectivity network，SCN）模块对各组平滑后的灰质图像进行结构协方差分析。将左额下回三角部与全脑 SCN 连通性组间比较发现，孤立性拼写障碍组与正常发育组相比，发现在负责有效语音处理的缘上回、角回、中央后回等脑区的 SCN 连接增强，这一发现可能揭示了拼写的过程需要语音的有效输入，而不仅是文字输出过程的受损。与孤立性拼写障碍组相比，发育性阅读障碍组左后颞枕叶、颞顶叶皮质与阅读相关重要脑区的 SCN 连接增强，在梭状回这个与拼写相关的重要脑区的 SCN 连接减弱。发育性阅读障碍在左后颞枕叶、颞顶叶皮质比孤立性拼写障碍组更强的 SCN 连接与阅读问题相关，同时在梭状回与左额下回三角部阅读和拼写共享的正字法相关脑区的 SCN 连接减弱。这项研究发现发育性阅读障碍和孤立性拼写障碍患者与正常发育儿童相比，脑部某些区域之间的连接有所不同，在不同程度上影响了阅读和拼写能力。这些区域包括负责语音处理的区域，阅读核心网络相关区域，以及与记忆、信息整合相关的区域等。

二、书写技能的发育

（一）幼儿读写技能的发育

读写能力（literacy）是指阅读和写字的能力，涉及读（reading）和写（writing）的过程。幼儿读写能力的发展蕴含于人类语言的整体发展系统中，包括对有规则的声音符号和代表这些声音的视觉符号进行识别与转码。幼儿的读写发展也是对这些符号意义的觉察理解和运用表达的过程。幼儿早期读写能力的习得源于自然生活中发生的各种游戏和活动，如幼儿抓握奶瓶、假扮游戏（符号转换）等，都为幼儿日后发展出读写能力奠定了基础。

通常幼儿在 6 个月左右开始发展出抓握能力，10～12 个月时能够控制书写工具后，即可在碰触到的表面上涂鸦。随着幼儿认知和语言能力的发展，幼儿会逐渐画出一些具体的图像来表达自己的想法和意义，如代表家庭成员的火柴人、小动物、糖果和蛋糕等。接着开始模仿画出自己阅读过或学习过的简单的文字、数字和字母。因此，幼儿的书写与阅读技能的发展相互影响、相辅相成。随着年龄的成长，幼儿开始学习文化，书写内容也与所学文化相关。在我国，儿童主要学习简体汉字，同时也需要学习阿拉伯数字、拼音和英文字母。学者周兢等将学龄前儿童的书写能力发展分为七个阶段：阶段一以随意的线条、无意义的涂鸦为主，通过涂画表现“写”的状态；阶段二的书写呈现出结构但含义不明的线条，如像方块字的曲线或线条、代表一行字的波浪线等；阶段三能写出阿拉伯数字、英语字母和简单的符号等内容；阶段四可以根据汉字的意思画出图形，如用三条曲线代替“风”字；阶段五能抽象出汉字的字形，写出“像汉字而非汉字的符号”；阶段六儿童书写的汉字已接近正确水平，但还存在一些小错误，包括笔画冗余或缺失、笔画方向错误、镜像书写等；阶段七能够书写出接近规范标准的汉字，但汉字笔画或部件之间的距离会过大或过小、笔形与规范楷体存在区别等。综合国内外学者的研究，总结出幼儿书写前发育里程碑，见表 14-1-2。

表 14-1-2 幼儿书写前发育里程碑

年龄阶段	书写表现
10～12 个月	在纸上或墙上涂鸦
2 岁	随意涂鸦
	模仿画— ｜ ○（看着大人示范后画）
2 岁半	有控制的涂鸦
3～4 岁	命名涂鸦
3 岁	模仿画— ｜ ○（看着图形画）
4～5 岁	模仿画+ ／ □ ＼ ╳
	模仿写数字、字母
	模仿简单的文字、自己名字中简单的字
5～6 岁	模仿画△
	模仿书写自己的名字，结构简单的汉字，数字、拼音和字母，但会出现镜像字体

参考资料：Berry 和 Berry，2010；Tan-Lin，1981；张绍霞，2017；周兢，2021。

（二）儿童书写技能的发育

在我国香港地区幼儿在进入幼儿园后即 3 岁就开始接受正式的书写教育。在内地学前教育主要针对书写前能力进行教育，并无明确规定儿童接受书写教育的年龄。受到我国书法文化的影响，也有一部分儿童在幼儿园和小学低年龄段就开始练习硬笔或毛笔。但由于写字能力是一项非常复杂的任务活动，很多孩子到初中三年级都不一定能够发展到像成人一样流畅地书写。

Graham 等指出执行书写活动需要低阶的知觉动作过程与高阶的认知过程相互整合才能完成。而一旦写字的技能成为自动化的能力，我们就可以有更多的精力专注于语法或写作内容的构思。许多研究都探讨了影响书写表现的相关因素。研究发现，手眼协调能力、手指灵活度、精细运动控制能力、眼球控制、视觉动作整合能力、视知觉能力、触觉与本体觉及书写的压力等因素都影响到了书写的表现。研究还发现触觉和本体觉与一二年级学生的写字表现呈显著相关，但对三年级学生的写字表现没有明显的影响。由于中文汉字在结构上的复杂性和特殊性，有研究指出视知觉对汉字和英文字母的书写影响也不同。在同年龄段的儿童中，中文书写困难的发生率也高于英文书写。因此，每个儿童的发育进程与成熟度各有差异，不同儿童书写能力的发育也表现不一。4～6 岁的儿童都有可能适合学习写字，目前儿童什么时候可以开始接受正式的书写练习仍然具有争议。

有学者探讨了儿童学习写字前需要具备的基本技能，称为书写前技能（prewriting）或书写准备（handwriting readiness）。19 世纪 70 年代，Donaghue 及 Lamme 两位学者提出儿童在接受书写教育前需要具备的六项基本技能，涉及精细动作控制和感知觉能力。学者 Benbow 于 2006 年提出与抓握铅笔有关的六个手功能发育技巧（表 14-1-3）。学者 Tseng 的研究中指出，视知觉在中文和英文书写中都起着重要作用，而书写汉字需要更高级的视知觉技巧，因为儿童在书写汉字时需要在方格内排列偏旁部首，如果视知觉技巧存在缺陷，那么写出的字在大小和（或）偏旁部首的比例方面可能变得不合适，或记忆笔画顺序和偏旁部首的位置出现困难。在研究中，学者们还发现视觉动作整合技能被广泛认为是中文和英文书写困难的重要预测因素，提示当儿童具备写出 Beery 视觉动作整合测验中的前九个图形（垂直线、水平线、圆形、十字、右斜线、左斜线、左右斜线交叉、三角形、方形）的能力后，可以开始学习写字。大多研究已经表明，阅读技能并不是影响书写能力的关键因素。研究指出影响书写能力发展的因素包括眼球运动控制、视知觉技巧、精细运动技能及视觉运动整合。①眼球运动控制：主要是迅速扫视和追踪，指的是眼球运动捕捉有用信息的效率。②视知觉技巧：外部的视觉通过眼睛传递给大脑后，视觉神经几乎同时会对线条、质地、颜色、形状的空间关系、距离和其他大脑里已有的视觉进行加工。书写汉字需要更高级的视知觉技巧，因为儿童在书写汉字时需要在一个网格内排列偏旁部首。③精细运动技能：精细运动控制可以影响书写产生确定的笔画，精细运动需要通过协调手臂、手和手指运动的适当时机和力量控制来写出字符。④视觉运动整合：理解视觉信息的能力和指挥协调运动的能力，书写时两个过程协调需要同时进行。以汉字文化为基础的书写前技能（表 14-1-4），较英文书写对于儿童在空间方位、手眼协调等能力的要求更高。

表 14-1-3 与抓握铅笔有关的六个手功能发育技巧

上肢的支撑能力
手腕的灵活性与手掌功能
视觉控制（眼动控制能力）
身体双侧的整合能力
空间知觉能力
运动觉

参考资料：Donoghue，1975；Lamme，1979；Schneck 和 Amundson，2010。

表 14-1-4 书写前需要具备的六项基本技能

小肌肉的发展
手眼协调能力
稳定握笔的能力
可以流畅地写出基本笔画，如圆圈、直线
具备区别字（母）的形状、结构、相似、差异的知觉
方位区辨能力（上下左右里外），能够区别字的方向

（三）握笔姿势相关技能的发育

儿童握笔姿势的差异受到了不同文化背景的影响，但握笔姿势与手的抓握能力发育相关，仍然具有一定的可预测性。

1. 抓握能力的发育 抓握能力是儿童参与书写活动的基本保障。在新生儿时期，婴儿表现为反射性抓握模式，之后逐步转变为有效的抓握模式。研究发现婴儿出生 5 个月内就存在大范围的独立手指运动和抓握模式。在 5～6 月龄时，婴儿已经可以视觉控制够物，并在预期接触到物体前张开手开始抓握。在 8 个月大时，婴儿对任何物体都使用手掌抓握。抓握有两种不同的模式，一种是力性抓握，一种是精确抓握。精确抓握需要手指独立活动，这也是精确和熟练操控物体的先决条件。

研究表明，随着婴儿锥体束的发育，在9～13个月大时，婴儿手指的分离运动出现，可以根据物体的大小来确定手的张开程度，发育出指尖捏的动作（图14-1-1）。

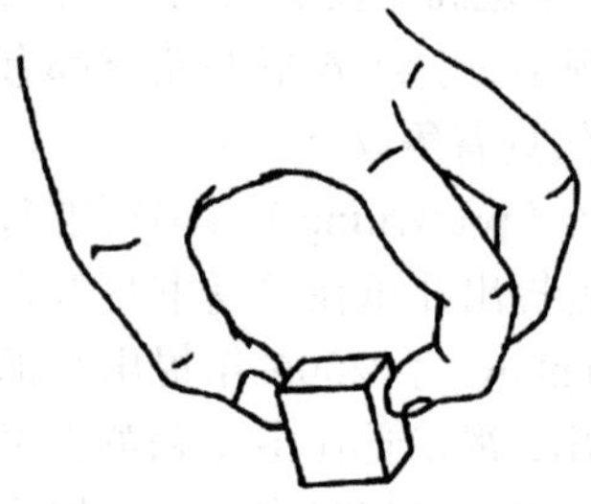

图14-1-1 9～13个月指尖捏

2. 握笔姿势（pen grasp pattern）**的发育**（表14-1-5、图14-1-2）在典型的儿童发育过程中，儿童从整个手臂到使用前臂和手腕，再到使用指尖控制铅笔。这一发展过程表明握笔书写时需要孩子良好的躯干和手臂支撑能力用以稳定姿势，才能逐步完善手部的精细运动技能。10～12个月的孩子刚学会涂鸦时，多使用整个手掌握住画笔，并且使用整个手臂来移动画笔，称为拳握法（power grasp）。之后逐渐发展为旋前抓握（pronated grasp），通过前臂来移动画笔。大约三岁半，孩子会用三指或四指握笔，通过手腕的活动来移动画笔，称为静态三点（static tripod）或四点（static quadrupod）握笔。直到可以用手指控制移动铅笔才是成熟的握笔姿势。目前的研究发现有些正常发育的儿童和成年人也会使用其他的姿势来握笔，比较常见的有动态四点握笔姿势、侧边三点握笔姿势和侧边四点握笔姿势。以往的调查研究发现90%以上年龄满72个月的儿童都发展出了成熟的握笔姿势。

也有部分孩子发展出可以用拇指包、交叉、改进的三指握笔、四指握笔或任何其他变体来握住铅笔的姿势，并且能以清晰有效的方式书写，称为功能性握笔。功能性握笔看起来不像传统的三指握笔。目前学者们认为动态四点握笔姿势、侧边三点握笔姿势和侧边四点握笔姿势都属于有功能性且成熟的握笔姿势。

表14-1-5 握笔姿势的发育及特征

发育年龄	握笔姿势名称	特征
12～24个月	拳握 （power grasp）	·握拳抓握 ·手腕屈曲 ·写字时移动手臂
24～36个月	旋前抓握 （pronated grasp）	·没有虎口 ·前臂/手腕旋前（拇指朝下） ·用五个手指同时握笔 ·写字时手整体在移动
36～48个月	静态三点抓握 （static tripod）	·虎口空间较小且三指对掌较不明显 ·写字时手整体在移动
	静态四点抓握 （static quadrupod）	·虎口空间较小 ·使用四个手指握笔 ·写字时手整体在移动
48～72个月	动态三点握笔 （成熟握笔）	·手腕微微伸直 ·拇指、食指及中指对掌 ·虎口张开/拇指稳定 ·写字时手指在移动
	动态四点握笔 （成熟握笔）	·拇指、食指、中指及无名指对掌 ·虎口张开/拇指稳定 ·写字时手指在移动
	侧边三点握笔 （成熟握笔）	·没有虎口/拇指也无对掌 ·使用三个手指
	侧边四点握笔 （成熟握笔）	·没有虎口/拇指也无对掌 ·使用四个手指

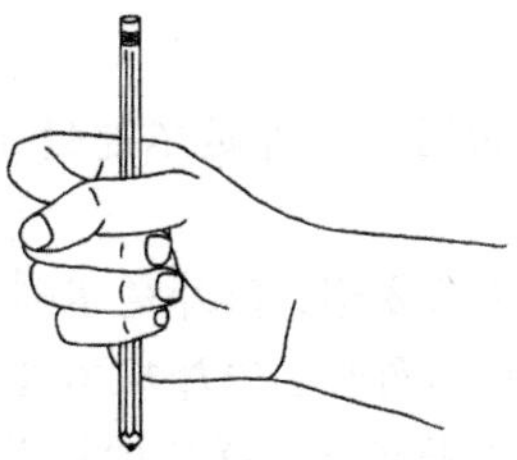

12～15 个月拳握法/柱状抓握

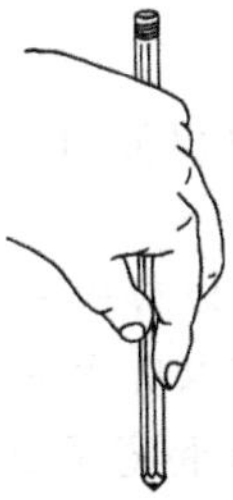

2～3 岁旋前抓握

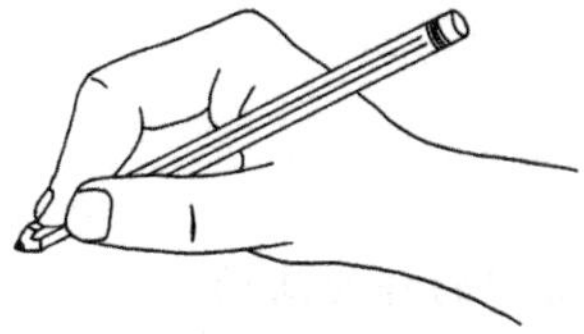

3～4 岁静态三点握笔

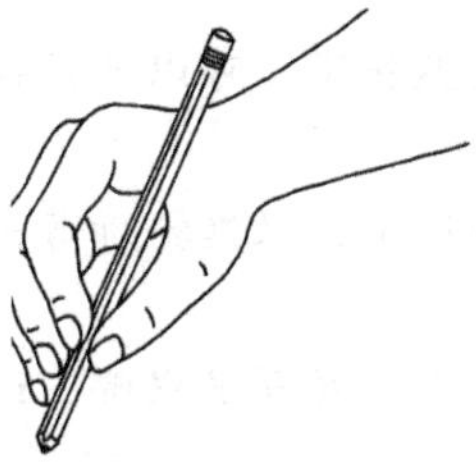

3～4 岁静态四点握笔

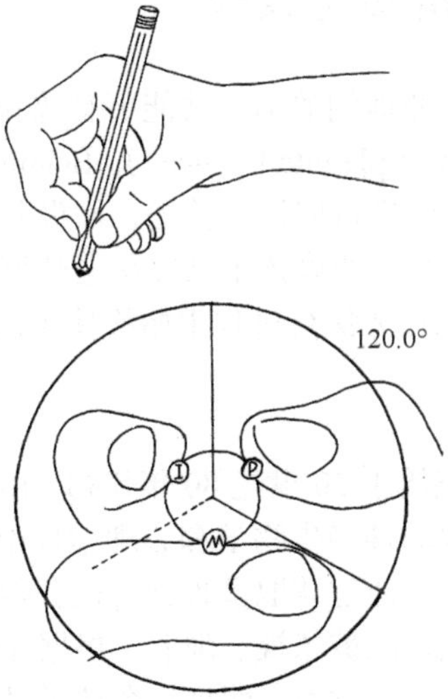

5～6 岁动态三点握笔

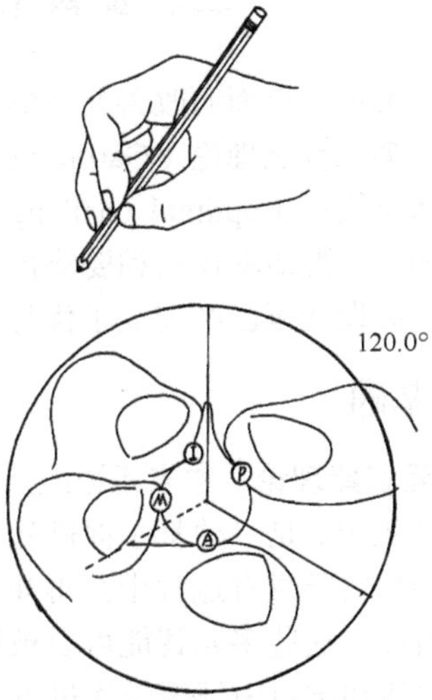

5～6 岁动态四点握笔
（I:食指；M:中指；P:拇指；A:无名指）

图 14-1-2　典型的握笔发育顺序

知识拓展 14-1-1

儿童使用剪刀的过程，有助于儿童手指抓握能力、手腕灵活性及手眼协调能力的发育。在幼儿时期，正确地使用剪刀也能够促进儿童书写能力的发展。

儿童使用剪刀的发育里程碑：

2 岁时：一次只能剪切一下。

3 岁时：可以沿着直线进行剪切（但不是连续地向前剪动）。

4 岁时：

经过示范和没有协助的情况下，可以沿着直线（1/4 英寸宽）剪切 6 英寸，但外延不超过 1/4 英寸的范围。

经过示范和没有协助的情况下，可以沿着曲线（1/4 英寸宽）剪切 6 英寸，但外延不超过 1/4

英寸的范围。

在没有协助的情况下，可以剪出一个直径至少 6 英寸的圆，但外延不超过 1/2 英寸的范围。

5 岁时：

在没有协助的情况下，可以剪出一个边长至少 3 英寸的正方形，但外延不超过 1/2 英寸的范围。

在没有协助的情况下，可以剪出一个边长至少 3 英寸的三角形，但外延不超过 1/2 英寸的范围。

示范之后，可以剪一张长和宽至少 6 英寸，以及轮廓不超过 1/4 英寸的图片，同时要遵循图片的大致形状。

6 岁时：

在密切、仔细地监护下，可以使用锋利的剪刀裁出至少 6 英寸的布料。

六岁半时：

在没有协助的情况下，根据轮廓剪出复杂的图片。

任务：

根据儿童使用剪刀的发育里程碑，设计适合儿童使用剪刀的作业活动。

三、发育书写技能的参考架构

书写技能参考架构重点面向改善儿童的书写技能，使他们的书写技能更有效和更高效。书写参考架构基于加德纳多元智能理论（Gardner's theory of multiple intelligences）、Schmidt 离散式动作学习图式理论和最适挑战点（optimal challenge point）理论进行假设。首先，假设儿童具备从事书写活动所需的基础知识、视知觉技巧和姿势控制能力；其次，假设孩子已经从老师那里接触到基本的书写技能；最后，假设儿童已经建立了优势手，并且在任务执行过程中始终使用优势上肢。

（一）理论基础

1. 加德纳多元智能理论 “多元智能”理论的研究始于 20 世纪 80 年代初，由霍华德·加德纳（Howard Gardner）提出，是一种基于促进儿童发育进程的神经生物学和心理学理论。它描述了儿童如何在他们的神经生物学发育过程中获得知识，以及如何通过获取多种智力而获得知识。他认为所有人都具备多元智能，这些多元智能可以被培养、加强，或被忽视、削弱。根据加德纳多元智能理论，儿童在日常生活和学习中都擅长通过不同的智能组合来学习，而且每个孩子具备这些智能的强弱程度也不同。因此，加德纳提倡儿童使用他们最强、最熟练的智力模式来执行不同任务、解决不同问题，以此来抵消或补充他们学习上可能遇到的困难，成功地适应学习环境。例如，一个在身体动觉和空间智能领域有优势的孩子，如果治疗师在他们的治疗计划中利用这两种智能，孩子就可以达到最好的学习效果。所以，为了帮助孩子有效地学习，必须处理其他类型的智力，包括符号编码、身体运动觉、空间、人际关系和内在的智力。

将一个符号与另一个符号联系起来的能力是在教育环境中学习的一项基本技能。在生命的第 1～5 年是儿童的符号发展阶段，这个阶段认知能力也是孩子准备书写文字的基础。正常发育的学龄儿童在早期的假装游戏中已经学会了使用符号，如洋娃娃就是“婴儿”。儿童还可以在没有道具的情况下用更抽象的想法和活动来假装：如假装是医生、快递员；用纸飞机或只有手“飞行”；用黏土制作食物和人；“驾驶”汽车、飞机，等等。在假装游戏中，儿童开始意识到他们在使用符号。也因此，儿童玩耍之所以重要，是因为它有助于孩子在自己或与同龄人玩耍时发展对符号的理解。他们需要认识到，这些小符号是真实事物的代表。幼儿的一项主要任务是在学习读写的同时学习解读符号。通常，发育中的儿童在 5 岁左右时可以学习文字符号和符号系统。

在这个参考架构中，儿童首先学习使用符号，然后再书写。书写是由特定语言中存在的有限数量的标准符号的编码系统。加德纳提出，一个 5~7 岁的孩子已经准备好学习语言符号，但需要在字词的语境中学习，才是有意义的符号。在学术环境中，加德纳的理论构建可以用来教授儿童使用最强智能的学习模式。因此，可以教导儿童利用他们的身体运动觉、空间、人际关系，或个人内在智能的优势来学习。治疗师和教师制订干预措施，根据儿童的需要、兴趣和能力来教他们拼音、字母表和汉字。

根据下一个运动学习理论，儿童需要在不同的实践环节中，使用最佳的信息量进行重复练习，发展出一个准确的运动计划图式，从而使书写变得更为自如。这些技能也是孩子在学校当中更高效地使用更高层次的书写技能以表达和交流思想所必需的。一个准确、有效的运动计划有助于学习一项新技能，并利用同样的广义运动计划将学习转移到另一项新技能。

知识拓展 14-1-2

加德纳在 1991 年的研究中发现了七种智能，目前，他认为共有以下九种智能。

（1）语言智能（verbal/linguistic）：良好的语言技能和对声音、意义和韵律的敏感性。

（2）数学逻辑智能（logical/mathematical）：识别概念和抽象思维，以及逻辑或数字模式的能力。

（3）音乐智能（musical/rhythmic）：制造和欣赏节奏、音高和音色的能力。

（4）视觉空间智能（visual/spatial）：在图像和图片中进行思考的能力，准确而抽象的可视化的能力。

（5）身体运动觉智能（bodily/kinesthetic）：控制身体运动和熟练动手的能力。

（6）人际智能（inter-personal）：对他人的情绪、动机和欲望做出适当反应的能力。

（7）内在智能（intra-personal）：自我意识的能力，与内在感觉、价值观、信念和思维过程协调一致的能力。

（8）自然主义智能（naturalistic）：识别和分类自然界中植物、动物和其他物体的能力。

（9）生存智能（existential）：处理人类存在的深层次问题的能力，如生命的意义、我们为什么会死、我们是如何来到这里的。

2. 离散动作学习的图式理论（Schema theory of discrete motor learning） 20 世纪 70 年代，研究者 Richard Schmidt 提出一个新的运动学习理论——图式（schema）理论。图式理论包含两个推论，第一个推论是运动实践的多变性有助于运动技能的学习。随着增加运动实践的多变性，基本运动程序规律也会变得越来越强。第二个推论是，如果在之前的运动中建立起相似的运动程序规律，即使从未做过这个运动，个体仍然可以精确地完成此运动。

Schmidt（1975）描述了学习运动技能的初始条件，包括身体和肢体的位置、环境和反应前的感觉输入。这些条件定义为：

对运动参数的反应：对要执行的动作的具体要求，如方向、速度、力度、高度。这些都是实施行动计划必须的部分。在运动执行后，特定的结果将被存储。

对运动技能表现的感知：即对该运动的感受，在动作完成之后提供来自感觉的实际反馈。在运动之后，特性再次被存储。

对运动结果的反应：关于实际结果（结果认知，knowledge of results，KR）与预期结果比较的信息。与最初行动计划中的预期结果相比，反应的成功程度存储在运动后的图式中。

这些信息被储存在短期记忆中，经过足够长时间的多次重复抽象为两个图式，即回忆图式（运动）和认知图式（感觉）：回忆图式用于选择特定的动作反应。当执行所要求的动作时，运动的起始条件和不同运动参数产生的运动精确性反馈是回忆图式的输入信息。Schmidt 和 Lee（2005）认为，使用不同的参数重复运动后，所产生的反馈结果，会在神经系统建立起参数大小与运动结果之间的联系。运动的起始条件（如要举起物体的轻重）可以变化，每次新的运动都会在系统中加入新的信息来完善规则，这些规则将保留在回忆图式中。

认知图式常用于评估反应的有效性。将之前运动中相似的感觉结果与当前起始条件一起组合建立所期望的感觉结果，与进行中的运动感觉信息比较。根据认知图式规律来判断一个人进行运动时所期望的感觉后果，有助于评估运动的有效性。当运动完成后，所有错误的信息都会被反馈到图式，图式再根据感觉反馈和结果信息来进行修改。

根据图式理论，儿童学习书写运动技能包括在运动中进行认知更新和形成对每个动作的回忆图式。学习者可以通过改变每次练习的条件和了解具体的结果来提升运动技能的准确性，形成结果认知。当学习一项新的运动技能时，儿童形成了一个关于如何正确执行该技能的内化的一般“规则”。这种由实践结果形成的抽象概念或想法就是图式。通过较多的练习可以进一步更新和扩展该图式，以便下次执行相同的运动任务时，可以更加准确和成功。因此，儿童需要在不同的条件下，利用各种感觉输入进行练习，以扩大图式，发展出更准确的运动动作。所以每次练习动作时，来自视觉、身体位置、环境中的声音等都会有轻微或明显的不同，这种变化反过来促使图式继续增长和完善。

Schmidt（1975）假设所有人都有广义运动程序，每一个程序都是对一个动作的一般记忆。在离散运动技能的表现中，认知模式允许学习者通过比较实际的感觉反馈和预期的感觉反馈来评估动作的正确性，并对最初的动作计划进行动作修正。随着图式的发展，儿童可能会建立新的目标来提高投球的准确性，或者改变球的速度或位置。

因此，图式通过从练习过程中对运动参数的反应中提取信息，从运动中和运动后接收到的感觉信息，以及对结果的认识中提取信息，形成一套内化的规则。这些信息被提取并存储在运动反应和回忆图式中，以便下次执行特定的运动行为时产生更准确的结果。

3. 最适挑战点 Guadagnoli 和 Lee 提出了最适挑战点理论。最适挑战点理论认为，当学习一项新技能时，实践是唯一最重要的因素。此外，他们假设“通常情况下，技能的提高与练习的量呈正相关”。因此，最适挑战点理论定义了何时及哪些任务应该被区块练习（blocked practice）或随机练习（random practice），以达到最好的学习运动技能的效果。区块练习是指在进行另一种离散运动技能之前，一种离散运动技能被反复练习；随机练习是指几个离散的运动技能同时练习，而没有特定的练习顺序。

运动任务的难度根据性质可分为类别性任务困难（nominal task difficulty）和功能性任务困难（functional task difficulty）两类。类别性任务困难取决于任务的特征，如任务对动作和知觉的要求，而“任务的难度是恒定的”。功能性任务困难取决于执行者本身的技能与情境干扰的程度，即“相对于执行任务的个人的技能水平和执行任务的（实践）条件，任务的挑战性有多大”。

在习得运动技能的过程中，进行动作示范会对学习者产生积极的影响，可以帮助学习者更容易执行动作。在类别性难度高和随机练习的任务中，模仿可以提高运动表现。对于类别性难度低的任务，模仿会对学习产生负面影响，因为它限制了学习者产生自己的动作计划。

学习者能否有效地习得运动技能，取决于任务的功能难度或复杂性，以及学习者积累的图式发展。在临床实际应用中，运动任务的可变因素包括对结果的准确了解（结果认知）、运动行为的感觉反应和情境干扰。对结果的了解为运动技能的图式增加了潜在的准确信息。情境干扰是指“在情境中练习时，由于练习多种技能或某一技能的变化而导致的记忆和表现中断（即干扰）”。当儿童第一次进行某个运动行为时，情境干扰是一个重要因素，是运动任务中所固有存在的。它增加了任务的功能难度，也增加了学习者可获得的信息量。

在区块练习中，每练习一次，情境干扰的影响就会减少，任务会变得更容易、更流畅，甚至更好；每次练习中能够扩展图式的新信息量变少；不确定性变低，因此图式扩大的可能性也就更小。在随机练习中，情境干扰始终作为运动操作的一部分，图式得到扩展并保留下来新的信息。操作的多变性会让运动技能变得越来越好。

最适挑战点描述了在治疗中如何根据孩子的技能水平和任务有效地利用结果认知和情境干扰。

当孩子在完成一个动作任务时，提供对结果的准确认知的目标之一是减少任务中固有的不确定性。随着任务功能难度的增加，动作计划的结果会有更多的不确定性，孩子可以通过更多的练习和扩大离散动作的图式，增加对结果的准确了解来减少这种不确定性，从而最初的动作计划变得更加准确，孩子会对这项任务更加精通。

练习条件（情境干扰）也可以通过在完成动作任务过程中利用感觉信息来影响任务的难度。如在教室里，噪声的增加或视觉负荷过载可能会导致孩子听不见和无法理解指令，而增加写作任务的功能性难度。因此，有必要在各种书写练习的环境中进行书写练习，以便图式变得更为准确。

当观察到运动结果的变化时，学习就发生了。运动学习是儿童和儿童技能水平表现可获得的信息量的直接结果。学习和执行运动任务的难度是由任务的功能难度和可获得的信息量决定的。首先，当信息不充分或缺失时，学习就无法进行；其次，过多的信息也会阻碍学习；最后，学习取决于根据孩子的技能水平所提供的最佳信息量。

最适挑战点是儿童在优化学习特定离散运动技能时，所需控制的功能任务难度的程度。这可能是儿童能够准确解读和使用潜在信息的最佳程度。当达到最适挑战点时，会有更多的信息（较少的不确定性）用于提高该运动技能图式的准确性。在达到最佳挑战点之后，信息可能会过多。过多的信息超出儿童的处理能力，会导致这种技能不再提高，事实上反而会下降。当这种情况发生时，作业治疗师可以通过使用各种随机练习（增加情境干扰）对任务的功能难度进行分级，以便将更准确的信息纳入图式中。

面对功能难度较低的任务在早期进行区块练习最有效。对初学者来说区块练习有利于记忆信息，将比随机练习产生更好的结果认知。因此，在学习一项新的运动任务时，中低水平情境干扰的区块练习能产生更有效的学习。而对于有经验或技能高的学习者则需要采取随机练习的方式，方可获得更好的学习效果。因为在随机练习中他们必须排除情境干扰，将更多的信息融入运动图式中，让图式变得更准确。然而，对于类别难度较高的任务，随机练习并不能产生有效的运动学习。但是随机练习可能会增加一个任务的功能难度。如要求初学者在一个嘈杂或拥挤的教室里完成书写任务，这种增加情境干扰的随机练习会加重任务的功能难度。

思考 14-1-3

（1）最佳挑战点理论（theory of the optimal challenge point）中有关动作任务的困难，下列哪一项错误？

（A）使用毛笔写名字较使用铅笔写名字困难，属于功能性任务困难（functional task difficulty）

（B）随机练习（random practice）会增加任务的功能性困难

（C）写作文比写单字困难，属于类别性任务困难（nominal task difficulty）

（D）幼儿园大班的孩子在嘈杂的教室中写字较小学六年级的孩子在同样的环境下写字困难，属于功能性任务困难（functional task difficulty）

答案：A

（2）有关任务困难度的叙述，哪一项错误？

（A）类别性任务困难（nominal task difficulty）取决于执行一项任务所需要的动作与知觉能力

（B）功能性任务困难（functional task difficulty）需考量执行任务者的技巧与练习状况

（C）对同一件事情而言，初学者的功能性任务困难（functional task difficulty）较有经验者高

（D）随机练习（random practice）比区段练习（blocked practice）更会增加类别性任务困难度（nominal task difficulty）

答案：D

（3）下列有关如何处理练习变项以达到最佳挑战点（optimal challenge point）的叙述，哪一项

错误？

（A）对于功能性困难低（low functional difficulty）的任务，学习初期使用区段式练习（blocked practice）最为有效

（B）对于已具备某些任务技巧的学习者，随机练习（random practice）较能保留任务的学习效果

（C）区段式结果之回馈（blocked knowledge of results）的学习效果较随机式结果之回馈（random schedule of knowledge of results）的学习效果佳

（D）对于类别困难度高（high nominal difficulty）的任务，应即时频繁提供练习的结果回馈（knowledge of result）最为有效，且效果的保留更佳

答案：C，D

（二）书写活动范围界定

在这个参考框架中，儿童必须有足够的基础认知能力、视知觉技巧和姿势控制来参与书写。在某些情况下，可能需要使用生物力学和视知觉参考架构来解决儿童这些领域的缺陷。本参考架构的运用范围界定如下。

（1）儿童已经掌握了必备的假装游戏技能，为学习字母表和理解字词所代表的意思或物体做好了准备。

（2）儿童具备足够的姿势控制能力，包括关节的稳定性和活动能力，以及本体觉和前庭功能，以确保儿童写出清晰的字迹。身体控制是指儿童在进行活动时身体的稳定性和协调性。儿童在书写时，通过躯干控制和平衡来保持身体稳定。良好的近端控制可以使远端有效地控制书写工具。良好的姿势（例如，双脚平放在地板上，膝盖、臀部和肘部弯曲约 90°，手腕稍微伸展）可以建立身体和手臂与书写任务的关系，提高书写的效率。

（3）书写时为儿童提供一个大小合适的椅子或桌子，以保持良好的身体姿态。这包括允许儿童：①保持头部在中线，收起下巴；②调整肩膀和双手进行书写活动；③保持骨盆中立位，不会向前倾斜或向后倾斜。

（4）儿童在合理的一段时间内能够保持直立的姿势，而没有感到疲劳，包括暂时支撑在桌子表面，或用躯干持续地倚靠在桌子上。

（5）儿童拥有熟练的书写前技能，或视觉（视力、视野功能）和视知觉技巧。

（三）书写功能与功能障碍

1. 在绘画活动中使用符号 书写字母和数字的先决条件是能够在愉快的绘画活动中使用符号。一种特定类型的假装游戏包括在绘画时创造图形表达。作为这些活动的一部分，孩子学会识别数字和形状、数字和字母。在创建图形表达时，孩子学习并改进他在符号中使用表达的能力。良好的书写功能表现为一个儿童能够自发地从事绘画活动，而书写功能障碍时，会令儿童参与有趣的、令人愉快的、图形化的活动的能力有限。

2. 抓握 书写的功能性抓握是指安全地握住铅笔/钢笔并自如地操作它的能力，且手、手指或手腕不会感到疲劳或疼痛。孩子在书写时，必须能够调整恰当的力量，保持书写技巧和（或）适当的压力在纸上，以保证以与同龄人相同的速度完成书写任务。在这个过程中，手指的动态平滑运动是非常必要的，应该具有一定的活动自主性，这也是执行书写运动模式的一部分，可以帮助孩子快速和清晰地完成书面作业。抓握功能失调的孩子，其握笔姿势不符合人体功效学，不能有效地抓握铅笔/钢笔，或不能轻松地调节完成书写任务时所需的恰当力量。

3. 书写工具的使用 具备使用书写工具的运动技能是一个孩子能够参与书写活动的基础之一。在学校，儿童多使用的书写工具包括铅笔、水彩笔、记号笔和蜡笔。通常情况下，一个

孩子可以用惯用手轻松操作书写工具，能够穿过身体的中线。当儿童使用工具不能流畅而轻松地书写时，就会表现为书写速度比同龄人慢、优势手没有穿过身体的中线、标记不清楚或者划破纸张等问题。

4. 字体易读性 值得注意的是，快速书写和清晰书写是两个不同的任务，它们之间可能呈负相关。流畅、清晰的书写是一种基本技能，是孩子通过写作学习能力的一部分，多表现为准确自如地写出大小、间距一致的数字、字母或汉字，而功能失调的孩子难以注意字母的形成、字符大小、汉字的结构、线条长度（对齐）和间距或方框的边界，进而影响更高阶的写作活动。

总 结

1. 大脑参与书写的过程可以分为大脑感知和理解、信息转码、传输信息三个阶段。

2. 书写参考架构基于加德纳多元智能理论、Schmidt 离散式动作学习图式理论和最适挑战点理论进行假设。

第二节 书写技能评估

由于造成每个儿童书写困难的原因不尽相同，当作业治疗师接诊到书写困难儿童时，需要从作业活动表现的角度选择恰当的评估工具。全面的儿童书写能力评估包括书写能力概况和书写能力表现分析。

一、儿童书写能力的概况

建立儿童的书写能力概况可以帮助作业治疗师了解儿童的发育背景、兴趣和想法，以及孩子和家长面临的困难、关注的焦点。书写能力概况应当包括儿童的发育史、日常生活模式、兴趣和游戏能力、价值观和需求、书写经验及面临的书写要求等信息。关于孩子书写的重要信息资料，可以通过与儿童自身、家长和老师及其他专业团队成员的访谈来进行收集。

通过与儿童面谈可以了解到儿童的兴趣、价值观和真实的想法，还可以为建立良好的治疗关系奠定基础。通过与家长的面谈，则可以了解儿童的发育史、既往学习和治疗史、家庭环境与儿童兴趣、社交、游戏等能力，还可以进一步了解到家长对儿童书写能力的要求和态度。由于学校老师是教导与要求儿童完成书写任务的主要人员，通过老师可以了解到儿童在课堂上的学习状况、儿童完成书写作业的情况，以及老师对待书写困难儿童的态度和支持方式。

儿童学习汉字书写的过程和要求也是作业治疗师需要了解的相关信息。汉字书法是全世界唯一作为艺术的书写活动，因此在我国儿童会被要求学习使用硬笔和毛笔进行书写，有些孩子从幼儿阶段就开始接受硬笔或毛笔书法培训。另外，在小学阶段语文科目的老师普遍对学生的书写要求较高，也有部分学校将书法作为特色，学生将面临更高的书写要求。

作业治疗师在访谈的过程中也可以参考表 14-2-1，该表包含了与儿童书写能力相关的问题。

表 14-2-1 作业治疗师访谈儿童书写能力问题参考

与儿童访谈
1. 你最喜欢的课程是什么？
2. 你写字时觉得困难吗？你是否喜欢/讨厌写字或写作业？
3. 你可以抄写/默写一首诗吗？
4. 你有参加硬笔训练吗？

续表

与家长访谈
1. 孩子在哪里完成家庭作业？
2. 孩子每天完成家庭作业需要多长时间？
3. 孩子回家写作业时的反应或表现如何？
4. 您是否会陪伴孩子完成作业？孩子需要多少帮助？
5. 您使用什么样的策略来帮助孩子完成家庭作业？效果如何？
6. 写字问题是否影响亲子关系？
7. 是否期待孩子在家做一些家庭作业以外的书写活动（如写留言）？
与教师访谈
1. 学生在学习上的优势和弱势是什么？
2. 与同班同学相比，这位学生的书写表现如何？
3. 学生什么情况下书写表现最好？什么时候最差？
4. 您认为导致学生写字困难可能的原因是什么？
5. 您通常使用什么样的策略来协助学生提高写字的能力？效果如何？
6. 哪些其他活动（如使用剪刀、自我管理、与同伴相处等）会让老师担心？
7. 对于写字困难的学生，您会做出哪些建议？

二、儿童书写能力表现分析

书写能力表现分析需要建立在全面评估的基础上，包括分析不同的作业样本，查阅既往学习与治疗资料，在自然环境中（课堂或家中）观察儿童的书写环境、姿势和表现，以及标准化评估。

（一）分析儿童不同情境下的作业样本

学龄儿童通常需要在教室和家里，以及不同的课堂（语文、数学、英语等）和考场等各种情境下完成书写任务。因此作业治疗师需要对比儿童各科的课堂作业、家庭作业及试卷等样本的书写质量。内容包括：①字体大小的一致性；②汉字偏旁和笔画的结构排列；③位置是否超出边框；④相似字体的区辨与正误；⑤漏写或错行；⑥整体的易读性。另外，也可与同班同学的作业样本进行比较，进一步确定班级老师的书写标准和要求。

（二）查阅既往学习与治疗资料

查阅儿童过往的学业表现记录，相关评估结果、接受特殊教育或康复治疗过程的记录，或者其他相关的医疗和临床报告，有助于作业治疗师深入了解儿童过去和现在完成学业的情况，尤其是在书写方面的信息。就以上资料，还可与老师和家长进一步访谈，找出其中存在的困难和问题。

（三）观察

1. 观察书写环境 良好的书写环境可以帮助儿童更好地完成书写任务。当观察儿童的写作时，治疗师会分析儿童与周围环境之间的动态互动，从而评估环境和环境对孩子表现的影响。

需要观察的书写环境因素包括儿童所使用的桌椅高度、铅笔和作业本等书写用具是否适合？环境中是否存在噪声？光线是否良好？有什么影响书写时的情绪？

2. 观察姿势 书写时保持良姿位可以提高书写的表现和书写效率，尤其脑性瘫痪的儿童。书写姿势的观察包括握笔姿势和坐姿。另外，熟练使用剪刀的能力，有助于儿童灵活运用手腕运笔，因此抓握剪刀的姿势也可以纳入姿势观察中。

（1）握笔姿势：用惯用手抓握和操作书写工具的能力对书写至关重要。抓握包括用手指抓握和控制书写工具。研究人员一致认为，儿童的握笔姿势会显著影响书写的质量和书写的持续时间，是否需要使用动态三指握笔仍存在争议。但是无论孩子使用什么工具来书写，这些工具都必须符合人体工效学，不会引起疼痛，才可以被称为功能抓握。通过观察可以对孩子的抓握模式进行归类，快速筛查并确定儿童的握笔姿势是否为功能性握笔。

（2）坐姿：儿童书写时需要在一段时间内保持稳定的坐姿，以保证在规定时间内完成书写作业。坐姿观察的内容包括儿童坐在椅子上双脚是否悬空或踩在地上？桌面高度对儿童来说是否过高或过低？儿童坐在椅子上是否不稳或容易从椅子上跌落？儿童书写时头是否靠在前臂上？

（3）抓握剪刀的姿势：儿童抓握剪刀时拇指和其余手指的位置是否正确（处于对掌功能位）？是否有足够的力量稳定地抓握剪刀？在剪出有弧线的形状时，手腕的活动是否灵活？能否达到相应年龄的发育里程碑？顺利剪出应有的尺寸或形状。

3. 观察儿童在现实环境中的书写过程与行为表现 进入学校，在儿童完成书写任务的真实环境中，观察儿童的书写过程和解决书写问题的实际表现。在课堂中观察，治疗师应当关注儿童构成汉字笔画和结构、字母的动作计划能力，书写的速度、熟练度和准确性；观察书写时的顺序和方向是否符合规范？字体、字母的大小是否一致？排列是否整齐？间距和用力是否恰当？同时要关注儿童在书写过程中的注意力和问题解决能力，记录重复观看抄写样本的次数、对环境的反应、与同学和老师的互动、活动变换时的表现。结合对教室环境的观察，总结入班观察的要点（表 14-2-2）。

表 14-2-2 入班观察的要点

1. 最常出现问题的书写任务
2. 课堂上逃避写字的明显行为
3. 儿童注意力的表现和影响因素（如无关的声音或光线刺激）
4. 儿童在教室中的座位安排
5. 老师在教室中发出指令的位置
6. 课堂活动转换时，儿童的表现
7. 儿童无法理解或执行老师的指令时的反应或解决方法，以及老师的对策

（四）书写表现评估

中文文字属于视觉空间结构的图像文字，而英文系统的文字书写主要是拼写（spelling）。在英语字母书写中主要依赖于字母和音素之间的联想。相反，汉语的书写更强调视觉成分，视知觉的差异、视觉-运动整合在中文书写任务中可能表现得更明显。此外，汉字通常有两个或两个以上的组成部分，这些字符的结构可以是左右结构、上下结构、全包围式结构，这就要求在手写时具备字符的空间关系分配能力。而英语使用线性的字母序列，空间关系难度低。而在汉字手写体中最广泛使用的字体是楷书，笔画停顿和空间结构多，在英文手写体中连续书写的草书体比较常见。因此，汉字和单词的性质、书写系统可能会影响以手写方式进行的运动计划和执行能力。

在我国义务教育中，要求儿童能够熟练书写这两种系统的文字，并进行写作。无论哪种文字，在书写表现评估时，都必须考虑书写范畴、书写字体的易读性、写字的速度和人体工效学因素四个方面。

1. 书写范畴 书写的范畴包括抄写、听写、默写、根据注音书写及不同字体转换等（表 14-2-3）。通过让儿童执行不同的书写任务，可以确定哪一类书写任务对于儿童来说是最困难的。

表 14-2-3 书写的范畴

书写方式		范畴定义
抄写	近端抄写	抄写处于同一平面的范本，如抄写课文
	远端抄写	抄写位于一段距离外范围的范本，一般范本与作业本处于不同的平面上，如抄写黑板上的内容
听写		整合听觉定位与动作反映的高阶书写任务，如听写英文单词或汉语词语
默写		无抄写范本，凭记忆写出指定的数字、文字或课文、诗词等内容
根据拼音写汉字		更为高阶的抄写能力，要求将拼音转换为汉字，需要同时掌握拼音、音调和符号转换的处理能力
不同字体转换		更为高阶的抄写能力，要求将英文印刷字体转换为手写字体，需要同时掌握两种字体的书写

2. 书写字体的易读性 流畅、清晰的书写是一种基本技能，是孩子通过书写提高学习能力的一部分。字体易读性（legibility）是指儿童写出来的字要能够被自己、老师或者其他人看得懂。但应该注意的是，快速写作和清晰写作是两个不同的任务，两者之间可能呈负相关。

影响字体易读性的因素有笔画不佳、结构排列（松散、重叠或错位等）、字符之间的间隙、字体大小、倾斜度和书面整洁度等。然而，这些因素对字体易读性的影响程度不一。Graham 等的研究发现，字体的结构性、空间和整洁度与字体易读性相关性更为显著。字体易读性可通过公式计算出来，在一份书写样本中，可辨认的字数除以总的字数即为该样本的易读性。但由于字体的易读性评估主观性很强，因此仅作为全面评估儿童书写困难问题的参考资料。

3. 写字的速度 除外字体易读性，写字的速度（每分钟书写的字数量）也是功能性书写能力的重要基础。写字速度太慢，无法在规定的时间内完成作业、考试和抄写笔记都会影响儿童的学习效率和成绩，让儿童备受挫折，进一步加重书写困难。在诸多儿童书写速度的研究中指出写字速度会随着年龄（年级）逐渐提升，但写字的速度并非呈线性发展。由于书写内容各异，以及书写规范和老师的期待不同，所以与本班同学比较写字速度是一种恰当且具有功能性的评估方式。

4. 人体工效学因素 书写的人体工效学因素一般从坐姿、上肢稳定度与活动度（即肩、肘、腕关节的稳定能力与手指关节的灵活度）及握笔姿势等方面来分析（表 14-2-4）。

表 14-2-4 影响书写表现的人体工效学因素分析

人体工效学因素	儿童写字时重点观察的项目
坐姿	是否趴坐？
	是否会从椅子上跌落？
	是否会站在桌子旁或跪在椅子上？
	桌椅高度是否适当？
上肢稳定度与灵活度	是否用整条手臂控制动作？
	躯干与手臂的位置是否恰当？
	是否使用非利手固定作业本？
	是否过度用力握笔？
握笔姿势	握笔的高度是否恰当？
	是否使用成熟的握笔姿势？

活动-快速筛查书写能力的活动

A. 写名字

观察：

1. 惯用手

2. 头的位置（倾斜一边/太靠近纸张/其他……）

3. 身体姿势（倾斜一边/圆肩/脚未着地/其他……）

4. 握笔姿势

5. 纸张倾斜

6. 是否控制在格子内

7. 字形正确

B. 手臂上举

观察：

1. 手臂是否上举伸直放耳边

2. 检视肩关节及手肘活动度

3. 检视肩胛骨的位置

4. 检视手肘是可移动或是过度伸展的（评估手肘稳定度及肌肉张力）

C. 手臂放在身体两侧，手肘弯曲，转动手臂，使手掌上/下翻动

观察：

前臂的关节活动度；上臂不动时，前臂旋前/旋后 180°的能力（旋后——手掌朝上的位置对拇指发展很重要）

D. 将手臂放在桌子上，然后手掌往上翘

观察：

尺侧腕伸肌（extensor carpi ulnarismuscle，ECU）是否有足够的活动度？维持写字时手腕的稳定度

E. 承上一姿势，在手腕上翘的姿势下，将拇指外展移至食指下

观察：

1. 检视虎口，是否呈现 90°

2. 检视拇指的对掌姿势

3. 触诊拇指掌指关节是否太松

F. 将两手掌放在桌子上，手指并拢，移动拇指成 L 形

观察：

1. 拇指是否与其他四指分开

2. 检视拇指形成虎口及外展的能力

G. 手伸直，将糖果纸打开

观察：

1. 检视前臂的稳定度，是否前臂与手腕有过多的动作

2. 检视是否有下列情形

a. 肩部上举

b. 手肘弯曲

c. 手靠在桌子上

3. 检视双手协调度和手指的技巧及灵巧度

H. 弹手指或转陀螺

观察：

1. 检视手掌的两侧分化

2. 检视手弓的发展

3. 比较两手的表现

I. 比 LOVE 的手势

观察：

1. 手指独立动作的能力

2. 动作计划的能力

J. 转杯子

观察：

1. 手弓

2. 检视手指动作的协调能力

K. 使用剪刀

观察：

1. 握法是否正确

a. 拇指与中指放置于握柄孔中（食指担任平衡的角色）

b. 拇指与食指放置于握柄孔中

c. 拇指、食指与中指放置于握柄孔中

2. 手掌两侧分化

3. 动作的精确度

三、书写能力评估工具

标准化评估工具可以提供客观的书写能力量化分析，追踪儿童书写能力的进展，促进该领域的研究发展。所以治疗师应当根据收集到的基本信息概况，选用适合该儿童的标准化评估工具。本书将根据目前国内外研究资料，主要介绍可用于简体汉字书写能力参考或使用的相关评估工具。

（一）汉字书写相关能力评估工具

1. 象征性游戏能力的评估 象征性游戏的能力也可以称为假装游戏，在发展使用符号，进行书写和绘画的过程中必不可少。儿童假装游戏的能力可以选择象征性游戏量表进行评估，该量表针对5岁以内的儿童游戏技能进行标准化评估，易于操作和评分，可用于评估儿童使用符号前的游戏能力。象征性游戏量表设有八个关卡，通过儿童熟悉的假装活动包括烹饪、打扫卫生、购物、当医生、使用玩具屋作为房子、用积木构造建筑等富有想象力的活动，分别评估儿童在假装游戏中使用道具的能力及如何使用这些道具。象征性游戏测试的结果可以体现出儿童假装游戏的发育程度，以及孩子是否积极参与熟悉的假装活动。

2. 眼球运动测试 眼球的运动能力影响到儿童的视觉搜索能力（注视和追视）的能力，从而影响儿童完成书面抄写任务。一项关于 11～20 岁青少年视觉搜索和视觉空间能力的研究也显示，对注视的动眼控制在青春期前就已经完全发育成熟了；视觉搜索的速度和准确性水平可以随着视觉搜索任务的重复而增加。

眼球运动测试可选用发育性眼球运动测验第二版（developmental eye movement test 2ed，DEM-2）。DEM 由医学博士 Jack Richman 和 Ralph Garzia 共同开发，该测试是一种数字命名测试，提供了一种客观的方法来评估阅读和非阅读任务中的注视与扫视活动。DEM 前两个子测试测量儿童从上到下阅读两列数字需要的时间，第三个子测试记录儿童从左到右读取十六行数字所需的时间，提供了用水平排列的数字评估动眼神经功能的方法。研究表明，儿童完成 DEM 垂直和水平测试的时间随着年龄的增长而改善；DEM 能够反映与临床相关的因素，例如，DEM 的评估结果与学习成绩、阅读率和视觉处理速度水平有关。

3. 视知觉能力测试 常用的视知觉能力测试包括视知觉发展测试第 3 版（developmental test of visual perception 3rd edition，DTVP-3）、视知觉技巧测验第 4 版（test of visual perception skills 4th edition，TVPS-4）、视觉-运动整合发展测验第 6 版（Beery-Buktenica developmental test of visual-motor integration 6th edition，VMI-6）。详见本书相关章节。

4. 精细动作能力测试 用于精细动作测试的标准化评估工具可以选择BOT-2或Peabody-2中的精细动作评估部分。

BOT-2 为 BOT 动作精熟度测试（Bruininks-Oseretsky test of motor proficiency，BOTMP）第 2 版，适用于 4～21 岁儿童。该测试由美国明尼苏达大学 Bruininks R H 教授与美国康科迪亚学院 Bruininks B D 教授于 1978 年联合研发。BOT-2 由 4 个测试领域的 8 项分测试组成，分为完整版（53 个测试项目）和简易版（14 个测试项目）。4 个测试领域分别是：精细手部控制（包括手掌、手指肌肉的控制与协调）、手部协调（包括手臂、手掌的控制与协调，尤其是对物体的操控）、身体协调（包括保持身体姿态和平衡下的大肌肉群的控制与协调）、力量与敏捷性（包括日常游戏、竞技运动和其他身体活动中的速度、力量和灵敏度）（Bruininks 等，2005）。BOT-2 完整版是一种具有较高信度和效度的评估工具，可以有效识别动作障碍，在临床上可靠地支持发育协调障碍（developmental coordination disorder，DCD）、阿斯伯格综合征（Asperger syndrome，AS）、高功能孤独症及轻中度智力障碍等病症的诊断与评估（李博等，2018），但 BOT-2 简易版的效度存在一定争议，可能与样本量、年龄障碍类型和跨文化差异等因素有一定关系。

Peabody-2 动作发育量表（Peabody developmental motor scales second edition，PDMS-2）适用于 0～6 岁儿童。该量表由 6 个亚测验组成，包括反射、姿势、移动、实物操作、抓握和视觉-运动整合，共 249 个测试项目。其中抓握（26 项）和视觉-运动整合（72 项）组成精细运动测试，共 98 项。粗大运动测试由四个分测验组成，包括姿势（30 项）、移动（89 项）、反射（8 项）和实物操作（24 项），共 151 项。每个项目都用 1、2 或 0 进行评分，评分取决于孩子是否能正确、部分或不能完成测试项目来评定。如果被测试儿童能够全部完成特定的动作，得 2 分；如果有明确的意愿去做，但未能完成动作，得 1 分；如果根本没有完成动作的意识，也没有迹象表明这个动作正在发展出来，得 0 分。测试结果最终以粗大运动、精细运动和总运动的发育商来表示。各患儿测试得分总和称原始分，根据原始分查表可得标准分和发育商。商值＞90 为正常，商值＜90 为落后。PDMS-2 作为一种专门的婴幼儿运动发育量表，在评估儿童粗大动作和精细动作的发育水平、制订康复训练计划及检验运动干预效果等方面有良好的应用价值。但 PDMS-2 的适用年龄跨度较小，因此适用对象范围受限，有研究显示该工具对轻度运动障碍检测的敏感度较低。

（二）汉字书写能力评估工具

1. 汉字书写能力筛查和评估工具 目前可用于汉字书写能力筛查的工具包括 HAC 书写能力筛查表（handwriting ability checklist，HAC）和 THPC 曾氏写字检核表。HAC 涵盖书写过程、书写样本和身体及情绪反应 3 个维度，共 10 个问题。每个问题以 5 个等级进行评分，0～4 分表示从不发生到总是发生，分数越高提示儿童书写能力越差。经过信效度研究显示，该表是一种可靠、有效的筛查工具，可用于学校和临床应用中英文书写缺陷儿童的识别。THPC 包含 6 个写字维度，分别为字体结构、笔顺、写字行为、字体的正确性、动作及方向性，共 24 项。每个项目以 4 个等级进行评分，1～4 分表示经常发生到很少发生，分数越低提示儿童写字表现越差。研究显示该筛查工具具有较好的效度（Tseng，1993ab）。HAC 与 THPC 评估表均未出版。

2. 书写表现评估

（1）曾氏写字速度测验（Tseng's hand-writing speed test）：用于评估小学生的手写速度。要求学龄儿童在 A4 方格纸上以最快的速度且整齐地抄写 475 个汉字，计时 5 分钟，用于评估 2～6 年级学生的中文书写速度。该测验手动计算受试者抄写的字符数并计算书写速度，具有良好的重测信度（r=0.98）。该测验的 475 个汉字都来源于我国台湾地区小学一年级第二学期学习的生字，未在其他地区进行研究。

（2）儿童写字表现评估表（Chinese handwriting evaluation form，CHEF）：包括写字困难亚型与写字先备能力分析，分为学龄前与学龄两个版本。学龄前评估表共22个项目，从工整度、功能性、握笔功效学和书写行为四个维度来观察儿童书写困难存在的问题；将书写先备能力分为良好、普通、稍差、不好四个程度，根据不同的程度提供不同的干预建议。学龄版评估表共25个项目，从工整度、准确性、速度、握笔功效学及方向五个维度来观察学龄儿童书写困难存在的问题；将书写能力分为轻度混合型、轻中度混合型、严重混合型、动作困难型、认知学习型五重亚型分类，从中找出不同亚型写字问题的特性，提供有针对性的干预建议；适用于幼儿园大班、小学一年级、小学二年级学生。

CHEF以五点量表的方式由老师或治疗师来评估儿童书写时的表现，分数越高代表能力越差。研究显示，具有高度的内部一致性，再测信度为0.79（$P<0.01$）。

（3）基本读写综合测验：是由洪俪瑜等（2003）编制，以我国台湾地区小学生常用字为字库，用于综合性评估读和写字能力的工具。该测验分为七个分测验和两个补充测验。七个分测验包括识字测验、词语理解测验、句子理解测验、阅读理解测验、书写测验、听写测验、综合应用测验。两个补充测验包括近端抄写和抄短文测验。主要适用于小学一、二年级学生，以及小学三年级及以上有读写困难的学生。

3. 汉字书写客观评估工具

（1）写字客观评估工具（penmanship objective evaluation tool，POET）：用于评估学生的书写技能，包括总书写时间、书写速度和施加在书写表面上的书写压力。该工具要求学生在笔记本电脑前的WACOM数字仪上抄写两个中文模板，分别为6个字符和20个字符。系统通过捕获WACOM数位板生成的数据，可以评估写入速度、笔尖压力、笔在空中和纸面上的时间。有研究也采用POET来测量儿童的书写过程。但POET系统仍然难以捕获书写的易读性和准确性。此外，POET系统未商业化应用于临床。

（2）中文字体评估程序（Chinese handwriting assessment program，CHAP）：是计算机辅助评估中文书写表现的初步发展，是一套用于评估中文字体易读性与准确度的电脑辅助工具。该工具利用MATLAB语言技术，采用模板匹配方法，客观评估书写过程中字体大小的控制、字体间距和对齐方式、空间结构安排，以及标准模型和手写字体的相似度；再测信度高（r=0.81～0.94）；与THPC效度呈显著相关。但CHAP不用于评估书写速度、书写错误和书写准确率，缺乏对不同年级的学生进行比较的规范性参考。

（3）学生中文书写表现综合评估系统（Chinese handwriting analysis system，CHAS）：由小学生中文书写表现综合评估系统（Chinese handwriting assessment tool，CHAT）及书写结果详细分析系统（handwriting analysis system，HAS）两部分组成。评估内容要求学龄儿童抄写90个汉字（取自我国香港地区小学教材）。评估项目包括书写速度、笔尖压力、字体大小和正确性。在一项关于我国香港地区小学生CHAS评估的研究中显示，CHAS具有合理且满意的建构效度、具合效度及一致性与再测信度（r=0.72～0.96）。CHAS后续研究发展为SHARP。

（4）人工智能儿童书写能力测评系统（smart handwriting analysis and recognition platform，SHARP）：创新的SHARP是由纽诺智康与香港理工大学及香港城市大学的康复专家合作开发的智能评估筛查系统。该系统在CHAS基础上，将前沿的人工智能技术、云平台技术和智能书写硬件设备技术相结合，通过一套科学的书写范本、智能评估工具和算法，可以快速并完整地评估儿童的书写能力。SHARP要求受试者使用特制的笔与书写板，从左往右依次抄写模板上的90个汉字。抄写完毕，保存并将结果上传系统进行评估。评估的书写能力维度包括书写速度、书写统合、书写控制、书写成果准确性等。评估结果可以用于协助筛查典型发育或存在神经发育障碍儿童的书写问题及原因，并在作业治疗师的指导下提供进一步的专业评估和康复干预建议。

通过SHARP系统的定量分析研究，结果显示典型发育的儿童在小学教育阶段书写表现呈渐进式发展变化，正常发育的学生组和存在神经发育问题的学生组之间的显著差异主要表现在书写速度和书写错误方面。另外，书写的过程参数与精细运动技能显著相关，而在典型发育的学生书写样本参数与他们的视知觉技巧密切相关。

目前 SHARP 平台系统是唯一可用于简体汉字书写能力精准评估的标准化工具。

总 结

1. 书写姿势的观察包括握笔姿势、坐姿和抓握剪刀的姿势。

2. 无论哪种文字，在书写表现评估时，都必须考虑书写范畴、书写字体的易读性、写字的速度和人体工效学因素四个方面。

第三节 作业治疗干预

一、作业治疗干预策略、方式与方法

（一）作业治疗干预策略

针对儿童的书写问题，作业治疗的作用主要在于改善儿童的功能性书写能力，提升儿童通过书面完成学业和沟通的能力。根据儿童的评估结果，可选用代偿性策略或治疗性策略，也可以两者并用。

代偿性策略是指改变原先的书写活动任务，通常有两种方式。一种方式可以通过调整书写任务的要求和标准，降低儿童面临的挑战难度。例如，与学校管理者和老师讨论调整完成作业的时间，在允许的范围内减少书写任务的数量，或者允许部分作业采用口头报告的方式。另一种方式也可以为儿童选用恰当的电子产品帮助儿童处理文字书写任务，代替手写作业，帮助儿童跟上学习进度。

治疗性策略的目的在于改善和建立书写技能，包括象征性游戏能力、感觉动作能力、神经发育程度、姿势控制能力、视知觉能力等。

（二）作业治疗干预方式

（1）作业治疗师为孩子提供假装游戏活动，将要学习的数字、字母和汉字呈现在孩子的最佳学习挑战点上。

（2）作业治疗师可以为孩子提供特定的活动，通过发展孩子的图式，帮助孩子产生新的动作；提供不同的实践环境，从而扩展他的图式，帮助孩子在书写时对于字体的大小、间距、边界和对齐的把控更加准确和有效。

（3）作业治疗师提供区块和随机练习，并进行反馈和评价，可以帮助孩子的图式变得更加准确和全面，孩子将能够更容易地形成清晰的字体结构，获得新的运动技能，在完成书写任务时更加自如。

（4）作业治疗师为孩子提供练习书写的目标和治疗计划。

（三）作业治疗干预方法

1. 象征性游戏干预方法 象征性游戏又称为假装游戏或假扮游戏。书写技能建立在孩子假装游戏能力的基础上。孩子具备假装游戏的能力才能理解符号，从而有能力将字、词用于有意义的学习活动中。作业治疗师可以提供促进儿童参与象征性游戏的机会，让他们从参与和享受象征性游戏的能力开始，提高使用符号的能力，为孩子学习书写数字、字母和汉字做好准备，见表 14-3-1。

表 14-3-1 象征性游戏举例

阶段	特征	活动举例
自我导向阶段（1～1.5 岁）	自己作为装扮行为的行动者	模仿大人的行为，如喝水、咳嗽等
外在导向阶段（1.5～2 岁）	使用相似的替代物进行装扮游戏	用积木假装打电话 把积木当食物给娃娃喂饭
序列性装扮游戏（2～3 岁）	（1）儿童会用两个或两个以上的装扮行为反映一个主题 （2）独自进行（与社会性游戏相对应）	如假装给玩具娃娃吃饭时，会先让她坐在儿童餐椅上，还要戴好围兜，然后再给她吃饭
角色游戏（3～6 岁）	社会角色意识日益清晰	扮演妈妈或者爸爸 扮演老师、消防员、医生或护士

治疗师通过给孩子提供假装游戏技能的练习机会，可以加强孩子理解符号能力的发展，促进学习笔画和字母表的能力。

2. 感觉动作模式干预方法 感觉动作模式（sensorimotor model）理论认为，儿童通过接受多重且有意义的感觉刺激输入，来促进大脑皮质感觉系统的整合，从而提升神经系统加工信息的能力，经过一个螺旋上升的过程，最终输出符合环境和要求的动作。作业治疗师将视觉、触觉、听觉及本体觉等各种感觉融入书写治疗活动中，让儿童有机会体验各种不同的感觉，并积累经验，提高他们参与书写活动的兴趣与动机。研究报道，在美国和加拿大的学校，此方法是作业治疗师最常用的儿童书写干预方法。

给儿童提供不同的感觉动作经验，可以通过使用多样化的书写工具和在不同的书写平面上进行活动设计，见表 14-3-2。

表 14-3-2 感觉动作模式干预方法举例

	书写工具	书写平面	
调整活动方式	加入金粉或无气味的蜡笔、水彩笔、自动铅笔、粉笔、马克笔、会震动的笔、增加重量的笔	垂直面（包括倾斜角度）书写：黑板、书架、布告栏、墙面	水平面书写：在沙子、泥土、泡沫、乳液、电子平板等媒介上用手指练习书写
作用	（1）增加书写兴趣和积极性 （2）提供手部触觉和本体觉的处理经验	（1）使手腕处于伸展的角度，诱发成熟的握笔姿势 （2）减少写字方向上的空间混淆（例如，写笔画竖“丨”在垂直面上为“由上至下”，在水平面上为距离身体“由远到近”） （3）站立姿势可提高躯干的稳定度和大脑警醒度 （4）书写时手臂悬空可以提供较多肩关节和上肢的本体觉输入	（1）提供触觉、本体觉经验 （2）降低书写难度

3. 神经发育理论干预方法 神经发育理论方法（neurodevelopmental theoretical approach）用于存在姿势反应和动作模式问题的儿童。一般影响书写表现常见的问题包括肌张力异常、翻正反应与平衡反应发育不良及近端稳定度差。神经发育理论方法针对儿童书写时姿势控制、精细动作和上肢控制能力进行干预治疗。以达到调节肌张力、增强近端关节稳定度、提高手功能的目的，为儿童书写的基础能力做准备，见表 14-3-3。

表 14-3-3 神经发育理论方法介入儿童书写前基础能力治疗活动参考

目标	问题	治疗活动
调节肌张力	肌张力低下	弹跳活动，如坐在弹力球或站立在蹦床上弹跳
	肌张力过高	跨坐在滚筒上，规律且缓慢地摆动
增强近端关节稳定度	头部控制不稳，肩、肘、腕关节支撑能力不足	学动物走路
		墙面伏地挺身
		抗阻力活动（弹力带）
		搬动重物（学校搬动课桌椅或体育器材）
		俯卧姿势，手肘撑地进行书写活动
提高手部动作控制能力	手弓缺陷	用镊子镊取小玩具（图 14-3-1）、点钞或翻扑克牌
	拇指对指功能差	捏塑料泡泡、封紧封装袋口(图 14-3-2)、撕胶布或贴纸(图 14-3-3)
	手掌内操作能力差	转陀螺、掌心-手指之间来回传递硬币等小物件

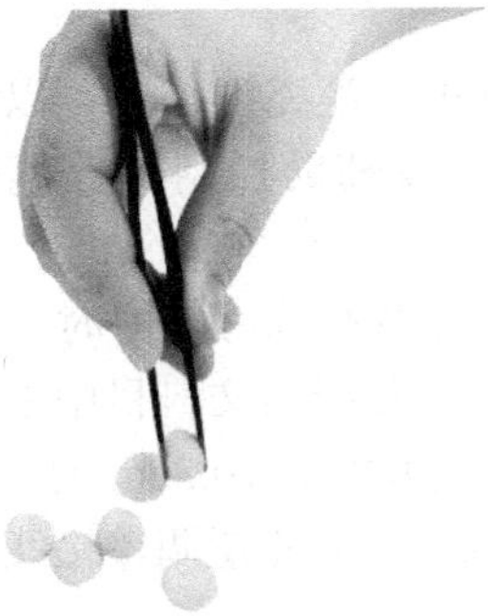
图 14-3-1 用镊子镊取小玩具

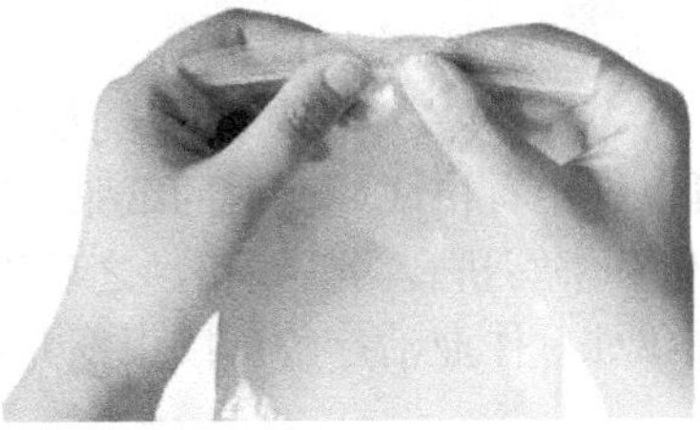
图 14-3-2 封紧封装袋口

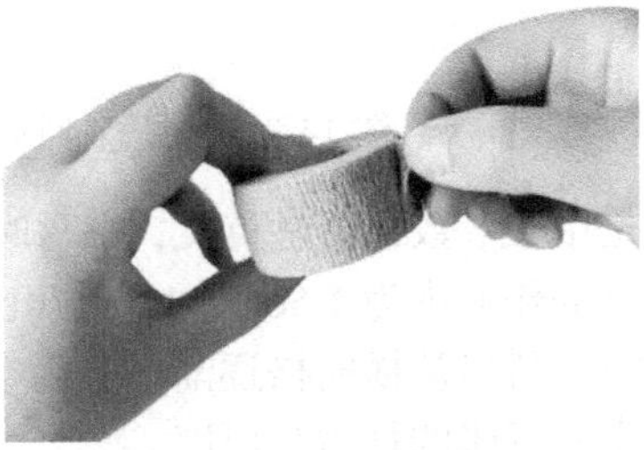
图 14-3-3 撕胶布或贴纸

4. 生物力学干预方法 生物力学模式(biomechanical approach)从人体工效学的角度探讨坐姿、握笔姿势及书写工具和纸张对书写品质的影响，提供补偿或代偿策略。

（1）坐姿：正确的坐姿（图 14-3-4）应当身体姿势对称且稳定，头部居中，两侧肩膀等高，全身的重量落在臀部，椅子高度应当为坐位时双脚能够平稳地踏于地面（或支撑面），可以为姿势调整和重心转移提供支撑。桌子高度应为坐位时高于手肘 5cm，且肩部略微放松的状态。眼睛距离书本 35cm 以上，身体与桌边保持 1 拳头的距离。对于姿势控制能力差的孩子，可以使用楔形坐垫或弹性坐垫协助矫正坐姿。

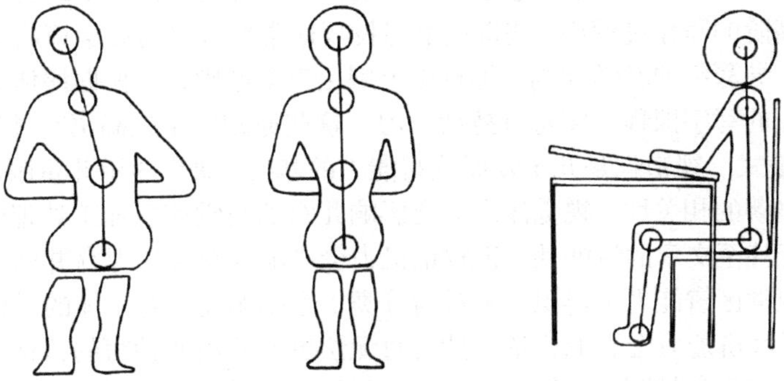

图 14-3-4 书写坐姿

（2）握笔姿势：握笔姿势与儿童抓握能力的发育及学习握笔的年龄有关，是一种习惯的养成。

有功能性且成熟的握笔姿势包括动态三点和四点握笔姿势、侧边三点和四点握笔姿势。通常认为动态三点握笔姿势最为理想，即手腕伸直呈功能位，拇指、食指指腹将笔固定在第三指（中指）桡侧，笔杆靠在虎口上，拇指与食指呈完全对掌（虎口张开形成一个圆圈）控制笔的运行，第四、五指稍微弯曲增加握笔的稳定度。此外，握笔的高度也会影响手指对笔的操控，一般建议拇食指握笔的位置距离笔尖约 2cm。如果笔杆靠在虎口影响儿童无法看到笔尖，引起头部歪斜，也可以将笔杆靠在食指的掌指关节处，或者检查手腕的位置是否过于旋前，并进行调整。

研究发现握笔姿势一旦建立，想要改变握笔的习惯非常困难，所以建议在初学写字阶段要及早修正握笔姿势。握笔姿势具有多变性，也有研究发现非典型的握笔姿势并不一定会影响书写表现，但在书写困难的儿童中使用非典型握笔姿势的比例较高。学者 Benbow 认为，当出现过度用力握笔或笔尖压力过大、握笔时虎口紧闭影响手指的动作控制、写字时肌肉紧张且容易疲劳、因不良的握笔姿势造成书写速度过慢或字体结构不佳时，作业治疗师需要矫正儿童的握笔姿势。

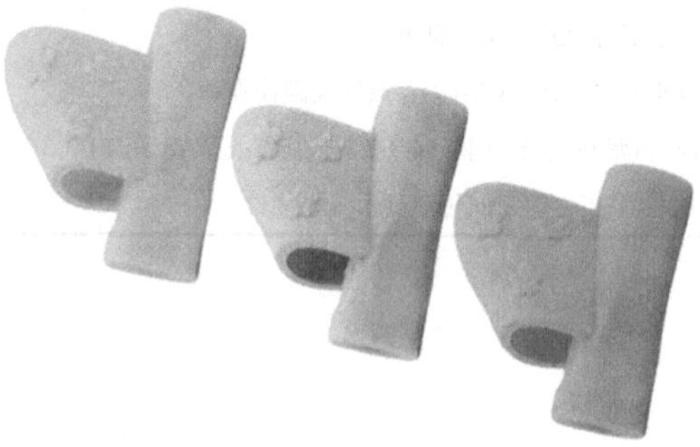

图 14-3-5 握笔辅具

对于握笔稳定性差或矫正握笔姿势，也可以选用加粗防滑的三点握笔辅具，或辅助控制的握笔辅具（图 14-3-5）。

（3）纸张与摆放位置：儿童在练习书写时，无论是中文、数字还是英文，书写时可以选用有格线或空白的纸张。通常在一二年级语文科目中书写汉字的作业本为 1.5cm×1.5cm/田字格、书写拼音为三线格，之后逐渐过渡到 0.8cm×0.8cm 的方格；数学科目从横向格逐渐过渡为空白纸张。作业治疗师可以根据儿童的需求，帮助儿童调整格线的大小和纸张的材质与厚度。

为了便于书写时可以看到笔尖和所写的字，建议右利手者将纸张置于身体中线的右侧，并向左倾斜 25°～30°；左利手者将纸张置于身体中线的左侧，并向右倾斜 25°～30°。

5. 获得性干预模式 获得性（acquisitional）干预模式以动作学习理论为基础，将书写视为一项复杂且高阶的动作技巧，该技巧需要经过练习、重复、强化与反馈等过程而获得。通常学习掌握一个新的技巧可以分为认知、联系或整合及自动化三个阶段。认知阶段（cognitive phase）主要了解学习任务，并发展出相应的认知策略，以利于学习新的动作；本阶段视觉控制占据重要部分。联系或整合阶段（associative phase）也可称为贯通期，将上一阶段习得的书写基本原则和技巧进行整合并加以熟练；此阶段本体觉的反馈越来越重要，而视觉控制的部分相应减少。在书写的自动化阶段（autonomous phase），已发展出熟练且稳定的写字技巧，可自动执行写字的动作，此阶段可将大部分注意力运用在更高阶的写作过程中。获得性书写技巧通常融入书写教学策略中。Graham 和 Miller 等学者曾提出关于指导写字的教学原则：①直接个别化教学原则；②根据评估结果拟定和调整的教学计划；③每日简短的写字课程；④每日持续学习。这些原则对于提高书写技巧是有意义的。

6. 视知觉干预模式 视知觉是儿童发展读写能力的基础。研究显示儿童眼球控制、视知觉能力与中文书写表现呈显著的相关性。视觉注意力会影响儿童的视觉信息加工处理能力，导致儿童无法正确学习字形、发音甚至文章的流畅性。视觉记忆力会影响儿童无法保存并回忆其视觉信息，如字形或字体的组成。视觉区辨能力（辨识、配对与分类）会影响儿童对字体的辨识，无法区辨相近字体的差异。视觉背景区辨能力会影响儿童在抄写时无法迅速找出要抄写的目标。视觉空间能力会影响儿童在书写时字体空间的排列、字体上下或左右颠倒，降低书写样本的易读性。视知觉干预方法可参考本书第九章。

二、书写教学策略

在我国需要书写的内容包括汉字、数字及英文字母。Lemer（2000）提出四种英文字母的书写策略方法：线条间练习（drawing between the lines）、描点写字（dot-do-dot）、减少线索的描写法（tracing with cues）、口语提示（verbal cues）。汉字的书写也可以参考上述方法，在田字格中描红练习。但由于汉字组成的复杂性，在教学策略方面，教育研究者在汉字的笔画、顺序和结构三个方面提出了具有参考价值的教学策略。

（一）基本笔画和顺序的练习

笔画是汉字的最小组成单位，可以着重笔画力度训练、笔画行笔技法训练及相似笔画对比训练。

1. 笔画力度 力度、方向训练不仅可以增强学生的腕力及灵活度，也可以提高书写汉字笔画的准确性。可以利用画图形进行方向、弯度、力度的训练。比如进行弯度训练，可以先在方格纸上画圆，顺时针画圆可以改善撇、弯钩、斜点的书写质量；逆时针画圆对捺、斜钩、卧钩等有积极的帮助。同时弯度的训练也有利于促进手部肌肉的发展，稳固握笔的能力。

2. 笔画行笔技法 细化笔画书写技法讲解，让学生明白笔画书写的原则。遵循楷书笔画书写的“写、挺、准”原则。其中“写”强调每一笔画都要有下笔、行笔、收笔三个过程。如写长横时，要重下笔—轻行笔—重收笔。“挺”指笔画写得有精神。如横、竖类笔画不能上下左右倾斜，带有弧度的笔画要圆转自如，避免出现折弯。“准”强调笔画的间架结构，可以引导学生观察每一笔画的下笔位置、长短、态势、粗细等。

3. 相似笔画对比 比如横有短横、长横之分，长横下笔要重，向右行笔要轻，最后收笔时向右按一下。整体呈现左低右高的态势，与水平线形成 3°～10°的夹角最佳。而短横轻下笔，由轻到重向右运笔，大致有长横一半时就立刻收笔，最后一下向右上扬。再比如撇、捺、点、提之间因书写位置的不同也存在细微的差异。相似笔画都可以引导学生从角度、长短、粗细等方面仔细观察后，对比练习。

4. 笔画变形 笔画在不同的字中会发生变化，如“横”与“提”、“捺”与“点”。“地”的偏旁“土”最后一笔本是长横，但在做偏旁时转为“提”；“木”最后一笔为长捺，但在做偏旁时，最后一笔是斜点。又如“氵”的三次点要有一定的弧度，不能垂直。有学者将笔画变形主要分为不同笔画的交换和同一笔画的弧度变形两大类。在教学中，可以将笔画变形分类对比展示给学生，并辅以例字帮助学生理解。

5. 笔画顺序 在理解笔画顺序基本规则的基础上，对一些出错率高的笔画顺序进行归类和对比。如形近字“乃”和“及”，“乃”的第一笔是横折折折钩，而“及”的第一笔是撇。独体字变为汉字部首时，有的笔顺也会发生变化。如“车”字第三笔是长横，而作为部首时第三笔为竖，第四笔才是横。也可以对形近字进行比较，从笔画、部件的区别特征出发，把相同部件舍去，只留下不同部件，促进学生对汉字笔顺和字形的识记，如“牙”和“芽”、“提”和“堤”等。

（二）结构排列

汉字的间架结构不合理会严重影响汉字书写表现的易读性和准确性。如“胖”间距过宽容易被误读为“月”和“半”。写字教学中可以引导学生观察每个字的笔画和部件在田字格中的正确位置（上下左右），也可以通过汉字间的对比分析，帮助学生找出汉字间架结构的规律。如独体字“王”，第一、二、三横分别不同，引导学生认识到前两横为短横，最下面的是长横，三横之间的间距基本相等。进一步观察汉字“至”“孟”等，引导学生总结最后一笔是横的字，一般皆为长横。另外，由于汉字中的合体字至少由两个单位组成，因此在注意笔画安排之外还应当注意结构的组合。左右结构、上下结构、全包围结构、半包围结构是常见的四种组合方式。左右结构的字还包含“左右不等”和“两边相等”两种类型。如左右相等的汉字“林”“欣”，左大右小的汉字“部”“幼”“即”等，左小右大的汉字“读”“议”“绩”等。另外，可以提醒学生在写上下结构的汉字时要尽量写小一点，笔画少的字要写得饱满，笔画多的字要写得细瘦匀称。

总体上，汉字书写的教学策略可依据汉字的形态，将其归类总结，引导学生在汉字的结构安排上尽量做到疏密匀称、字体平稳等要求。

总　结

作业治疗干预方法包括象征性游戏干预方法、感觉动作模式干预方法、神经发育理论干预方法、生物力学干预方法、获得性干预模式和视知觉干预模式。

第四节　案例分析——书写障碍

作业治疗临床推理 14-4-1

姓名：凯文。

性别：男。

就诊年龄：8 岁 10 个月 25 日。

诊断：学习障碍。

出生史与医疗史：自然生产，早期言语、运动和认知功能未发现明显的发育障碍。幼儿 6 岁时发现孩子学习写名字困难，可以书写简单的数字。就诊于儿童医院，进行韦氏智力测试，未发现智力低下，于相关机构训练 3 个月，无明显进步，具体不详。进入小学后，经过一年的学习发现各方面情况仍未好转，目前凯文书面作业不佳，学习成绩不理想。学校教师将其转介到作业治疗科，寻求鼓励凯文书写方面的指导。

就学史：凯文就读于主流小学，教育成就低于他的年龄和一般能力的预期。

家长主述与期望：凯文愿意配合学习，同时接受了校外的课程辅导，但学习成就仍然很低，写作业速度比同班大部分同学慢很多，考试成绩达不到平均水平。与母亲讨论凯文在家中的日常生活和作业完成情况后得知，凯文的生活独立性尚可，但穿衣服和书包、房间整理较为凌乱。一年级初父母花费较多时间关注凯文的学业，一年级第二个学期妹妹出生后，父母关注凯文学业情况的时间逐渐变少，由于他的作业和考试情况总是不佳，常常受到指责和批评。家长希望凯文能适当提高书写速度和学习成绩。

老师主述与期望：与班主任讨论凯文在学校的作业活动表现得知，大部分时间凯文比较安静，作业情况较为糟糕，课堂作业几乎不能按时完成，错字尤其是相似的字出错率非常高，常常写出行或格，由于学习成就比较低，很少主动举手回答问题。老师希望凯文书面作业可以清晰易读，可以按时完成课堂上的随堂作业，错字率降低，书写时尽量不出格或行，卷面可以相对整齐。

作业评估：

凯文接受了 SHARP 智能书写评估（包括手写速度和易读性等）、发育性眼球运动、视知觉技巧、视动整合测试、运动精熟度、临床姿势观察评估。

1. 书写评估表现（图 14-4-1）

通过智能书写分析结果表明凯文在易读性方面，出格的结果大于 2，提示字迹大且出格急需引起关注；在书写错误率方面结果为 1～2，提示需要关注。另外，书写时空中停留时间与空中/着笔比例结果为 1～2，提示需要关注。字体畸形不容易辨读。这也意味着凯文的手写缺乏流畅性。

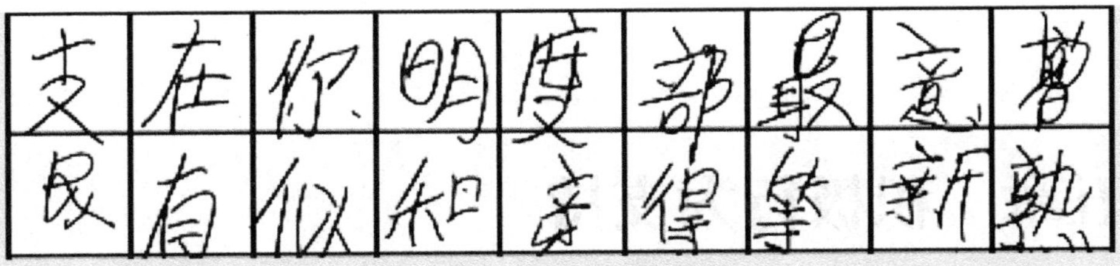

图 14-4-1　凯文的笔迹示例

2. 视知觉技巧

通过视知觉任务观察到凯文在图案连续性、空间关系和视觉区辨能力方面低于 75%的人群，视觉背景图形区辨能力低于 2%的人群，达到了临界的程度。

3. 视觉动作整合

观察到凯文在大小和细节的区辨方面错误相对较多，动作协调能力和运动的准确性都较弱。

4. 眼动校正时间

水平眼动校正时间 65.84 秒，超过了 5%的人群；垂直眼动校正时间 34.465 秒，超过了 70%的人群。

5. 运动精熟度与临床姿势观察

表现为速度和准确性方面较弱，临床姿势观察评估方面未发现明显的问题。

问题分析：

凯文在许多领域都遇到了轻微的困难。分析其原因主要如下。

1. 视知觉处理不成熟。

2. 运动技能缓慢和不流畅。

3. 在书写时缺乏组织和计划思维的能力。

总结与建议：

1. 治疗目标：

两个月内，个案能够：

（1）改善字迹控制，出格结果控制在 1～2。

（2）降低错误率，错误结果控制在 1 以内。

（3）使用准确和相对流利的笔迹来完成常规的书面作业，适当提高完成作业的速度。

2. 治疗策略与方法

以小组的形式进行治疗性作业活动干预，每次 1.5 小时，每周 2～3 次，4 周为 1 个治疗周期。干预内容如下。

（1）视知觉技巧：视觉区辨使用设计块、镶嵌形状和拼图游戏等练习。

（2）视觉动作整合能力：①用笔在不同难度的迷宫纸上进行练习；②练习“∞”并在纸上盘旋练习，直到可以毫不费力地完成它们；③在不同大小的格子内练习“∞”，直到流利地完成并且不出格。

（3）手部动作控制与动作计划能力：设计特定形式的手工类活动，借用折纸，使用剪刀、轻黏土及具有弹性的材料训练手部的力量和灵活性。

（4）书写教育策略：着重进行相似笔画和字体的区辨练习，在不同大小的格子或横线内进行书写练习。

（5）家长与老师支持跟进：定期与家长和老师沟通，了解凯文在家庭作业和课堂上的表现、遇到的困难，及时给予支持和调整策略。

第十五章　积极行为支持

学习目标

读完本章后，读者将能够：

✓ 定义问题行为和积极行为支持。
✓ 解释以家庭为中心的积极行为支持。
✓ 解释学校范畴的积极行为支持。
✓ 操作行为功能分析的评估。
✓ 设计积极行为支持理论的干预。

第一节　积极行为支持的相关理论

一、问题行为

行为是个体的一种外在表达和交流方式，可以具有许多不同的形式和意义。某种行为是适当行为或是问题行为取决于特定情境下的环境和规范。在很多情境下，问题行为（problem behavior）被视为对于周围刺激或环境的负性回应。作业治疗师对儿童的问题进行管理时，一定需要知道所有的行为都属于一种交流的形式，具有一定的意义。

儿童的问题行为可能表现出四类功能：①正强化功能，即获得其所期望的刺激物，如照顾者的关注或者物质奖励；②负强化功能，即逃避或回避令其厌恶的刺激或环境，如引起其恐惧、焦虑的刺激物或环境；③避免情景发生，如避免引起其不愿看到的情境的发生；④感官刺激调整功能，即获得生理上的刺激或者逃避生理上的不舒服感等。

问题行为的发生与儿童的内在因素和外在因素相关。内在因素是指由于儿童自身缺乏相关的能力或状态，故而无法表现出适当行为的因素，如情绪管理能力弱、自我管理能力弱、疲惫等；外在因素是指无法由儿童控制的导致其无法表现出适当行为的因素，如任务难度过大、陌生的环境、他人的行为等。

二、积极行为支持

积极行为支持（positive behavior support，PBS）是20世纪80年代由Horner等在应用行为分析（applied behavior analysis，ABA）的基础上发展起来的行为干预科学，是一种通过教育和（或）系统改变的方式发展个体积极行为的干预方法。积极行为支持的目标是减少或预防个体问题行为发生和改善个体生活方式，最终达到提高个体生活质量的目的。其中，“积极行为”是指所有能提高个体在多种情境下成就感和满意度的行为技能，“支持”是指一切可以教育、强化和发展积极行为的教育方法和一切有助于发展积极行为的系统改变的方法。

积极行为支持最初用于代替厌恶疗法，现在已经被广泛地应用在多种环境和领域中。积极行为支持的核心是行为科学、实践干预、社会价值和系统观点的整合。

（一）行为科学

现有的人类行为科学认为人类的行为受其认知、心理、发育、环境等的影响。虽然不是所有的人类行为都是后天习得的（如生物行为），然而行为科学认为大多数的人类行为可以被后天习得或者可以通过改变环境等因素被改变（如“近朱者赤，近墨者黑”）。积极行为支持正是建立在这种行为科学的基础之上的。行为科学可以帮助我们更好地理解问题行为的发生，随之帮助我们更好地处理问题行为并促进适当行为。

（二）实践干预

人类行为科学促进了实践干预的发展。积极行为支持通过在干预中实践科学，创造科学。积极行为支持强调学习是改变行为的重要工具，通过实践干预可以帮助预防并减少问题行为的发生。因此作业治疗师应通过实践行动关注个体的行为学习及帮助其改善学习的环境（如环境布置、学习模式等）。

（三）社会价值

积极行为支持的宗旨是行为的改变具有社会意义。同时，由于干预方法与个体的家庭、学校、社区及其他支持人员的价值观之间的适应性决定了干预的质量和持久性，所以积极行为支持的干预需要与个体及其家庭所生活的社会和崇尚的文化相适应。任何的行为支持都不应造成个体的躯体或心理伤害，也不能给个体的其他支持人员带来消极影响。积极行为支持相比于问题行为本身的减少，更加注重个体能力的提升和生活质量的提高。

（四）系统观点

积极行为支持坚持以全面的视角系统地处理个体所处的多种环境、面临的多类社会关系及多样的政策要求。积极行为支持的系统视角将问题行为特点、预防问题行为发生及其他环境因素等都考虑在内，可以为个体提供连续的行为支持。如果没有一个系统的方法，那么干预方法的视角是局限的，而且对于行为改变的结果也会是暂时的。

三、以家庭为中心的积极行为支持

（一）定义

以家庭为中心的积极行为支持（family-centered positive behavior support）是指围绕家庭需求开展的积极行为支持。在实践过程中，家庭不仅仅作为合作者参与到儿童的行为干预中，更重要的是作为主要的服务对象和决策者。

（二）特点

家庭在儿童的教育和社会发展中扮演着重要的角色。对于儿童而言，其社会技能和行为发展的最初、基本情境就是家庭。基于这种情况，作业治疗师通常会考虑将服务对象设为儿童及其家庭，并指导家庭成员对儿童的行为问题进行决策和支持。

1. 强调家庭成员和专业人员之间要建立合作的伙伴关系 强调家庭成员与专业人员之间的合作是积极行为支持的核心价值观。家庭成员与作业治疗师之间应建立相互信任和相互尊重的平等关系，并由双方共同选择儿童的干预方向和目标，共同制订干预计划。

2. 重视功能评估 功能评估是积极行为支持的基础，功能评估可以确定问题行为和引发该行为的环境因素之间的特定关系。功能评估可以帮助作业治疗师了解儿童的性格特点、家庭环境、生活方式等，是制订理干预计划的依据。

3. 强调行为干预计划的环境适应性 以家庭为中心的积极行为支持强调干预计划与儿童家庭的适应性。判断干预计划是否符合家庭的特点，包括儿童、干预实施者和干预环境的特点，例如，家庭构成及成员之间的关系、家长能力、家长性格、家庭资源、家庭的文化、家庭价值观及家庭日常的活动安排等。只有当干预计划与儿童的家庭背景契合时，家庭成员才更有可能接受这个计划，并坚持长期执行。有研究指出，具备良好环境适应性的行为干预有如下特点：①承认家庭的文化和语言背景；②在功能评估、计划制订、执行和行为支持干预的评估过程中与家庭建立合作的伙伴关系；③考虑到家庭生态学因素；④选择家庭活动情境作为干预情境；⑤父母或其他家庭照料者关于计划的可接受性、可行性、有效性、持久性和满意度的评价比较高；⑥家庭的生活质量得到改善。

4. 强调有意义的生活方式的改变 以家庭为中心的积极行为支持的目标不仅在于减少儿童问题行为的发生，更重要的是促进儿童及其家庭的总体生活质量的提高。相关研究也证明了以家庭为中心的积极行为支持不仅对儿童个人，甚至是对其家庭生活质量的提高也有极大的帮助。有意义的生活方式的改变体现在：与家庭成员的关系得到改善，能够参与到家庭或社区活动中去等。

5. 将家庭日常的生活活动作为分析和干预的单位 受到家庭生态系统理论的影响，以家庭为中心的积极行为支持往往将家庭或社区的日常生活活动作为分析和干预的单位，如起床、就餐、购物、和家人看电视、和兄弟姐妹游戏、准备睡觉等。这些活动对于家庭生活来说是很重要的，但却因儿童的问题行为而不能顺利进行。将家庭日常中的生活活动作为分析和干预的单位能够维持干预的结果并将此积极结果泛化到其他各处，因此，所制订的积极行为支持计划应该能够帮助家庭成员首先在日常的生活活动情境中给予儿童支持。

6. 制订多元素的干预计划，强调问题行为的预防和适当行为的培养 在以家庭为中心的积极行为支持中，干预计划往往是综合的和多元素的，强调要针对各种各样的环境因素（如情境因素、前置事件、行为结果等）设计多元素的干预策略，包括生态环境改变策略（即改变问题行为产生的大环境以保证干预效果的实现和维持，如教授父母正确的教养方式等）、前置事件控制策略（即控制行为发生前的事件以避免问题行为的出现，如在指出儿童错误之前先讨论其积极的行为）、教育训练策略（即采用各种教育策略以保证干预的效果和维持）和结果处理策略（即针对已经出现的问题行为给出的最适的结果处理方案以避免问题行为恶化和促进适当行为）等多种干预策略。

四、学校范畴的积极行为支持

（一）背景

2000 年，Horner 和 Sugai 指出学校范畴的积极行为支持是一种通过为全体学生提供行为支持，使学校具有安全而有效的教学环境的系统化方法。儿童的行为问题在学校范畴内可能会为其带来很多的消极影响。首先，问题行为本身会阻碍儿童的社交能力和沟通能力的发展与提高，降低儿童的学习兴趣和学习效果并限制其学习机会。其次，儿童的问题行为可能会引发学校其他个体的排斥，使其在学校中处于边缘化的状态，不利于儿童的身心发展。21 世纪初，在学校范畴内应用积极行为支持逐渐成为积极行为支持发展的核心。且在近几年来，它已经逐步形成了系统化的问题解决模式。

（二）定义及特点

1996 年，Walker 等提出了连续的、三级水平的预防性干预策略（图 15-1-1），这一干预策略遵循以预防为先导的理念，为所有学生制订连续的、系统的预防性干预措施，以帮助学生实现学业上的成功和行为上的改善，也被称为“学校范畴的积极行为支持”(school-wide positive behavior support，SWPBS)。在 SWPBS 体系中，随着学生问题行为程度的加深，积极行为支持的程度也在增加。SWPBS 首先对所有学生采取全体性的一级预防干预，假设一级干预对大约 80%的学生是有效的，那么接着对有问题行为风险的学生采取群体性的二级预防干预，假设对 15%的学生起到了作用，最后需要对剩下 5%长期出现严重问题行为的学生实施个体化的三级预防。SWPBS 旨在通过对学生的分级预防干预改善学校的学习氛围，改善学生的情感和行为表现，以及提升学生的课业成绩。

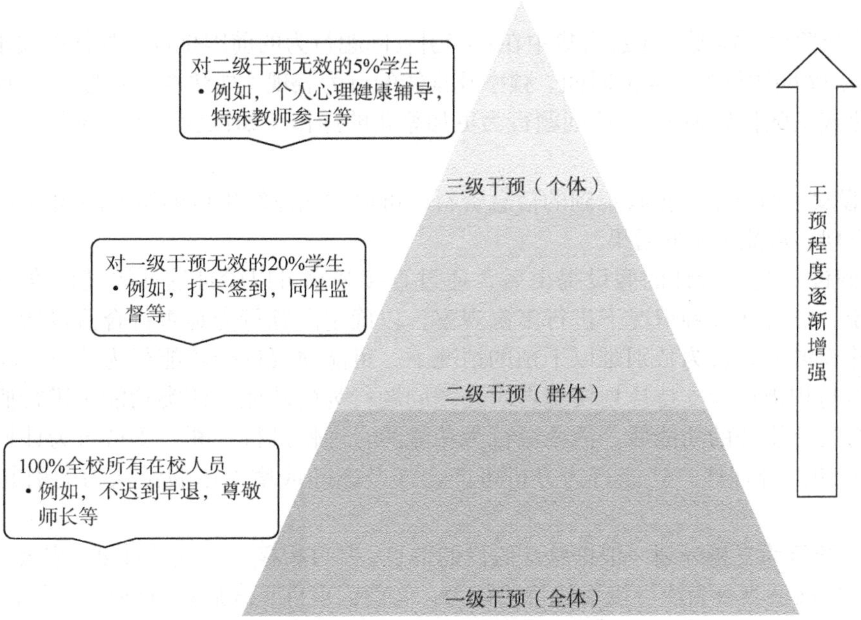

图 15-1-1　SWPBS 三级预防性干预策略

第二节　行为评估

一、功能行为分析

（一）功能行为分析理论

积极行为支持认为问题行为的产生是具有某项功能的，功能评估旨在分析确定问题行为和引发问题行为的环境因素之间的特定关系。功能行为分析（functional behavior analysis，FBA）由应用行为分析（ABA）改变发展而来。功能行为分析是指一系列用于识别个体问题行为及引发、终止或维持问题行为出现的事件的分析方法。功能行为分析的目的是为积极行为支持提供依据，增加干预计划的有效性和成功率。实际上，积极行为支持就是基于功能行为分析的结果而产生的干预方法。积极行为支持的核心成功要素之一正是是否可以有效识别出引发、终止或维持问题行为的事件。具体举例而言，如果可以有效识别出可能引发问题行为的事件（前因事件），那么就可以通过对前因事件或环境进行干预来促进适当行为取代问题行为的发生。

功能评估可以通过直接或间接地观察和访谈完成，功能评估的结果可成为确定行为功能假设的基础来指导个别化的行为支持计划。积极行为支持的观点认为，一个好的功能评估不但能够提供行为功能的信息，而且能够提供有关家庭环境、生活方式、儿童特点的信息，有助于制订科学合理的干预计划。

（二）一般操作步骤

功能评估及产生相应积极行为支持干预计划包含6个主要步骤：信息收集、提出假设、验证假设、制订积极行为支持计划、完成干预计划脚本、定期随访。

1. 信息收集 通过查询个人病历、访谈或直接观察等方法获取儿童问题行为的相关资料。收集资料的主要内容包括：①观察到的问题行为和未观察到但存在的问题行为；②需要更多适当行为的情景。

在信息收集阶段，需要将注意力集中在：①引发问题行为的前因事件（如任务要求、指示、同伴/成人请求）；②问题行为发生的时间、频率及具体的行为表现（如注意、回避）；③可预见的后果事件（正强化或负强化后果）；④使问题行为更加恶化的操作（如饮食、医疗条件、睡眠、疲劳、社会冲突等）。

2. 提出假设 通过第一步收集到的信息资料，可以归纳总结出可能诱发问题行为的条件/事件及问题行为出现后可能带来的后果。

3. 验证假设 当可验证的假设提出后，通过直接观察可以验证这些陈述的准确性或可预测性。一般来说，需要在多种情况下进行多次观察，以确定问题行为是否符合假设所提出的条件。在假设难以建立或问题行为特别难以干预的情况下，可能建议进行功能行为分析。功能行为分析需要专业人员与积极行为支持计划实施者对儿童问题行为的功能（四类功能）进行假设和评估。在确定问题行为所服务的功能后，需要对行为功能的合理性进行判断。支持行为计划的制订应参考问题行为的功能合理性。功能行为分析可能会涉及删除或增加原假设认为的引起问题行为的因素。

4. 制订积极行为支持计划 根据验证假设的信息，制订积极行为支持计划。积极行为支持计划主要针对：①发展适当行为或可接受的替代行为；②前因事件；③后果事件；④设置事件。

与其他单一维度的干预方法不同，基于功能行为分析的积极行为支持干预方法：①以教育为重点（例如，帮助个体学习适当行为或可接受的代替行为等）；②以预防为重点（例如，中和或消除可能会引起问题行为或使其恶化的因素）；③以环境为基础（例如，重新安排发生或可能发生问题行为的环境）。

5. 完成干预计划脚本 干预计划脚本是为了提前制订何时、何地、如何及由谁来实施积极行为支持计划，并且也将应对紧急情况的应急计划列入其中。有时，干预的资助机构或个人也会出现在脚本当中。

6. 定期随访 定期收集有关积极行为支持计划有效性和效率的信息，并定期对计划的执行情况和干预效果进行评估，必要时需要对支持计划进行合理的修改。

二、适应行为评定量表第二版

（一）适应行为评定量表第二版理论介绍

适应行为评定量表第二版（adaptive behavior assessment system-second edition，ABAS-Ⅱ）由美国心理学家Oakland和Harrison编制而成，用于评估儿童适应技能方面的行为表现力。其结构设计基于三个重要的理论：①美国精神发育迟缓协会（American Association on Intellectual and Development Disabilities，AAIDD）提出的适应性行为的概念；②适用于特殊教育和残疾分类的法律与标准；③美国精神病学会（American Psychiatric Association，APA）发布的《精神疾病诊断与统计手册》第四版（The Diagnostic and Statistical Manual of Mental Disorders 4th，DSM-Ⅳ）。因其理论体系

完善且具有良好的信效度，珠海京美心理测量技术开发有限公司与美国原出版机构 Western Psychological Services（WPS）公司联系并获得授权，出版了 ABAS-Ⅱ中文版（儿童用），并在 2014 年完成了中国常模的制订。

（二）ABAS-Ⅱ中文版（儿童用）的版本及评估内容与评分标准

ABAS-Ⅱ中文版(儿童用)适用于6～18岁的儿童青少年,评估量表须由父母和教师填写。ABAS-Ⅱ中文版（儿童用）对三个层次进行评估（图 15-2-1），第一层次对儿童的总体适应能力进行评估，得到一个平均数为 100、标准差为 15 的一般适应综合能力分数；第二层次对儿童在主要适应领域的能力进行评估，得到三个平均数为 100、标准差为 15 的主要适应领域分数；第三层次对儿童具体的适应技能进行评估，得到九个平均数为 10、标准差为 3 的分量表分数。得分越低，表明儿童智力障碍程度越大。

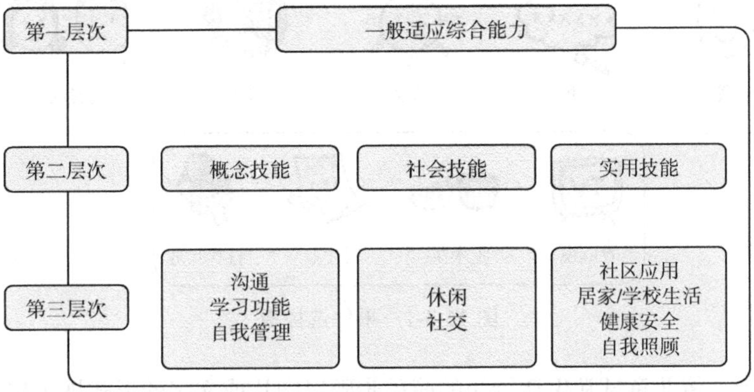

图 15-2-1　ABAS-Ⅱ中文版（儿童用）的内容结构及名称

（三）ABAS-Ⅱ中文版（儿童用）的特点

ABAS-Ⅱ中文版（儿童用）具有以下独特的优势。

（1）删除非常简单的题目，增加少量有难度的题目，使得量表不仅适用于特殊儿童，也可用于对正常儿童的评估。

（2）为每个分量表增加对儿童适应性行为总体表现的评估，方便了解填表人的主观看法。

（3）增加对家长和教师评估结果的比较分析，方便了解儿童在不同环境中的表现差异。

第三节　积极行为支持干预

一、预防/减少问题行为发生

（一）减少有害事件发生率

儿童通常会通过问题行为来表达或回应令其恐惧或担心的事件或场景。作业治疗师应站在儿童的角度看待其周围的环境和事件，尝试寻求引起儿童恐惧或担心的事件。同时，可以通过讲解社交故事帮助孩子对令其恐惧或担心的场景或事件有所准备。

（二）排除疼痛和疾病

当个体存在躯体的疼痛或疾病时，外在的表现因人而异，但绝大多数表现会被认为是问题行为。

由疼痛引起的问题行为经常是突然出现的，且与儿童的体位有关，通常表现为无明显外因下的抗拒行为，如推开大人的手等。当儿童存在言语问题时，这种由于疼痛引起的问题行为更无法被其描述清楚，照顾者通常也很难识别出来。因此，作业治疗师在面临儿童的问题行为时，应首先确定是否有躯体疼痛或疾病的因素。

（三）视觉积极行为支持

1. 提供选择板 作业治疗师可以通过低科技（如图片和绘画等）或高科技（如平板电脑等）的形式将情景以书面形式具象化，形成事件选择板（图 15-3-1）。当儿童口语能力有限时，可以通过手指选择板来表达自己，同时也可以通过选择板增加词汇和理解。对于尚不能理解符号表达的儿童，可以提供实物来形成实物选择板帮助其表达和沟通。

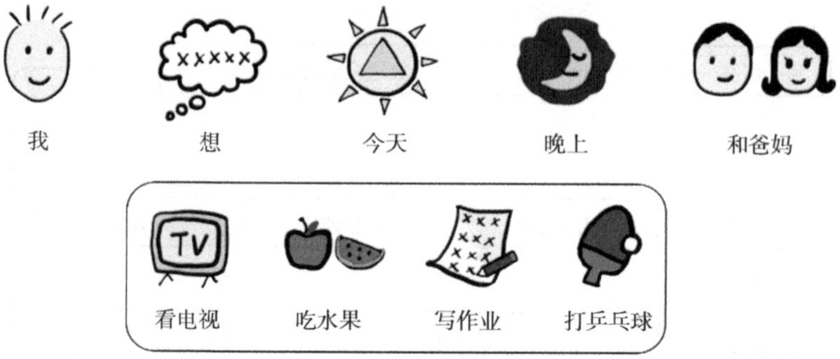

图 15-3-1 事件选择板

2. 视觉顺序板 将儿童日常生活行为的简单步骤以图片或文字的形式展示出来，可以给予儿童视觉指示，帮助其顺利完成相应的行为并减少问题行为的发生。例如，通过使用图片加文字的形式向儿童展示刷牙的顺序和步骤，对其自主完成刷牙有帮助（图 15-3-2）。

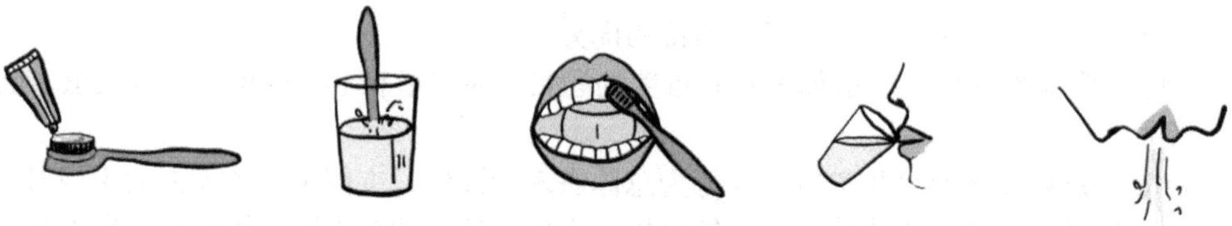

图 15-3-2 儿童刷牙顺序图解

3. 图片时间表 当儿童对未来发生的事情已有预期时，对未来发生的事情的恐惧和担心会减轻，因此会大大减少其问题行为发生的可能性。使用图片时间表（图 15-3-3）可以提供给儿童未来可能发生的事情，给予其心理和躯体的预期。

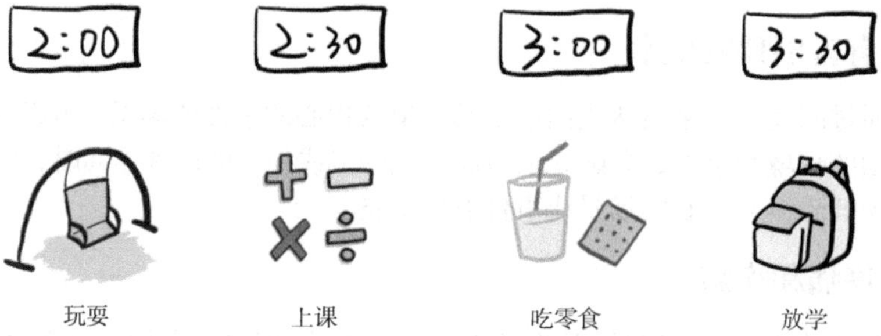

图 15-3-3 幼儿园下午活动时间表

（四）使用肯定的陈述

使用肯定的陈述告知儿童做适当的行为，而避免使用否定的陈述否定儿童的行为回应。一方面，一味地否定并不能让儿童自我理解何为适当行为，未来应该做出什么行为来替代问题行为，反而可能会激发孩子的逆反心理，恶化问题行为。而使用肯定的陈述则可以告知孩子何种行为为适当行为，可以被社会和他人所接受。另一方面，肯定陈述的行为建议可以唤起孩子取悦他人的欲望，有助于保持积极的氛围。此外，在传递指令时演示被指示的行为更有助于增加孩子对所传达内容的理解。

（五）任务难度与个体能力匹配

当任务的难度需求远远超越了个体的能力时，儿童会出现沮丧、失落、愤怒、不甘等情绪，这些情绪会导致儿童产生沉沦或暴躁的问题行为。同样的，当任务的难度需求远远低于个体的能力时，儿童会出现无趣、厌倦、疲惫等的情绪，这些情绪也会引起儿童产生倦怠或不配合的问题行为。因此，作业治疗师在设计积极行为支持的活动时，应充分衡量儿童自身的能力和期望，来帮助儿童获得与之相匹配的任务难度，促进其展示出适当行为。

（六）提供促进参与的环境

儿童在处于无聊或厌倦的情境下通常会产生问题行为。作业治疗师应尽力营造可以促进儿童参与的环境，减轻儿童的无聊情绪以此减少问题行为的发生。以环境中物品的摆放为例，应尽量将所需物品整齐摆放至方便儿童取用的位置，并可以根据不同发育水平的儿童设置不同的取用难度。

此外，还有多项中等强度以上的研究表明运动及体育锻炼可以减少儿童注意力不集中等问题行为。因此，作业治疗师可以考虑使用基于运动的作业治疗干预，帮助儿童及青少年调节情绪、避免问题行为的发生，同时帮助他们建立规律性的运动表现模式。

（七）发展新技能

当原有技能未能达到期望的表现力时，会激发个体的愤怒情绪。儿童通常会通过问题行为来表达和发泄其愤怒的情绪。一般来说，在制订干预计划时，通常将影响个体独立性的生活技能列为优先处理的问题，然而，帮助儿童发展社交或参与技能也十分重要。拥有良好社交和参与技能的儿童通常较少出现愤怒的情绪，或者在出现愤怒情绪时也可以通过适当行为有效化解。因此，作业治疗师需要考虑为儿童提高原有技能或发展新技能的行为提供支持。

二、增加适当行为表现

（一）赞赏适当行为

成年人的支持和鼓励可以激发儿童的积极性，增加其适当行为的表现。儿童的支持人员（如家庭、学校、社区等）应当识别、赞赏并加强儿童的适当行为。同时，支持人员需要将赞赏具体化，表现为具体地指出儿童的何种行为是适当的及这种行为会为自己或他人带来什么影响等。相比于笼统的赞赏，具体的赞赏不仅可以提高儿童的自信心，促进与成年人之间的关系，而且与肯定的陈述相同，可以帮助儿童清楚地识别何为适当行为，并提高其使用适当行为代替问题行为的可能性。

（二）增强个体的控制力

儿童通常难以合理控制周围环境的情况，同时个体自身控制力的不足也使得问题行为时常发生。通过在干预过程中允许儿童自由选择活动，决定活动开始的时间和顺序，可以帮助其了解即将发生的事情并在事情发生时表现出更好的控制力和相应的适当行为。同样的，这样的经历不仅让儿童感觉到自己的重要性，还建立了其与作业治疗师之间良好亲密的治疗关系，因此未来儿童可能会通过有效地表现适当行为来继续保持亲密的治疗关系。

（三）交流

当儿童无法使用有效的语言交流传递信息时，他们就会使用姿势或行为表现来传递信息。当儿童想要传递积极的情绪时，他们可能会笑、亲吻或拥抱物品或人物；当儿童想要传递消极的情绪时，他们可能会哭闹、推开或躲避令其恐惧或愤怒的情景或人物。而当儿童传递的消极信息没有得到回应时，往往会导致更加严重的问题行为暴发。因此，作业治疗师可以引导儿童学会如何适当地表达积极或消极情绪，并对儿童的情绪表达给予合理的回应，以此来有效避免问题行为的发生。

除此之外，支持人员向儿童传递的信息也应该是清晰且有效的。当儿童确认信息已经由支持人员完成了传递而自己并未成功接受时，沮丧的情绪会引发问题行为的出现。因此向儿童传递信息的方式应当是直接的、简单的、言语与非言语配合的（例如，使用手势或姿势配合言语传递信息等），同时也需要给予儿童更多的时间去接收并处理信息，这样就会减少儿童因为信息传递问题引发的消极情绪和问题行为。

（四）与感官需求契合

周围的各种刺激通过人体感受器传入中枢神经系统，在中枢神经系统中，这些感觉信息通过各种电生理和化学机制被加工和处理，然后中枢神经系统会对这些感觉信息给予行为或情感上的回应。如果个体无法正确地加工和处理感觉信息，那么一些错误的问题行为就会外显出来。通常情况下，这些问题行为被归纳为感官追寻和感官回避。感官追寻是指个体需要丰富的感觉刺激输入。感官回避是指个体回避各类的感觉刺激输入。无论感官追寻还是感官回避，其本身都不是一种问题行为。然而，在一些特定的情境下或者个体的感觉刺激输入需求过于极端时会引发问题行为。举例来说，儿童可能会需要寻求触觉刺激输入来满足感官需求，他会通过捏揉压力球这种适当行为得到满足，但当其抢夺其他同伴的压力球时则被认为是一种问题行为。因此，作业治疗师应当关注儿童的感官需求，通过调节周围环境的刺激物来调整其的感觉刺激输入量，来帮助个体达到最佳状态并表现出适当行为。当儿童需要更多的感觉刺激输入时，作业治疗师需要识别所需刺激的类型并通过物品或事件来满足其需求，例如，对于需要前庭觉和本体觉刺激的儿童，可以通过“跳房子”游戏增加感觉刺激的输入，促进儿童的活动参与。当儿童需要减少感觉刺激输入时，作业治疗师需要识别引起儿童问题行为的刺激类型，并减弱此类感觉刺激输入，例如，对于听到汽车鸣笛声会尖叫的儿童，可以通过关闭门窗、播放轻柔的音乐来帮助其缓解问题行为，增强儿童的注意力。

三、具体策略举例——“虚拟货币”法

虚拟货币法属于一种奖惩制度。当儿童完成一件适当行为即可获得相应数额的虚拟货币，这些积累的虚拟货币可以用来兑换儿童期望做到的一件合理的事情。然而当儿童表现出问题行为时，就需要扣除相应数额的虚拟货币。举例来说，假设每独立完成一件早起个人卫生活动（如刷牙、洗脸、穿衣服等）就可以获得 2 个虚拟货币，未能独立完成则扣除 1 个虚拟货币，3 个虚拟货币可以兑换一份水果糖奖励，5 个虚拟货币可以兑换 5 分钟的看电视奖励。具备独立完成能力的小童早起后独自完成了穿衣和洗脸，但是需要照顾者 10%的帮助才完成了刷牙。那么小童在早上获得了 3 个虚拟货币，可以兑换水果糖却需要更多的虚拟货币才可以兑换高阶的看电视奖励。

在虚拟货币法的应用中，作业治疗师需要帮助家庭明确规则，虚拟货币的获得一定是要完成一件具体的适当行为，而且根据完成行为难度的不同给予不同数额的货币，形成奖励虚拟货币与某种

具体行为之间的关联。通过外部干预引发儿童积极行为的内在动力，帮助儿童加深对适当行为的理解和展示适当行为的欲望。此外，虚拟货币的扣除规则应当比获得规则更加宽松，这样可以提高儿童的积极性，也可以促进“虚拟货币”法的持续性。

四、案例分析

小童（女），2011 年 5 月 1 日出生，评估日期为 2022 年 5 月 1 日。小童既往无重大疾病史、无精神疾病史、无手术史。

（一）家长主诉与期待

（1）小童在三年级以前可以自主完成课业，学习成绩也不错。但自从四年级起，学习上有些吃力，在五年级的时候还因学习和问题行为被请家长 3 次。

（2）每当家长督促小童学习时，有时表现出闷闷不乐，有时甚至会大发脾气。

（3）家长希望小童可以像过去一样，做一个“听话”的好孩子。

（二）评估

【针对家长主诉，以人-环境-作业活动模式（person-environment-occupation，PEO）为指导，运用访谈、直接观察法、功能行为分析等方法进行评估】

与小童母亲访谈后得知，小童已于 2022 年 2 月 1 日完成儿童精神心理健康的就诊，但未被诊断出任何精神疾病。在 2020 年 9 月 1 日（小童四年级升学）的时候小童的弟弟出生，弟弟出生后母亲对于小童的学习监管和生活的陪伴较之以往减少很多。与小童班主任老师访谈后得知，小童在四年级上半学期并未与以往有明显差异，但是从四年级下半学期开始，就经常上课心不在焉，当老师指出课业完成中的错误时，小童会出现生气和不屑的表情。五年级开始，小童有时会用不文明语言对老师进行抗议，但老师并未与其起争执，而是事后请家长到校沟通。与小童访谈时，小童全程表现出不耐烦，但还是得知小童认为父母都喜欢弟弟并不在乎自己，所以她开始自我放任且不再听从任何人的管教。

通过对访谈信息的整理和分析，采用功能行为分析对小童的问题行为进行评估（图 15-3-4）。首先，作业治疗师提出了引发小童在家庭或学校问题行为的可能的前因事件及问题行为出现后可能带来的后果；然后，作业治疗师通过直接观察小童在学校中的表现，验证先前提出的假设，同时也与小童的母亲一同分析了问题行为的功能合理性。

最终，作业治疗师将小童的老师和家长作为积极行为支持计划的实践者，同他们一起制订了干预计划。

第一步　信息收集

查询小童的个人病历；与小童进行访谈；与小童的老师和家长进行访谈；直接观察小童在学校的表现等。

第二步　可验证的假设

通过对第一步获取信息的分析，作业治疗师认为：

当老师要求小童检查试卷中的错误题目及不完善的简答步骤时（前因事件）：

- 小童拒绝听从老师的建议并使用不文明语言抗议（问题行为）。
- 这时她的老师可能会放任不管，而将注意力转移到其他同学身上（保持结果）。

当家长帮助弟弟用餐结束后，询问小童的今日学习情况时（前因事件）：

- 小童拒绝回答并发脾气（问题行为）。
- 这时家长可能批评小童的发脾气表现，转而再次关注弟弟（恶化结果）。

第三步 验证假设 通过直接观察小童在语文、数学、英语、书法课上的表现并记录下来问题行为及其前因事件和后果事件。

第四步 制订支持计划 小童的老师和家长将帮助小童学会在遇到困难（如课业）时向他人求助和沟通（行为教学）。 在指出小童的错误前先与其讨论积极的行为（例如，答对了某类题目、帮妈妈收衣服等）（前因干预）。 在小童向他人求助和沟通后给予口头表扬等（后果干预）。

第五步 完成干预计划脚本 小童的老师和家长成为积极支持行为的实施者。作业治疗师为他们提供简易的干预计划脚本帮助他们顺利完成行为干预计划。如果儿童的问题行为出现恶化，及时咨询作业治疗师并获得解决方法。

第六步 定期随访 作业治疗师在两个月内每周与小童的老师和家长沟通，并及时给予相应的帮助与支持。

图 15-3-4 以小童为例的功能行为分析及积极行为支持干预计划

（三）问题分析

（1）小童自己误以为父母忽视自己，因此常常表现出闷闷不乐的低落情绪。

（2）小童的家庭问题行为具有正强化功能，希望可以通过问题行为获得父母的爱和关注。这是儿童的合理需求。

（3）在父母对小童的关心却换来小童的负性情绪后，父母的批评和忽视都会恶化小童的问题行为。

（4）小童将家庭的负性情绪带到学校后，使其对于老师的建议更加敏感，引发新的问题行为。

（四）治疗建议

（1）建议母亲可以增加对小童的陪伴时间和沟通次数。满足小童所期望的合理需求，这或许可以减少小童的问题行为。

（2）建议父母和老师对小童采取“欲抑先扬”的方式指出小童的表现不足，避免直接指出小童的错误，激发小童的进步心理。

（3）在老师和家长的配合下，帮助小童学习如何使用适当行为或可接受的代替行为等表达自己的负性情绪。

知识拓展 15-3-1

动物辅助治疗（animal assisted intervention，AAI）被认为是一种有利于建立积极行为的经济、有效的替代疗法，可用于儿童的日常作业干预中。动物可以给予儿童陪伴和安全感，存在问题行为的儿童可能会与动物产生共鸣并可能从动物身上学习积极行为。因此作业治疗师可以建议存在问题行为的儿童进行动物照料及与动物交流等活动来帮助他们缓解消极情绪，减少问题行为的发生。

拓展阅读：

O'Haire ME，McKenzie SJ，McCune S，Slaughter V.Effects of classroom animal-assisted activities on social functioning in children with autism spectrum disorder.The journal of alternative and complementary medicine，2014，20（3）：162-168.

Huang N，Abel R，Mouradian L，Steckler S.The Effect of Animal-Assisted Therapy（AAT） on OT in a Pediatric Clinic.The American Journal of Occupational Therapy，2019，73（4_Supplement_1）：

7311505169p1-.

Jensen L，Verbrugge A，Holmes M，Turner E，Palea C，Koussa T.Effect of animal-assisted activities on children in a behavioral classroom：A pilot study.The American Journal of Occupational Therapy，2018，72（4_Supplement_1）：7211515282p1-.

总 结

不论问题行为还是适当行为（积极行为），都是个体与社会交流的一种方式。儿童的问题行为通常会表现出四类功能：正强化功能、负强化功能、避免情景发生和感官刺激调整功能。积极行为支持是一种通过教育和系统改变的方式发展个体积极行为的干预方法，其目标是减少或预防个体问题行为的发生和改变个体的生活方式，最终目的是提高个体的生活质量。作业治疗师可以采用功能行为分析或量表，如文兰适应行为量表，对儿童的行为进行评估和分析，为其制订积极行为支持干预计划。积极行为支持干预的核心主要是预防/减少问题行为发生和增加适当行为表现。

第四部分

实践领域

第十六章 医　　院

学习目标

读完本章后，读者将能够：

- ✓ 了解作业治疗在早产儿和儿科重症监护病房（NICU 和 PICU）中的任务角色。
- ✓ 熟悉早产儿和儿科重症监护病房（NICU 和 PICU）中婴儿的评估与治疗干预。
- ✓ 掌握作业治疗师与早产儿和儿科重症监护病房（NICU 和 PICU）中的家庭合作的角色。

第一节　新生儿重症监护病房

一、广义上的新生儿重症监护病房

在美国有大约 10%的婴儿是出生于怀孕 37 周前的早产儿（United States Centers for Disease Control and Prevention，2021）。导致早产的危险因素包括高血压、糖尿病、高龄妊娠（Gupta 和 Froeb，2020）、人工受孕（Cavoretto 等，2018）、早产史、多胎妊娠、缺乏产前医疗护理（Stewart 等，2019）及居无定所或种族系派等社会经济因素（Gupta 和 Froeb，2020；Manuck，2017）。许多早产儿被送入新生儿重症监护病房（NICU），在母胎之外度过所剩的孕期，为生命而战。

虽然 NICU 的主要重点是支持新生儿的生存，但环境因素会影响婴儿的感官体验，从而影响这个关键生长时期的神经发育（El-Metwally 和 Medina，2020）。例如，明亮的灯光、嘈杂的噪声、导致疼痛的触摸、刺激的化学气味和不自然的姿势体位会对婴儿的发育产生负面影响（Supporting and Enhancing NICU Sensory Experiences［SENSE］，2022）。此外，NICU 中的母婴分离会导致大脑内部海马体神经发育的减少，从而影响学习和记忆，同时影响下丘脑-垂体-肾上腺轴功能，影响面对压力时的应激调节能力（Lajud 等，2012）。

早产儿与足月儿有不同的神经生理反应。早产儿的压力体征包括生命体征的变化（心率、呼吸频率、血氧饱和度）、肌肉张力变化、面部表情和肢体运动（手指伸张、皱眉做鬼脸、惊慌失措、眼神呆滞、“调懒”、移开视线、避免凝视、抽搐、打哈欠、打喷嚏、呃逆、呕吐）、肤色变化。

总体而言，早产儿经常出现神经紊乱失调，即使在出院后，可能仍然有神经发育迟缓，如脑瘫（Blasco 等，2020；Stewart 等，2019）。在神经多样性方面，孤独症谱系障碍和注意缺陷多动障碍在早产儿中的发生率也高于足月婴儿（Agrawal 等，2018；James 等，2018）。

二、NICU 中婴儿和照顾者的作业角色

作业治疗师在 NICU 中的一个重要贡献在于提高婴儿自身能力与物理和社会环境的匹配程度。但是在医院环境中，医疗团队的主要关注点一般是婴儿的医学诊断，这种匹配在重症监护病房中往往比较难以达成。根据我们对活动分析（生理、社会、感觉、生物和心理因素）和适应性（通过修

改、补偿手段来增强对环境的参与度）的了解，我们可以处理解决婴儿能力与身体和社会环境之间的关系，以促进婴儿的最佳发育（Nightlinger，2011）（图 16-1-1）。

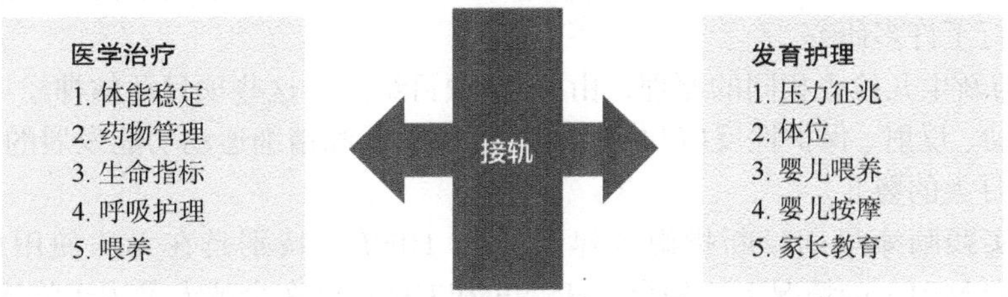
医学治疗
1. 体能稳定
2. 药物管理
3. 生命指标
4. 呼吸护理
5. 喂养
接轨
发育护理
1. 压力征兆
2. 体位
3. 婴儿喂养
4. 婴儿按摩
5. 家长教育

图 16-1-1 NICU 中的神经发育支持治疗

NICU 中的作业治疗是一个专科领域，需要通过继续进修教育、系统化自学、正式实习、儿科工作从业经验（最好是早期干预的临床经验，包括从出生到 3 岁的临床评估和干预）及在职专业导师的培训来汲取所需的进阶知识和能力（表 16-1-1），在美国，在 NICU 工作的作业治疗师必须至少有五年的儿童康复经验，其中包括早期干预或儿科重症监护临床工作经验。在 NICU 环境中，像其他领域的导师和跨学科康复专家学习也是有益的，可以让治疗师了解跨学科康复协作和医学术语（Craig 等，2020）。

表 16-1-1 NICU 中的作业治疗师应该需要的知识和技能（AOTA，2006）

1. 在 NICU 环境中与护理人员、家属、新生儿科医生和团队的其他成员进行有效沟通的能力
2. 能适当和安全地使用 NICU 设备，包括对目的、基本操作、设置和预防措施的基本了解
3. 确定婴儿评估的适当时机
4. 选择和实施适合年龄与医疗状况的正式、非正式评估程序，并确定发育能力和脆弱性
5. 评估育儿环境、照顾手段、姿势体位和养育手法对婴儿神经行为、感官、运动系统和健康状态的影响
6. 制订个性化的治疗干预计划
7. 与婴儿和照顾者一起参与干预措施，以加强家庭的作用并支持婴儿的医疗和生理状况
8. 持续观察和批判性分析婴儿对治疗干预的细微反应，并根据需要进行修改
9. 与家庭及工作人员和其他可能对婴儿福祉产生影响的人合作
10. 提供客观解释，彻底和简洁的治疗文档
11. 根据跨学科团队和社区资源制订出院和复查计划，以满足婴儿和家庭的发展需求

三、NICU 中婴儿的评估

Hammersmith 婴儿神经系统检查（Hammersmith infant neurological examination，HINE）已被国际认可为诊断脑瘫（cerebral palsy，CP）的早期神经系统检查工具之一。已发表的论文证实，HINE 在具有发展为脑瘫风险的婴儿的诊断和预后中可以发挥重要作用，并提供有关以不同形式的脑瘫和脑损伤的神经系统发现方面的信息（Romeo 等，2008 和 2015）。Maitre 及其同事（2016）报告说，在大型高危婴儿随访中进行 HINE 的标准化培训和实施是可行和有效的，并可以定量评估神经系统发现和发展轨迹。高风险的婴儿随访计划可提早发现并转介治疗神经发育延迟和损伤。在临床环境中，将 HINE 和不对称总分相结合可以帮助医疗保健专业人员将偏瘫婴儿与典型发育中的婴儿区分开来（Hay 等，2018）。

Hammersmith 新生儿神经系统检查（Hammersmith neonatal neurological examination，HNNE）

是一项快速，实用且易于执行的检查，包含 34 个项目，包括评估语气、运动模式、观察自发运动、反射、视觉和听觉注意、行为。它最初由 Lilly Dubowitz 博士和 Victor Dubowitz 教授于 1981 年开发，并于 1998 年与 Eugenio Mercuri 博士进行了更新。已在新生儿期不同年龄的足月儿和早产儿的不同临床组中进行了许多研究。

HINE 基于与新生儿检查相同的原理，由 26 个项目组成，这些项目评估神经功能的不同方面：颅神经功能、运动、反射、保护性反应和行为年龄反映总体和精细运动功能发展的相关项目。HINE 适用于 3～24 个月大的婴儿。

《国际临床实践脑瘫早期诊断指南》建议使用 HINE，特别是在无法使用最具预测性工具（Prechtl's GMA 和 MRI）的情况下。如今，HNNE 和 HINE 已在全球大量用于临床标准化和研究，评估结果可以记录在标准化病历上，HINE 评估的比较分数还可用于检测脑瘫的风险，并预测儿童未来是否可以独立地坐和走路。

四、在 NICU 中的治疗干预

作业治疗师在 NICU 的治疗干预侧重于为新生儿提供神经发育支持，减少各种高压环境因素对新生儿和其不成熟的生理神经系统的影响。治疗干预和对父母的指导能够让其识别给婴儿带来不平衡或压力的环境条件。通过这种方式，治疗师对满足婴儿的需求以保证其神经生理稳定性提供了重要支持，其中还包括实施对舒适度的衡量来保持婴儿生理稳定性、宁静性、活力及他与物理和人类环境交流互动的能力。

早产新生儿所处的重症监护病房的社会和物理环境方面可能会对婴儿和家庭都带来压力，作业治疗师必须了解 NICU 这些环境因素的相互作用，以及这种相互作用对婴儿、家庭和医疗工作人员的影响。这些了解可以作为作业治疗评估的基础，并有助于制订有效的干预策略。

作业治疗方法，如感觉统合（SI）和神经发育方法，必须适应新生儿的医疗状况、他的生理稳态及婴儿独特的发育和家庭的需求。考虑到目前在 NICU 中流行的最新方法，作业治疗师还将新生儿个体化发育护理评估计划（NIDCAP，2023）的神经保护原则整合到干预措施中。根据这种方法，治疗师必须仔细观察每个新生儿的生理和行为变化，作为制订住院期间和住院后支持最佳发育所需的个性化干预手段和独特环境改变计划的基础。

NICU 的作业治疗干预包括与跨专业团队成员合作，以支持新生儿的神经发育进展。提供的服务可能包括以下几方面。

（1）调整和修改早产婴儿或新生儿所受到的刺激，并提供适当的刺激和指导，以促进婴儿感觉调节能力的发展和平衡睡眠觉醒周期。

（2）对进食和喂养方面的治疗，在这种情况下，鼓励吸吮、吞咽和进食技巧。

（3）鼓励对儿童发展有利的适应性体位姿势，包括抱孩子的手法；在外伤或四肢位置不正确的情况下调整辅具，如矫形器。

（4）指导父母积极参与早产或新生婴儿的日常治疗，例如，使用触觉、本体感受和前庭刺激；加强婴儿的口腔肌肉的组织形成和功能性以满足喂养能力。

（5）协助和指导父母如何在家里和 NICU 同时继续履行照顾者的角色和责任。

五、与 NICU 中的家庭合作

在 NICU 的社会和物理环境下工作，治疗师的一个重要角色是帮助每个家庭促进婴儿的最佳发育，包括鼓励参与适龄的职能活动、感官运动发育和神经行为系统的形成。与此同时，必须考量早产儿脆弱的医疗和生理状态。通过直接观察、干预、咨询、教育和研究，治疗师可以与医疗团队合作，一起为婴儿提供最有效和最合适的社会和物理环境。下面我们将介绍一个以神经保护性发育模型为基础的循证项目，以支持新生儿的最佳发育。

SENSE 项目：通过增加积极的感官体验来支持早产儿神经发育和父母参与“支持和增强新生儿重症监护病房（NICU）感官体验”项目（supporting and enhancing NICU sensory experiences，SENSE）旨在支持 NICU 中的婴儿神经-感觉运动能力的发育，并提供对父母的教育和鼓励，促进他们能够担任脆弱早产儿照顾者的新角色（SENSE，2022）。SENSE 是一个循证项目，通常由新生儿治疗师实施，并在最近的研究中得到了很好的结果，包括增加了孕产妇信心和改善婴儿神经发育（Pineda 等，2020；Pineda，Roussin 等，2021；Pineda，Smith 等，2021）。SENSE 为父母和照顾者提供了一些他们可以为婴儿提供积极的感觉运动体验的建议和例子，比如说在抱婴儿时，提供皮肤间的直接接触、以襁褓包裹并怀抱、提供轻轻伸展拉伸、摇摆、阅读、说话和唱歌给婴儿听。随着婴儿年龄的增长，项目所建议的感官体验的持续时间和强度可逐渐增加。对父母的培训包括婴儿发育和羁绊构建，比如父母能学习在病房中照顾者的角色，了解新生儿感觉和神经系统的发育，如何向早产儿提供适当的感官输入，识别婴儿的压力体征和生长进程，以及如何与早产儿在清醒时与睡着时互动（SENSE，2022）。父母和照顾者可以在 SENSE 提供的日志中记录他们提供给婴儿的感觉运动体验的详细信息，以监测进展并和医疗保健团队讨论。如果要实施 SENSE 项目，项目创始人建议先在部门中指定一个 SENSE 的管理人来鼓励参与度，然后按照项目规程，遵守实行婴儿评估和感官建议，与医疗团队密切合作并对其进行教育，同时支持家人及护理人员开展与该计划相关的活动（Pineda，Roussin 等，2021）。

（一）个案研究

婴儿“宝宝”出生时为 28 周零 4 天，诊断为宫内生长受限（IUGR），出生体重为 650 克（1.4 磅）。她是这对夫妇的第一个孩子。在宝宝出生的第三天，她的父母同意加入 SENSE 计划，直到她达到 37 周足月出院。使用来自 SENSE 的材料，父母得到了一份教育讲义，并与项目指导人进行了教育对话和培训，涉及积极的感官体验、如何观察了解婴儿体征线索和提供适当的感官体验的好处。第一堂 30 分钟的教育课也是婴儿参与项目的第一天，治疗师会先请父母填写一份基本问卷表，以收集有关其家庭互动关系的信息。为了尽量减少对脆弱的宝宝的不必要刺激，治疗师没有进行与神经发育有关的预评估。在宝宝的入院过程中，治疗师定期与父母进行双向沟通，以回答他们的问题，讨论婴儿宝宝的进展，发展融洽的亲子关系，并根据 SENSE 提供新的感官体验建议。回答他们有关如何解读宝宝提供的神经生理线索，增加感官接触的时长，以及如何在家照顾宝宝等问题。通过实践演示，教父母如何来提供积极的感觉运动体验及现场观察指导以确保父母提供了有效的感官治疗。在参加计划的 9 周内，治疗师与宝宝的父母进行了另外五次家长一对一指导，每次平均时间为 15～20 分钟。

（二）治疗方案

在最初的教育课程之后，宝宝的父母根据 SENSE 的建议每天提供感官输入。他们把有关所提供的感官体验的详细信息记录在日志中，以跟踪进度并保持沟通。宝宝的父母大多在晚上来访，但他们能通过在日志中记录成长里程碑来和项目负责人在正式的面对面指导之间保持沟通，例如，她的第一次亲肤拥抱，她的第一次洗澡和她自己喝的第一个奶瓶，以及她对感官体验的接受程度，是否有任何呼吸暂停发作、血氧饱和度下降或发生心动过缓等细节。

如果宝宝的父母无法探望，他们被指示提前向作者提供口头或书面报告。这种交流沟通让作者能够计划并安排护理人员探望婴儿，并提供长达 1 小时的正向感官接触（在婴儿能忍受的范围内）。在这种情况下，作者与护理人员协调了一段时间，以便在婴儿下午的护理时间之后提供积极的感官暴露。在开始这个程序之前，作者创建了一个幻灯片，通过电子邮件与医院的护理人员共享，以简要介绍程序和详细信息。总体而言，护理人员对该计划给予了高度支持，并在某些情况下要求为非该计划积极参与者的患者提供额外的感官建议，因为他们发现这些建议很有帮助，并改善了他们的护理方法。

治疗师提供的感官暴露的细节被记录在类似的日志中，供宝宝的父母在第二天返回新生儿监护室时进行审查。例如，有一次，项目负责人在自然光下对婴儿提供了 1 小时的襁褓和怀抱、说话和间歇性温柔摇晃。

此外，作为干预的一部分，在宝宝预定的护理时间内每周进行一次婴儿评估，以确保她继续参加 SENSE 是安全的。该评估涉及监测婴儿线索，观察对护理和感官暴露的耐受性，以及与医疗保健团队讨论重大的医疗更新。在这些评估中，项目负责人提供了额外的积极感官输入，例如，在痛苦的护理程序中提供触摸，从而支持护理人员和治疗之间的跨学科合作，以提高对护理的耐受性。在每周评估之后，基于婴儿年龄的新感官建议被挂在床边，供父母在探视时使用。宝宝连续 9 周全程投入成功地参与了这个项目，直到她达到 38 周零 2 天的年龄。

（三）评估

当宝宝达到足月时，进行了 HNNE 以评估神经发育（哈默史密斯神经学检查，N.D.），还进行了家长满意度调查问卷。在 HNNE 上，早产儿足月龄的婴儿评分在正常范围内。在满意度调查中，妈妈表示："这个项目确实帮助我了解了我的早产儿对我的需求，甚至比我能够立即带她回家学到的更多。"当宝宝达到足月等效时，还施用了父母压力量表（Berry 和 Jones，1995），以收集有关压力的信息，这可能会增加传染病、肥胖、心血管问题、癌症、糖尿病和精神障碍的风险，然后影响一个人的日常生活和职业（O'Connor 等，2021）。与 NICU 高压力水平相关的几个因素包括产妇年龄增加、早产、NICU 入院时间延长及无法母乳喂养（Chourasia 等，2013）。NICU 的压力也可能源于父母感到脱节，缺乏依恋附属感，感到无能，或者在照顾孩子时感觉到比 NICU 工作人员的角色更不重要。这些情绪会影响作为父母的职能，如提供照顾关怀和营造关系；事实上，经历这些压力源的父母不太可能参与皮肤对皮肤的拥抱或在痛苦的医疗手段中支持他们的婴儿（Givrad 等，2021）。

总　结

SENSE 计划通过宏观大局面面俱到的方法来治疗婴儿和家庭，突出了作业治疗在 NICU 环境中的独特作用。正如案例研究中所指出的，SENSE 给予宝宝的父母力量并在 NICU 中发挥重要作用，为女儿提供积极的感官接触，以减轻早产对神经发育的影响。通过关注父母和婴儿的职能，作业治疗可以成为 NICU 医疗保健团队的宝贵资产，他们鼓励以家庭为中心的护理方法，父母在其中发挥积极作用。通过这种方法，作业治疗指导父母，从而使他们能够通过提供常规护理（如尿布、洗澡、喂养），提供积极的感官体验，以及根据医疗保健团队的教导为他们的婴儿争取更多权益。

第二节　儿科重症监护病房

学习目标

读完本节后，读者将能够：

✓ 理解作业治疗师在 PICU 中的角色。
✓ 描述 PICU 四个阶段中患儿的常见功能障碍及并发症。
✓ 制订不同阶段的评估策略和治疗目标。
✓ 列举改善重症患儿基础功能和作业表现的干预措施。
✓ 分析在团队指导下，对 PICU 中常见的紧急情况做出正确处理。
✓ 运用多学科的临床团队合作模式。

随着儿童重症医学的发展，儿科重症监护室（pediatric intensive care unit，PICU）中的患者的生存率越来越高。幸存的患儿，尤其是存在原发或继发神经系统疾病的患儿，大多存在严重的功能障碍和并发症，所需康复治疗的时间长、遗留后遗症的风险大，是医务工作者、患儿家属和社会关注的焦点。

一、危重症期

（一）作业治疗师的角色

当患儿首次入住 PICU 时，医疗团队的目标是稳定患儿的生命体征，并处理对其生命和功能丧失的任何威胁。在此期间，患儿可能需要插管或吸氧。在早期阶段，作业治疗师在 PICU 中的初始角色包括及时识别身体结构和功能的变化，这些变化会使患儿面临长期损伤的风险。

在 PICU 中，由于疾病或损伤的严重性及需要持续监测儿童的生理状态，儿童经常在床边接受评估和治疗。作业治疗的干预以支持儿童的临床医学状态为优先事项或目标。作业治疗师必须明确患儿的诊断、险情的预防措施、干预对临床治疗过程的影响、生命支持或监测设备的使用及某些活动或姿势的禁忌证。作业治疗师监测并了解儿童的生命体征、呼吸功能、其他表现或症状变化，并能采取相应的即时处理措施。

在适当的时候，向父母解释作业治疗师在患儿治疗中的作用，以及如何让患儿参与作业活动的重要性。建立积极有效的沟通方式的关键部分是支持患儿及其父母表达他们的需求，并能解答他们的疑惑。

所有评估和干预措施都要充分向患儿及照顾者解释，并提供明确的临床推理，从而获得允许。长期的住院治疗对于患儿及照顾者的心理健康造成极大的影响，作业治疗师需要意识到这种现象，并通过积极倾听他们的顾虑，在需要时提供有效的信息。

在早期阶段，重要的是了解孩子疾病或损失之前的角色、兴趣和能力。显然此时要考虑到家庭的情感脆弱性。

（二）评估方法

与医疗团队讨论患儿是否足够稳定，可以进行初步的作业治疗评估，这通常是患儿在 PICU 的第一周内。

任何评估方法都应该由熟悉患儿的护士或医生陪同进行。PICU 中的患儿身体状况可能会迅速变化，因此定期检查并与医疗团队保持密切联系至关重要。除了生命体征的稳定外，这一阶段的考虑因素还应包括儿童在基础治疗过程中可能出现的痛苦、不适或疲劳。开始评估的时间和评估内容的先后选择应被视为儿童整体健康管理计划的重要部分。

评估的第一阶段是审查病历。在治疗之前，首先与医疗团队进行沟通，并明确任何禁忌证。例如，骨盆或其他部位骨折可能需要卧床休息或无法负重；脊椎骨折可能是不稳定的，这意味着患儿不能被移动或以特定方式移动。这些情况下的患儿仍然可以接受评估，但要注意禁忌证和相对应的预防措施。

确保患儿的生命体征在参与评估之前是稳定的。在评估过程中，必须不断检查生命体征，警惕监护仪的警报，了解任何预防措施及医疗设备。护理人员通常会在这种环境中提供一对一的护理，并在作业治疗评估期间在场陪同。因此，作业治疗师与护理人员密切合作至关重要。

在这个阶段，重要的是要了解患儿目前的功能水平，可以通过观察患儿，或者与照顾患儿的工作人员和家属交谈来实现。考虑目前环境和临床治疗程序对患儿的影响。此外，可以对身体功能进行更具体的评估，从而了解患儿从事作业活动的能力。与家属谈论了解患儿受损之前的能力、兴趣和个性。这些信息在与患儿和家属就他们喜欢的活动进行沟通和将注意力集中在孩子身上是非常有用的。当孩子的病情稳定下来，将执行更详细的评估与访谈。

在评估时，应仔细观察和测量患儿的耐力。监测患儿对评估的反应，并使用分级方法，将确保患儿接受适当的挑战，但不会感到不舒服或过度疲劳。持续处于刺激性环境（如声音、光线、社交互动）或体力活动中可能会导致疲劳。对于一个确诊后不久的患儿来说，从床上坐起来可能会非常疲劳。表现出身体疲劳、睡眠紊乱、难以保持注意力或易沮丧、烦躁或易怒。重要的是在患儿的能力范围内进行评估干预，并仔细对给予的刺激和活动要求进行分级，以便不会出现过度疲劳。

对患儿的观察是作业治疗评估的关键部分。例如，观察患儿在半结构化游戏中对命令的反应或与父母的互动，可以提供有关认知、社交、语言和运动功能的宝贵信息。其他标准化评估也可能很有价值（表 16-2-1）。

表 16-2-1　PICU 常用评估量表

量表名称	描述	适用年龄
韦塞克斯创伤性脑损伤量表（the Wessex head injury matrix，WHIM）	评估处于昏迷状态和刚刚摆脱昏迷状态的患者，以及处于植物状态和最低意识状态的患者	≥12 岁
儿童定向力和失忆测量（children's orientation and amnesia test，COAT）	评估创伤性脑损伤恢复早期的认知能力。由 16 个项目组成，评估常规定向力、时间定向力和记忆力	3～5 岁
儿童格拉斯哥昏迷量表（Pediatric Glasgow coma scale，PGSC）	衡量患儿意识水平的标准化评估。这通常由医疗团队执行	≤2 岁
认知障碍评定表（rancho los amigos-revised）	基于患儿反应的认知功能测量，1 分（无反应）到 10 分（有目的，适当），用于评估恢复级别	未指定
Westmead 创伤后失忆量表（Westmead post traumatic amnesia scale）	用于创伤后失忆的测量。由 7 个定向力问题和 5 个记忆项目组成	≥16 岁

（三）目标设定

目标应尽可能与患儿、家属和团队成员合作制订。重点关注以下因素。

（1）在休息、进食和社交互动等情况下维护和发展孩子的日常生活作息。

（2）保持并发展有效的姿势体位，以便患儿能够适当地融入周围环境。

（3）保持和发展患儿的沟通行为。

（4）应该考虑基础临床医学治疗过程的禁忌证。

来自患儿与家庭评估和目标设定的信息将为干预策略提供依据。全面考虑患儿的状况，包括疲劳程度，并与多学科团队密切合作。

让照顾者在患儿的康复过程中发挥作用，使他们重新承担起父母的角色，并适应这种新情况。为照顾者提供参与患儿康复的机会可以使家庭健康和幸福，但不应该造成额外的负担或负罪感。

（四）干预措施

在康复的早期阶段，干预措施的重点是最大程度地维持与改善患儿躯体结构和功能，以便患儿在充分康复后有能力参加作业活动。

1. 24 小时姿势管理　在 PICU 中，患儿通常保持制动和多处插管，因此，患儿的主动运动是有限的。提供良肢位摆放的建议，并在仰卧位和侧卧位之间交替转移，主要是为了防止压疮出现。提供每日被动的牵伸活动，改善患儿主被动关节活动度。在康复过程中，改善能够使患儿参与日常活动的姿势和体位。这可以通过提供一个支持性的床或椅子，使患儿能够与环境接触，并促进患儿在休息位的关节活动范围和舒适度的维持。作业治疗师需要关注使用矫形器和相关设备，以减少关节畸形和挛缩并促进对称的姿势。应制订穿戴或使用矫形器的计划，并与家属和其他护理人员沟通，以确保矫形器的正确使用。家属和护理人员还应了解矫形器任何潜在的危害，如受压力较大的区域，以便根据需要修改干预措施。作业治疗师还可以使用良肢位、关节活动和舒缓的音乐，与疼痛药物相互协作以控制疼痛。考虑如何降低活动要求或改造周围环境来提升患儿的姿势控制。应该考虑患儿保持姿势时的耐力，使用活动分级的方法将确保患儿接受适当的挑战，并且患儿不会感到不适或过度疲劳。

2. 促醒治疗 存在意识障碍的重症患儿一旦生命体征平稳，应尽快进行康复促醒治疗。治疗方法主要包括多感觉刺激，各种神经电刺激技术如正中神经电刺激、经颅直流电刺激、经颅磁刺激、脊髓电刺激、脑深部电刺激及高压氧等多种治疗方法。

3. 谵妄的管理 PICU 儿童谵妄（pediatric delirium，PD）是一种急性、波动的意识混淆状态，被认为是所有急性或亚急性广泛性认知障碍的总称。主要表现为短时期内（一般几小时或几天）出现意识水平的波动、定向力减低、认知改变或知觉异常。明确和消除导致谵妄发生的危险因素，有助于设计干预措施。不可控的危险因素通常与患儿的个人特征（如年龄<2 岁）和疾病相关因素（如疾病严重程度）有关。团队成员在进行干预时应尽可能关注可控制的危险因素，以下从环境、治疗手段（如镇静镇痛药物）和团队成员（技术技能培训、规范治疗手段和多学科合作）三个相关的可控因素的角度进行干预。

4. 运动功能障碍干预 对于意识障碍或不能主动运动的患儿，首先强调体位管理、肌肉和关节管理、受累关节被动活动、肌肉被动牵伸运动及循序渐进的体位适应性训练。可使用物理因子疗法，如体外冲击波、蜡疗、磁热疗法、超声波及低频电疗等，改善软组织延展性，延缓失用性肌萎缩。合理联合使用辅具、药物治疗改善肌张力障碍。对于意识清楚能配合治疗的神经重症患儿，运动治疗逐渐从床上辅助转移、床上被动或主动适应性训练和床椅转移等逐渐过渡到离床运动，在保障安全的情况下逐渐开展主动运动功能训练。

5. 预防继发障碍 由于长时间使用的是医疗技术和设备保证儿童的基本生命体征，长期卧床休息和制动在 PICU 中是十分常见的。患儿在 PICU 中可能只需待几天，但是，如果疾病或受伤程度严重，PICU 住院时间将被延长。长期制动的潜在危害包括关节挛缩、肌力减弱、耐力下降、心肺功能受损。作业治疗师通过使用治疗性作业活动预防此类继发障碍。虽然作业治疗师认为以提高患儿参与度、独立性和耐力为目标，家属或其他照顾者也可以参与部分治疗过程，如被动关节活动，这为他们在这段 PICU 住院期间参与照顾患儿提供了机会。

6. 日常生活作息管理 在 PICU 中的患儿每日经历连续多样来自周围环境的刺激，日常生活作息会变得紊乱，患儿情绪出现暴躁焦虑，对患儿而言，休息和睡眠在这个时期是恢复的关键活动。尽量减少对患儿的视觉、听觉和触觉刺激有助于他们建立规律的休息睡眠时间。然后在干预过程中，通过再逐步引入多种感觉刺激帮助患儿康复。使用时间表对于患儿的作息会有很大的帮助。家属和其他团队成员在执行患儿特定的时间表上需要达成一致。在患儿休息的时间段内，周围的对话、活动和感觉刺激都应该降到最低。最好能让团队成员和家属清晰地看到时间表，使用明亮的颜色、图片和文字将有助于在繁忙的 PICU 环境中传达这些信息。鼓励家属与患儿交谈并进行一定的身体接触（如牵手和抚触）。这应该与患儿作息时间相平衡。在早期阶段应限制探视人员，以免患儿受到过度刺激。

7. 辅具的应用 作业治疗师应该考虑如何通过辅具来改善患儿的作业活动参与。在患儿不能独立坐的情况下，应尽快提供增加安全性、独立性的辅助设备，如特制座椅、轮椅和其他移动辅助设备等。在为患儿推荐 PICU 辅助设备之前，先考虑使用辅助设备的原因和用途，以及它如何支持患儿的活动参与。PICU 的患儿通常是制动或瘫痪的，因此辅助设备的使用将侧重于以作业活动为基础的姿势体位控制。在患儿清醒并能够开始康复的情况下，可以引入支持性座椅，使患儿能够在坐位下参与作业活动。使用辅助设备的时机和患儿所需的支持需求将基于儿童姿势控制能力和对环境刺激的反应。基于对患儿姿势能力的评估，选择合适的辅助设备，支持量不宜过多或过少。如观察到患儿头部控制能力差，可以考虑使用有高靠背有头部支撑的椅子。团队成员需要在作业治疗师的指导下对患儿进行适当和安全的体位转移，以及辅助设备的使用时间和频率，这些可以包括在患儿的作息时间表中。

8. 精神状态管理 PICU 易造成的感觉剥夺（sensory deprivation）和精神压力也可能使儿童的健康状况和康复过程变得复杂。缺乏隐私、制动及 PICU 中持续的声音和灯光给孩子提供了异常的体验。此外，PICU 中几乎没有夜间和白天周期的指征，长期处于这类环境中的患儿易产生精神状态的异常。作业治疗的干预可以通过建立患儿规律的作息时间和提供有目的性的作业活动来促进认知、社会心理和运动功能，从而有助于改善定向障碍和感觉剥夺的影响。积极的社交互动和娱乐游戏活动的使用有助于减轻精神压力和促进患者在 PICU 中的活动参与。

9. 保障安全 确保儿童的生命安全是提供治疗的最优先考虑事项。作业治疗师通过遵守特定的运动限制和保护性医疗设备来解决安全问题。对于焦虑不安的患儿，作业治疗师通过提供环境改善等方式来防止患儿出现自残行为。例如，使用肘部固定矫形器防止患儿拉扯管子和床栏。转移患儿时，作业治疗师必须对伤口和医疗线束的放置保持警惕。了解癫痫发作状态和表现也很重要。对于一个不熟悉此类患儿的作业治疗师来说，保持对所有安全因素的认识尤其重要。整个治疗团队应致力于密切合作，以确保儿童在康复过程中的安全。

10. 癫痫发作时的急救处理 脑损伤患儿在急性期易出现惊厥发作，绝大多数能在 5 分钟内自行停止，仅需予以常规的惊厥急救护理，即将患儿平卧，头偏向一侧，松开衣领，保持呼吸道通畅，可予以鼻导管或面罩吸氧，密切监测基本生命体征（呼吸、心率、血压、经皮血氧饱和度），不需要予以药物止惊治疗。

11. 家属参与 在 PICU 中，作业治疗师帮助家属恢复其作为患儿照顾者的角色。尽管家属可能不是儿童医疗方面的专家，但家属是他自己孩子方面的专家。作业治疗师教授照顾者基本的康复技巧，以促进患儿的功能水平发展。作业治疗师鼓励照顾者可以与其医疗团队合作，在医院环境中参与患儿的治疗过程。

二、急 性 期

（一）作业治疗师的角色

作业治疗师的作用是维持和发展患儿日常生活活动的参与度。此时，患儿的生命体征趋于稳定，对维持生命体征的设备依赖性降低并开始表现出与环境互动的能力。对医疗监测需求的减少会使患儿得到更多来自治疗师的干预，包括作业治疗师在床边或治疗室为患儿提供服务。

作业治疗师继续使用先前的干预手段处理受损的躯体结构和功能，包括促进内环境稳定和预防制动的继发并发症。当患儿长时间卧床时，保持皮肤完整性是值得关注的方面。作业治疗师持续监测疼痛是否及如何阻碍孩子参与功能性任务，并根据需要与团队成员合作改进疼痛管理计划，包括药物干预和其他干预手段。

虽然此时身体系统的功能比之前更稳定，但作业治疗师在干预期间必须继续密切监测生命体征。如果患儿能够表达自己的需求，作业治疗师就必须积极地让患儿参与治疗过程。如果患儿保持相对稳定，作业治疗师会观察患儿的肢体语言和生命体征，以实时监测患儿对干预措施的反应。

（二）评估方法

在进行评估之前，必须与家属或学校老师联系，收集有关患儿之前发展水平、喜好和个性等信息。这些信息对于确保干预方法是以患儿为中心的和对患儿是有意义的，并作为制订目标的关键因素。如果患儿是有意识的，作业治疗师可以从作业活动参与度和作业表现开始评估。如果患儿处于植物人状态，有必要关注他们身体结构和功能的损伤（如运动、认知和人际交往能力）及环境的影响。

任何时候都应考虑患儿的躯体、心理和情感需求。患儿经历了严重的创伤或疾病的过程，这对每个患儿的影响都是不同的。可能表现为疲劳问题，因此应仔细考虑给予的活动量，并制订多学科干预的时间表，以便有足够的休息时间。

1. 意识水平 处于最低意识状态的患儿也会有清醒的时期。他们还可以表现出"有目的"的行为。他们可能会对某种事物微笑或哭泣，或者伸手去拿东西，一些患儿可能会发出声音或说简单的词。所有这些反应都是有限的、不易察觉的和不连贯的，这种状态可能是永久性的，也可能是恢复过程中的一个阶段，具体评估量表同表 16-2-1。

2. 感觉反应 评估患儿对视觉、听觉、嗅觉、口腔、运动和触觉刺激的行为反应是非常重要的，因为它可以提供有关患儿感觉状态的信息。考虑环境中感觉刺激的影响，并利用适当的策略来帮助患儿应对他们的周围环境，如减少访客的数量、减少噪声或视觉输入。在这一阶段，对感觉刺激反应的评估将通过对单一感官刺激的结构化观察进行，例如，在评估视力时，避免使用声音嘈杂的玩具。可采用感觉统合测量（sensory processing measure，SPM）和感觉处理能力剖析量表第 2 版（sensory profile 2），参考第六章第三节。

3. 舒适度 必须考虑患儿的舒适度，尤其是当移动能力受损时。观察患儿的反应是评估他们舒适度的重要指标。还应考虑采取相应策略让患儿能够尽可能地传达任何疼痛或不适。当孩子的沟通能力受损时，应寻求言语治疗师的帮助。压疮的管理对于孩子的舒适度至关重要，包括定期更换体位和使用专业减压床垫。

4. 移动 患儿经常需要有人支持来移动和改变体位，使他们能够融入环境和参与作业活动。在入院时评估其移动能力，并随着患儿需求的变化定期进行评估。应考虑是否需要转移板等辅助设备来协助转移。在床边使用照片或说明书帮助团队其他成员和家属执行辅助转移活动。

5. 作业表现 作业治疗的目标是促进患儿的作业参与和表现。因此，尽快对儿童的作业表现进行评估。包括观察或自我照顾、休闲游戏、进食和睡眠习惯的标准化评估。活动分析有助于确定如何对作业活动进行分级或调整以改善患儿的作业表现。

6. 安全意识 在进行任何评估时，观察患儿的情绪和行为反应并评估患儿的安全意识是至关重要的。例如，当患儿的平衡能力下降、计划能力不足或视觉障碍，这些都会影响他们安全地执行作业活动。如果患儿出现创伤后失忆，一定要考虑评估安全意识。

7. 交流能力 与言语治疗师合作，评估对辅助设备（如沟通板）或一般策略的需求。例如，通过眨眼、眼睛指向、图片、符号或文字进行交流来表示回应。确保家属参与到沟通策略中，多学科团队在使用沟通策略时保持一致，这将有助于孩子的学习，避免混淆。

8. 感知觉水平 根据孩子的表现，应该完成认知筛查或全面的认知评估。这应该包括注意力、记忆、空间意识、失用症和知觉等。如果有迹象表明视觉运动技能、视野和视知觉可能会影响患儿的作业表现，则有必要考虑这些因素。这可以通过使用标准化评估和临床观察进行。

（三）目标设定

与家属及患儿共同制订目标是作业治疗的核心技能，这样才能确保干预措施以患儿和家庭为中心。目标应该与期望患儿在一系列干预措施后能够做的作业活动相联系。目标应该基于患儿的作业参与和表现，考虑患儿和家属在自理活动、学习能力和休闲娱乐方面的需要、目前的接受程度和动机。

（四）干预措施

在这一阶段的作业治疗侧重于维持患儿的身体功能和结构，以便他们在病情稳定后有机会和能力参与日常生活活动。作业治疗的干预措施应该以目标为导向，并对患儿和家庭来说是有意义的。根据耐力水平，大多数患儿将从每天的作业治疗中受益。这可能是因为有些患儿很快就会感觉到疲劳，所以需要缩短治疗时间。其他患儿将能够忍受较长时间的治疗。重要的是要使用临床推理，并根据患儿对治疗量的反应和表现调整每日治疗的时长和复杂性。

（1）改善运动功能：作业治疗师帮助患儿恢复可能的运动功能，包括躯干控制。例如，作业治疗师帮助孩子转移到不同的体位，包括床上和床边坐位，并酌情考虑转移到轮椅上。在促进姿势控制时，作业治疗师必须仔细监测疼痛、直立性低血压或姿势相关的低血压迹象。

（2）改善作业表现：当患儿开始恢复主动运动并能对感觉刺激做出反应时，作业治疗师就要开始通过相应的干预策略改善患儿的作业表现。治疗师应根据患儿的需求确定合适的治疗方法。应考虑适合这一阶段的作业活动类型，特别是，有必要限制使用手机和平板电脑，因为它们对患儿会产生过多的感觉刺激。

（3）改善环境因素：在此阶段，患儿会受到环境中过量的感觉刺激，行为上可能出现一定程度的困惑、易怒和冲动。制订一个适合的时间表，仔细将环境中感觉刺激的程度和类型进行分级。与团队成员讨论患儿在休息时段，只进行必要的观察，可以支持患儿建立一个更规律的睡眠觉醒周期。

（4）改善肌张力：肌张力管理的干预措施包括体位摆放、支具的使用和牵伸活动，以维持和改善关节活动范围和防止受累关节进一步畸形。如果拮抗肌无力，可以考虑通过调整活动和游戏来改善运动控制。

（5）支具的使用：支具主要用于保持关节活动范围、良肢位摆放、维持卫生和防止压疮的产生。任何款式的支具都要确保边缘光滑并且舒适，特别是当患儿有额外的不自主运动时。如果患儿的皮肤完整性差，那么在考虑使用支具时应谨慎。

（6）继发性骨质疏松症管理：骨质疏松症或骨量低下是重症患儿的常见并发症。最佳运动治疗方案为中等强度的负重运动，运动时长和频率并没有统一的标准，一般以能够耐受或次日不感到疲劳为宜。四肢瘫、截瘫和偏瘫的患儿应增加未瘫痪肢体的抗阻运动及负重站立和功能性电刺激。

（7）家属宣教：在治疗过程的每个阶段，家属的参与都是至关重要的。作业治疗师继续在此阶段与照顾者建立密切关系。在与照顾者讨论患儿的预后时，需保持谨慎的态度。根据照顾者的态度不同，通常需要多次重申有关患儿护理和康复的信息。除了给予家属口头信息外，还应提供书面资料，以便家属在需要时可以利用这些信息了解和帮助患儿康复，包括预防直立性低血压。对于长期制动的患儿，照顾者还可以接受有关适当运动的教育，以预防深静脉血栓形成。

三、重　症　期

（一）作业治疗师的角色

患儿的身体状况趋于稳定，能够参与结构化的治疗计划。作业治疗师继续根据需要解决阻碍整体功能表现的潜在因素，促使患儿能够参与日常生活活动中。通过作业治疗，明确患儿和家属的作业需求，评估患儿的作业表现，设定相对应的治疗目标，从而实施干预措施改善患儿的日常作业表现。

这一阶段的治疗重点是促进儿童的独立性，参与自我照顾和休闲游戏，为患儿从医院过渡到家庭做准备。所涉及的自我照顾技能包括洗澡、穿衣、进食、移动和如厕。作业治疗师会鼓励照顾者带上个人照片或玩具来激励或安抚患儿。在适当的时候，兄弟姐妹和其他亲密的家庭成员可以参与到治疗过程中，使医院环境与患儿的自然环境更具有可比性。

（二）评估方法

为了确定评估的先后顺序，重要的是与家属、患儿、团队成员和学校老师共同合作。在任何时候，都应该考虑到患儿的躯体、精神和情感需求。在评估过程中，应仔细考虑患儿的耐力。监测对评估的反应，并使用分级方法确保患儿受到适当的挑战，不会使其感到不适或过度疲劳（表 16-2-2）。

表 16-2-2 列举一些关于作业需求的评估方法

评估量表	描述	适用年龄
感知效能和目标设定系统（perceived efficacy and goal setting，PEGS）	一种创新和激励的评估工具，使孩子能够认识到自己的优势和能力，并确定日常不足的方面。它为残疾儿童提供了机会，让他们分享自己对日常活动中当前表现水平的看法 该量表提供彩色的卡片，说明 24 个日常生活和学校的必要任务。这些任务是适合这个年龄的，反映了这个年龄的孩子通常已经获得的技能	6～9 岁
儿童作业自我评估（child occupational self-assessment，COSA）	以客户为中心的评估工具，旨在捕捉儿童对自己的作业能力和日常活动重要性的感知。在治疗中使用该工具为儿童提供了一个机会，以确定和解决他们参与重要和有意义的作业活动	8～13 岁
加拿大作业表现测量（Canadian occupational performance measure，COPM）	COPM 是一个以客户为中心的工具，使个人能够识别并优先处理影响其日常生活表现的日常问题。它广泛关注生活各方面的作业表现，包括自我照顾、休闲和学习工作，同时考虑到整个生命周期的发展和个人生活环境	≥8 岁
儿童活动参与和游戏评估（children's assessment of participation and enjoyment，CAPE） 儿童活动偏好测量（preferences for activities of children，PAC）	CAPE 和 PAC 是衡量儿童参与程度的两个配套量表。都是儿童参与校外娱乐和休闲活动的自我报告评估	6～21 岁

（三）目标的设定

目标应该与期望患儿在接受作业治疗干预后能够完成作业活动相联系。目标应该基于患儿的作业参与和表现，评估确定的作业需求应成为确定目标的基础。考虑患儿和家庭的需求与动机，如自我照顾、工作学习和休闲娱乐三个方面。

（四）干预措施

结合恢复性和适应性治疗方法，以适应患儿在康复过程中技能进步的非一致性。恢复性治疗方法有助于孩子的功能表现向损伤之前的功能水平发展。由于患儿身体结构或功能方面的限制，儿童在功能表现提高方面可能会达到瓶颈。例如，尽管进行了最佳的药物治疗，但由于持续性偏瘫痉挛，患儿可能难以提高穿衣的独立性。此时，作业治疗师可能会使用适应性或补偿性治疗方法。调整活动需求，以促进患儿的成功表现。调整活动需求，包括使用适应性设备和策略，在令人沮丧的时期里给患儿一种成就感。作业治疗师可能会同时使用恢复性和适应性治疗方法，两者之间的平衡取决于多种因素，包括患儿和照顾者的需求、医疗状况、作业表现和技能表现水平。

（1）以作业为中心的干预手段：根据对作业需要的评估和目标的设定，干预措施将以参与自我照顾、学习工作和休闲娱乐领域为目标。例如，如果评估与进食有关，那么目标也将与参与进食活动有关，作业治疗干预的重点是改善患儿进食活动参与，并对干预的结果进行评估。通过制订合适的代偿策略、发展特定的技巧及改善功能达到改善患儿作业表现的目的。

（2）改良强制性运动疗法（modified constraint-induced movement therapy，mCIMT）：结合对健手的约束和对患手的强制使用。可以对健手使用各种不同的约束，如夹板、手套或吊带，而患手必须在一定时间内用于完成单侧任务。

（3）双侧疗法（bimanual therapy）：旨在通过高强度的双侧活动练习，利用健手带动患侧肢体，增加受影响上肢的自主运动控制。

（4）环境改造：随着出院日期迫在眉睫，康复团队开始为患儿和照顾者重新融入家庭、学校和社区环境做好准备。必要时，作业治疗师可以完成家庭环境的评估，针对如何构建家庭环境以促进安全和独立性提出建议。作业治疗师开始关注重返学校的准备和更高水平的日常工具性活动，如餐食准备和家庭管理。使用标准化评估可以衡量住院康复过程中的进展，并有利于为学校提供相关建议。儿童功能独立性评定量表（WeeFIM）用于评估儿童在自我照顾、移动、认知和社会互动相关的各个领域的功能水平。作业治疗师和团队其他成员利用评估结果来改善学校设施，为成功重返教室提供支持。为了进一步缓解儿童回归自然环境的过程，康复团队可能会准备一段视频或简介与学校分享患儿的损伤情况和恢复过程。

（5）宣教：由于疾病或损伤恢复的速度和程度各不相同，作业治疗师通过手把手教育让患儿和照顾者做好安全出院的准备。在准备出院的过程中，照顾者必须掌握如何管理及解决患儿的医疗和功能需求，其中包括药物管理、伤口护理、矫形器使用、良肢位摆放及患儿如何使用适应性设备和策略。

患儿重返家庭和学校之前，作业治疗师可能会与患儿及其照顾者一起完成重返社区的活动。这段经历让治疗师能够洞察患儿在社区活动中的优势和不足，这项活动还让照顾者了解了当他们的孩子有功能限制时，如何在躯体和情感上引导社区。治疗师可能会与社区成员讨论疾病对于功能情况的影响。治疗师甚至可以模拟患儿和照顾者可能遇到的困难情境，尤其是关于儿童外观、行为、沟通方式或适应性设备使用。

四、亚急性康复期

（一）作业治疗师的角色

在这一阶段，作业治疗的主要重点是支持患儿融入家庭、社区和学校等自然生活环境中。

（二）评估方法

作业治疗师与患儿、家庭和学校合作，确定患儿的作业需求。一旦确定了作业需求，作业治疗师应该利用观察和标准化评估工具评估患儿在所选作业中的当前表现水平。还包括评估患儿的身体功能和结构，以确定作业表现受损的原因。如果在一个患儿不熟悉的环境中进行评估，如在医院，就需要考虑到患儿在他们熟悉的环境中表现会有什么不同。如果患儿在一个安静的治疗室里进行书写评估，表现将不同于在嘈杂的教室里完成书写活动。

（三）目标设定

根据已确定作业需求次序和评估领域，目标的设定应建立在与患儿和家庭合作的基础上。如果目标是基于学校的，也需要让学校的工作人员参与进来。为每个作业需求设定一个总体目标是有必要的，它应该集中在干预后患儿将能够做什么。

（四）干预措施

所提供的干预手段将取决于患儿和家庭的需要，包括对兄弟姐妹的影响。应考虑到患儿当前状况，包括任何情绪或行为的变化和疲劳程度。在设定目标的基础上，干预方法可以是补偿性的、发展一种技能或恢复身体功能。

这一阶段的治疗重点是有目的性的活动和基于作业活动的干预。慢性期涉及在患儿和照顾者重返家庭和社区的自然环境后，作业治疗师以各种手段满足他们的作业需求。在康复评估期间检查各种因素，评估患儿当前功能和表现水平，以衡量康复干预后的疗效。作业治疗师与照顾者分享评估结果，促进一致、协调的照顾手段。在适当的情况下，治疗师继续使用之前的干预手段来解决阻碍作业表现的障碍因素。虚拟现实技术可以以有趣的方式促进神经肌肉再教育。作业治疗师帮助患儿在自我照顾、学校、工作和休闲游戏方面实现最佳、年龄适当的参与。

家庭对于康复的需求通常包括出院后出现的安全隐患和功能障碍。家庭受益于持续的作业治疗咨询，以获得最新的设备建议。为了解决环境相关的功能独立性障碍，作业治疗师依赖照顾者准确报告患儿在自然环境的参与情况，并安排治疗室以模拟患儿的自然环境。作业治疗师继续使用恢复性和适应性方法进行干预，以最大限度地提高患儿的参与度，同时努力恢复其疾病前的功能水平。

另一个常见的家庭需求是患儿重返学校。患儿可能会因损伤或疾病而延迟或分级融入学校环境（如最初上学的每日时间安排为半天），也可以实施家庭教育。与学校沟通可以帮助工作人员了解患儿出院后不断变化的需求，尽管创伤或疾病后仍存在障碍，但共同改善学校基础设施有助于患儿在学校中取得最佳作业表现。

一旦家庭的日常生活作息在出院后是可管理的，作业治疗师就可以促进社区参与。作业治疗师针对社区参与的资源和机会对照顾者和患儿进行宣教，包括适应性的娱乐项目和基于同伴的小组活动。作业治疗师可以在家庭外出时，在自然环境中进行干预。这些机会可以成为观察家庭如何运作的有效方式（例如，家庭如何在各种自然环境中使用应对策略）。

动机访谈（一种开放式、同理心强的沟通方法）可能有助于治疗师确定家庭压力的来源。压力源可能来自在没有医院环境支持的情况下照顾患儿、设备辅具管理、家庭日常的改变、重返学校的问题、社区参与障碍、日常作息需求、接受孩子的功能限制及对未来的不确定性。一旦确定问题所在，作业治疗师可以为照顾者推荐适当的社区资源。

作业治疗师在儿科危重症康复的不同阶段中有不同的康复目标、评定方法和干预措施。作业治疗师应重视与临床团队和照顾者之间的团队协作，必须明确患儿的病情、险情的预防措施、干预对临床治疗过程的影响。在保证患儿生命体征的前提下，促进患儿正常功能与作业能力发展。在后期阶段，重视评定患儿在社区及学校等实际情景中的作业表现，发现阻碍患儿参与的因素，及时提供有效的干预措施（恢复性和适应性治疗方法）。

第十七章　家　　庭

学习目标

读完本章后，读者将能够：

✓ 概括家长参与的重要性。
✓ 概括家长参与两种服务模式。
✓ 描述孤独症家长培训的程序。
✓ 编写个别化家庭服务计划。
✓ 评价、对比不同功能障碍儿童家居改造。

第一节　家长培训

一、家长参与的重要性

“以家庭为中心”的理念是去深入了解及认识儿童是家庭的生活中心，也注重每个家庭成员的状况及能力、家庭的长处和选择权，因此延伸出家庭和社区之间的网络。治疗师应全面地介入在家庭的优势和社会资源上，不应该仅仅将焦点放置在儿童的障碍及问题上。治疗师也同时尊重且协助家长所选择的社会资源、关心的议题及对儿童发展上的任何决定，因为家长才是最后的决策者。以家庭为中心理念中，家长参与是重要策略，是一种赋权增能的体现。以家庭为中心服务包含两个要素，即家庭的选择和家庭的优势。

（一）家庭的选择

身为家庭决策者的父母，支持家长做决策会因时机的不同而有差异，这与家长接受到的自己和身边的信息，以及优先顺序的看法有关。治疗师、老师等专业人员在家长决策过程中是支持家长的中介及工具。

（二）家庭的优势

在家庭为中心的模式当中，先评量家庭的内在优势与能力，以及家庭如何处理和面对生活试炼与痛苦，家庭对此的态度和行为。这都是能让各专业人员介入及融入家庭最好的方法，并且提升家庭功能。每个家庭都会有优势和劣势，如家中情境、悲伤和痛苦、激发出来的可能性、潜能、愿景及价值观等。但是，有学者指出家庭具有正向积极的态度与想法时，对儿童接受早期疗育的成果会产生正向的影响。

专业人员必须分析出家庭优势和资源，家庭优势和资源是可以让家庭有效负起责任的优势，而非他们的病态、缺陷或需求，以此增进家庭对儿童的决策能力、调适社会资源和支持，确保能让家长得到最多元的资讯和选择，来让家长做出有利的决定。

基于“以家庭为中心”的服务理念，强调重视家庭需求的满足、增强家庭功能、落实家庭赋权、促进家庭参与等。以家庭为中心的评估包含四个重要内容：家庭的需求与渴望、家庭功能的型态、家庭的支持与资源、助人的行为。专业人员可透过四个向度来真正了解家庭的需求及家庭优势，提升家庭功能，增进家庭的社会支持网络，以满足和协助提供家庭所需要的资源。

二、家长参与服务模式

（一）家长参与学校教育的方式

1. 教养 帮助家长改善教养子女技巧。家长只要能帮助自己的孩子学习到任何技能，家长通常都相当乐意去学习，因此，我们应该让家长重新学习新的教养子女的技巧，并且能让家长在家中就能顺利地教育自己的孩子，使家长能将技巧类化至日常生活当中，从中获得成就感，为儿童的教育出一份心力。

2. 沟通 鼓励家长将孩子的活动表现情形与老师多联系和沟通。当家长与专业人员讨论孩子的行为及状况时，专业人员必须积极倾听。同理，家长想分享的讯息，专业人员不应该急着下评语或给予建议，应该先将关键的事项记录下来，一同沟通协调达成共识，相信透过这样的沟通方式也可以建立良好的关系。

3. 义工 建议家长多积极地向教师提供支援。例如，家长可通过陪读、当教师助理员、班级上的义工的方式进行家长参与，这除可以促进家长和老师合作和增加家长对孩子的了解外，甚至能让家长成功达到增权赋能的效果。

4. 在家教学 提供在家中技术上的协助。老师可以借由孩子的课后作业来教导家长如何协助孩子的课后作业，过程中除可以提供给家长教育上的支持外，更能使家庭功能得到强化。有研究指出，让孩子在最自然的环境（家庭）下由家长教导，孩子的沟通能力和互动能力方面都有进步的成效，因此家长不只学会了亲子互动的方式，更能加强家长对孩子的认知及敏感度。

5. 参与校务活动 建议家长多涉及学校的校务活动。家长与家长之间共同形成一个组织（家长会、义工妈妈），其中能让家长与家长之间互相分享教养的技巧和相关福利资源，更能让学校经由家长的参与提升学生成绩和学校的整体发展。

（二）家长参与医疗介入的方式

有研究指出早期疗育计划要有家长参与，才能让整个早期疗育专业团队及儿童的发展达到全面性，并且通过专业人员的评估及拟定计划目标，借此加强家长参与的角色，更能迈向以家庭为中心的早期疗育运作形式。早期疗育的专业团队模式如下。

1. 多专业团队整合 专业人员皆在自己的领域发挥所长，而家长参与的方式，则由各专业人员各自与家长进行评估、沟通及拟定计划。

2. 专业间团队整合 专业人员除在自己的领域发挥所长外，更有时会跨领域彼此分享和进修，而家长参与的方式，则由整个医疗专业成员或小部分成员与家长进行沟通及拟定计划，但仍然是各自专业各自找家长评估。

3. 跨专业团队整合 整个专业团队定期且频繁地交换资讯及专业技巧，并且借由整个专业团队成员共同与家长、儿童甚至家庭一起进行评估，而家长参与方式，则是让家长成为专业团队的一员，全程参与整个专业团队的运作过程。

现今大多数医疗院所的运作模式只能做到多专业团队整合和专业间团队整合，但相信远观未来更能继续迈进跨专业团队服务模式，使发展迟缓儿童及家长得到最大的受惠及利益。

三、孤独症家长培训的程序

不同疾病或障碍儿童的家长培训各不相同，本章以孤独症家长培训为例，阐述家长培训相关内容。

孤独症家长培训可具体分为三个部分：第一，评估儿童，制订家庭培训计划；第二，实施家长培训，落实个别化干预计划；第三，提供家庭服务，保障干预计划实施效果。

（一）评估儿童，制订家庭培训计划

每个家庭培训计划都依照孤独症儿童的评估结果为基础进行制订。Jump Start 培训项目目标在于提高家长对孤独症的了解，提升家长的教育能力，以促进自闭症儿童沟通与社交能力的发展。在 Jump Start 计划开始前一周，培训人员通过文兰适应量表对自闭症儿童沟通、日常生活技能、社交和运动技能四个方面进行评估，并结合在培训机构的观察结果制订家庭培训计划。计划要求培训人员在 4 周时间内（2 次/周）对家长进行关键反应训练（pivotal response treatment，PRT）培训，PRT 针对自闭症儿童动机、对多重线索的反应、自我激励和自我管理四个关键领域进行干预。培训包括共享控制、尝试、强化等内容，从而帮助家长理解孤独症的核心特征，学会使用简单明了的指令提高自闭症儿童的配合度，与儿童建立积极的社会互动。游戏培训项目旨在促进自闭症儿童社会互动能力及语言的发展，在 1 年的时间里培训人员每月进行 3 小时家访，干预开始前，培训人员通过孤独症诊断观察记录表、社会沟通问卷对自闭症儿童的社会沟通能力进行评估，结合第一次家访时，家长与儿童 15 分钟游戏互动视频结果，制订干预计划。计划要求家长每天至少与儿童进行 2 小时的亲子互动，在互动过程中积极运用游戏技术与方法，以便在游戏活动中促进儿童言语与社交的发展；培训人员要使用观察工具进行记录并向家长进行反馈。干预计划具有灵活性，随着儿童的发展不断进行修改，当儿童更容易参与到游戏活动时，干预时长将会延长，并期待儿童产生更多的社会交往行为。

（二）实施家长培训，落实个别化干预计划

家长培训的关键在于教会家长在家庭或其他自然环境中对自闭症儿童实施干预。Jump Start 培训项目以应用行为分析中的 PRT 技术为基础对家长进行培训。每节课由教学、观察、指导三部分组成，培训人员使用 PPT 向家长讲授 PRT 使用原则，并对共享控制、尝试、强化等每项技能实施简短的视频示范。共享控制指家长能够跟随儿童的引导，允许儿童选择或拒绝玩具，学会识别对儿童具有强化作用的物品及活动；尝试指在家长对儿童下指令后，即使儿童反应不正确，也要给予强化；强化分为偶然强化和自然强化，偶然强化要求家长能够提供一个与儿童言语相关的强化（例如，当儿童说“球”，则立即给一个球），自然强化指在儿童做出正确反应后立即提供强化物，并对破坏性行为不予强化。培训结束后，会要求家长在自然环境中对儿童实施干预，培训人员会在一旁进行观察、指导，提出反馈性意见。研究表明，应用行为分析技术在减少孤独症儿童行为问题，习得适应性行为上非常有效。游戏培训项目以斯坦利·格林斯潘博士的基于关系的个体发展差异模型（developmental individual-difference relationship-based，DIR）对家长进行培训，为了让家长学会游戏的干预方法和互动策略，与儿童进行更积极、更具有情感的互动，培训人员会在家访前一周邮寄给家长一份书面材料和 DVD，书面材料详细介绍了格林斯潘划分的功能性情绪发展六个阶段；DVD 通过视频向家长介绍游戏的原则方法。培训人员首先向家长教授基于游戏的干预原则，并结合儿童目前的发展水平，制订游戏活动。当家长与儿童进行游戏活动时，培训人员帮助家长识别自闭症儿童难以察觉的“互动线索”，提醒家长对儿童进行积极的回应与互动，使儿童体会到与人交往的乐趣。培训人员会通过母亲行为评定量表、儿童行为评定量表进行记录，并对家长表现进行反馈。其中母亲行为评定量表主要记录家长对儿童的回应及互动效果，儿童行为评定量表主要记录儿童的注意力及主动沟通情况。研究表明，家长坚持在日常生活中使用这种互动方式，不仅可以提高自闭症

儿童的社交能力也有利于降低儿童社交情感障碍程度。

（三）提供家庭服务，保障干预计划实施效果

家庭服务的最终目标是帮助家长将干预措施从机构转移到家庭中，为了促进干预向家庭的过渡，培训人员必须保证家长在家实施干预的质量。为了监督家长按照预期计划进行干预并检测干预的质量，培训后培训人员会要求家长在家中与自闭症儿童一起练习干预技能，并对亲子互动视频进行观看，以 Jump Start 项目为例，在最后一次治疗后的 12 周，家长们受邀参加。项目的后续计划，要求拍摄一个 10 分钟的家庭视频，主要目的是让培训人员了解家长技能干预情况和儿童发展情况，然后培训人员会根据儿童的发展情况及时给出改进意见，以保障干预实施效果。游戏培训项目以培训人员每个月进行家访为主。有学者实施的游戏项目，每个月都使用现场示范法、辅导反馈法等方式进行家庭服务，现场示范法先由培训人员与儿童一起互动 15～30 分钟，向家长展示游戏的方法和技巧，以便家长掌握；辅导反馈法指培训人员会获得两次家访期间，家长在家录制 10 分钟的亲子互动视频样本，由培训人员观察家长与儿童的互动情况，总结儿童的发展状况，并对家长的表现给予反馈，及时提出改进方法和技术。来自每个家庭的亲子互动视频，都会由经过专业训练的培训人员随机选择，直到评分者对同一目标达到 80%的一致性方为合格。在两次家访期间，家长如遇任何问题，可以通过电话、邮件等方式向培训人员进行咨询，以保障干预质量。

四、个别化家庭服务计划

（一）个别化教育计划

个别化教育计划（individualized educational plan，IEP），又译为“个别化教育方案”，是指一份由学校与家长共同制订的、针对特殊儿童个别需要的书面教育协定，它应记载学生的评定结果，该年度需提供的教育安置，相关服务及教学目标等 IEP 源自 1975 年，美国国会通过 94-142 公法，公法规定必须为所有 3～21 岁的特殊儿童制订适合其需要的个别化教育计划，且须定期评估与修正。IEP 的制订要听取学生本人的意见，必须经家长或监护人同意方能实施。IEP 是落实个别化教育的载体，是提升特殊教育质量的重要保证。

一份完整的 IEP 包含以下内容。

（1）自闭症儿童各个方面的测评报告，如语言发展、心理调适、智商评估、运动系统、社交情感调控、学习评估等。

（2）由家长、老师、学区代表共同拟定的学习目标。

（3）由个性化教学方案委员会决定的、能够满足自闭症儿童需求的学校、班级，以及孩子所需的行为干预、语言训练、运动系统干预、心理辅导、家长培训的时间和频率。

（二）个别化家庭服务计划的特点

美国在 1986 年的《障碍者教育法修正案》中提出个别化家庭服务计划（individualized family service plan，IFSP），是 IEP 的发展及补充形式之一。IFSP 通过向特殊需要儿童的家庭提供早期干预、特殊教育和相关服务，使特殊需要儿童在家庭等社区环境中尽早得到科学的干预，促进儿童在语言、认知、社会交流、情绪和适应技能等方面的发展。

IFSP 具有以下特点。

（1）测量涉及多个领域，包括语言、认知、社会行为、生活自理等方面，并且制订出最适当的服务方式。

（2）多个领域专家共同制订服务计划，如语言治疗师、职能治疗师、特殊教育教师、物理治疗

师，而且必须经家长或者监护人员同意。

（3）教学目标具体，明确指出对家庭及幼儿的预期成果。

（4）时间明确，包括指出计划预定实施日期、开始时间与持续时间及回归主流的时间。

（5）关注衔接期问题，指出由学前班到小学的衔接时期的注意事项。

第二节 家居环境

一、环境改造

环境是指围绕着人类的生存空间，是人类赖以生存和发展的外部条件的综合体，是可以直接、间接影响人类生存和发展的各种自然因素和社会因素的总体。

ICF将“环境因素”定义为“构成个体生活背景的外部或外在世界的所有方面，并对个体的功能发生影响”。ICF中将环境分为物理、社会、文化、制度和经济环境等方面。发育障碍儿童常常会遇到日常生活、接受教育和社会参与等各种障碍，治疗师应发现障碍的原因，通过治疗方法、替代动作或者其他调整模式使儿童获得功能性的发展，调整策略包括活动改良、应用辅助技术和环境改造等。

无障碍环境或通用设计并不仅是“走廊加装扶手”或者“台阶加装坡道”，应该是个完整化的环境系统，无论是否存在发育障碍的儿童在这样的环境系统下都能健康快乐地成长。环境改造是通过对环境的适当调整，使环境能够适应残疾人的生活、学习或工作的需要，通过环境改造可以提升发育障碍儿童在活动中的表现。

二、家居环境改造

家居环境改造是指改变家居环境，用以满足发育障碍儿童的日常生活、学习等方面的需求，如调整灯光照明、家具和物体的摆放，甚至需要完全改变房间的构造和布局及近距离的社区环境（如门的宽度、走廊的墙面扶手、设置斜坡等）来便于轮椅、手推车和助行器的通行。

（一）听觉障碍儿童家居环境改造

听觉障碍儿童的家居环境一般无须特殊改造，在生活中需要利用有视觉效果突出、儿童愿意选择使用的辅助技术设备即可，如闪光门铃、视觉报警系统震动闹钟和智能化家居系统等。

（二）视觉障碍儿童家居环境改造

视觉障碍儿童的家居环境需要根据儿童的障碍特点进行设计和改造，为他们进入（特殊）学校或社会进行环境适应性训练。具有部分视力的儿童的家居中的行进路线导向清晰并且有效，生活功能分区明确，房间布置的颜色切忌纷乱，可利用色彩对比、辅助技术等方式进行视觉补偿；视力严重障碍和完全障碍的儿童家居应保持家具及常用物品固定的位置，陈设需要摆放整齐有序并靠墙和角落，活动空间大、做好跌倒及触碰安全防护。

（三）肢体障碍儿童家居改造

肢体障碍儿童的家居布局要考虑儿童的障碍程度、移动方式、康复治疗和教育目标、儿童使用意愿等方面，如果日常移动需要使用轮椅等移动设备，要对门厅、卧室、厨房、卫生间、浴室和其他需要的位置进行改造，如拆除门槛、设置坡道、加宽通道、加装扶手、设置入户台阶升降系统和越层升降电梯、预留轮椅空间（洗手池、餐桌、学习桌等）、床面高度改造等，严重肢体障碍儿童可以安装环境控制系统。

知识拓展 17-2-1 个别化家庭服务计划的实施步骤

1. 评估 特殊需要儿童的家庭计划是根据儿童的能力表现、家庭成员、所关注的儿童问题及帮助孩子发展所需的资源和支持而决定的。在评估阶段，需要准确衡量儿童的功能水平，并且和家长进行深度沟通，内容包括：①儿童家庭各方面情况，如家庭人员结构、习惯偏好、生活模式等。②儿童在家庭环境中各方面的情况，如穿衣、用餐、交流等。③儿童在非家庭环境场的情况，如学校、游乐场、超市等。

2. IFSP 计划撰写 根据评估制订目标，干预目标包括长期目标、短期目标，目标需保证客观性和可操作性。在目标制订完毕后，IFSP 团队为家长量身定做一个在家庭中的执行方案，以此帮助特殊儿童在家庭和自然情景中所需要接受的教学方法，保证儿童在家庭环境中能获得最适合的提升训练计划。计划将详细列出儿童目前需要家庭重点干预的问题。执行方案需保证每个任务对应相应的目标，且具有连贯性，家长按步骤达成，让儿童在家庭中也可以科学系统性地完成相应目标。

3. IFSP 家庭会议召开 在 IFSP 家庭会议中，IFSP 专业人员起到非常重要的作用。IFSP 主要由儿童的父母实施，专业人员需要与家长详细沟通实施目的、实施方法、儿童功能水平评估方法、家庭成员的职责等内容，并且需要培训家长如何科学合理地评估儿童当下反馈的行为，如何有效激励儿童社交互动的方法，以儿童出现新的问题行为时的解决办法。

4. IFSP 家庭督导 专业人员的督导可帮助家长在家庭环境中专业、有效地开展干预，当家长在执行计划中遇到难处时为家长问题答疑解惑。家校结合的方法是目前较为流行的方法，学校通过 IEP 融合课程为孩子提供有同伴的融合环境，与在家庭中开展 IFSP 家庭服务相结合。家校结合的方法不但可把儿童在学校中学习的内容在家庭中泛化使用，而且增加了儿童与其他小朋友的社交互动，此外在生活中发现更多让儿童高效进步的机会。

总 结

1. 以家庭为中心理念中，家长参与是重要策略，是一种赋权增能的体现。以家庭为中心服务包含两个要素，即家庭的选择和家庭的优势。

2. 家长参与服务模式有家长参与学校教育的方式和家长参与医疗介入的方式。

3. 孤独症家长培训可具体分为三个部分：第一，评估儿童，制订家庭培训计划；第二，实施家长培训，落实个别化干预计划；第三，提供家庭服务，保障干预计划实施效果。

4. 个别化家庭服务计划是 IEP 的发展及补充形式之一。为 3 岁以下儿童或其他儿童的家庭提供的 1 年服务计划。

5. 家居环境改造是指改变家居环境中的非人类特性，用以满足发育障碍儿童的日常生活、学习等方面的需求，如调整灯光照明、家具和物体的摆放，甚至需要完全改变房间的构造和布局及近距离的社区环境（如门的宽度、走廊的墙面扶手、设置斜坡等）来便于轮椅、手推车和助行器通行。

第十八章　社　区

学习目标

读完本章后，读者将能够：

✓ 概括早期疗育的定义。

✓ 领会早期疗育的实践模式。

✓ 知晓社区转移对儿童发育的重要性。

✓ 归纳转移能力的分类。

✓ 探索社区融入与支持。

社区是一群有共同生活互动的人组成的单元，其有自己的行为规范，通过规则协调环境、个人和团体行为。社区不仅是一个单纯的地理性概念，更是人与人、人与环境相互交融的网络结构。以社区为基础的实践是复杂的，包括广泛的健康相关的服务，如疾病预防和健康促进、急慢性医疗照护、康复和其他直接或非直接的服务供应。成功的社区生活以在社区中居住、工作和参与为衡量。

第一节　早期疗育

早期疗育（early intervention，EI）是指对从出生至 3 岁的有既定风险、发育迟缓，或被认定有环境或生物学风险的儿童提供的服务。早期疗育的目标是尽量阻止或减少受生物或环境因素导致的生理、认知、情绪或资源受限。根据美国《身心障碍者教育改进法案》C 部分可知，作业治疗有资质对出生到 2 岁的儿童提供早期疗育的基础服务，并且可成为儿童接受的唯一，或者在其他早期疗育服务之外提供的服务。作业治疗提供的服务包括解决儿童与适应性发展相关的功能性需求，适应性行为和游戏，以及感觉、运动和姿势发展，旨在预防或减少原发或继发损害的影响，延缓发育或功能的丧失。

一、早期疗育实践

（一）与家庭合作

早期疗育系统认为家庭在特殊儿童早期疗育过程中发挥着重要的作用。早期疗育团队包括家庭和专业人员，专业人员帮助家庭确定特有资源、优先和注意事项、结局和目标，使家庭更加有效地运作。以“家庭为中心”的早期疗育模式包含：①重视家庭的力量；②家庭应该就其孩子得到的照顾进行控制与选择；③家庭和医疗服务提供者共同努力，确保儿童在合适的时机接受最佳的早期疗育服务。作业治疗师应该对所有可能影响家庭参与的因素保持足够的敏感性，并且也应该充分尊重每个家庭的决定和选择。与家庭建立持续稳固的关系有助于早期疗育的顺利进行，有效的聆听和交流技巧更是至关重要的。

（二）与专业人士合作

早期疗育的成功很大程度上取决于整个团队将儿童的个人计划融入整个专业的早期疗育系统中。团队合作极其重要，因为在儿童发展的过程中，很多问题具有一定关联，这就需要不同专业人员的资源和技能，方可最大程度地满足特殊儿童及家庭的需求。儿童作业治疗师具有专业的职业素养和综合知识，是特殊儿童早期疗育的重要提供者。早期疗育的重点是家庭内的儿童，而不是独立的儿童个体，这就需要家庭和专业技术人员一起合作进行早期疗育。

作业治疗师可以参与不同服务提供模式，而直接的、个人的和（或）以儿童为中心的模式往往不被认为是最佳的早期疗育模式，相反，许多项目采用咨询模式提供服务。角色释放是在使用咨询提供早期疗育常用的方法。在这个过程中，一个专业人员往往被称为主要服务提供者，可能接受培训以接管传统上由另一个专业人员执行的职能。理想状态下，角色释放应该被作为跨学科模式的一部分进行实践。定期面对面的小组会议会帮助团队成员建立彼此的信任和尊重，从而提高工作效率，更好地为特殊需求儿童和家庭提供服务。

二、早期疗育的评估

规范化评估是治疗实施的基础，评估特定年龄段儿童的特定行为或属性，从而建立一个发育的平均年龄所伴随的发展曲线，以便对其他儿童进行评估。诸多因素如儿童的年龄、性别、种族、母语、文化及家庭和团队的信息需求，都影响着评估工具的选择。评估必须采用标准化的测试工具，以评估运动、认知、社会情绪、沟通和适应性发展五个方面的功能状态。

儿童发展的评估方法是多维、整体的，应该综合考虑个人、环境及环境对行为的影响。例如，运动障碍限制了儿童探索周围环境的能力，而探索环境是感觉运动发育的关键组成部分，这反过来又会影响认知、语言和社交等其他方面的发展。评估的过程就是收集和解释儿童的健康状况、医疗背景、功能状态和家庭的最大化资源，继而确定评估的目标：①确定早期疗育的资格；②制订早期疗育的结果和目标程序。一旦团队确定了孩子有资格参加早期疗育服务，作业治疗师和家人就会进一步确定对儿童和家庭最有价值的干预策略。

三、早期疗育的介入

（一）个性化家庭服务计划

一旦确定儿童具有接受早期疗育的资格，团队就必须制订一个书面计划，称为个性化家庭服务计划（individualized family services plan，IFSP）。家庭成员是 IFSP 发展的关键参与者，儿童所需的所有服务都必须记录在计划中，包括提供服务的机构、服务提供者、干预的频率、家庭目标和涉及的所有资源。IFSP 每 6 个月进行一次审查（如果需要，则更频繁），并且每年必须评估一次，在父母的同意下，也可以随时修改或改变目标和结局。

（二）个性化教育介入

个性化教育介入（individualized education plan，IEP）主要是一种教育模式，团队成员必须由教师、作业治疗师、物理治疗师、言语语言病理学家、听力学家、护士和其他专业人员组成。教师是主要的评估者和服务的提供者，其可以进行初级评估，然后寻求相应的服务，如言语或作业治疗。团队其他成员会根据评估结果撰写一份联合评估报告，此报告不仅可以确定儿童是否有资格接受

IEP 服务，而且也被作为转诊给适当的服务提供者的依据。如果孩子有资格获得此服务，则根据评估信息对其制订个性化计划。例如，儿童在适应性和精细运动技能上得分较低，通常会被转诊到作业治疗服务。作业治疗师应在家中和社区对儿童进行观察，包括日托、幼儿园或其他自然环境。可能被评估的因素包括对不同环境的反应、同伴榜样对表现的影响、孤独与群体状态下的功能及与家人以外的成年人的社交情感和沟通技能等。跨环境收集信息将帮助作业治疗师将孩子的能力与作业要求和环境的特征相匹配，以提高作业表现。

（三）转衔计划（transition planning）

从早期疗育转衔到学龄阶段，见第二十章第二节。

第二节 社 区 转 移

转移是个人自我照顾、工作和休闲等作业活动的基础，对生活质量至关重要。功能性转移的定义包括从一个位置或地点移动到另一个位置（如床-椅转移、厕-椅转移等）执行功能活动的移动。社区转移被定义为个人在社区中转移，包括使用公共或私人交通工具（例如，驾驶或使用公共汽车、出租车或其他公共交通系统）。

一、转移的理论发展

新生儿对身体的任何部位几乎没有独立的控制能力。运动和感觉向中线方向逐渐发展，随后是有控制、有目的的运动和交替协调运动。婴儿经历的第一种运动形式是滚动，首先从侧卧到仰卧，再从俯卧到仰卧，最后发展为在所有方向的运动。随着转移的理论发展，有学者认为生理和心理的发展是相互关联的，早期的经历影响后期的行为。孩子在转移时会获得各种各样的学习经验，运动和其他运动技能在 3 岁前迅速发展，成为学习和社会化及健康成长的主要工具。皮亚杰将自己自主运动视为知识的重要基石，他的理论认为视觉和听觉与包括运动在内的动作的相互协调，为孩子理解空间、物体、因果关系和自我奠定了重要基础。儿童通过自己的行为影响或改变环境的能力是一种内在激励。早期的转移经历被认为会促进好奇心、探索力、掌握力和坚韧性的发展，对以后的智力发展至关重要。

二、转移能力分类

儿童对功能性转移技能的掌握程度可以根据 Hays 对儿童的诊断状况分为如下四类。

（1）丧失行走能力：包括严重的脑瘫和Ⅰ型或Ⅱ型脊髓性肌萎缩。正常情况下，这类患者会永远失去独立行动的机会。

（2）行动能力低下，转移速度和耐力受限：包括轻型脑瘫和累及上肢的脊膜膨出的儿童。对于这些儿童来说，辅助转移可以提供一种有效的转移方式，并且超过他们现有的能力。

（3）失去独立行动能力：包括创伤患者和患有进行性神经肌肉疾病的儿童。其对儿童发展的影响没有前两组重要，可以通过接受辅助转移作为对获得性残疾的一种代偿。

（4）暂时需要辅助转移，后面会发展为独立行动：包括成骨不全症和关节挛缩症的儿童。随着病情的好转，后面会逐步摆脱辅助转移设备。

这些群体之间存在显著差异，第一类儿童可以通过使用助行器和电动轮椅来实现独立活动；第二类儿童可以独立地推动手动轮椅，在室内行走，并使用电动轮椅进行社区活动；第三类和第四类儿童将在过渡时期使用各种转移方法进行代偿。

三、转移的评估和介入

（一）转移能力评估

作业治疗师应该根据儿童的转移能力分类，并且在儿童真实的转移场景下进行客观评估，包括运动、知觉和认知功能等。评估儿童功能状态（包括行动能力）的两种工具，分别是儿童残疾评估量表（pediatric evaluation of disability inventory，PEDI）和儿童功能独立性评定量表（WeeFIM）。加拿大作业治疗评估量表（canadian occupational performance measure，COPM）是一种半结构化的访谈，可以帮助作业治疗师了解儿童和照顾者在转移方面所关注的问题，帮助确定对他们最重要的事情和优先次。

（二）转移介入

社区转移是一项重要的 IADL，对于作业治疗师和儿童而言，所有形式的社区转移都是有意义的作业活动。作业治疗师应该充分考虑在学校、家庭和社区等所有不同的真实环境中可以发挥最佳功能和适应性的辅助设备或代偿方法，目前三轮车、俯卧位滑轮车、助行器、电动轮椅等是最常用的辅助设备。

第三节 社区融入与支持

功能障碍儿童更多的时间是在社区中度过的，因而融入社区对于孩子各方面的发展极其重要，而社区融入的前提是得到相应的支持，包括家庭、社会观念、社会福利机构、财政支撑、国家政策等。做好社区融入，首先，需要社会对残障人士的包容和尊重，让他们平等地享有相应的权利和机会，让儿童在社区不被霸凌和歧视，保证心理健康发展。

其次，完善社区的无障碍设施，让残障儿童不会因为环境因素而减少参与社区的机会；残联和社会福利机构也应该加强对残障儿童的建档注册，加强对此类人群的关注和关爱，让此类儿童享有平等受教育和成长的机会；国家也应该在政策方面对此类儿童进行倾斜，加强社会对残障儿童的保护和关注，同时也应该在财力方面给予支持。

知识链接

Marjorie E.Scaffa.S.Maggie Reitz.Occupational Therapy in Community-Based Practice Setting（Second edition）.Chapter 9 Early Intervention Programs.

总 结

残障儿童的社区融入是一个社会文明程度的高度体现。能够让残障儿童可以平等、快乐地享受生活和受教育的机会，应该是国家和每一个公民的责任与义务。作为作业治疗师，我们除了用专业知识去帮助需要的孩子和家庭之外，还应该在保护残障儿童、普及残障儿童养育方式、促进政策扶持等方面多做贡献。

第十九章　学　　校

第一节　中华人民共和国教育政策

学习目标

读完本节后，读者将能够：

✓ 了解特殊教育的定义。

✓ 描述有特殊需要的儿童和青少年学生的教育需求。

一、义务教育阶段：教育部等部门“十四五”特殊教育发展提升行动计划

特殊教育主要是面向视力、听力、言语、肢体、智力、精神、多重残疾及其他有特殊需要的儿童青少年提供的教育，是教育事业的重要组成部分，是建设高质量教育体系的重要内容，是衡量社会文明进步的重要标志。

（一）基本原则

坚持政府主导、特教特办。落实政府主体责任，加强特殊教育统筹规划和条件保障，加大政策、资金、项目向特殊教育倾斜力度，在普惠政策基础上给予特别扶持，补齐发展短板。

（二）拓展学段服务，加快健全特殊教育体系

1. 持续提高残疾儿童义务教育普及水平　以县级为单位健全残疾儿童招生入学联动工作机制，依据有关标准对残疾儿童身体状况、接受教育和适应学校学习生活的能力进行全面规范评估，适宜安置每一名残疾儿童。压实义务教育阶段普通学校接收残疾儿童随班就读工作责任，建立健全学校随班就读工作长效机制，确保适龄残疾儿童应随尽随、就近就便优先入学。加强特殊教育学校建设，鼓励 20 万人口以上的县（市、区、旗）办好一所达到标准的特殊教育学校。残疾儿童较多且现有特殊教育学校学位不足的县（市、区、旗），要根据需要合理规划布局，满足残疾儿童入学需求。20 万人口以下的县（市、区、旗）要因地制宜合理配置特殊教育资源，鼓励在九年一贯制学校或寄宿制学校设立特教班。针对孤独症儿童教育基础相对薄弱的实际，要合理布局孤独症儿童特殊教育学校，鼓励省会城市、计划单列市及较大城市建设孤独症儿童特殊教育学校。保障儿童福利机构内具备接受教育能力的适龄残疾儿童接受中小学教育并纳入学籍管理，推动特殊教育学校在本地儿童福利机构设立特教班。健全送教上门制度，推动各省（自治区、直辖市）完善送教上门服务标准，科学认定服务对象，规范送教上门形式和内容，加强送教服务过程管理，提高送教服务工作质量，能够入校就读的残疾儿童不纳入送教上门范围。

2. 大力发展非义务教育阶段特殊教育　积极发展学前特殊教育，鼓励普通幼儿园接收具有接受普通教育能力的残疾儿童就近入园随班就读，推动特殊教育学校和有条件的儿童福利机构、残疾儿

童康复机构普遍增设学前部或附设幼儿园，鼓励设置专门招收残疾儿童的特殊教育幼儿园（班），尽早为残疾儿童提供适宜的保育、教育、康复、干预服务。着力发展以职业教育为主的高中阶段特殊教育，支持普通中等职业学校和普通高中接收残疾学生随班就读。推动特殊教育学校增设职教部（班），鼓励普通中等职业学校增设特教部（班），到2025年实现每个市（地、州、盟）和有条件的县（市、区、旗）都有一个残疾人中等职教部（班），在每个省（自治区、直辖市）至少办好一所残疾人中等职业学校和盲、聋高中（部）。鼓励有条件的地区建立从幼儿园到高中全学段衔接的十五年一贯制特殊教育学校。稳步发展高等特殊教育，加强高校特殊教育学院建设，增设适合残疾学生就读的相关专业，完善残疾学生就读普通高校措施。支持普通高校、开放大学、成人高校等面向残疾人开展继续教育，畅通和完善残疾人终身学习通道。

（三）推进融合教育，全面提高特殊教育质量

1. 加强普通教育和特殊教育融合 探索适应残疾儿童和普通儿童共同成长的融合教育模式，推动特殊教育学校和普通学校结对帮扶共建、集团化融合办学，创设融合教育环境，推动残疾儿童和普通儿童融合。加强校际资源共享与整合，发挥不同学校优势，推进残疾学生信息上报、教育评估、转衔安置和个别化支持等工作规范及时、科学专业。研究制订义务教育阶段融合教育教学指南，修订特殊教育学校义务教育课程设置实验方案和课程标准。到2023年完成特殊教育学校义务教育各学科课程教材编写，审定通过后的教材列入中小学教学用书目录。完善特殊教育办学质量评价指标体系。积极探索科学适宜的孤独症儿童培养方式，研究制订孤独症儿童教育指南，逐步建立助教陪读制度，为孤独症儿童更好融入普通学校学习生活提供支持。

2. 推动职业教育和特殊教育融合 支持特殊教育学校职教部（班）和职业学校特教部（班）开设适应残疾学生学习特点和市场需求的专业，积极探索设置面向智力残疾、多重残疾和孤独症等残疾学生的专业，同步促进残疾人的康复与职业技能提升，让残疾学生有一技之长，为将来就业创业奠定基础。

3. 促进医疗康复、信息技术与特殊教育融合 教育、卫生健康、民政、残联等部门和单位协同推进，加强医疗机构、妇幼保健机构、儿童福利机构、康复机构与学校合作，提高残疾学生评估鉴定、入学安置、教育教学、康复训练的针对性和有效性。实施辅助器具进校园工程，优先为义务教育阶段残疾儿童科学提供辅助器具适配及服务，以提高残疾学生的功能参与和学习成效。

（四）提升支撑能力，不断完善特殊教育保障机制

1. 改善特殊教育办学条件 支持特殊教育学校和普通学校资源教室配备满足残疾学生需求的教育教学、康复训练等仪器设备和图书。加强学校无障碍设施设备建设配备，为残疾学生在校学习生活提供无障碍支持服务。大力推进国家、省、市、县、校五级特殊教育资源中心建设。

2. 巩固完善特殊教育经费投入机制 落实并提高义务教育阶段特殊教育学校和随班就读残疾学生生均公用经费补助标准，到2025年将义务教育阶段特殊教育生均公用经费补助标准提高至每生每年7000元以上，有条件的地区可适当提高补助水平；各地应落实学前、高中阶段生均拨款政策，继续向特殊教育倾斜。地方财政可设立特殊教育专项补助经费，加强特殊教育基础能力建设。进一步优化完善残疾学生特殊学习用品、干预训练及送教上门教师交通费补助等政策。中央财政特殊教育补助资金重点支持中西部地区特殊教育学校改善办学条件、向重度残疾儿童接受义务教育提供送教上门服务等。落实学生资助政策，确保家庭经济困难残疾学生优先获得资助。

二、后义务教育阶段：教育部对第十三届全国人大四次会议“关于建立后义务教育阶段孤独症群体支持体系的建议”的答复

（一）加强孤独症儿童教育

1. 落实“一人一案、分类安置” 各地通过轻中度孤独症儿童到普通学校就读，中重度孤独症儿童在特教学校（含孤独症学校）就读，极重度、不能到学校就读的提供送教上门或者远程教育等方式，努力做好孤独症儿童的教育安置工作。

2. 积极探索孤独症学校（基地）建设 如北京、广州、青岛、福州已建立独立设置的特殊需要学生和孤独症教育学校，在开展孤独症儿童义务教育的基础上，还尝试开办了特需学生和孤独症儿童学前部和青少年学生的职高部。

3. 加强教育研究与评估 教育部委托北京师范大学开展《孤独症儿童少年教育康复现状调查》等课题研究，对孤独症儿童在普通学校随班就读和特教学校就读方面进行探索和研究。

（二）加大对特殊教育经费支持

1. 落实生均公用经费 从2016年起，全面落实特殊教育学校和随班就读残疾学生按每生每年6000元标准补助公用经费，落实生均公用经费基准定额所需资金由中央和地方按比例分担，切实保障特殊教育学校正常运转。

2. 建立完备的资助政策体系 在高中教育阶段，建立了以免学费、国家奖助学金为主，学校和社会资助等为补充的资助政策体系。

3. 设立特殊教育补助资金支持特殊教育发展 该资金用于支持特殊学校改善办学条件和特教资源中心建设等。

（三）下一步工作考虑

下一步，教育部会同有关部门进一步加强孤独症儿童少年教育，鼓励支持有条件的地区建立独立设置的孤独症特殊教育学校，努力扩大孤独症儿童教育机会。研究制订孤独症儿童学习发展指南，探索孤独症儿童教育评估。

总　结

1. 特殊教育主要是面向视力、听力、言语、肢体、智力、精神、多重残疾及其他有特殊需要的儿童青少年提供的教育。

2. “一人一案、分类安置”是轻中度孤独症儿童到普通学校就读，中重度孤独症儿童在特教学校（含孤独症学校）就读，极重度、不能到学校就读的提供送教上门或者远程教育。

第二节　国外特殊需要学生作业治疗模式借鉴

学习目标

读完本节后，读者将能够：

✓ 了解美国作业治疗师在教育系统中的角色。

✓ 探索作业治疗师对学龄儿童和青少年的服务和支持。

作业治疗师使用有意义的活动（occupation，职能）来帮助学生参与他们需要和想要做的事情，以促进身心健康和福祉。在美国的学校系统中，治疗师专注于学生的学习效能、社交技巧（包括游戏、休闲与社会参与）、自我照顾技能（或日常生活活动，activity of daily living，简称 ADL）及过渡准备（transition planning）和工作技能。治疗师的专业知识包括活动和环境分析与调适，目的是减少学生参与学校活动的障碍。

作业治疗师在学校提供哪些服务？

美国的作业治疗师根据《残疾人教育法》（*Individuals with Disabilities Education Act*，IDEA），与《每一个学生都成功法》（*Every Student Succeeds Act*，ESSA）和《1973 年美国康复法》第 504 条，为学生和学校相关人员提供连续的服务和支持。包括以下内容。

一、在传统通识教育中有学习困难的学生

干预反应（response to intervention，RTI）模型为一种多层级方法，可早期识别和支持具有学习和行为需求的学生。我们先需要鉴别学生的学习障碍，再利用以学校为基础的内部资源和外部资源（即社区）消除这些障碍。RTI 的核心是教室，任教老师分析学生的学习长处和需要，调整教学与学习环境，提供最好的学习条件。通常，RTI 服务包括附加关注和监督、小组指导与个人指导。RTI 评估/指导可能会持续数月。

二、特殊教育中的个别学生

协助个性化教育计划（individualized educational program，IEP）团队进行功能评估和确定服务需求，提供计划修改和支持。其中包括适应环境，修改课程，辅具支持，确保获得和参与学校活动与教育计划，以及协助为毕业后的过渡做准备。没有符合资格接受特殊教育的学生可以根据《1973 年美国康复法》第 504 条计划接受作业治疗服务，第 504 条计划旨在确保学生有平等的机会参与学习中的各种活动，并支持学生获得学习成效。

三、为学校工作人员和家庭提供培训与资源

提供儿童和青少年发展的培训，以及学童身心健康对学校学习和活动参与的影响。为学习的通用设计（或通用学习设计，universal design for learning，UDL）做出贡献，支持辅助技术的使用，对学校人员进行学习辅助软件和硬件的培训，确保学生可以安全移位活动，提供积极行为干预和支持（positive behavioral interventions and supports，PBIS）和社交情感学习（social emotional learning，SEL）的培训，包括执行功能、情绪调节、欺凌预防和健康管理。

四、参与个性化教育计划（IEP）的团队协作

作为个性化教育计划团队、技术援助团队、问题解决团队和课程委员会的成员，作业治疗师应用活动分析和环境改变来帮助学生获得学习机会，支持参与学校的日常活动，同时促进独立性。

五、社区拓展和资源宣教

美国的作业治疗师帮助学生实现最大化的学习成果并发挥他们的潜力，从而提高学校达到州和

国家成就标准（共同核心标准，common core state standards）的能力。

总 结

1. 在美国，作业治疗师是学校系统的核心团队成员之一，旨在帮助学生发展关键的生活技能，并为未来的就业做好社区融合准备。

2. 在美国的学校系统中，作业治疗师应用活动分析和环境改变来帮助学生获得学习机会，支持参与学校的日常活动，同时促进独立性。

第三节 医教结合模式的作业治疗

学习目标

读完本节后，读者将能够：

✓ 定义医教结合。

✓ 了解医教结合的作业治疗模式。

医教结合（即医疗康复与教育方法相结合以促进学龄儿童的功能和学习成果的简称），是整合教育、康复训练的内容和手段，从运动功能、感知功能、日常生活活动能力、语言交流能力、认知能力、心理功能、社会功能等领域对其提供综合服务。

医教结合的作业治疗模式包含有教师培训、课堂改造、一对一服务、团体干预及家长参与的内容，在医教结合中，作业治疗师在帮助学生提高生活和学习技能方面发挥着重要作用。

一、课堂改造

作业治疗可以在有特殊需要学生的课堂改造中发挥重要作用。其中的方法包括以下几方面。

（一）评估学生的需求

作业治疗师可以评估有特殊需求的学生的具体需求，包括他们的运动技能、感官处理能力和整体功能能力。此信息可用于制订个性化的课堂改造计划，以满足学生的独特需求。

（二）与教师合作

作业治疗师可以与教师密切合作，以确保所做的修改在课堂环境中有效且可行。这可能涉及制订实施修改的策略，培训教师如何使用专用设备或材料，并根据需要提供持续的支持和指导。

（三）制订个性化教育计划（IEP）

作业治疗师可以为有特殊需要的学生制订 IEP，概述学生的具体需求和学习目标。这有助于确保修改是根据学生的需要量身定制的，并且他们正在接受适当的支持以实现他们的教育目标。

（四）提供适应性设备和材料

作业治疗师可以推荐和提供专门的设备和材料，帮助有特殊需要的学生参与课堂活动。这可能包括自适应座椅、感官工具或改良的书写用具等，以确保学生能够充分参与学习环境并实现他们的教育目标。

二、团 体 干 预

在儿童作业治疗中,团体干预是个体干预的一种替代方法,允许治疗师同时满足多个儿童的需求。

团体干预为团体成员之间的道德支持和鼓励、同伴示范和社会化提供了机会。团体干预允许儿童在社会环境中应用新技能，并允许治疗师在社会环境中评估儿童的能力和评估挑战。残疾儿童的父母可以与其他有类似孩子或经历的父母见面并互动。这种有价值的同伴接触和互动在一对一服务模式中往往更加困难。

治疗师应该考虑在他们的实践中存在的团体干预的促进因素和障碍,并确定这些障碍的潜在解决方案。治疗师应该寻求同事、父母和孩子的意见，以确定他们在实践中可以考虑什么样的团体干预。

三、家 长 参 与

家长参与服务模式可分为家长参与学校教育和家长参与医疗干预，其积极影响包括增强家庭认知、家长自我成长、育儿技能和治疗知识，促进儿童各领域的功能和技能的发展，提高发育迟缓儿童的学习质量，改善亲子互动，成功建立家长与专业人士的伙伴关系。

总　结

1. 医教结合是整合教育、康复训练的内容和手段，从运动功能、感知功能、日常生活活动能力、语言交流能力、认知能力、心理功能、社会功能等领域对其提供综合服务。

2. 医教结合的作业治疗模式包含教师培训、课堂改造、一对一服务、团体干预及家长参与。

第四节　融入学校生活

学习目标

读完本节后，读者将能够：

✓ 定义融合。
✓ 描述融合教育的基本理念。
✓ 全面了解管理教室的策略。
✓ 定义社交故事。

世界卫生组织（World Health Organization，WHO）将“参与”定义为“一个人对生活状况的参与”。融合被视为一个通过增加学习、文化和社区参与，减少教育内外的排斥从而处理和回应所有学习者多样化需求的过程。它涉及内容、途径、结构和策略等多方面的变革与调整，其共识是要涵盖全体适龄儿童，其信念为教育所有儿童是普通教育系统的责任。融合教育并不要求学生去赢得到普通班级受教育的权利，相反，它假定特殊儿童本来就应该属于邻近学校的普通班级，他们不仅有权利在普通班级里受教育，而且也应该在普通班级里接受相关的支持与服务。在融合教育（inclusive education）体系的国家，包括普通学校的所有儿童，作业治疗师支持残疾儿童开展活动，让他们能够参与教育和社会方面的学校学生生活。

当儿童接受治疗服务时，他们通常会被带离教室，由治疗师私下或与一小群人在单独的房间里进行治疗。然而，在儿童的自然环境（如学校环境或家里）中实施干预策略也是有效的。

美国、澳大利亚、新西兰和加拿大的学校作业治疗师是教育团队的一部分，他们的共同目标是让儿童完全融入学校的学生生活。

评估儿童行为和课堂环境的一种方法是通过观察。应该给作业治疗分配一些时间在教室里观察，这将允许他们评估哪些策略可能对儿童有利，以及这些策略如何对课堂上的其他儿童有利。此外，这将使作业治疗对课堂设置和活动有更好的理解。因此，作业治疗可以根据观察结果为教师提供一般性的建议，也可以为学生提供具体的策略。

如果儿童有感觉处理困难，作业治疗应该能够识别儿童的具体需求，并能够帮助老师理解这些需求；作业治疗还可以识别支持或干扰儿童从课堂活动中获益能力的环境变量，并可以建议提高参与度的策略。

一、控制物理环境

减少感觉超负荷（sensory overload）是帮助儿童在课堂环境中感到安全和平静的第一步。

（一）触觉干扰（如靠近同学）会转移儿童的注意力

（1）帮助儿童找到一个感到安全的地方（如地毯的边缘），以减少与其他儿童的接触。
（2）提供儿童需要的空间。

（二）限制视觉干扰是很重要的

（1）清除布告栏上的杂物，把图片固定在墙上，这样它们就不会晃动。
（2）在打开的架子（上面放一些可能会分散儿童注意力的材料）上放一个纯色的床单。
（3）调整百叶窗，防止阳光照射进来。
（4）如果其他儿童的动作让他分心，让儿童背对着同学坐在教室前面的老师旁边，让安静地坐着和集中注意力的儿童围绕在他周围。

二、管理教室

所有的儿童，尤其是那些有作业治疗需求和感觉统合挑战的儿童，都可以从连贯的课堂常规、精心计划的过渡和全天的运动休息中受益。策略包括如下几方面。

（一）制订一个连贯的日常活动

日常活动的图片应该张贴在教室里，儿童可以看到。

（二）帮助儿童逐步融入学校生活

了解和接纳每个儿童的发展差异和入学准备程度的不同。入学初期，应确保每个班级都有教师全程关注儿童在生活和学习中的需求，帮助儿童逐步熟悉环境，认识老师和新同学。

（三）在过渡中融入动作和节奏（鼓掌或击鼓）来表示接下来会发生什么

学生们应该总是被告知即将到来的过渡；当有不寻常的事情将要发生时，学生们应该得到充分的警告。关于过渡或其他引起焦虑的事件的顺序信息（sequential information）可以通过社交故事（social stories）来分享。社交故事是为孤独症患者开发的一种社交学习工具。对儿童来说，它们通常以简短、简单、有插图的故事的形式出现，描述儿童可能会觉得困难或困惑的日常事件，以缓解围绕这些事件或话题的焦虑。通过清晰地展示准确和有顺序的信息，它们可以用于教授公共技能和缓解焦虑。

社交故事是孤独症的循证实践之一，包括社交情感学习（social emotional learning，SEL）、执行功能（executive function，EF）和情绪调节（emotion regulation，ER）。

1. 作业治疗对学龄儿童的社交情感学习的作用 社交情感学习是获取并有效应用必要的知识、

态度和技能的过程，这些知识、态度和技能有助于理解和管理情绪，设定并实现积极的目标，对他人产生同情心，建立和维持积极的关系，做出负责任的决定，有效地处理人际关系。社交情感学习的目标集中在五种相互关联的认知、情感和行为能力的发展，即自我意识（情绪表达、自体感受、自我效能）、自我管理（冲动克制和自我管理）、社会意识（同理心、尊重他人和尊重多样化）、人际技能（交际、建立关系、冲突管理、寻求帮助）及负责任地做出决定。这些都是成为一个好学生、好公民、好工人的必要条件。

2. 作业治疗对学龄儿童的执行功能的作用 提升 EF 技能是当前幼儿教育的“热门话题”。EF 指的是一套复杂的认知调节过程，包括工作记忆和注意力控制技能，使儿童能够以更强的意向性和灵活性组织他们的思维和行为。这些技能在学龄前和小学早期（3～7 岁）迅速发展，并为支持入学准备提供神经基础，促进自我调节的行为和学术学习。

3. 作业治疗对学龄儿童的情绪调节的作用 每个人都会时不时地感到悲伤。孩子感到悲伤是完全正常的。每个孩子处理悲伤的方式都不一样。有些人喜欢和值得信赖的朋友或成年人交谈，而另一些人则发现哭泣能让他们感觉更好。

学会控制悲伤是成长过程中很重要的一部分。尝试使用一个社交/行为故事来教孩子 ER 技巧和适当的方法来管理与表达悲伤。从孩子的角度写故事，概述他们感到悲伤时可以采取的适当反应和行动。例如，“当我的朋友搬走时，我感到悲伤是正常的。”或者，“因为我的狗丢了，所以难过是可以的。当我感到悲伤的时候，哭是可以的。我也可以和爸爸妈妈谈谈我为什么难过。”

三、在活动之间和活动期间安排休息时间

可接受的活动方式包括鼓励他们站起来伸展身体、跟着鼓点前进、Simon Says（没有人会输）、开合跳和接力赛等。

总 结

1. 融合是一个通过增加学习、文化和社区参与，减少教育内外的排斥从而处理和回应所有学习者多样化需求的过程。

2. 融合教育的基本理念是特殊儿童不仅有权在普通班级里受教育，而且也应该在普通班级里接受相关支持与服务。

3. 管理教室的策略包括制订一个连贯的日常活动、教室每天都要按可预测的方式布置、在过渡中融入动作和节奏（鼓掌或击鼓）来表示接下来会发生什么。

4. 社交故事是为孤独症患者开发的一种社交学习工具。

第五节 融合教育的支持

学习目标

读完本节后，读者将能够：

✓ 描述融合教育的支持保障体系。
✓ 定义随班就读。
✓ 定义同班就读。

一、教师的态度是如何影响融合教育的？

教师的态度是建设融合、参与型社会的工具。教师的接纳态度是班级普通同学的榜样，对学生

具有巨大的影响，而合适的干预与引导，能够帮助随班就读的残障学生习得诸多同伴交往的策略，建立良好的同伴关系，帮助他们更好地融入班级，并促进其全面发展。

教师对融合的积极态度，在很大程度上取决于他们与那些被认为是“问题”学生在一起的经历。教师培训、课堂里是否提供支持、班额（班级学生的数量）和总工作量都是影响教师态度的因素。部分教师对融合教育持消极态度，教师的消极态度是融合的主要障碍。

有特殊学习障碍（specific learning disabilities，SLD）的学生由普通教育老师任教时，普通教育老师可能不会对把这些学生纳入课堂做出积极的反应。教师自我效能感是一种重要的建构，它关系到教师的教学及教师是否愿意接纳残疾学生进入课堂。

融合教育教师的态度的样例与解决之道见表 19-5-1。

表 19-5-1 融合教育教师的态度的样例与解决之道

困境	样例	解决之道
态度	对特殊儿童的偏见	建立多样化是良好教育的机会和前提，而不是问题和麻烦的思想
	认为落后生不值得花费时间去教	帮助落后生和学习好的学生一样具有重要意义
	认为并非所有的学生都是能教会的	提高对孩子教育问题的重视度

二、教育工作者是如何设计教室的?

为了使学生能够参与到课堂环境中来，教育工作者必须围绕残疾儿童的需求来设计他们的教室，特别是针对该特定教室中儿童的需求。

无论如何为儿童提供服务，教师都可以通过与治疗师的有效合作，并通过学习和应用治疗师在儿童治疗过程中使用的工具和策略，来支持儿童的目标和发展。这样，老师就能够不断地加强儿童在治疗过程中取得的进步。如有语言迟缓或语言障碍的儿童将在课堂上持续获得语言支持。

融合教育教师的资源和环境的样例与解决之道见表 19-5-2。

表 19-5-2 融合教育教师的资源和环境的样例与解决之道

困境	样例	解决之道
资源	缺少课桌椅、课本等	更多资金投入支持课桌椅、教学材料的配置
	缺少教学基本设备	
	缺少劣势儿童特需的相关设备	使所有学生都能得到基本的教学资源
环境	教室、厕所、斜坡等基础设施的缺乏或缺陷	加大对学校环境的建设、基础设置要科学规划，面向所有学生

三、融合教育的支持保障体系

（一）随班就读

随班就读是我国特殊教育实际和西方回归主流思想相碰撞的产物。其所倡导的支持保障体系往往是狭义的，是针对几个残疾学生而言的，试图通过支持与服务使他们能够更好地适应现有的学校与社会生活，很少主动地触及整个学校体质与社会生态的变化。

（二）同班就读

同班就读是我国对国际融合教育理论趋势的中国式回应，是西方理论与中国国情之间的嫁接、冲撞与融汇，是基于文化嫁接之上的再生成。其体现融合教育的理念，承认残疾儿童与普通儿童存在着个别差异，有其独特的个人特征与学习需要。在此基础上，同班就读的“同”体现在以下几个方面。

1. 同等的权利 残疾儿童与普通儿童一样享有平等接受教育的基本权利。同班就读应包含所有残疾儿童的教育权利，在传统的三类残疾教育的基础上扩展到《中华人民共和国残疾人保障法》所规定的7类残疾儿童的平等教育权。

2. 同样的环境 同班就读意味着，残疾儿童有权在普通教室接受适合他们自己特点的教育，他们无须经过自己的努力去争取、赢得在普通教室接受教育的权利。普通学校应通过学校整体变革，创建平等接纳的校园文化，建立能够回应多样性需求的学校，促进学校整体质量的提升。同班就读强调同样环境的权利，但并不拒绝残疾学生对于特殊教育学校或其他安置模式的选择。

3. 同等的地位 残疾儿童不仅能进入普通学校就读，在班级里与正常学生处于相同的主体地位，而不应该是班级的附属品。他们应平等、全面地参与学校与班级的所有活动，是普通教室中平等的一员，并有着较高的身份认同与归属感。

4. 同等的教育 不管残疾学生存在何种困难，他们同样应享受到高质量的、适合他们自己特点的、平等的教育。同班就读意味着，所有儿童都有学习能力与获得成功的权利，学校应成为每一个儿童获得成功的地方。

总 结

1. 融合教育的支持保障体系包括随班就读和同班就读。

2. 随班就读通过支持与服务使他们能够更好地适应现有的学校与社会生活，很少主动地触及整个学校体质与社会生态的变化。

3. 同班就读通过多样化的、平等的社会与教育环境的构建，主动改变现有的教育体制，促进学校整体变革与质量提升。

第五部分
拓　　展

第二十章　转　　衔

学习目标

读完本章后，读者将能够：

✓ 描述转衔的定义。

✓ 领会作业治疗在转衔服务中的角色。

✓ 知晓我国转衔服务的现状。

第一节　转衔与作业治疗

转衔是指一种过渡时期、一种转变，或是由一种型态转变为另外一种型态，抑或是由一种阶段到另一种阶段的过程。教育乃学生获取转衔至成人生涯所必备的知识、经验和技巧的主要方式。对于身心障碍的学生而言，特殊教育是为不同生涯阶段所设计的个别化的教育计划（包括转衔计划），更是协助他们转衔至成人生涯不可或缺的工具。

我国台湾地区在 1998 年《特殊教育法施行细则》第 18 条的转衔服务规定："当身心障碍学生在学前教育大班、国小六年级、国中三年级及高中（职）三年级学生之转衔服务内容时，应予其个别化教育计划，包括此转衔服务项目。"由此看来，学生时期的转衔过程大致分为 4 个阶段，而完整的转衔服务则依赖长期规划，除了涵盖学生时期各阶段的转衔外，还包括毕业后的成人生涯转衔。为达成"全方位的无接缝转衔"，上述阶段缺一不可。

我国大陆地区作业治疗学科发展较晚，加上相关法律政策不完善，因而作业治疗在转衔服务中的角色及定位尚不明确，但是根据"生涯发展四大阶段"（生涯察觉、生涯探索、生涯准备和生涯整合）及"全方位的无接缝转衔"观点，作业治疗师在不同阶段的转衔计划中均可做出有效贡献（如学龄前阶段的早期疗育服务、学龄阶段的辅具评估、毕业后阶段的职业评估等）。根据我国香港、台湾及欧美国家的模式，作业治疗师在转衔团队里的介入方式分为三种：①一对一直接治疗模式；②间接通过团队其他成员代为执行介入；③搭配学校教学系统的模式。比如说，采用方式②时，作业治疗师若想训练学生解决问题的能力时，可以在作业治疗师的支持下，通过团队中经常与学生接触的人员代为执行（家长、老师等）；而若采用方式③时，作业治疗师则担任类似教练的角色，建立一套观察学生表现的系统，除了可以随时观察学生的表现，还可以让整个团队了解学生的进展，并且可以为调整治疗计划提供依据。

作业治疗师在转衔团队中应该和其他专业人员共同沟通与协作，例如，评估一个需拟定转衔计划的学生，作业治疗师需要在学生真实生活情境下进行评估，且所有的评估结果均需要与其他团队成员分享，以便于后续的计划及介入。一般而言，作业治疗师通过：①协助学生建立新技巧；②将习得的新技巧应用到新情境或活动；③通过调整情境或活动促进学生的表现或参与度；④采取适当策略以预防新问题产生等方式介入转衔工作中。而针对学生毕业后阶段的转衔，作业治疗师基于学生的年龄、个案的优势而非障碍程度等因素，较少采用矫治的方式处理学生的障碍问题；作业治疗师在毕业后的转衔阶段多以：①训练代偿方式；②培养适应能力等方式提供转衔服务。

作业治疗基于 PEO 模式、ICF 架构等提供相关转衔服务，让有特殊需求的儿童可以同样享有受教育的权利、提高社会参与和生活质量，顺利转衔至成年早期。

第二节 转衔到成年早期

转衔到成年早期包括学龄前阶段的转衔和就学阶段的转衔两个阶段。而不同阶段的介入方式有所不同，现就上述两方面进行详细论述。

一、学龄前阶段的转衔

早期疗育阶段是指出生至 3 岁，转衔服务的重点包括优生保健、婴幼儿身心健康检查、咨询服务、亲职教育、医疗康复、教育服务相关的转衔程序、婴幼儿适应新环境的步骤与方法；学前教育阶段则是指 3～5 岁，转衔服务的重点包括早期疗育、咨询服务、家庭服务、幼儿教育的准备与衔接、医疗康复等相关服务的规划安排。此阶段的目的是促进身心障碍幼儿的发展和可能继发的发展迟缓、减少身心障碍幼儿就学后对特殊教育与相关服务需求的程度，进而降低教育成本、减少身心障碍幼儿未来进入隔离式教养机构的可能性，进而增加其在社区独立生活的机会、提升家庭照顾身心障碍幼儿的能力。

此阶段作业治疗师在转衔团队中负责评估与治疗介入等早期疗育服务。在评估方面，作业治疗师可通过各种发展筛检评估工具或运动评估工具协助转衔团队了解学龄前幼儿的发展状况，诸如学龄前儿童评估筛选测试（screening test for evaluation preschoolers）、米勒学龄前评量（Miller assessment for preschoolers）、皮巴迪动作发展量表第二版（Peabody development motor scales-second edition）或儿童动作 ABC 评量表第二版（movement assessment battery for children-second edition）等评估工具，为转衔团队确认幼儿是否有发展迟缓问题提供参考依据。在执行转衔服务方面，作业治疗师依据拟定在 IFSP 或 IEP 的计划内容提供转衔服务，早期疗育的服务方式可为一对一治疗介入、团体治疗或咨询等方式执行；转衔服务则主要为咨询形式，目的在于协助幼儿与其家长顺利转衔至学龄阶段，咨询内容涵盖环境改造建议、良肢位摆放建议、幼儿进食方式建议（含教导口腔功能训练方式，以协助家长处理幼儿进食问题）及指导家长在家照顾幼儿的技巧等。

二、就学阶段的转衔

就学阶段的转衔（6～21 岁）是个别化教育计划（individualized education plan，IEP）与个别化转衔计划（individualized transition plan，ITP）的衔接，由于不同学生的在学年龄不同，因此只要保证在学身份即属此阶段。根据美国 2004 年修订的 IDEA 规定，有关教育部门需要对身心障碍学生在 16 岁前的个别化教育计划中说明并提供有关转衔服务，以帮助学生顺利地从学生生活阶段过渡到社会生活阶段。此阶段的转衔服务定义也扩大为“以结果为导向”（results-oriented）的一系列的综合协调活动，包括中学后教育、职业训练、整合性就业（含支持性就业）、成人与继续教育、成人服务、独立生活或社区参与。这个阶段的服务重点除了协调学生成功由学校环境过渡到更高阶的学习环境（如大学教育）或工作领域外，尚包括客观合理的入学鉴定、个别化且合适的教育安置、家庭服务与亲职教育、转衔教育与服务的提供等。这个阶段的转衔教育与服务主要由教育主管部门和残联单位负责。

作业治疗师在转衔团队中主要负责评估及咨询服务。在评估方面，作业治疗师除了可通过发展筛查或运动评估工具协助转衔团队了解学龄儿童的发展状况外，学校功能评估表（school function assessment，SFA）也是作业治疗师常用的评估工具，其不仅可以帮助团队成员了解学龄儿童在学校的生活作息能力，而且可以协助团队观察有身心障碍的学童转衔至下一阶段学校的需求，为下一阶段的目标拟定提供依据。在转衔咨询服务方面，作业治疗师可以依据自己的专业特长，定期举办家长卫教团体，提供学龄发展常识，帮助家长尽早了解孩子的问题所在，以便于协助孩子顺利转衔至下一阶段的学习环境。

第三节 我国转衔服务的现状

随着《国家中长期教育改革和发展规划纲要（2010—2020）》中将特殊教育单列一章（第十章），第一次将特殊教育与学前教育、义务教育、职业教育等以并列之势出现，国家及社会对特殊教育发展的重视将会如雨后春笋般，为特殊教育的现在和未来翻开新的篇章。就业是残障人士获得生活保障、实现自身价值的重要途径，也被视为残障人士实现康复和赋权的重要一步。然而残障人士在寻找工作时往往面临很多障碍，例如，就业市场对身心障碍者的刻板印象，教育系统、残联系统与社会福利机构之间缺乏紧密的联系和配合，学生可选职业有限，就业融入难，就业难度大等。即使残障人士进入就业市场后，对其进行就业帮扶的传统做法也存在局限，例如，可提供集中就业的福利企业发挥作用逐渐弱化、普通企业对于按比例就业的政策执行力不强、残障人士自主创业难度巨大，这也导致无法从根本上解决残障人士就业和贫困的问题，且国外有学者（DFID，2000；UNESCO，2004；Alam，2005）提出残疾和贫困互为因果，除非采取必要的措施来打破恶性循环，否则情况很难被改善。因此想要更好地解决残障人士就业问题，不能仅像传统帮扶那样局限于解决已经发生的事，应该主动切断“残障人士就业难”发生的根源，积极提倡事前预防理念。所以将关注点聚集在残障学生在即将结束学校生活时，能否获得相关职业教育并顺利过渡到就业状态，将成为解决残障人士就业问题的关键。

《“十四五”特殊教育发展提升行动计划》明确要“支持各种职业教育培训机构加强残障学生职业技能培训，切实做好残障学生教育与就业衔接工作”。在国内，各类职业教育培训机构和特殊教育机构承担着大部分残障学生就业支持和培训服务的职责，也是学生职业转衔的主要场所。但目前我国大陆地区的相关机构对于残障学生就业转衔服务的理论研究和实践探索依然较少，没有形成较为系统的理论体系，也没有相对成熟的实践模式，这使得残障学生在毕业时无法获得相关支持，容易造成其“毕业即失业”的现状。为了协助身心障碍学生做好就业转衔准备，有学者建议可从如下四个方面着手：①将生涯发展的主导与决策权回归学生；②加强学生对障碍的认识与自我接纳；③学习辅助科技应用的知识与态度；④运用与结合职业重建相关资源。

参考我国台湾地区或国外相关研究和实践，法律在残障学生就业转衔服务的指导思想、内容、责任等方面均有明确规定，这保障了各地区、各种类的残障学生都可以享受均等的就业转衔服务。1990 年《美国残疾人教育法案》对转衔的必要性、主要内容和转衔实施的年龄也做了明确规定：有关教育机构必须为残疾学生提供就业有关的转衔服务，转衔的内容主要包括中学后教育、职业训练、融合性就业、继续或成人教育、成人服务、独立生活或社区参与，正式转衔计划实施时间为 16 岁（多数州政府规定应在 14 岁前）。我国台湾地区也在《特殊教育法施行细则》《各阶段身心障碍学生转衔服务实施要点》法律中对转衔服务开展的必要性和内容进行了规定。

而相较于国外，我国大陆地区在残障人群就业转衔服务相关领域的立法工作相对滞后，相关法律、政策中均无“就业转衔服务”的内容，而完善的法律是就业转衔服务实施与发展的保证，也是专项经费来源的保障。因此有必要推进大陆地区残障学生就业转衔服务立法工作，对残障学生就业转衔服务的实施必要性、实施年龄、实施步骤或程序、参与各方的主体责任、后续评估支持等相关标准进行规定，确保残障学生就业转衔服务的均等化和规范化，切实保障残障学生的受教育权和劳动就业权。

总 结

对于残障人士而言，转衔服务是一种再生，可以帮助他们重新获得求学、融入社会的机会。转衔服务是作业治疗的一部分，需要作业治疗师在了解国家政策的基础上，从患者的切身利益出发，为他们提供最有效的帮助。

第二十一章　儿童常见疾病或障碍作业治疗特性

学习目标

读完本章后，读者将能够：

✓ 熟悉掌握常见儿童作业治疗相关疾病的定义及临床表现。
✓ 了解各疾病的流行病学、病因及诊断。
✓ 归纳儿童常见疾病的作业治疗评定思路。
✓ 根据不同疾病情况，分析作业治疗思路。

一、脑性瘫痪

（一）定义

脑性瘫痪（cerebral palsy，CP），简称脑瘫，是一组持续存在的中枢性运动和姿势发育障碍、活动受限症候群，这种症候群是由于发育中的胎儿或婴幼儿脑部非进行性损伤所致。脑瘫的运动障碍常伴有感觉、知觉、认知、交流和行为障碍，以及癫痫和继发性肌肉、骨骼等问题。国内外报道目前脑瘫的患病率为1.4‰～3.2‰，我国1～6岁脑瘫患病率为2.46‰。

（二）病因及高危因素

（1）产前因素：早产（尤其是胎龄＜28周、出生体重低于1000g的极度未成熟儿），多胎，宫内感染（绒毛膜羊膜炎、各类病毒及细菌感染），胎儿不良环境暴露（母亲酗酒、吸烟、吸毒，接触放射线、毒物，高热）等。

（2）产时因素：母亲合并症及产程中的突发事件，如胎盘早剥、脐带脱垂、羊水栓塞等引发胎儿宫内窘迫、新生儿窒息，并由此导致严重的围生期脑损伤。

（3）产后因素：是由新生儿出生后所患疾病导致的各种脑损伤和急性脑病，如中枢神经系统感染、低血糖脑病、胆红素脑病，还有严重的脑实质出血、脑梗死、代谢性脑病等。

（4）发育畸形：存在发育畸形，尤其是中枢神经系统结构畸形时，可能造成分娩过程异常、新生儿缺氧窒息，发生脑病的概率是不伴出生缺陷新生儿的3倍，成为这些患儿后期发展为脑瘫的病因。

（5）遗传因素：近年研究发现，在部分脑瘫患儿的发病中，有亲缘性、家族聚集的发病倾向，即在同一家系中重复出现脑瘫患者。

（三）临床表现

（1）运动发育落后和瘫痪肢体主动运动减少：患儿不能完成相同年龄正常小儿应有的运动发育进程，包括抬头、坐、站立、独走等大运动及手指的精细动作。

（2）肌张力异常：因不同临床类型而异，痉挛型表现为肌张力增高；肌张力低下型则表现为患侧肢体松软，但仍可引出腱反射；手足徐动型表现为变异性肌张力不全。

（3）姿势异常：受异常肌张力和原始反射延迟消失不同情况的影响，患儿可出现多种肢体异常姿势，并因此影响其正常运动功能的发挥。

（4）反射异常：多种原始反射延迟或消失。

（四）临床分型

（1）痉挛型四肢瘫（spastic quadriplegia）：以锥体系受损为主，包括皮质运动区损伤。牵张反射亢进是本型的特征。四肢肌张力增高，上肢背伸、内收、内旋，拇指内收，躯干前屈，下肢内收、内旋、交叉、膝关节屈曲、剪刀步、尖足、足内外翻，拱背坐，腱反射亢进、踝阵挛、锥体束征及肌张力检查时呈折刀征等。

（2）痉挛型双瘫（spastic diplegia）：症状同痉挛型四肢瘫，主要表现为双下肢痉挛及功能障碍重于双上肢。

（3）痉挛型偏瘫（spastic hemiplegia）：症状同痉挛型四肢瘫，表现在一侧肢体。

（4）不随意运动型脑瘫（dyskinetic cerebral palsy）：以锥体外系受损为主，主要包括：①舞蹈；②手足徐动；③舞蹈-手足徐动；④肌张力障碍。该型最明显的特征为非对称性姿势，头部和四肢出现不随意运动，即进行某种动作时常夹杂许多多余动作，四肢、头部不停地晃动，难以自我控制。该型肌张力可高可低，可随年龄改变。腱反射正常，锥体外系征阳性。静止时肌张力低下，随意运动时增高，对刺激敏感，表情奇特，挤眉弄眼，颈部不稳定，构音与发音障碍，流涎，摄食困难，婴儿期多表现为肌张力低下。

（5）共济失调型脑瘫（ataxia cerebral palsy）：以小脑受损为主，可累及锥体系、锥体外系。主要特点为因运动感觉和平衡感觉障碍造成不协调运动。为获得平衡，两脚左右分离较远，步态蹒跚，方向性差。运动笨拙、不协调，可有意向性震颤及眼球震颤，平衡障碍、站立时重心在足跟部，基底宽、醉汉步态、身体僵硬。肌张力可偏低，运动速度慢、头部活动少，分离动作差。闭目难立征（+）、指鼻试验（+）、腱反射正常。

（6）Worster-Drought 综合征：是一种以先天性假性延髓（球上）轻瘫为特征的脑性瘫痪，表现为嘴唇、舌头和软腭的选择性肌力减低，吞咽困难、发音困难、流涎和下颌抽搐。

（7）混合型（mixed type）：具有两型以上的特点。

（五）伴随症状

（1）癫痫：通常见于痉挛型四肢瘫（50%～94%）及痉挛型偏瘫（33%～50%），但痉挛型双瘫和共济失调型患儿很少发病（16%～27%）。癫痫的危险因素包括脑发育畸形、早产及新生儿抽搐等。

（2）精神发育迟缓：是一种常见的伴随症状，有可能进一步影响患儿的日常生活能力、喂养负担、生活质量、干预的有效性和寿命。伴有精神发育迟缓的脑瘫儿童的比例为 40%～65%。

（3）营养不良和胃肠疾病：大多数脑瘫患儿有喂养困难和胃肠道问题，如口咽功能障碍、胃食管疾病和便秘。患儿由于缺乏呼吸和吞咽的协调能力，导致喂养困难和营养不良，营养不良的后果包括大脑功能下降、免疫功能受损和呼吸肌力量减弱等。

（4）言语障碍：超过 50%的脑瘫儿童表现出言语障碍。表现为构音障碍和言语失用障碍，构音障碍的特征是语言肌肉运动缓慢、虚弱、不协调，言语失用障碍的特点是在语言过程中的相关运动规划和程序障碍。

（5）视觉障碍：部分脑瘫儿童存在视觉中枢或传导通路损伤，导致控制运动功能的眼部肌肉受累，出现斜视问题，几乎占痉挛型脑瘫的半数。部分脑瘫儿童存在弱视，要佩戴矫正弱视的眼镜。

（6）听觉障碍：部分脑瘫儿童可能伴有听觉中枢或神经通路的损伤，发生中枢性听觉障碍，不易早期发现。脑瘫儿童更易患耳或咽部感染，因此也可导致传导性听力障碍。临床上应鉴别不同听力障碍，采取不同应对策略。

（7）流涎及牙齿牙龈问题：由于中枢性咀嚼吞咽肌群的控制障碍，脑瘫儿童很难控制口水和口唇闭合，很难规律地吞咽口水，持续流涎致使口周和前胸总是处于潮湿状态，由于舌运动不灵活并伴有残存的原始反射，导致咀嚼吞咽困难，牙齿常有附着物存留，因此更易患牙龈感染等牙周及牙病。

（8）感染：有研究表明，脑瘫儿童由于咀嚼、吸吮及吞咽障碍，饮食及排泄均困难，得不到充足的营养和微量元素，免疫力较低，长期固定的异常姿势和体位，极易引起局部组织器官的感染，气管及肺部感染、泌尿系统感染等也因前述的多种原因极易发生。

（六）诊断

脑瘫的诊断是基于临床表现和详细的面谈，涉及妊娠前、妊娠期、围产期、新生儿和婴儿时期的相关信息。诊断步骤包括：①确定病史不提示中枢神经系统进行性或退行性疾病；②确定体格检查没有发现中枢神经系统进行性或退行性疾病的体征；③对脑瘫进行分类，如四肢瘫、偏瘫、双瘫、共济失调；④对伴随症状和疾病做出判断，如智力低下、癫痫、视觉和听力障碍、语言发育迟缓、关节脱位、脊柱畸形、吞咽功能紊乱、营养状况差等。

80%以上的脑瘫患者显示头颅 MRI 异常（如脑室周围白质软化等），但正常者不能否定本病的诊断。脑电图可能正常，也可表现为异常背景活动，伴有痫性放电波者应注意合并症的可能性，若患儿存在脑发育畸形或合并其他先天性畸形，需做进一步检查排除遗传代谢疾病。

（七）康复评定

（1）精神功能评定：主要对脑瘫儿童的智力功能、气质和人格功能、睡眠功能、注意力功能、知觉功能、高水平认知功能进行评定。

（2）感觉功能评定：主要对脑瘫儿童的视觉、听觉、本体感觉、痛觉功能进行评定。

（3）呼吸功能评定：主要包括肺活量、补呼气量、深吸气量、用力肺活量（FVC）、第 1 秒用力呼气量（FEV_1）、1 秒率（FEV_1/FVC），呼吸频率测量可结合心率和心率变异性指标。

（4）神经肌肉骨骼和运动有关功能的评定：主要对脑瘫儿童的关节和骨骼功能（关节活动功能和关节稳定功能）、肌肉功能（肌肉力量功能、肌张力功能、肌肉耐力功能）进行评定。

（5）运动功能评定：主要评定不随意运动反应功能、随意运动控制功能及步态功能。

（6）交流能力评定：主要对脑瘫儿童的习得语言、交流-接收-口头讯息及交谈进行评定。

（7）粗大运动能力评定：主要针对姿势的改变、姿势的保持、移动身体、举起或搬运物体、用下肢移动物体、用下肢推动、踢、步行、到处移动、在不同地点到处移动进行评定。

（8）精细运动能力评定：包括手的精细运动能力，如用手指和大拇指完成拾起、抓住、操纵和释放物体的协调动作能力；上肢精细运动能力，如拉起或推物体、伸、转动或旋转手或手臂，抛出、抓住等功能；掌握技能的能力，如评定操控工具或玩具或进行游戏的能力。

（9）日常生活活动能力评定：包括评定各种日常生活活动的自理能力（自我清洁、护理身体各部、如厕、穿衣、进食、照顾个人的健康等）。

（10）学习和应用知识能力评定：评定儿童学习、应用学过的知识思考、解决问题和做出决策的能力。

（八）干预

（1）新生儿期体位性干预：在早产儿尚未足月时，利用支撑物使其保持近似宫内的体位，且不限制肢体的自由活动，可以改善足月时的姿势、促进伸肌屈肌的平衡发育、降低肢体僵硬度。

（2）婴儿抚触：是一种有效的交流情感和建立社会纽带的方式，也是早期亲子关系的关键媒介之一。接受抚触按摩的早产儿体重增加更多，住院时间更短；皮肤接触的形式将触摸作为一种日常生活方式实施，对身体发育和认知均显示出明显的长期影响。

（3）口面部运动干预：吸吮、吞咽技能的发育依赖于喂养方式，对使用胃管进食的早产儿进行非营养性吸吮，如徒手刺激、安抚奶嘴，有利于从胃管喂养到全口腔喂养的过渡，以及缩短早产儿的住院时间。对高危儿使用安抚奶嘴可以降低其疼痛反应、缩短住院时间。

（4）物理治疗（physical therapy，PT）：包括物理因子疗法和运动疗法。

（5）姿势控制：保持正常的姿势是进行各种随意运动的基础。

（6）上肢功能训练：通过应用各种玩具，以游戏的形式促进患儿正常的上肢运动模式和视觉协调能力。

（7）促进日常生活动作能力：训练穿衣、如厕、洗漱、清洁、书写能力等。

（8）促进认知功能的发育：改善患儿对身体部位和形象的认识，提高感知觉及认知功能。

（9）促进情绪的稳定和社会适应性：调整其社会环境，通过游戏和集体活动来促进脑瘫患儿的社会交往能力和情绪的稳定。

（10）辅助器具、矫形器、移动工具的使用。

（11）环境改造：明确环境障碍所在，然后针对环境障碍提出解决方案。

（12）感觉统合治疗：提高脑瘫患儿调节感觉信息能力，使其做出正确的感觉接收调节，提高感觉辨别等适应性反应，从而提高平衡功能和运动稳定性。

二、孤独症谱系障碍

（一）定义

孤独症谱系障碍（autism spectrum disorder，ASD）是一类以不同程度的社会交往障碍、交流障碍、重复刻板行为和兴趣狭窄为核心特征的神经发育障碍疾病。截止 2023 年，世界卫生组织（WHO）简报发布全球儿童 ASD 发病率约 1%；而我国 ASD 发病率也从 2010 年 0.07%升至 2022 年 1.1%，增速显著。

（二）病因及高危因素

ASD 主要是由于遗传和环境因素影响了正常脑发育，但目前还没有明确的病因。

（1）遗传因素：与正常人群相比，ASD 患者的兄弟姐妹被诊断出 ASD 的风险更高，而且同卵双胞胎孤独症诊断的一致性也更高。孕期孕妇叶酸水平不足会增加后代患 ASD 的风险，这可能与 ASD 患儿甲硫氨酸合成酶还原酶基因的表达下调有关；ASD 可能与某些表达免疫系统成分的基因突变相关；ASD 患者大脑区域性的基因可能存在表达异常、转录和剪接失调。

（2）细胞组织水平：母亲孕期因各种因素导致激素释放异常，从而干扰胎儿正常的生长发育。胎盘血流灌注低下和孕妇血糖调节能力低下，导致因缺血缺氧机制引起 ASD 相对应的症状。

（3）免疫功能异常：孕妇和 ASD 患儿自身免疫功能异常。

（4）氧化应激机制：当机体长期或大量暴露于环境毒物时，体内还原型谷胱甘肽出现代谢障碍或者被大量消耗，机体便出现过度的氧化应激反应。

（5）脑-肠轴：指大脑和肠道之间能够通过不同层面相互联系的神经-内分泌网络进行双向信息交流。ASD 患儿肠道菌群比例失衡，引起代谢相关产物的变化，导致有毒物质进入脑组织增多，引起 ASD 相对应的症状。

（6）神经发育异常：孕期服用丙戊酸钠盐导致神经元细胞凋亡是 ASD 患儿的高危因素；维生

素 D 缺乏会影响黑质多巴胺神经元的分化和轴突的连接，影响大脑正常结构和功能异常。

（7）机体水平：ASD 的发病可能与机体发育序列受损相关，缺乏户外交流活动会使儿童的发育序列受损，从而影响社会交往能力并最终导致 ASD 相关症状。

（三）临床表现

1. 社会交往与交流障碍

（1）社会情感互动缺陷：范围从不恰当的社交方式和不能进行来回对话，到缺乏分享性的兴趣、情绪和情感，社交应答减少，到完全不能发起社会交往。

（2）非言语交流行为缺陷：范围从言语和非言语交流整合困难，到目光对视短暂和肢体语言异常，或在理解和使用非言语交流方面缺陷，到完全缺乏面部表情或手势。可理解为肢体语言缺陷。

（3）发展、维持和理解关系缺陷：范围从难以调整自身行为以适应不同社交场景，到在玩想象性游戏和结交朋友上存在困难，到明显对他人没有兴趣。

2. 重复刻板行为和兴趣狭窄

（1）语言、运动或物体使用的刻板或重复：例如，重复他人说过的单词或短语、怪异语句；简单的刻板动作如喜欢来回坐电梯、喜欢反复开门、反复排列物体、旋转物体、回声语言等。

（2）对常规的过分坚持或对改变的过分抵触：活动的仪式化或僵化的思维模式，如坚持相同的路线或食物，问候仪式，过分拒绝改变，对于微小改变表现出极端的痛苦等。

（3）高度狭隘的兴趣：强烈地依赖或关注不寻常的物品，过度地限定兴趣的范围，或者过度地拒绝兴趣，如对数字、钟表的内部结构的强烈局限的兴趣，沉湎于电子产品，喜欢玩认字游戏，喜欢听新闻联播、广告等。

（四）伴随症状

（1）睡眠障碍：有 40%～73%的孤独症儿童出现睡眠障碍，特别是睡眠持续时间短，睡眠质量和效率低，以及昼夜睡眠不同步，如睡眠相位延迟或晚起晚睡。睡眠障碍的 ASD 儿童比睡眠良好的儿童在白天更易出现破坏性行为。此外，ASD 患儿的睡眠障碍会给整个家庭的睡眠质量带来额外的压力。

（2）运动障碍：ASD 患者有运动障碍可能与使用感觉来计划、引导和执行动作的能力有关，包括技巧性运动、手眼协调、速度、练习和模仿、姿势和平衡障碍，其中动作模仿能力障碍尤为突出。

（3）日常生活能力障碍：ASD 患儿的穿衣、进食、个人卫生和如厕等自理活动存在障碍，患儿安全意识薄弱。

（4）行为问题：逃跑、易怒、多动、注意力缺陷、强迫行为、恐惧症、自残、攻击性行为和异食等。

（5）感觉统合障碍

1）反应过度：对于特定的声音、材质、味道、气味敏感。可能表现为挑食、不喜欢特定材质的衣物、对社交性接触厌恶等。

2）反应不足：有较高的疼痛阈值，对疼痛、温度感觉迟钝，喊名回应障碍。对于特定感觉的过度寻求，过多地嗅、触摸和撕咬某些物体，沉迷于光线或旋转的物体等。

（6）癫痫：癫痫和 ASD 共患是较为常见的临床现象，5%～37%的癫痫患儿共患 ASD，女性、智力障碍是 ASD 发生癫痫的高危因素，ASD 儿童中癫痫首次发病年龄有两个高峰期，为儿童早期和青春期。ASD 共患癫痫预后差、死亡率高。

（7）智力障碍：大约有 30%的 ASD 患儿存在智力障碍，限制了他们计划、解决问题、抽象思考和理解复杂想法的能力。

（8）挑食：患有 ASD 的儿童经常被描述为挑食者，他们对于富含纤维的食物摄入量很低。可能会拒绝吃超过 5 种特定的食物，如会坚持每顿都吃特定品牌和形状的面条。他们可能会坚持食物应该以一种特殊的方式摆放在盘子里，食物不能接触其他食物。当被鼓励吃讨厌的食物时，他们会表现出呕吐等行为。

（9）精神疾病：约 90.5%的 ASD 儿童至少存在一种精神疾病，常见的有焦虑症、恐惧症、ADHD，其中 ASD 共患 ADHD 可达 59.1%。男性、年龄大是发生 ADHD 的高危因素；年龄大、智商高是 ASD 发生焦虑症的高危因素。

（10）胃肠道问题：ASD 患者胃肠道问题发生率是正常儿童（4.9%）的 8 倍，主要表现为腹泻、便秘、腹痛、腹胀、胃食管反流等，其中最常见的问题是便秘（26%），其次是腹泻（22%）、腹胀（13%）、呕吐或胃食管反流（10%）。合并胃肠道问题的 ASD 儿童，其核心症状、情绪问题、行为问题更加严重，加重 ASD 儿童及其父母的焦虑、抑郁情绪。

（五）评估与诊断

ASD 的诊断是多学科的，对可疑 ASD 儿童应详细询问病史、家族史，进行体格检查和行为观察，应用 ASD 筛查量表筛选出高 ASD 风险的儿童。

（1）沟通与象征性行为水平发展量表（CSBS-DP）：适用于 6～24 个月存在沟通发育障碍的儿童，其中婴幼儿沟通与象征性行为量表之婴幼儿检核表（CSBS-DP-ITC）常被用于 ASD 一级筛查，由儿童主要看护人填写，包括社会交往、语言、象征性行为 25 条项目，灵敏度和特异度均为 88.9%，但是在年龄较小的患儿中区分 ASD、语言发育迟缓、特殊语言发育障碍的能力较差。

（2）改良婴幼儿孤独症量表（M-CHAT）：是目前应用较多的 ASD 早期筛查量表，由父母填写 23 个项目的问卷，适用于 16～30 个月的幼儿，总项目中 3 条阳性或 2 条核心症状阳性则认为是阳性结果。

（3）改良婴幼儿孤独症量表修订版（M-CHAT-R）：是在 M-CHAT 基础上删除 3 条项目的筛查量表，适用年龄与 M-CHAT 相同，总项目中 3 条或 2 条核心症状阳性则认为结果阳性。

（4）孤独症行为量表（ABC）：是常用的 ASD 一级筛查量表，为家长评定量表，包括躯体运动、生活自理、交往、感觉、语言 5 个方面，共 57 个项目，适用于 8 个月以上儿童，53 分为筛查界限分，大于 67 分提示 ASD 可能性很大。

（5）孤独症诊断访谈量表修订版（ADI-R）和孤独症诊断观察量表（ADOS）：是常用的标准化、半定式 ASD 辅助诊断量表。ADI-R 包括就诊患儿的家庭背景、发现异常的时间和各种里程碑的发育情况、言语和交流、社交发展和游戏、兴趣和行为、多种非特异的行为和特殊技能 6 个部分，适用于 2 岁以上儿童。交往障碍 A 项总分≥10 分，交流障碍 B 项有语言总分≥8 分，无语言总分≥7 分，刻板行为 C 项总分≥3，发育异常 D 项总分≥1 分可诊断为 ASD。ADOS 通过观察儿童交流、交往、游戏、想象力进行评定，模块 1 适用于无语言或仅能使用少量单词的儿童，模块 2 适用于能够使用短语的儿童，模块 3 和模块 4 均需要儿童具有流利的言语交流能力，模块 3 主要通过互动游戏观察、评估儿童的症状，而模块 4 主要通过社交性对话收集相关信息。ADI-R 是从看护人处收集儿童发育异常的信息，而 AODS 是直接观察受试儿童目前的行为，是对 ADI-R 的补充，故两者被作为诊断 ASD 的金标准。

（6）孤独症谱系障碍筛查与辅助诊断系统：是由清华大学无障碍发展研究院联合首都医科大学附属北京安定医院等共同研发的 AI 数字诊疗系统。该系统基于图像、音视频中的人脸和人体行为 AI 对比技术，生成风险筛查报告。

（7）适应性功能评估：发现疾病对日常生活功能的影响，对给予环境支持和监测治疗目标的达成是必要的。常用评估工具有文兰适应能力量表（Vineland adaptive behavior scales，VABS）和适应性行为评估系统（adaptive behavior assessment system，ABAS）。

（8）运动功能评估：孤独症谱系障碍患儿在粗大和精细协调运动能力方面可能出现发育迟缓。

常用的评估工具有精细运动功能测量、粗大运动功能测量和 Peabody 运动发育量表。

（9）感觉统合评估：感觉统合失调是孤独症谱系障碍患儿常见的症状，常表现为感觉寻求、感觉逃离、多动和活动减少的异常行为表现。常用的评估工具有感觉处理能力剖析量表第二版。

（10）语言发育评估：常用量表有学龄前儿童语言评分（PLS）和语言功能临床评估（CELF）。

（11）听力测试：是排除听力障碍的必要条件。孤独症儿童通常对听觉刺激没有反应，明确该行为不是由听力障碍引起的是至关重要的。

（12）认知评估：选择的认知评估将取决于孩子的年龄和语言水平，进行有效的认知评估对于早期疾病诊断具有临床意义，并且能发现儿童是否存在智力障碍。常用的智力测验量表有韦氏智力测验、斯坦福-比内智力量表、Peabody 图片词汇测验。

（六）干预

早期干预在减少行为问题，同时提高语言、社交、感觉、运动和认知技能方面是最有效的。因为没有两个 ASD 儿童会出现相同的一组症状，所以没有一种治疗方案对所有孤独症儿童都有效。有效的干预必须考虑到孩子的个人优势和障碍，必须考虑功能性技能在各种生活环境中推广。大量文献支持对 0～3 岁儿童进行早期干预是获得更合适的功能和行为的最有益阶段。

（1）以促进人际关系为基础的干预：包括人际关系发展干预（relationship development intervention，RDI）、由美国精神病学家斯坦利・格林斯潘创立的地板时光等。其中 RDI 疗法通过改善患儿的共同注意能力，加强患儿对他人心理理解能力，依据正常儿童人际关系发育规律行目光接触、社会参照、互动、协调、情感经验分享、享受亲情友情等训练；地板时光主要通过成人与儿童间的互动游戏改善 ASD 患儿的社会交往、交流障碍，该训练以患儿为主导，训练过程中家长和治疗师配合患儿的兴趣和活动，在过程中解决问题。

（2）以技巧发展为基础的干预：包括图片交流交换系统（picture exchange communication system，PECS）和社交故事等。PECS 的主要训练对象是因语言或言语障碍导致沟通障碍的儿童，此疗法利用 ASD 患儿的视觉信息加工优势，教会患儿使用图片来解决简单的问题；社交故事主要解决 ASD 患儿的社会交往问题，以认知取向来干预训练患儿。

（3）综合干预模式：包括早期介入丹佛模式（early start denver model，ESDM）、ASD 及相关障碍儿童治疗教育课程（treatment and education of autistic and related communication handicapped children，TEACCH）、应用行为分析（applied behavior analysis，ABA）等。ESDM 疗法以丹佛模式、应用行为分析及核心反应训练作为理论基础，并在治疗过程中融入应用行为分析的教育实践和以人际关系为中心的干预模式，可提高儿童的言语能力、社会适应能力及儿童认知能力；TEACCH 充分利用患儿优势能力，合理安排训练环境和干预程序，增加患儿对环境、训练内容的理解能力和适应性，从而改善患儿的社会交流、感知觉及运动、语言等方面的障碍；ABA 则是以正性强化、惩罚、消退等技术，矫正患儿的各种异常行为，同时促进患儿整体能力的发展。

（4）改善睡眠障碍：通过降低或增加感觉输入使患儿成功入睡。对大多数患儿来说。平静的感觉是稳定和连贯的，包括增加本体感觉、温暖、柔和的声音、昏暗的灯光和缓慢的动作；行为策略也能改善睡眠障碍。父母在适当的就寝时间让孩子上床睡觉，然后一直忽略孩子行为直到早上（注意监测安全），这个过程是为了消退父母对哭泣、尖叫或其他睡前行为问题的关注，目的是让孩子培养自我抚慰入眠的技巧。

（5）视觉支持：包括图片、时间表、选择板、图形化的交流方法等一些 ASD 患者能读懂的物品。视觉支持被用来加强交流和理解，让 ADS 患儿更容易理解日常生活行程安排，可以用来显示何时开始和结束一个活动或解释多个活动的顺序。

（6）辅助设备：可以包括交流沟通系统、带有可帮助完成学术任务或社交互动应用程序的设备。如那些书写有困难的儿童可以通过使用键盘输入的方式完成学业活动。

（7）感觉统合治疗：为 ASD 儿童提供感觉刺激和感觉策略，应该针对孩子的行为和需求来个性化定制。

三、注意缺陷多动障碍

（一）定义

注意缺陷多动障碍（attention deficit hyperactivity disorder，ADHD）是儿童时期最常见的神经发育障碍性疾病之一，临床上以持续存在且与年龄不相称的注意力不集中、多动和冲动为核心症状。平均发病年龄为 7 岁，男孩患此病的可能性是女孩的 4 倍。国外报道 ADHD 的患病率约为 11%，我国儿童 ADHD 患病率为 6.26%（约 2300 万人），60%～80%可持续至青少年期，50.9%持续为成人 ADHD。

（二）病因及高危因素

ADHD 病因和发病机制尚不完全清楚，目前认为 ADHD 的发生是在胚胎期和婴儿早期由复杂的遗传易感性与暴露环境多种不利因素协同作用的结果。

（1）具有遗传倾向：大量的研究证明 ADHD 具有高度的遗传性，患儿的父母或兄妹患 ADHD 的风险是正常人的 2～8 倍，单卵双胎同时患有 ADHD 几乎为 100%。

（2）具有环境易感性

1）母亲孕期和围生期直接和间接吸烟、饮酒、感染、中毒、营养不良、服药、产前应激，胎儿宫内窘迫、出生时脑损伤、出生窒息、低出生体重等。

2）铅暴露、双酚 A 等环境暴露。

3）长期摄入富含加工肉类、披萨、零食、动物脂肪、氢化脂肪和盐等的饮食。

4）父母关系不良、父母情绪不稳及教育方式不当（如消极和挑剔等）。

（三）临床表现

不同年龄阶段注意缺陷多动障碍的症状见表 21-3-1。

表 21-3-1　不同年龄阶段注意缺陷多动障碍的症状

年龄阶段	注意力不集中症状	多动症状	冲动症状
学龄前期	易转移注意力，似听非听	过分喧闹和捣乱，无法接受幼儿园教育	明显的攻击行为，不好管理
学龄期	不能完成指定任务，容易转移注意力，不能集中精神	烦躁、坐立不安，走来走去，过多的语言	自制力差，难以等待按顺序做事情，言语轻率
青少年期	不能完成作业，容易转移注意力	主观上有不安宁的感觉	自制力差，经常参与危险性活动

（四）临床分型

（1）注意缺陷为主型：表现为鲜少伴随过动倾向的显著注意力分散。注意力缺陷表现为注意力分散且过分沉溺于内在事件的思考。没有或鲜少有行为上的问题，因此常表现出无精打采、害羞和做白日梦等现象。出现昏昏欲睡、缺乏朝气与低动作量等外在特征。

（2）多动冲动为主型：表现特征为持续不停动作、易冲动、注意力分散。高度的活动量与冲动的个性导致他们经常从事高活动量的行为，诸如烦躁不安地寻找物件、多次无目的地离开座位或是试图干扰他人等。

1）多动行为：此亚型男童的手部动作次数为一般男童的 2 倍，身体动作次数则为 3 倍，而移动的范围甚至比一般男童多出 4 倍。

2）冲动行为：许多学者都将此行为诠释为学生不愿在停止动作或活动上花费心力或是厌恶停滞不前的感觉。

（3）混合型：此亚型结合多动、冲动与注意力分散，为前两种类型的混合，这也是比例上占最多数的类型。

（五）伴随症状

（1）睡眠障碍：ADHD 与睡眠障碍共患率高。睡眠问题主要表现为就寝抵抗、睡眠启动障碍、夜醒、晨醒困难、日间思睡等。睡眠障碍主要表现为不宁腿综合征、周期性肢体运动障碍和阻塞性睡眠呼吸暂停等。

（2）语言障碍：多见于 ADHD 混合型和多动冲动为主型患儿，且共患语言障碍的 ADHD 患儿表现出的学习能力更低。

（3）特定学习障碍：共患学习障碍的 ADHD 患儿最需要特殊教育帮助。ADHD 患儿共患阅读障碍比例较高，多见于 ADHD 注意缺陷为主型和混合型患儿。

（4）抽动障碍：ADHD 是最常见使抽动障碍复杂化的共患病，约 50%抽动障碍共患 ADHD。这类病例的社会功能损害程度通常由 ADHD 决定，因此，药物治疗 ADHD 比控制抽动更重要，但抽动也是治疗目标之一。

（5）遗尿症：共患遗尿症的 ADHD 治疗更困难、依从性相对较低，故在治疗 ADHD 的同时，必须兼顾遗尿症的评估和治疗。

（6）破坏性行为障碍：更容易与混合型 ADHD 共患，主要包括对立违抗障碍和品行障碍。

（7）孤独症谱系障碍：15%～25%ADHD 患儿共患孤独症谱系障碍，50%～70%孤独症谱系障碍患儿共患 ADHD。需针对患儿具体情况制订个体化治疗及干预、管理方案。

（8）其他：尚有全面发育迟缓、发育性运动协调障碍、社交障碍、儿童失神癫痫、心境障碍与焦虑障碍等。

（六）临床诊断

儿科医师和儿童保健医师应对存在学业或行为问题，并伴有注意缺陷、多动或冲动症状的 4～18 岁儿童尽早启动筛查和评估。诊断及治疗前可参考筛查量表或诊断性工具进行评估，治疗后可采用疗效评估问卷、不良反应问卷等进行评估。

（1）ADHD 诊断量表（父母版）：苏林雁等基于 DSM-Ⅳ的 18 条症状标准编制了 ADHD 诊断量表（父母版）（ADHD diagnostic scale，ADHDDS-P），作为父母行为评定量表，用于评估儿童注意缺陷、多动冲动的程度。

（2）Vanderbilt 父母及教师评定量表：内容涉及注意力缺陷、多动-冲动、对立违抗障碍、品行障碍、焦虑或抑郁、抽动障碍及学习问题、人际关系共 8 方面，用于 ADHD 症状、共患病及功能损害评定。

（3）Swanson，Nolan and Pelham 父母及教师评定量表（Swanson，Nolan and Pelham rating scales，SNAP-Ⅳ）：内容涉及注意力缺陷、多动-冲动、对立违抗障碍、品行障碍、焦虑或抑郁及学习问题共 6 方面，用于 ADHD 症状、共患病及功能损害评定。

（4）Conners 量表：分为父母量表、教师量表及简明症状量表，内容涉及注意力缺陷、多动-冲动和品行问题、学习问题、躯体问题、焦虑问题等方面，用于 ADHD 症状、共患病及功能损害评定。

（5）困难儿童问卷调查（questionnaire-children with difficulties，QCD）：内容涉及清晨或上学前、学校、放学后、晚上、夜晚、总体行为共 6 方面，用于 ADHD 社会功能评定。

（七）康复评定

（1）智力测验：常用韦氏幼儿智力量表中文版（Wechsler preschool and primary scale of intelligence, WPPSI）或韦氏儿童智力量表第 4 版中文版（Wechsler intelligence scale for children Ⅳ, WISC-Ⅳ），ADHD 患儿大多智力正常，极少数处于临界状态。

（2）学习能力评定：常用学生学习障碍筛查量表（the pupil rating scale revised：screening for learning disabilities），由言语和非言语两个类型及五个成分区共 24 个题目组成，以五级计分法评定，以言语得分在 20 分以下、非言语得分在 40 分以下为筛查阳性标准。

（3）注意测定：常用持续性操作任务（continuous performance task，CPT）评定。ADHD 核心症状并非多动而是注意缺陷患儿主要表现为持续注意障碍和冲动控制能力差。目前，对儿童注意缺陷的评定多采用 CPT。

（4）行为评定：Achenbach 儿童行为量表（child behavior check list，CBCL）由家长根据儿童近 6 个月来的行为表现填写，按 0、1 和 2 计分法，专人收集和评分。由 113 个行为症状组成，可分为 9 个行为因子，分别为分裂样行为、抑郁、交往不良、强迫性行为、体诉、社交退缩、多动、攻击性行为、违纪行为。

（5）感觉统合评定：多采用感觉处理能力剖析量表第二版和感觉统合及运用能力测验进行评定（见第八章第二节）。

（八）干预

（1）药物治疗：ADHD 治疗药物以中枢兴奋剂和非中枢兴奋剂为主，注意逐步增加剂量以达到最佳剂量；此外根据病情还可选择抗抑郁药、抗精神病药等作为辅助治疗。治疗期间除随访疗效以外，还需随访药物不良反应、定期监测体格生长指标、心率、血压等。症状完全缓解 1 年以上可考虑减量及停药。6 岁以下儿童原则上不推荐药物治疗，仅在症状造成多方面显著不良影响时才建议谨慎选择药物治疗。

（2）非药物治疗

1）行为治疗：是指有步骤地应用行为矫正和塑造技术针对问题行为进行干预的方式，如合理强化、消退和惩罚等。

2）认知行为治疗：是结合认知策略和行为学技术的结构化治疗方法。通过矫正认知缺陷，同时采用行为管理技术，改善情绪和行为问题，建立新的认知行为模式，如执行功能训练及情绪调控认知行为治疗。

3）社会生活技能训练：是针对不良的生活技能和交往技能的训练，如同伴交往训练等。

4）其他方法：需更多研究及循证医学证据进一步支持，如脑电生物反馈、感觉统合训练等。

5）家长培训和教师培训：为加强家长和教师培训，使他们深入了解 ADHD 病因、症状等知识，矫正错误观念，并传授 ADHD 患儿管理技巧等。

6）学校相关干预：是针对学龄期 ADHD 儿童的综合干预项目，患儿倾向于成绩较差，辍学率更高，缺勤率也更高。行为项目通常在学校实施，教师的表扬或象征性的强化，采用贴纸或积分的形式。改变课程安排、环境改造和学习干预都能促进孩子的兴趣、动机和能力。

四、精神发育迟滞

（一）定义

精神发育迟滞（mental retardation，MR）是一种临床常见的儿童发育障碍，主要表现为在发育阶段，儿童的智力水平与同龄人相比明显降低，并导致其适应正常社会环境的能力下降，而不能满足基本的正常社会的需求，主要表现在语言沟通、生活自理、社交能力、学习、工作、技巧、自律与消遣、自我防御能力等方面。

（二）病因及高危因素

（1）遗传因数：①染色体数目或结构异常；②有丝分裂的异常，而造成的嵌合体；③遗传性代谢性疾病，如苯丙酮尿症；④有两对或多对基因病变引起多基因遗传疾病。

（2）孕期有害因素：①感染：以病毒感染为多见，如风疹、单纯疱疹病毒感染和弓形虫病等。②毒性物质和药物：母孕期血铅和汞过高可通过胎盘由母体进入胎儿体内，影响大脑正常发育。妊娠早期服用某些药物可影响胎儿发育，如水杨酸类、地西泮（安定）、氯氮䓬等。③烟酒摄入：茄碱可降低子宫内绒毛间隙对胎儿的供氧，从而影响胎儿大脑的发育，引起智力低下。酗酒对胎儿发育影响较大，所生的婴儿常发育差、头小和智力低下。④物理因素：从受精卵到卵裂期是胚胎对放射线最敏感的时期，放射线可使 DNA 断裂而危害发育中的胚胎，导致畸形并影响中枢神经系统的发育。⑤妊娠期疾病：若孕妇患有高血压、心脏病、严重贫血、肾病、糖尿病、癫痫或有严重感染及多次堕胎未成等病史，可引起胎儿缺氧、中毒或代谢障碍，影响胎儿大脑发育。⑥年龄：MR 的发生与妊娠年龄有一定关系，少女怀孕或孕妇超过 40 岁均易致染色体畸变，父亲超过 50 岁由于精子老化也可引起染色体畸变。⑦营养不良：长期在最低需要线以下的营养不良，特别是在出生后伴有社会环境刺激不足时，极易发生 MR。⑧胎盘功能低下：胎儿宫内发育迟缓（intrauterine growth retardation，IUGR）是指胎儿在宫内生长受到抑制而未达到其生长潜能，IUGR 患儿智能发育常落后于正常儿童。⑨情绪因素：长期的情绪压抑、焦虑、忧郁或急性精神创伤，可引起孕妇代谢功能失调和免疫功能降低，改变其体内激素水平而影响胎儿发育，以致神经系统发育缺陷率增高，其中不少伴有 MR。

（3）围生期有害因素：围生期胎儿易受内外环境因素的影响，重者可发生死胎，较常见的是脑损伤引起 MR 或其他残疾。围生期危险因素包括产前出血、前置胎盘、胎盘早期剥离、妊娠高血压综合征、妊娠贫血等。

（4）出生后有害因素：出生后是指从出生到 18 岁左右，这一阶段可能接触到的致病因素较多，其中以学龄前期最重要，其次为学龄期。危险因素包括化脓性脑膜炎、流行性乙型脑炎、流行性脑脊髓膜炎、较严重的颅脑外伤、小儿惊厥、小儿癫痫、严重营养不良等。

（5）心理社会因素：绝大多数 MR 均与心理和社会因素有着不同程度的关系，特别是轻度 MR，在极端情况下甚至可致重度 MR。如孩子出生后即有与人交往的愿望，如果早期被隔离，缺乏与别人的交往和情感沟通，缺乏学习模仿的机会，其智力和社会适应能力必然受到影响，则表现为 MR。

（三）临床表现及分型

（1）轻度精神发育迟滞：其比例约占 MR 患儿的 80%，患儿智商评分在 50～69 分，早期容易被忽略，在婴幼儿时期语言和运动功能发育较同龄儿童差，而躯体和神经系统发育同正常儿童无明显异样。至学龄期可能渐渐出现学习较同龄人困难，语言发育的轻度落后不影响简单的劳动和技术性操作，可进行基本的社交及生活自理，但在较高级一些的如计算、读写、应用抽象思维方面表现较差，灵活性和主动性不够。躯体方面一般与常人无异，平均寿命可接近常人。

（2）中度精神发育迟滞：其比例约占 MR 患儿的 12%，患儿智商评分在 35～49 分，初次发现年龄在 3～5 岁。此类患儿在婴幼儿早期就表现为多方面的发育均比正常儿童缓慢，在语言的理解和运用方面表现明显。主要体现在学会的词汇可发音但不清晰，概念模糊，不能运用复杂句式，也不能正确表达，对于较为抽象的概念认识不清，粗浅和片段地认识事物的表面，适应环境的能力较差。至成年，可在其他监护下进行单一刻板或机械的体力劳动，脑力劳动基本不能进行，智力水平无异于 6～9 岁的普通儿童，该类患者比同龄人相比，躯体功能不完善，多数可因器质性因素，如头颅畸形、遗传性疾病等引起，寿命可至成年。

（3）重度精神发育迟滞：其比例约占 MR 患儿的 8%，患儿智商评分在 20～34 分，多数发生在 20 岁之前。此类患儿常因躯体或中枢神经系统的器质性病变、畸形等因素引起，并且可能伴有癫痫、小儿脑瘫等神经系统的症状。大部分患儿出生后的几个月就表现出精神、运动或形体上的发育迟缓，语言方面表现为发音不准甚至含糊不清，难以言语，词汇量不足以成句表达，抽象思维和数学逻辑能力差，无法跟上普通儿童的学习进度，无法协调控制情绪，易激惹。患者成年后，只能在别人的管照下做单一的非脑力活动。

（4）极重度精神发育迟滞：其比例约占 MR 患儿的 1%～2%，患儿智商评分在 0～20 分。神经系统障碍及身体畸形是此类 MR 患儿发病的主要表现，同时伴有极度智力低下，没有言语功能，绝大部分不会讲话，亦不能理解别人的话，单以简单的方式如尖叫、哭闹来表达自身需求，无法辨认亲属及生人，无自身防卫能力，生活无法自理，不能感知。经过特殊的训练，此类 MR 患儿仅可获得非常有限的自助能力，但仍然无法自理。此类患儿中大多数后期因自身疾病或生存能力差无法适应而早年夭折。

（四）诊断

目前其诊断主要依据各种智力测验和适应行为评定量表，如韦克斯勒智力量表、Gesell 发育诊断量表、贝利发育量表等，通过检查适应性行为、大运动、精细动作、语言及个人社交等方面，综合评定小儿智商或发育商。磁共振成像检查是 MR 的重要影像学辅助诊断手段。常规磁共振检查能提供细致的解剖形态学信息，可以协助临床明确病因，如患儿常见的颅脑先天发育畸形、结节性硬化、宫内感染等，在诊断有较明显神经系统疾病的患儿时常能发挥重要作用。

（五）康复评定

（1）智力评定

1）Gesell 发育诊断量表：此量表在国际上普遍应用，适用于 0～6 岁的儿童，结果以发育商（developmental quotient，DQ）表示，≥80 为正常。

2）韦克斯勒智力量表：其中包括韦克斯勒幼儿智力量表（Wechsler preschool and primary scale of intelligence，WPPSI），适用于 4.5～6 岁的儿童；韦克斯勒儿童智力量表（Wechsler intelligence scale for children，WISC），适用于 6～16 岁的儿童。这些量表均已在我国完成了标准化工作。通过测试获得语言和操作分测验的智商和总智商，智商的均数定为 100，标准差为 15，智力障碍是指总智商均值减少 2 个标准差，即 70 以下。

3）中国比奈智力测验：陆志韦和吴天敏对比奈-西蒙智力量表、斯坦福-比奈智力量表进行了修订，1982 年完成中国比奈智力测验。此测验共有 51 个项目，从易到难排列，每项代表 4 个月智龄，每岁 3 个项目，适用于 2～18 岁的儿童。

（2）适应性行为评定：适应性行为评估标准包括个人独立的程度、满足个人和社会要求的程度。美国精神发育缺陷协会（AAMR）对“适应社会的能力”提出了 10 个具体的标准：交流和沟通、生活自理、家居情况、社会交往技巧、社区参与、自律能力、保证健康和安全能力、学业水平、空闲时间、就业（工作）情况。以上 10 项适应能力中，至少有两项缺陷，才认为有适应性行为能力的缺陷。

1）婴儿初中生社会生活能力量表：由日本教育心理学者木安正在 1980 年修订，1987 年北京大学等机构完成了国内的标准化工作。适用年龄：6 个月至 15 岁，分为 7 个年龄阶段，共有 132 个项目，分布在 6 个领域中。

2）儿童适应性行为评定量表：1994 年由湖南医科大姚树桥、龚耀先编，分城市和农村两个版本，包括感觉运动、生活自理、语言发展、个人取向、社会责任、时空定向、劳动技能、经济活动8个分量表，共59个项目，适用于3～12岁小儿。用于评定儿童适应性行为发展水平；诊断或筛查智力低下儿童；帮助制订智力低下儿童教育和训练计划。

（六）干预

（1）病因治疗：若能早期发现病因，部分病例尚有治疗的可能，如甲状腺功能减退所致者可予以甲状腺素片治疗；苯丙酮尿症患者早期予以饮食治疗等。

（2）早期干预：医院的新生儿病区，根据患儿的具体情况，设定促进形体和神经、精神等各方面改善的治疗方案。另外，在神经精神康复科，根据患儿各方面的客观评分及社会适应能力程度，设定智力锻炼、生活能力锻炼和康复锻炼方案。同时，通过家长自身努力和配合，开展家庭智能康复方案，配合医院的康复手段，通过各类方式让患儿在父母的督导下进行智力恢复和功能锻炼。

（3）家庭指导：①宣教，主要目的在于让家长更好地认识此病发生的原因、目前的治疗及其预后，面对现实，反对盲目，帮助了解患儿的病情，建立治疗的信心，相信智力低下儿童也具有相当大的潜能。通过综合评估患儿的治疗、运动等各方面的功能，制订有效的康复计划，要让家属建立医学治疗的信息并持之以恒地按照各年龄阶段的康复计划，树立正确的心态，给患儿积极的影响。②康复训练，对MR患儿的康复目的是应用医学、社会等各类设施，激发患儿的内在潜能，促进患儿智力与社会技能获取基本的发展，协助他们成为家庭和社会有用的成员，找到自身的价值。

（4）特殊教育：是MR患儿的主要康复训练手段，由教师、家长、治疗师等共同参与及实施。根据患儿病情严重程度的不同，按照正常儿童的发育有目的、有计划、有步骤地开展针对性的教育，重点在于将日常生活情境融入其中。教育的最终目的是提高患儿生活自理能力的水平，尽可能减少其参与学校、参与社会的受限程度。

（5）感觉统合训练：其中包括前庭（包括重力与运动）、本体感觉（包括肌肉与感觉）及触觉等多感官刺激的全身运动，其目的不在于增强运动技能，而是改善中枢神经系统处理及组织感觉刺激的能力。

五、唐氏综合征

（一）定义

1866年，英国医生Dr.John Langdon Down第一次对唐氏综合征（Down syndrome，DS）的典型体征进行了完整的描述并发表，因此，这一综合征以其名字命名为唐氏综合征。唐氏综合征也被称为21三体，是一种由21号染色体的全部或部分第三拷贝的存在引起的基因疾病，它通常与身体发育迟缓、轻度至中度智力障碍和特征性头面部表现有关。全世界800个新生儿中约有1个为DS，其发生率占出生人数的1/800～1/600，占受孕人数的1/150。

（二）临床表现

（1）躯体外貌特征：扁平的脸和鼻梁、向上倾斜的杏仁状眼睛、短脖子、小耳朵、吐舌头、眼睛虹膜上有白点、小手小脚、断掌、小指向拇指弯曲、肌肉张力差或关节松弛、身高较矮。

（2）智力障碍：大多数DS患者有轻度（智商：50～69）或中度（智商：35～50）智力障碍，有些患者有严重（智商：20～35）智力障碍。

（3）运动发育迟缓：DS患儿粗大和精细运动功能发育迟缓，如患儿通常在8个月左右才会爬，独立行走的能力通常在21个月左右才会出现。

（4）言语功能障碍：10%～45%的患者说话口吃或语速过快且不规律，这使他们的讲话很难被理解。在 30 岁以后，有些患者可能会失去说话的能力。

（5）情绪障碍：患者会经历各种各样的情绪障碍，虽然患者通常都表现出快乐的情绪，但抑郁和焦虑的症状可能会在成年早期出现。

（三）临床分型

相比正常人，DS 患者的全部或部分细胞的 21 号染色体出现了额外拷贝。根据 21 号染色体额外拷贝存在形式，将 DS 表型分为常见的三种核型。

（1）三体型：DS 患者中 21 三体病例占比最高，约占 95%，此类患者的每个细胞均有 47 条染色体，其中 21 号染色体的额外拷贝来自母体，是由细胞分裂紊乱导致的。尽管 21 三体的发生是随机的，但随着孕妇年龄的增长，DS 患儿出生风险随之增加。

（2）易位型：DS 患者中易位占比 2.5%～5%，是发生在染色体近端着丝粒的一种相互易位，多为 D/G 易位。在易位型 DS 中，有 2/3 的案例中出现新的突变，而剩余的 1/3 案例中，易位载体来自母体。因此，通过亲本染色体分析可排除 DS 婴儿由平衡易位所导致。

（3）嵌合体型：单个受精卵的个体存在两个或多个不同的细胞系，称为嵌合体。在 DS 中，所有或部分细胞都包含 21 号染色体拷贝，而这个 21 号染色体拷贝直接影响了 DS 患者的生理发育和表型。在临床上，21 三体和易位型导致 DS 的表型都是相同的。然而，嵌合体所导致 DS 的表型，取决于正常细胞系的范围。

（四）伴随症状

（1）视力障碍：38%～80%的患者出现视力问题。其中 20%～50%的患者患有斜视；白内障发生率为 15%；青光眼也很常见。

（2）听力障碍：50%～90%的患儿有听力障碍，这通常是伴有积液的中耳炎导致的，发生率为 50%～70%。慢性耳部感染通常发生在出生后的第一年（40%～60%）。听力障碍是社交和认知能力发育迟缓的一个重要因素。

（3）心脏疾病：患有 DS 的新生儿患先天性心脏病的比例约为 40%，其中约 80%有房间隔缺损或室间隔缺损，其中房间隔缺损更为常见。

（4）癌症：患睾丸癌、急性淋巴细胞白血病和急性巨核细胞白血病的风险增加。

（5）内分泌障碍：20%～50%的 DS 患者会出现甲状腺功能障碍，其中甲状腺功能低下是最常见的形式。

（6）口腔问题：患有 DS 者往往更容易患牙龈炎、牙周病、坏死性溃疡性牙龈炎和早期牙齿脱落。

（7）生育障碍：男性患者通常不会生育孩子，而女性患者的生育能力则低于正常女性。据估计，30%～50%的女性具有生育能力。

（五）高危因素

增加患 DS 风险的一个因素是母亲年龄。35 岁或 35 岁以上怀孕的女性比更年轻怀孕的女性更容易在怀孕期间生育 DS 患儿。

（六）筛查与诊断

筛查测试与诊断测试可以在怀孕期间检测 DS。筛查测试可以告诉家属怀孕时患 DS 概率的高低。诊断测试可以检测出婴儿是否患有 DS，但它们对母亲和发育中的婴儿来说具有更高的风险。筛查测试和诊断测试都不能预测 DS 的全部影响。

（1）筛查测试包括血液测试和超声测试的组合。

（2）诊断测试通常在筛选测试呈阳性后进行，以确认 DS 的诊断，包括绒毛膜绒毛取样、羊膜穿刺术和经皮脐血取样。

（七）康复评定

根据患儿不同的功能及作业表现选择不同领域的评估工具，其中包括感觉统合能力、生活自理能力、粗大及精细运动能力、精神健康、情绪管理能力、社交能力、学习能力和工作技巧等。

（八）干预

（1）婴幼儿时期：帮助患儿达到相应的运动和认知发育里程碑；改善患儿进食困难（由于张力不足，脸颊、舌头和嘴唇肌肉无力并缺乏动作协调）；教授患儿游戏技巧，使孩子们在玩耍中学习。如抓放不同大小和形状的玩具，堆叠和构建积木；促进生活自理能力开始发展。

（2）学龄期儿童：①在课堂上提高精细运动技能的发展：教导孩子们学习书写、键盘输入和剪纸等；帮助患儿熟悉、掌握生活自理能力，包括如厕、洗手、穿衣等；②改善感觉统合障碍：患儿行为可能与他们的感官统合能力有关。例如，过多地把非食物的东西放进嘴里，对自己的身体在空间中的意识差，对物体施加太多或太少的力，或者不能忍受使用胶水或橡皮泥等体验；情绪和行为管理。

六、发育性协调障碍

（一）定义

儿童发育性协调障碍（developmental coordination disorder，DCD），是一种以运动协调能力障碍为主要特征的疾病，是一种常见的发育性障碍。DCD 的主要特征为儿童在学习运动技能时，表现为动作笨拙、身体不协调、学习速度明显落后于同龄儿童，并且这种障碍对其日常活动和学业成绩有显著影响。但在执行大动作和精细动作任务过程中，其运动协调能力显著落后于同龄儿童的一般水平。5～11 岁儿童的 DCD 患病率为 5%～6%，男女患病率比例为（2～5）：1。

（二）病因

DCD 的病因尚不清楚，通常没有其他医学疾病可以解释这类障碍。在某些情况下，DCD 可与其他疾病一起发生，如注意缺陷多动障碍或导致智力残疾的疾病。

（1）不典型性脑发育不良（atypical brain development，ABD）：脑早期发育不良导致了一系列的发育障碍，患儿具体的临床表现决定于脑发育损害发生的不同时间和严重程度。①早产、低出生体重等不良妊娠结局与 DCD 密切相关。早产儿弥漫性脑白质轻度发育不良，尤其是连接左右大脑半球的胼胝体与协调能力联系最为紧密，胼胝体发育不完善，会导致运动协调能力落后。②小脑的神经系统发育迟滞和血管分化减少等发育不良，可造成运动协调能力发育落后。③大脑神经纤维髓鞘化是脑细胞功能成熟的重要标志，孕晚期开始髓鞘化和有效突触连接形成是儿童运动协调发育的关键因素。大脑运动相关部位的发育不良，髓鞘化和有效突触形成受阻，子系统或信息处理发育不良，运动协调能力损伤随之产生。

（2）动态系统（dynamic system，DS）理论：强调环境因素对运动协调发育的重要性。脑发育不仅需要大脑生理上的完整性，更依赖于整个儿童发育期的经验、信息和环境刺激的作用。神经科学的发展认为脑发育对经验的依赖造就了脑的可塑性，因早产或低出生体重等导致的大脑生理发育不良，生后早期良性的环境可刺激大脑发育，促进运动协调能力得到正常发展。

（三）临床表现

（1）粗大运动控制障碍：动作节奏不佳、平衡功能障碍、难以完成整套动作、空间及本体感觉障碍、左右辨别障碍等。

（2）精细运动控制障碍：精细运动的问题也会在许多其他事情上造成困难，如使用筷子调羹、系扣子和鞋带、做饭、刷牙、剃须和书写等。

（3）发育性语言协调障碍：包括言语发育迟缓和发声器官控制障碍。说话或唱歌时，难以控制呼吸和抑制唾液。

（4）感觉统合障碍：可能对物理性刺激过度敏感或不敏感，如材质、光、声音和气味。可能表现为无法忍受某些质地（如砂纸或羊毛等某些织物），厌恶吵闹的音乐和嘈杂的环境。

（5）社会心理障碍：患有 DCD 的儿童在社会关系中可能存在较低的自我效能感和自我认知能力，有些表现出攻击性和多动表现。

（四）相关疾病及障碍

DCD 患儿多伴随以下症状及障碍。

（1）注意缺陷多动障碍。

（2）孤独症谱系障碍。

（3）计算障碍。

（4）书写障碍。

（5）阅读障碍。

（6）低肌张力障碍。

（7）语言学习障碍。

（8）视知觉障碍。

（9）胎儿酒精障碍谱系（fetal alcohol spectrum disorders，FASD）。

（10）发育性学习障碍。

（五）诊断

DCD 的评估通常需要发育史，详细描述重要发育里程碑的年龄，如爬行和行走。根据欧洲儿童残疾学会的建议，DCD 应该由一个多学科的专业团队进行诊断，包括儿童精神病学家、儿科医生、儿童神经学家、作业治疗师或物理治疗师。

根据《精神障碍诊断与统计手册》（第五版）（The Diagnostic and Statistical Manual of Mental Disorders 5th，DSM-Ⅴ），DCD 的诊断包括以下 4 条标准。

（1）考虑到儿童的实际年龄和技能学习与使用的机会，协调运动技能的获得和执行能力远远低于预期。表现为笨拙（如跌倒或撞到物体）及动作技能表现缓慢和不准确（如抓住物体、使用剪刀或餐具、书写、骑自行车或参加运动）。可使用儿童发育协调障碍评估工具辅助评估该标准。

（2）标准（1）中的运动技能缺陷严重且持续地干扰与实际年龄相适应的日常生活活动，并影响学习、工作和休闲娱乐。可使用发育性协调障碍问卷协助评估该标准。

（3）症状出现在发育早期。应该确定儿童运动发育的模式和轨迹，以确定早期是否存在运动迟缓。

（4）运动技能缺陷不能用智力残疾（智力发育障碍）或视力障碍更好地解释，也不能归因于影响运动的神经系统疾病（如脑瘫、肌肉营养不良和退行性疾病）。

（六）康复评定

（1）发育性协调障碍问卷（developmental coordination disorder questionnaire-revised，DCDQ-R）：是国际上公认的较好的筛查量表，主要包括精细动作、控制能力、协调能力等儿童功能性运动技能。量表共 15 个项目，每个项目 1～5 分。得分与协调能力呈正相关，适用于 5～15 岁儿童。

（2）儿童发育协调障碍评估工具（movement assessment battery for children，M-ABC）：是判定儿童运动能力是否正常的重要标准，也是临床和科研中评定 DCD 较权威的工具。儿童按照要求完成平衡能力、精细运动、协调能力等操作项目，根据得分情况评定是否为运动协调障碍。适用年龄为 3～16 岁。

（3）知觉效能和目标设定系统（perceived efficacy and goal setting system，PEGS）：是用于设立治疗目标及评估结局的评定工具。它体现以家庭为中心的康复干预理念，其核心原则是康复干预必须首先得到家庭的认可和儿童的意愿，促使儿童更积极主动地参与到相应的治疗中。还可帮助治疗师了解儿童感知他们日常活动能力的情况，并依此设立治疗目标，有利于最大限度地优化治疗结局，提高儿童的自我效能。

（4）智力和社会适应能力的测试：常用韦氏学龄前及幼儿智力量表（WPPSI）、韦氏儿童智力量表第 4 版中文版（WISC-Ⅳ）或联合型瑞文测验（combined Raven's test，CRT）。

（5）运动功能评定：常用粗大运动功能评定（GMFM）、精细运动功能评定（FMFM）和 Peabody 运动发育量表等。

（6）运动协调性评定：常用指鼻试验、指指试验、跟膝胫试验和轮替动作试验等。

（七）干预

（1）过程导向性干预法（process-oriented approaches）：以不典型脑发育不良为理论依据，针对完成动作所需的潜在加工处理过程或干预对象本身存在的与年龄不符，且与运动技能的执行和掌握密切相关的加工处理过程，包含感觉统合训练法和运动感觉训练法，干预集中在训练运动技能执行所需的各子系统和信息处理过程。

（2）任务导向性干预法（task-oriented approaches）：在 DS 理论出现后产生，该干预法关注目标动作的功能或组合而不管其处理加工的过程，强调训练儿童实际操作时表现出困难的动作，对具体动作进行解释、重新认识、提高认知和运动控制力，考虑儿童执行动作时的环境。

1）认知和日常动作技能导向训练法：通过对儿童日常生活的基本活动进行教学，使认知和日常动作技能在生活、学习、娱乐和体育运动中得到改善。

2）神经动作任务疗法：根据儿童神经系统正常生理功能及发育过程，运用诱导或抑制的手段使患儿逐步学会如何以正常的运动模式去完成日常生活动作的一系列治疗方法。

3）运动想象训练：让患儿根据正常动作模式反复在大脑中想象模仿、再现、唤起感觉的训练方法。

4）虚拟现实技术（virtual reality technology）：是借助虚拟现实技术进行康复干预的方法，是仿真技术与计算机图形学、人机接口、多媒体、传感和网络技术结合起来进行实时互动的交叉技术前沿的新技术。通过输入设备、输出反馈设备和输入技能，向计算机输送各种命令，由计算机生成实时动态三维立体逼真图像，将模拟环境、多感知、动作技能等反馈到患儿，进行反复的互动训练。对提高 DCD 患儿的运动协调功能正常化具有重要作用。

5）特定任务训练法：能提高 DCD 儿童的运动功能。

6）治疗师指导下的家长和教师干预法：是治疗师根据每个 DCD 儿童的特点，为儿童设定简单易行的治疗方法，指导家长和老师进行干预。

七、阅 读 障 碍

（一）定义

阅读障碍（dyslexia）是指个体在拥有正常智力、学习动机及平等的受教育机会等前提条件下，阅读方面出现异常困难，通常表现为词汇识别的准确性差和流畅性缺陷，并伴有较差的拼写能力和解码能力。阅读障碍不仅会造成患儿学业落后，还会对其认知、情感、社会性发展及职业生涯发展等多方面造成不良影响。国外报道，阅读障碍发生率在 5%～17%，男性患者较为多见，在拼音文字中，阅读障碍的发生率为 4%～9%。

（二）病因及高危因素

阅读障碍发病机制尚不明确，研究人员认为是由于遗传因素、神经发育、心理学等因素的交互作用，影响了大脑有效、准确地感知或加工言语及非言语信息所致的中枢神经系统发育障碍性疾病。

（1）遗传因素：阅读障碍的遗传度可达 40%～80%，阅读障碍先证者的一级亲属患阅读障碍的概率为 40%～60%。

（2）脑结构及功能的异常：阅读障碍患者在大脑左半球与阅读有关的部分显示较少的电信号，如额下回、顶叶下叶、颞中腹侧皮质。小脑理论认为，小脑控制的肌肉运动障碍会影响舌头和面部肌肉，导致一些流利问题。小脑同时也参与了一些任务的自动化，如阅读。

（3）基因环境相互作用：已经通过双胞胎研究进行了深入研究，环境和基因因素都有助于阅读能力的发展。在支持性的环境（如父母高学历、优质的教育资源）中，基因因素对阅读障碍的影响较大。在基因存在高危因素时，良好的环境因素能改善阅读障碍。

（4）语言：一种语言的复杂性直接影响学习阅读它的难度。

（三）诊断与临床表现

阅读障碍是学习障碍最常见的一种类型。美国 DSM-Ⅴ规定阅读障碍的诊断标准包括以下 4 点。

（1）学习和运用学习技能方面存在困难，至少存在下列症状之一，虽然针对这些困难进行过干预，持续至少 6 个月。①阅读单词时不准确或慢而吃力，例如，大声读单个词时不正确或慢而犹豫，常常猜词，难以读出词。②难以理解所读内容，例如，可正确地读出内容，但不能理解其顺序、关系、推论或更深层次的意思。

（2）受影响的学业技能显著地、可量化地低于个体实足年龄所应有的预期，并明显地妨碍学业或职业表现、活动或日常生活。且被个体的标准化成就测评和综合临床评估确认。17 岁以上患儿学习困难的病史可以用标准化测评代替。

（3）学习困难开始于学龄期，但直到对受损学习技能的要求超过了个体有限的能力时才可能完全表现出来，如规定时间的测试、在紧凑的期限内阅读或书写冗长的复杂报告、过分沉重的学业负担。

（4）学习困难不能用智力障碍、未矫正的视力或听力障碍、其他精神或神经性疾病、社会心理因素、对学习指导语言的不精通或缺乏适当的教育机会来解释。

阅读障碍患儿通常于小学阶段被发现，表现为学习字母-发音规则、单词解码、拼写存在显著困难，阅读速度慢、不准确、吃力，长时间的停顿或不能正确地分节等；朗读时漏字、添字、念错字、替换字；读错音调、读相似结构的音（如“狐”念“孤”），不能区分同音字、难以识别相近词等；对阅读内容进行总结、推理存在困难，常常需要反复阅读才能理解或找出重点。阅读障碍患儿出现其他学习障碍的风险亦增加，这类患儿整体成绩不佳，这对其自尊心、同伴关系、师生关系等多方面都可能产生不良影响，从而导致阅读障碍患儿上学动机下降，引发辍学。辍学后此类人群由于长期遭受各方压力，再获得成功的机会也较为渺茫，容易在心理上出现问题，甚至出现犯罪行为。

（四）临床分型

阅读障碍分为发育性和获得性。获得性阅读障碍发生在神经损伤之后，如创伤性脑损伤或卒中。获得性阅读障碍患者表现出一些与发展性阅读障碍同样的症状，但需要不同的评估策略和治疗方法。

（五）相关疾病和障碍

阅读障碍可与其他神经发育障碍性疾病（如注意缺陷多动障碍、发展性协调障碍、孤独症谱系障碍等）和精神障碍（如焦虑障碍、抑郁和双相障碍等）共患。研究报道20%～40%的阅读障碍共患注意缺陷多动障碍，同样 20%～40%的注意缺陷多动障碍也共患阅读障碍。50%以上的阅读障碍患儿共患发展性协调障碍，同样也有超过一半的发展性协调障碍患儿共患阅读障碍。孤独症谱系障碍共患阅读障碍的研究有限，其共患率为 6%～30%。另外，阅读障碍也与儿童、青少年自杀观念的形成及自杀企图风险增高有关。

（六）康复评定

（1）智力测试：常用韦氏幼儿智力量表中文版（WPPSI）或韦氏儿童智力量表第 4 版中文版（WISC-Ⅳ）了解儿童的智力结构情况。

（2）筛查：儿童汉语阅读障碍量表（dyslexia checklist for Chinese children，DCCC）由了解和熟悉学生的家长或老师根据被测评孩子的近期表现填写，用于了解小学三到五年级儿童汉语阅读行为与习惯。本表共包括 57 个条目，采用 5 级评分：1，从未出现；2，偶尔出现；3，有时出现；4，较常出现；5，经常出现。得分越高越严重。

（3）阅读学业成就测验：国际上常用的学业成就测验包括 Kaufman 教育成就测验（包括阅读、解码、阅读理解、数学应用、数学计算、拼写分测验）、广范围成就测验第 3 版（适用 5 岁以上儿童的阅读、拼写和数学技能）、Woodcock 及 Johnson 成套心理教育测验（测验 2 岁以上儿童的认知和学业成就能力）、韦克斯勒个别成就测验；普遍阅读能力测试工具有 Gray 诊断阅读测试第 2 版（Gray diagnostic reading testⅡ，GDRTⅡ）和 Stanford 诊断阅读评估。阅读能力的测验包括 3 分钟快速阅读、数字快速命名、词表朗读、汉字命名及流畅性阅读测验。语音能力的测验包括韵母判断、声调判断及音位删除。语素能力的测验包括语素辨别和语素产生测验。同时还可考查阅读障碍患儿的汉字识别能力、正字法意识和延迟抄写能力。

（4）视知觉评估：视知觉发展能力测试第三版（developmental test of visual perception-third edition，DTVP-3）由 Marianne Frostig 于 1966 年编订，Voress 于 2014 年修订，适用于 4～12 岁儿童，共包括手眼协调、复制、视觉图形背景、视觉完形及客体永存 5 个子测验，主要评估儿童的视知觉统合能力。视觉-运动统合发展测验（visual-motor integration，VMI）是由 Beery 设计的一种早期识别和预测儿童学习与行为问题的筛查工具，由 24 个从简单到复杂顺序排列的几何图形组成，适用于 2 岁以上的儿童和成人。主要目的是通过儿童临摹这些几何图形来评估他们的视觉运动整合能力，反映手眼协调状况，由此提供儿童学习和行为障碍的有关诊断依据。

（5）精神健康状况评估：通过家长和老师完成相关量表，以收集有关患者情绪和行为表现的信息。包括儿童行为评估系统（behavior assessment system for children，BASC）、优势与困难问卷（strengths and difficulties questionnaire，SDQ）和儿童焦虑相关情绪障碍筛查（screen for child anxiety related emotional disorders，SCARED）等。

（6）共患病的评估：阅读障碍常常会合并一种甚至多种发育行为方面的问题，因此，临床工作中不但要关注原发病，也要兼顾共患病，只有做到全面评估，才能正确诊断和治疗，使患儿获得长期良好的预后。

（七）干预

阅读障碍的语言特异性理论认为，阅读障碍来源于语言学层次的加工缺陷，阅读障碍者言语信息的表征和加工存在障碍，他们的其他认知能力和信息加工能力完整无损；阅读障碍的非语言特异性理论则认为，其根本原因在于非语言的听觉和视觉能力的损伤或发展不完善。

1. 语言特异性理论范畴的干预

（1）汉字字形加工干预：强调汉字的构造规则，并利用象形、指事、会意、形声四种构字法进行具体教学，让学生了解汉字的内部规则演变规律，利用形旁意识和声旁意识来识别汉字。

（2）语音意识和构词法的干预：语音意识在本质上是把字母和词的拼写转化为读音的能力，这种能力也被称为语音编码能力。构词法意识是语素构成词语的方法辨别能力。

（3）语义加工的干预：语义加工的基础是语素意识。语素意识是一种判断语言唯一性的能力，包括对词内在的语素结构意识及运用这种结构的能力。语素意识有利于单词的解码、拼写和词汇的记忆，同时有助于文章的阅读理解。

（4）阅读流畅性的干预：RAP 阅读加速度干预方案是一种针对阅读流畅性的计算机程序，儿童在计算机前进行操作和训练，并快速地回答问题，阅读加速度方案能提高阅读障碍儿童相关语言认知水平。重复阅读干预训练能够有效提高阅读障碍儿童的口语阅读流畅水平和非口语阅读流畅水平。

2. 非语言特异性理论范畴的干预

（1）知觉加工的干预：知觉是阅读的基础，早期发现阅读障碍儿童在知觉方面的缺陷，设计合适的矫正方案，对于阅读障碍儿童的干预效果会更明显。其中包括听觉（听音训练）、视觉（视知觉训练、智能学具、看记图形和单眼遮蔽训练等）和言语训练等。

（2）工作记忆的干预：阅读理解落后的患儿，存在着工作记忆的中央执行机制的缺陷，这一缺陷妨碍患儿对文章的理解。工作记忆训练对阅读障碍儿童的视觉押韵任务和阅读流畅性任务、阅读技能都有明显的干预效果。工作记忆训练程序通过言语、视觉和言语-视觉跨通道三种工作记忆广度训练任务，明显提高了阅读障碍儿童的数字广度。

（3）注意资源分配的干预：注意力分配障碍必然会导致在阅读理解文章时，不能根据阅读任务要求合理地分配注意资源，建构的文章表征层次性不清晰，导致记忆表征质量低下，阅读理解困难。文章标记作为注意分配的干预方式能提高阅读障碍儿童阅读理解水平。

3. 基于 PASS 理论的阅读补救训练 计划注意力同步连续处理模型（planning attention simultaneous successive processing model，PASS）是一个新的关于人类智力的概念化模型。PASS 核心加工机制包括计划、注意-觉醒、同时加工和继时加工四种成分。对阅读障碍儿童的基于 PASS 模型的干预会提高他们的阅读能力。PASS 阅读促进方案（PASS reading enhancement program）以 PASS 理论为基础，适用于需要提高阅读、拼写、理解等基本能力的阅读障碍儿童。阅读促进方案能提高阅读障碍儿童的词汇阅读能力、语音意识、正字法加工及同时性加工方面的水平。

八、脊 髓 损 伤

（一）定义

脊髓损伤（spinal cord injury，SCI）是由各种不同的创伤性和非创伤性损伤引起的脊髓结构或功能损害，造成损伤水平及以下运动、感觉和自主功能的改变。儿童创伤性脊髓损伤每年发病率为

（5.4～13.2）/100 万，非创伤性损伤发病率为（2.1～6.2）/100 万。

（二）病因及高危因素

1. 创伤性儿童脊髓损伤

（1）最常见的损伤机制是过伸展。脊柱过伸展时棘间韧带向前突出，椎管变窄；同时过伸展时脊髓随着脊柱节段间距离变短而缩短增厚。前纵韧带的撕裂，椎间盘与终板之间的剪切力作用，都可使椎体过度向后位移威胁到脊髓。

（2）其次是屈曲损伤。屈曲损伤多见于车祸的挥鞭样损伤。

（3）牵拉伤常见于车祸与舞蹈下腰动作，胸髓易受累。躯干上部向前，骨盆和躯干下部被安全带固定在座位上，从而对脊髓产生牵拉。由于肋骨夹板样的作用，在过度屈曲和伸展动作时胸髓在一定程度上被保护，然而对于轴向的牵伸力却缺乏必要的保护。

（4）脊髓周围血管少有侧支循环，特别是在 T_4～T_9，椎管最为狭窄，胸髓细长，血供不丰富，任何原因造成节段动脉的痉挛或卡压，减少或截断血流，都会导致脊髓缺血从而直接造成脊髓损伤。

2. 非创伤性脊髓损伤

（1）脊柱裂：是一种先天性缺陷，在妊娠早期胎儿发育时，脊柱和脊髓周围的膜闭合不完全。

（2）脊髓肿瘤：绝大多数（90%）脊髓肿瘤是神经胶质瘤，而且大多是恶性的。

（3）病毒性感染：脊髓灰质炎是一种由脊髓灰质炎病毒引起的传染病。约 70%的病例无症状，可能出现的轻微症状包括喉咙痛和发热。

（4）炎症：脊髓炎是指由于各种生物源性感染如病毒、细菌、螺旋体、立克次体、寄生虫、原虫、支原体等，或感染后、接种后所诱发的脊髓灰质和白质的炎性病变。

（三）临床表现

症状根据脊髓受伤的位置和损伤程度而有所不同。通过脊髓某一特定部位神经支配的一段皮肤称为皮节，而脊柱这一部位的损伤会导致相关部位的疼痛、麻木、感觉丧失和异常感觉（刺痛或灼烧感）。脊髓某一特定部位受神经支配的一组肌肉称作肌节，该部位的损伤会导致涉及这些肌肉的运动出现问题。肌肉可能会不受控制地收缩（痉挛）、无力或完全瘫痪。早期除肢体无力外，还出现肌张力降低、腱反射消失、病理反射阴性、弛缓性瘫痪（下运动神经元瘫痪）样表现，这种现象称为脊髓休克。脊髓休克期持续时间长短不一，可为数天至数周不等，一般为 1～2 周，少数可达数周。

不同阶段的损伤具有不同表现。

（1）颈段：颈段脊髓损伤会导致完全或不完全四肢瘫痪。根据创伤的具体位置和严重程度，可能保留有限的感觉和运动功能。颈椎损伤的其他症状包括心率低、血压低、体温调节障碍和呼吸功能障碍，如果颈部的损伤位置高到与呼吸相关的肌肉，患者可能无法在没有插管或呼吸机的帮助下呼吸生存。

（2）胸段：胸段脊髓损伤会影响躯干肌肉。T_1～T_8 水平的损伤导致无法控制腹肌，T_9～T_{12} 的损伤会导致躯干和腹肌控制的部分丧失，胸椎损伤同时引起截瘫。但上肢和颈部的功能不受影响。在 T_6 水平以上的损伤中，自主神经反射障碍（autonomic dysreflexia，AD）是一种典型的症状。在这种情况下，血压升高到危险水平，足以导致患者出现脑卒中。该症状是由于神经系统对刺激的过度反应，常表现为焦虑、头痛、恶心、耳鸣、视物模糊和皮肤发红等。

（3）腰骶段：腰骶段脊髓损伤会影响下肢、泌尿生殖系统和肛门的控制力下降。

（四）临床分型

（1）完全性脊髓损伤：损伤水平以下的运动功能和感觉功能完全丧失。

（2）不完全性脊髓损伤：损伤水平以下仍保留一些运动功能和感觉功能。

1）中央脊髓综合征（central cord syndrome）：是最常见的不完全性脊髓损伤综合征，发生在15%～25%的创伤性脊髓损伤患者中。顾名思义，这种综合征损伤了脊髓的中央部分。脊髓中央部位对上肢运动功能很重要，表现为上肢运动功能障碍严重于下肢运动功能障碍。

2）脊髓半切综合征（Brown-Séquard syndrome）：最常见于遭受穿透性脊髓损伤（如枪伤或刀伤）的患者。这种综合征影响脊髓的左侧或右侧，但症状可以影响身体的两侧。其特征是损伤同一侧出现本体感觉障碍，损伤对侧出现疼痛和体温觉障碍。

3）脊髓前索综合征（anterior cord syndrome）：是由脊髓前部受损或脊髓前动脉供血减少导致的。在损伤水平以下，运动功能、痛觉和温觉都会丧失，而触觉和本体感觉正常。

4）脊髓后索综合征（posterior cord syndrome）：仅脊髓后部受到损伤，这种罕见的综合征导致损伤水平以下本体感觉丧失，而运动功能、痛觉、温度觉和触觉正常。

（五）相关疾病与障碍

（1）脊柱侧弯：是儿童脊髓损伤最常见的并发症。由于儿童骨骼发育尚未成熟，几乎所有的脊髓损伤患儿均会出现脊柱侧弯。年龄＜1 岁的患儿发生脊柱侧弯的风险是年长儿童的 3～7 倍。

（2）髋关节半脱位或脱位。

（3）骨质疏松：由于脊髓损伤后骨形成与骨吸收的不平衡，患儿骨密度可能会不同程度降低。一般将儿童骨密度的 Z 值＜–2 定义为骨密度降低，将 Z 值＜–2 且 10 岁前曾骨折过 2 次或以上及 19 岁前骨折 3 次或以上定义为骨质疏松症。主要发生在负重关节，如胫骨骨折和股骨骨折。

（4）神经源性膀胱：脊髓损伤通常发生在颈髓及胸髓，排尿反射完整，创伤后失去上运动神经元支配的膀胱会形成神经源性膀胱。虽然存在节律性不自主收缩，但却不能完全排空。

（5）痉挛。

（6）自主神经功能紊乱：51%的 T_6 及以上脊髓损伤患儿可能会出现自主神经功能紊乱，特别是那些完全性损伤者。儿童较成人血压低，静息心率高，与年龄、体质量指数、损伤节段和程度均有关。

（7）其他：肌肉萎缩、压疮和泌尿系统感染等。

（六）诊断

使用 X 线、CT 扫描或 MRI 进行评估可以确定脊柱是否受损及其位置。其中 MRI 能最详细地显示身体组织结构，因此 MRI 是脊髓损伤诊断的金标准。

（七）康复评定

（1）确定脊髓损伤水平及严重程度：常用美国脊髓损伤学会（American Spinal Injury Association，ASIA）制订的受损水平确定表对脊髓神经受损水平进行确定。需注意确定受损水平时，该平面关键性肌肉的肌力必须为≥3 级，该平面以上关键性肌肉的肌力必须≥4 级，评定时需同时检查身体两侧的运动损伤平面和感觉损伤平面，并分别进行记录，T_2～L_1 节段因运动损伤平面难以确定，主要以感觉受损平面来确定受损水平。常用 ASIA 的损伤分级来确定脊髓损伤严重程度。A：完全损伤，S_4～S_5 无感觉和运动功能；B：不完全损伤，损伤水平以下，包括 S_4～S_5 有感觉功能但无运动功能；C：不完全损伤，损伤水平以下，运动功能存在，大多数关键肌肌力＜3 级；D：不完全损伤，损伤水平以下，运动功能存在，大多数关键肌肌力≥3 级；E：正常，感觉和运动功能正常。

（2）脊髓休克的评定：球海绵体反射是判断脊髓休克是否结束的指征之一，此反射的消失为休克期，反射的再出现表示脊髓休克结束。但需注意的是正常人有 15%～30%不出现该反射，圆锥损伤时也不出现该反射。

（3）运动功能的评定：主要包括肌力的评定和肌张力的评定。其中肌力的评定常用的为 SCI 学会提出的运动评分（motor score，MS）法或称运动指数评分法，最高分左侧 50 分，右侧 50 分，共 100 分，评分越高肌肉功能越佳；肌张力的评定主要有改良 Ashworth 分级和 Clonus 分级等。

（4）感觉功能的评定：采用 ASIA 感觉指数评分（sensory index score，SIS）评定感觉功能。

（5）反射的评估：包括球海绵体反射及其他神经反射和病理反射。

（6）日常生活活动能力的评定：常用截瘫改良巴氏指数评定表及四肢瘫功能指数（QIF）评定表来评定患儿的日常生活活动能力，用功能独立性评定量表（functional independence measure，FIM）来评定患儿的独立生活能力。

（八）干预

（1）急性期康复治疗：主要采用床边训练的方法，防止失用综合征，为以后康复创造条件。应注意康复训练需视患儿病情给予适当强度，防止运动过度，影响病情。具体内容包括保持良好的体位、防止压疮、坐起训练、站立训练、关节被动活动训练、主动运动训练、物理因子治疗、其他如针灸和推拿等。

（2）恢复期康复治疗：恢复期时患儿的感染症状已基本消失，遗留各种功能障碍，应根据评定结果制订康复计划，具体内容包括肌力训练；坐位训练；转移训练；轮椅训练；站立、步行训练；物理因子治疗；日常生活能力训练；其他如中医针灸、按摩推拿，神经肌肉电刺激及中频电刺激等。

（3）家庭康复治疗：在完成医院的康复计划后，应坚持患儿在家中的康复训练，并定期随访。

九、创伤性脑损伤

（一）定义

创伤性脑损伤（traumatic brain injury，TBI）是一种非退行性后天性脑损伤，由头部或身体受到外界暴力引起正常脑功能损伤。TBI 对儿童的功能影响可能不同于成人，因为儿童的大脑仍在发育中，症状可能不会立即表现出来。儿童 TBI 是一种慢性疾病过程，症状可能会随着时间的推移而改变。全球儿童创伤性脑损伤发病率为（47～280）/10 万，其中 0～4 岁儿童发病率较高（1256/10 万），男孩创伤性脑损伤发病率普遍高于女孩。

（二）病因及高危因素

小儿创伤性脑损伤的原因是多种多样的，而且似乎因年龄而异。美国疾病控制与预防中心（CDC）确定了以下导致 0～14 岁儿童和青少年创伤性脑损伤的主要原因。

（1）跌倒（50.2%）：多见于学龄前儿童。

（2）受到撞击或打击（24.8%）。

（3）运动及交通事故（6.8%）：多见于学龄期儿童和青少年。

（4）袭击（2.9%）。

（5）其他（15.3%）。

（三）临床表现

每个 TBI 患儿的症状和体征均不同，取决于大脑损伤的部位和程度、损伤发生的年龄、发病前的功能情况和受影响的功能领域（如运动、认知、语言和感觉）。创伤性脑损伤的影响可能是暂时的，也可能是永久性的，没有两个孩子表现出相同的情况。

（1）躯体功能：直肠和膀胱功能障碍、意识水平的变化（从短暂失去意识到昏迷）、头晕头痛、易疲倦、上下肢运动功能障碍、平衡障碍、协调障碍、呕吐感和癫痫等。

（2）感觉功能

1）听觉与前庭觉：暂时性或永久性听力丧失、耳鸣、失去姿势的稳定性、对声音敏感、眩晕等。

2）视觉：对颜色、形状、大小、深度和距离的辨别障碍，视力下降、复视、对光敏感和视野缺损等。

3）其他感觉：味觉丧失、嗅觉识别障碍和触觉敏感等。

（3）认知功能

1）注意力：注意力转移障碍、选择障碍、持续注意力障碍和注意力范围减小。

2）执行能力：决策障碍、缺乏灵活性、目标设定障碍、启动和自我监督障碍、判断障碍、计划与组织障碍等。

3）信息处理（information processing）：反应慢和处理速度降低导致混淆。

4）记忆和学习：短期记忆缺陷、工作记忆缺陷和难以从记忆中检索信息和。

5）元认知（metacognition）：缺乏对自己的优点、缺点、能力和问题情况等的洞察力。

6）其他认知障碍：定向力障碍、空间认知受损会影响导航和步行移动的能力。

（4）言语功能：难以发起对话和保持话题、使用非语言沟通的能力受损、难以理解抽象的语言、使用不连贯的语言、难以理解书面文字、韵律障碍和语言失用症、失音和发声困难等。

（5）进食和吞咽功能：吞咽困难和误吸等。

（6）行为和情绪：躁动、好斗、焦虑、冷漠、失眠或嗜睡、抑郁症、难以识别自我和他人的情绪、自我调节能力差等。

（7）婴幼儿的表现：注意力的变化、饮食或喂养习惯的改变、玩耍的变化（如对喜爱的玩具或活动失去兴趣）、睡眠习惯的改变、易怒、持续哭泣、嗜睡、对光线或噪声敏感和走路不稳等。

（四）临床分型

（1）轻度创伤性脑损伤：意识丧失＜30 分钟，损伤开始 30 分钟后儿童格拉斯哥昏迷评分（GCS）为 13～15 分，外伤性健忘症（post traumatic amnesia，PTA）持续不超过 24 小时。可根据是否在 CT 扫描或 MRI 上看到颅内异常（如挫伤或脑内出血）分为复杂性和非复杂性轻度创伤性脑损伤。

（2）中度创伤性脑损伤：意识丧失和（或）PTA 持续时间 1～24 小时，GCS 评分为 9～12 分。

（3）重度创伤性脑损伤：意识丧失持续时间＞24 小时，PTA 持续时间＞7 天，GCS 评分为 3～8 分。

（五）诊断

诊断基于损伤情况、临床依据和神经检查，如检查瞳孔是否在光线下正常收缩，并配合格拉斯哥昏迷评分。神经影像学有助于确定诊断、预后和决定给予何种治疗。在紧急情况下首选的是 CT：快速、准确且被广泛使用；MRI 比 CT 能显示更多细节，并能增加关于预后的信息。

（六）康复评定

（1）意识障碍评定：创伤性脑损伤后会发生各种异常意识状态，准确判断创伤性脑损伤患儿的意识状态直接影响治疗策略的选择，因此准确区分患儿处于何种意识状态相当重要。

1）昏迷：创伤性脑损伤患儿可有持续数周的昏迷，表现为无意识运动、观察不到睁眼及自主行为反应，但多在损伤后 2～4 周脱离昏迷。

2）植物状态（vegetative state，VS）：指尽管无意识，但保存自主调节功能（循环和温度等）

及睡眠-觉醒周期的状态。持续性植物状态（persistent vegetative state，PVS）指植物状态持续 1 个月以上。

3）微意识状态（minimally conscious state，MCS）：指患儿是觉醒的，可显示波动的可重复的意识征象，这些患儿可表现出情感和定向行为反应。

（2）创伤性脑损伤严重程度评定：创伤性脑损伤严重程度主要通过意识障碍的程度反映，昏迷的程度和持续时间是判断创伤性脑损伤严重程度的指标。

1）PVS 疗效临床评分量表：行为学观察是发现创伤性脑损伤患儿意识迹象的主要手段，该量表应用 5 项临床评分（肢体运动、眼球运动、听觉功能、进食、情感）对 PVS 患儿量化疗效。

2）格拉斯哥昏迷量表（Glasgow coma scale，GCS）：国际上普遍采用 GCS 评分来判断急性损伤期的意识状况。

3）昏迷恢复量表（coma recovery scale，CRS）：为创伤性脑损伤后意识障碍的鉴别诊断、预后评估及制订合理治疗计划提供依据。该量表由 6 个分量表，共 23 个条目组成，包括听觉、视觉、运动、口部活动、交流和觉醒功能。

（3）认知及知觉评定：创伤性脑损伤患者可以表现出不同类型和程度的认知、知觉障碍。主要包括意识改变、记忆障碍、听力理解异常、空间辨别障碍、失用症、忽略症、体象障碍、皮质盲和智能障碍等。

（4）感觉功能评定：通常需要评定浅感觉、深感觉和某些特殊感觉，如视觉等。

（5）运动功能评定：患儿可表现多种多样的运动障碍。肌张力异常会影响运动控制，肌力下降、关节活动受限会影响运动功能。此外还有平衡与协调障碍、共济失调、震颤、运动反应迟钝等。目前肌张力评定最常用的量表是改良 Ashworth 痉挛评定量表，常用的肌力测定方法有徒手肌力测试（manual muscle test，MMT）、等长肌力测试（isometric muscle test，IMMT）、等张肌力测试（isotonic muscle test，ITMT）、等速肌力测试（isokinetic muscle strength test，IMT），共济运动较常用的评定方法有指鼻试验、对指试验、轮替动作等。

（6）日常生活活动能力评定：患儿多伴有认知障碍，所以在评定日常生活能力时，宜采用包含有认知项目的评定，常用的量表有改良 Barthel 指数（MBI）和功能独立性评定（Wee-FIM）。

（7）情绪与行为评定：明确患儿情绪和行为障碍，提供针对性治疗方案，促进患儿更好地进行人际交往。

（8）环境评定：环境因素可同时对患儿参与生活和学习的情况产生阻碍或促进作用。明确环境因素对患儿产生的影响，选择适宜的环境改造，帮助患儿更好地融入正常的生活环境。

（七）干预

1. 急性期康复治疗

（1）早期康复的时机：一般而言，一旦患儿病情（包括基础疾病、原发疾病、合并症、并发症等）稳定 48～72 小时后，颅内压持续 24 小时稳定在 2.7kPa（20mmHg）以内，即使患儿仍处于意识尚未恢复的状态，也应考虑康复介入。

（2）营养支持疗法：给予创伤性脑损伤患儿高蛋白、高热量饮食，避免低蛋白血症，提高机体免疫力，促进创伤及神经组织修复和功能重建，当患儿逐渐恢复主动进食时，应鼓励和训练患儿吞咽与咀嚼。

（3）良肢位摆放：让患儿处于感觉舒适、抗痉挛和防止挛缩的体位。头的位置不宜过低，以利于颅内静脉回流；偏瘫侧上肢保持肩胛骨向前、肩前屈、肘伸展，下肢保持髋、膝微屈，踝中立位。要定时翻身以预防压疮、肿胀和挛缩。可使用气垫床和充气垫圈预防压疮、呼吸道感染、深静脉血栓形成等的发生。

（4）尽早活动：创伤性脑损伤患儿一旦生命体征稳定，应尽早帮助患儿进行肢体主被动运动和床上简单的生活自理活动等。可应用起立床对患儿进行训练，逐渐递增起立床的角度，使患儿逐渐适应，预防直立性低血压、骨质疏松及尿路感染等并发症。

2. 恢复期康复治疗

（1）运动功能训练：上肢运动功能训练主要包括肩肘关节的训练和手部训练。其中包括肩关节和肘关节的活动，仰卧位前屈上肢，并向不同的方向移动。坐位直臂前屈、外展外旋等。加强腕关节屈伸及尺桡偏训练，加强掌指、指间关节各方向的活动及对掌、对指等活动。加强手的灵活性、协调性和精确动作训练，如拍球、投环、写字和梳头等。关节挛缩和肌痉挛是影响运动功能的重要因素，常用的治疗方法有抗痉挛体位和手法牵伸应用、被动活动与主动参与、矫形支具的应用，必要时行手术治疗。

（2）认知障碍的康复：创伤性脑损伤患儿经常伴有记忆困难、注意力不集中、思维理解困难和判断力降低等认知障碍。设计针对性的认知游戏，最大程度地恢复及发展患儿的认知水平，让患儿能更好地参与到日常生活活动和学习任务中。

（3）日常生活能力训练：利用环境改造的方法使患儿能够适当参与生活自理。如提供转移板，帮助患儿学习从床上转移到椅子上。

（4）睡眠干预：睡眠障碍会引起患儿不良的情绪和行为障碍。睡眠-唤醒周期受到脑损伤和住院环境的影响出现紊乱，建立一个始终如一的就寝和起床习惯是很重要的。必要时，可采取药物介入。

（5）生产性活动：患儿应该有机会以某种方式从事适合恢复阶段的生产性活动。选择合适的活动应考虑患儿的年龄、兴趣、动机和已储备的知识。这些活动应该被分级，以便活动能保持对患儿的最适挑战。

（6）游戏：游戏包括在孩子的每日时间表中，如形状和颜色匹配游戏、吹泡泡、拼图游戏、听有声读物、折纸等。

（7）心理康复：创伤性脑损伤患儿大多会出现各种心理及情绪问题，应指导家长针对患儿不同的心理状态进行相应的心理护理和行为矫治。健康的家庭环境，增加与同龄儿交往，以及尽早进行心理行为干预是防治心理行为疾病的关键。

3. 后遗症期康复治疗

（1）宣教：是延续康复最为现实、最为可靠的方法。指导家属正确的肢体功能位摆放及维持性训练方法、辅助器具的正确使用方法和日常活动能力训练方法等，让家属在医院治疗之余自行给患儿进行康复训练，可明显增强康复效果。

（2）日常生活能力训练：利用家庭或社区环境继续加强日常生活活动能力的训练，强化患儿的自我照料生活等能力，逐步与真实社会环境直接接触，学习乘坐交通工具、购物等。

（3）辅助器具的使用：有些患儿需要应用矫形器改善功能，对运动障碍患儿可使用各种助行具；自理生活困难时，可能需要各种自助辅具。

（4）继续强化认知、心理等功能训练：恢复期康复治疗基础上继续加强患儿认知和心理等功能训练，使患儿增强信心，尽快重返家庭和社会。

4. 预防创伤性脑损伤

（1）采取措施预防交通事故、跌倒或高处坠落是关键。

（2）加强监视，当孩子在危险区域活动时要全程陪同。

（3）确保活动区域地面柔软，没有危险的障碍物。

（4）做好家庭安全防护措施，如窗台、阳台或楼梯的护栏要足够高，以防孩子坠落。

（5）孩子参加体育运动时要做好防护，必要时戴上头盔。

十、烧　伤

（一）定义

烧伤（burn）是指由热液、火焰、高温物体、蒸汽、电、化学物质等引起的皮肤或其他组织损害，是儿童意外伤害的第二大常见原因，其发生率不仅与儿童本身年龄、性别、环境、行为等因素有关，还与父母的社会经济地位和受教育程度等相关。大多数儿童烧伤（60%）是由厨房或浴室烫伤引起的，而 25%的患儿是由火焰引起的，10%是由接触热物体引起的，其余 5%是由电或化学作用引起的。

（二）临床表现及分类

大部分的烧伤患儿由于肿胀、疼痛、瘢痕增生、挛缩、制动等，发生不同程度的功能障碍和毁形，如肌腱挛缩、关节脱位、运动功能障碍、日常生活能力障碍、心理障碍等。

（1）烧伤深度评估：根据烧伤患儿的临床表现和症状，采用三度四分法评估烧伤深度（表 21-10-1）。结合皮肤受损的层次和严重程度将烧伤深度分为Ⅰ度、Ⅱ度（浅Ⅱ度、深Ⅱ度）、Ⅲ度。

表 21-10-1　三度四分法

烧伤深度		累及范围	外观	感觉	愈合时间
Ⅰ度（红斑性）		表皮层	局部红斑，轻度红、肿、热、痛，无水疱，红肿，干燥	疼痛	3～6 天痊愈、脱屑、无瘢痕
Ⅱ度（水疱性）	浅Ⅱ度	真皮浅层，累及生发层，甚至真皮乳头层	水疱较大，红肿、创面湿润，创底艳红、并有红色颗粒或脉络网状血管网	剧痛、感觉过敏	如无感染 1～2 周痊愈，不留瘢痕
	深Ⅱ度	真皮深层	水疱较小，创底微湿润或红白相间，有时可见红色小点或细小血管枝，水肿明显	剧痛、感觉迟钝	一般 3～4 周痊愈，常遗留轻重不等的瘢痕
Ⅲ度		表皮、真皮及皮下组织的全部，以及肌肉、脂肪甚至骨骼	常无水疱，呈白色、焦黑或褐色，干燥、皮革样，可能伴有焦痂	无痛感，局部麻木	因皮肤全层坏死，故无法自愈

（2）烧伤面积评估：对于大面积比较规则的烧伤采用 Lund-Browder 图表法（表 21-10-2）；对于散在不规则的烧伤，推荐使用手掌法。

表 21-10-2　Lund-Browder 图表法评估烧伤面积（%）

烧伤面积	＜1 岁	1～5 岁	5～10 岁	10～14 岁	＞14 岁
头	9.5	8.5	6.5	5.5	4.5
颈	1	1	1	1	1
躯干	13	13	13	13	13
上臂	2	2	2	2	2
前臂	1.5	1.5	1.5	1.5	1.5
手	1.25	1.25	1.25	1.25	1.25
股	2.75	3.25	4	4.25	4.5
腿	2.5	2.5	2.5	3	3.25

续表

烧伤面积	<1 岁	1~5 岁	5~10 岁	10~14 岁	>14 岁
足	1.75	1.75	1.75	1.75	1.75
臀	2.5	2.5	2.5	2.5	2.5
会阴部	1	1	1	1	1

注：表中所列值是身体一个表面和单个肢体，前后体表面积计算值是相等的。

（3）烧伤严重程度评估：综合年龄、烧伤深度、面积、机制、解剖部位及并发症，将烧伤总体严重程度分为轻、中、重和特重度（表 21-10-3）。

表 21-10-3 烧伤严重程度评估标准

严重程度	烧伤总面积（%）	Ⅲ度烧伤面积（%）	严重程度	烧伤总面积（%）	Ⅲ度烧伤面积（%）
轻度烧伤	<5	0	重度烧伤	16~25	<10
中度烧伤	5~15	<5	特重度烧伤	>25	≥10

注：凡有以下合并症者均应归在重度烧伤内：①头面颈部烧伤：肿胀压迫呼吸，毁容；②会阴部烧伤：易创面感染，会阴瘢痕粘连；③吸入性损伤：如有气道梗阻或下气道损伤者应立即行气管内插管或气管切开；④手烧伤：易产生瘢痕挛缩屈曲畸形；⑤合并重伤：脑、胸、腹重伤，骨折，肾衰竭等。

（三）伴随症状

（1）心血管系统障碍：毛细血管渗漏综合征（CLS）、高代谢状态、间质性水肿等。
（2）呼吸系统障碍：呼吸道水肿、吸入性损伤、CO 中毒等。
（3）胃肠道功能障碍：胃排空减少、胃溃疡形成及出血等。
（4）肾功能障碍：急性肾损伤、药物清除率的改变等。
（5）肝功能障碍：药物代谢的改变、凝血障碍等。
（6）神经肌肉系统障碍：乙酰胆碱受体的上调等。
（7）免疫系统：屏障功能下降（皮肤与胃肠道）、免疫抑制等。

（四）康复评定

（1）病史资料：由病例记录或家属访谈可获得。包括烧伤发生的日期、原因、并发症和现阶段医疗处理措施等。

（2）伤口评定：包括身体表面烧伤面积百分比估计、伤口的深度、伤口的位置及分布。

（3）水肿评定：急性期患儿因有敷料覆盖，很难精确评定水肿及四肢周径，治疗师学会目测标记患儿身体水肿处。在不影响医疗情况下，使用布尺测量。

（4）瘢痕评定：常用温哥华瘢痕量表（Vancouver scar scale，VSS），主要评定瘢痕与正常皮肤的分别。内容包括色泽、血液循环、柔软度及厚度 4 项。总分 15 分，得分越低，提示瘢痕增生程度越轻。

（5）运动功能评定：包括肌力、关节活动度、手功能、ADL 等方面评定。

（6）心理评定：烧伤事件体验、医疗处置常导致患者害怕、无助和恐惧等心理活动。详细观察患儿的情绪、行为和疼痛忍受等反应。

（五）干预

1. 急性期（住院期间）的康复计划

（1）良肢位摆放：为了避免关节挛缩的产生及减轻水肿，在卧床或休息时间，肢体的摆放应在能对抗挛缩及促进血液回流的位置。一般而言，都摆在伸直、外展、抬高的姿势。使用特定支具弥补一般体位摆位的不足。

（2）运动疗法：运动不仅可维持关节的活动度，避免挛缩发生，更可促进血液循环，减轻水肿，增强造血功能，使患儿保持体能状况，增强痊愈的能力。

（3）健康教育：对家属及患儿进行烧伤康复知识教育。包括创面愈合过程、瘢痕生长过程出现的症状及干预手段。让患儿和家属建立信心、积极参与康复。

2. 恢复期（出院后）的康复计划

（1）良肢位摆放：同急性期。

（2）矫形器的应用：此时期之支具功能除了协助维持姿势、预防挛缩外，更重要的目的在于矫正畸形。此外，支具的穿戴可对烧伤瘢块施予压力，减少瘢痕过度增生。

（3）运动疗法：此时期除了继续急性期的运动疗法外，对挛缩关节或组织则需要加以被动牵伸。此外，亦可适时给予阻力性运动，以增强肌力，并增进主动关节的活动度。

（4）瘢痕治疗：目前认为最安全及最有效的方法为“压力治疗”，指利用各种可提供压力的材料（如弹性压力衣、束套、硅胶垫、塑料面具等），加压于痊愈的伤口处，以抑制肥大瘢块的增生。一般而言，烧伤伤口痊愈后，应立即穿戴弹性压力衣，理想压力为 25mmHg。患儿应 24 小时穿戴（沐浴、清洁或涂抹润滑油时除外），并持续一年以上，确定瘢块成熟不再增生为止。

（5）日常生活能力训练：根据患儿的需求进行 ADL 训练。

（6）环境与辅具：可利用辅具及环境改造提供患儿的日常生活独立能力和社会参与能力。

3. 儿童烧伤的预防

（1）普及儿童烧伤的相关知识：利用多种方式向大众普及预防儿童烧伤知识，提高防范意识，避免烧伤发生。

（2）提供安全生活环境：在住宅配备火灾烟雾探测警报器、灭火器、灭火毯或自动喷水灭火系统以防止居家火焰烧伤；使儿童避免接触温度≥50℃的热液，以防止被热水烫伤；将日常生活中各种可能导致烧伤的危险器皿置于稳妥处，防止儿童接触和碰翻致伤。

十一、手　外　伤

（一）定义

手是人类进行日常生活和从事生产劳动的重要器官，较其他部位的暴露机会多，因此损伤的发生率较高，其发病率约占创伤总数的 1/3 以上。儿童手外伤（hand injury）是儿童创伤急诊求医常见原因。最常见儿童手外伤包括指尖损伤、指骨骨折、肌腱损伤和手部烧伤。

（二）常见受伤原因

（1）锐器伤最多见，约占 30.7%，其中玻璃割伤占 40%。

（2）挤压伤次之，约占 23.6%，以门挤压伤为主，占挤压伤的 42%。

（3）砸伤约占 17.2%，其中多见石头、砖头或铁锤砸伤。

（4）机械绞伤约占 12%。

（5）其他：主要包括车祸伤、动物咬伤、跌伤和爆炸伤等。

（三）临床表现

儿童手外伤的症状因损伤类型、深度、严重程度和部位而异，常见症状如下。

（1）指尖损伤：指尖挤压伤通常是由车门或房门造成的，是一种常见的儿童手部损伤，常伴有远节指骨骨折、远节手指离断、甲床撕裂伤和甲下血肿等。

（2）骨折：大约20%的儿童手外伤是骨折，包括无位移性骨折和位移性骨折。指骨基部骨折是儿童手部最常见的骨折类型，其次近、中节指骨颈骨折也是典型的儿童手外伤。

（3）肌腱损伤：导致主动关节活动范围丧失，而被动关节活动度正常。

（4）关节脱位：触痛、畸形、肿胀和变色、活动范围增大。

（5）烧伤：触痛或麻木、畸形、变色、组织丢失、皮肤组织改变、发红、起疱、组织焦痂等。

（四）诊断

（1）询问病史：通过访谈获得详细的损伤机制、相关临床症状，如感觉异常或无力可提示神经损伤。应该记录下孩子的利手（3岁左右发展利手）、作业活动、运动、音乐和职业目标等信息。

（2）物理检查：如通过肿胀、挫伤和相关触诊定位骨折或韧带损伤位置。

（3）影像学检查：如果怀疑有骨折或脱位的风险，则需要X线成像检查；超声检查有助于确认肌腱和韧带等软组织损伤。

（五）康复评定

手功能评估工具可分为客观和主观两种，客观评估工具是由医务人员对患者手部的活动、肌力、感觉等进行测量然后通过转换和计算，客观地反映其功能状况；主观评估工具也称患者自评工具，是由患者对其功能状态进行主观量化的评价，以此来反映其手功能。

1. 客观评估工具

（1）运动功能测量：如美国手外科学会推荐的总主动活动度测定法（total active movement，TAM），将掌指关节、近指间关节、远指间关节主动屈曲度之和，减去各关节主动伸直受限程度之和，即为该手指总的主动活动度。活动范围正常为优，TAM大于健侧的75%为良，大于50%为可，小于50%为差，一般用于肌腱损伤患者的手功能评估。

（2）感觉功能测量：包括多种形式，如触觉、温度觉及本体感觉等的测定。温斯坦增强感觉测试（Weinstein enhanced sensory test，WEST），由塞姆斯-温斯坦单丝测试（Semmes-Weinstein monofilament test，SWMF）发展而来，用于测量患者的触觉阈。

2. 主观评估工具

（1）上肢功能评估表（disabilities of arm，shoulder and hand，DASH）：用于测量手外伤患者整体的活动能力和症状的严重程度。

（2）美国密歇根州手功能评估问卷（Michigan hand outcomes questionnaire，MHQ）：是应用最为广泛的手功能评估工具之一。该问卷分为6个维度37个条目，包括整体手功能、日常生活活动、疼痛、作业能力、外观及患者对手功能的满意度。

随着医学模式由生物医学向生物-心理-社会医学的转变，对手功能的评估也逐渐由生理层面的评估上升为对身体结构、身体功能、活动能力和社会参与的全面评估。

（1）身体结构和功能：身体结构是身体的解剖部位，如器官、肢体及其组成成分；身体功能是身体各系统的生理功能，其中包括心理功能。

1）外观形态：主要是通过视诊、触诊及患者的动作，由检查者评价其手部的解剖完整性，有无瘢痕、畸形等。

2）运动功能：包括上肢的肌力、关节的主动和被动活动范围、手的灵巧性及协调性等。

3）感觉功能：包括浅感觉（痛觉、触觉、温度觉）、深感觉（震动觉、位置觉、运动觉）和复合感觉（二点辨别觉、粗、滑、质地、形状、轻重辨别觉）。

4）电生理功能：包括电诊断、肌电图等。

5）心理功能："身体"指作为一个整体的人的机体，包括大脑，因此精神或心理功能也属于身体功能的亚类。

（2）活动：是由个体执行一项任务或行动，代表了功能的个体方面。

1）日常生活活动：是儿童为了维持生存及适应生存环境而每天反复进行的、最基本的、具有共性的活动。包括洗澡、如厕、穿衣、进食、移动、个人修饰等。

2）功能性活动：是为了维持日常生活而有目的地进行的家庭或社会活动，较日常生活活动具有更复杂的性质。

3）休息与睡眠：是为了获得有效休息和睡眠的活动，用以支持健康和作业活动。

4）学习与娱乐：学习是参与教育或与教育相关的活动；娱乐是在学习、自理及休息时间之外，任何自发性的或有组织的可提供娱乐或乐趣的活动或游戏。

（3）参与：是儿童投入到一种生活情境中，代表了功能的社会方面。包括在社区、家庭和其他人群（同龄人、朋友）中的角色适应、相互交流及活动参与。

（六）干预

（1）辅具的应用：通过使用辅具增加患儿在日常生活活动中的独立性。

（2）压力治疗：利用相关治疗方法改善肿胀和瘢痕。

（3）脱敏疗法：降低因神经损伤造成的感觉异常。

（4）活动的适应性调整：为了在家庭、学校或休闲娱乐活动中改善作业表现，调整或改变作业活动的执行方式。

（5）功能性活动训练：利用具有治疗性的自理活动、学校活动或休闲活动来增加患儿独立性和参与性。

（6）书写训练：训练书写相关的基础能力，如对指捏力、感觉和手腕灵活度等，改善患儿书写能力。

（7）关节保护：在日常活动中，利用支具保护受损的关节以增加患儿社会参与。

（8）主被动关节活动度训练：用于改善患儿手部主被动关节活动范围、肌力和耐力。

（9）感觉再教育：在神经损伤后用于重新学习感觉的治疗技术。

（10）宣教：教授患儿及家属关于损伤的基本情况，以及如何在家中完成治疗项目。

总　结

1. 本章节归纳了临床相关的儿童疾病知识，能有效帮助作业治疗师完成初次评定、目标设定和治疗方案的制订。

2. 列举了各个疾病相关的作业治疗评估和干预策略。

第二十二章　远程医疗

学习目标

读完本章后，读者将能够：

✓ 叙述远程医疗在作业治疗领域的发展。

✓ 说明作业治疗在远程医疗中的应用情况。

✓ 评价作业治疗师在远程医疗中的角色和作用。

第一节　远程医疗的介绍

COVID-19 大流行是一场全球健康危机，对全球个人、家庭和社区的生活、健康和福祉造成深远影响。如此广泛的疫情与不良的身心健康后果有关，需要为受 COVID-19 影响的人提供康复和作业治疗服务。这些人包括从 COVID-19 中康复的患者，生活在身体社会隔离中的家庭成员，以及在大流行期间为患者和护理人员提供密集护理而不堪重负的医疗保健专业人员。

在此背景下，国际上促进和扩大了远程医疗，以降低传播风险并提供关键支持。这种服务提供模式可以大规模应用，以改进国家和国际应急反应和危机干预。然而，当大流行发生时，大多数国家缺乏授权、整合和报销远程医疗服务的监管框架。

鉴于如此广泛的人群需要康复和心理问题干预，作业治疗师呼吁倡导康复服务，为远程医疗服务开始做准备，并为所有社区利益攸关方，包括残疾儿童、患者、家属和因 COVID-19 而处于隔离状态的人员，提供心理健康服务。

在这一章中，笔者将从全球的角度分享远程医疗在作业治疗中的应用，以及远程医疗在中国的发展潜力。

第二节　作业治疗中的远程医疗

2018 年，美国作业治疗协会（AOTA）发布了一份关于在作业治疗实践领域远程医疗应用的意见书。意见书中还讨论到远程医疗作为一种服务提供模式中作业治疗师的资质、道德规范和监管问题。

电信和信息技术推动了远程医疗的发展。远程医疗作为一种新兴医疗保健模式，涵盖了医疗保健服务、健康信息和健康教育。AOTA 将远程医疗（telehealth）定义为通过信息通信技术（information and communication technology，ICT）提供的集评估、咨询、预防和治疗为一体的服务模式（表 22-2-1～表 22-2-3）。

表 22-2-1　远程医疗技术的概览

同步模式：视频会议	非同步模式
·同步模式使患者与远程医疗机构之间通过交互式音频和视频方式实时交换健康信息。多个视频会议软件都符合 HIPAA 标准，可供使用。软件常用的功能包括屏幕共享、屏幕注释和文字聊天。其他功能包括远程遥控患者的摄像机，以便作业治疗师根据需要改变摄像机角度或“放大” ·同步模式的优点：在各种环境中都能应用（如家里、工作单位、社区）；基础设备要求低，设备和连接的成本低 ·同步模式的缺点：存在隐私、安全和私密泄露风险；缺乏基本设备条件时不能进行（如高速互联网、宽带接入、带宽不足）；住房公共费用缴纳（如住宅服务、宽带费用）；声音或图像质量不能满足需求；患者对视频会议技术的体验及相关专业知识匮乏	非同步模式远程医疗，通常称为存储和转发数据传输，包括视频剪辑、数字图像、虚拟技术和其他形式的电子通信。使用非同步模式，数据包括家庭环境记录和环境改造建议；基于记录数据的工作站配置建议；以及通过观看安全视频和图像，进行评估和干预

表 22-2-2　同步和非同步模式远程医疗

远程监护技术	传感器技术
·通过远程医疗技术提供服务的作业治疗师可以利用数字或移动设备。这些设备包括可穿戴设备（如 Apple Watch、Fitbit）和家用设备（如 AMC Healthcare Console）。这些设备可以让作业治疗师在不同的环境下进行监护并提供服务。这些技术能让作业治疗师在线上对患者的作业表现进行评估并对治疗和环境给出适当的建议 ·远程监护技术能让作业治疗师了解患者在真实生活场景下的作业活动，并根据其作业表现情况制订出适当的干预及治疗措施。总之，作业治疗师可以为有行动不便的患者及有认知障碍的患者制订个性化治疗服务，以便帮助他们能够更加独立地生活	·传感器技术能够检测和响应来自个人或物理环境的输入或刺激。传感器技术包括一些数字或移动医疗设备（如可穿戴设备）、游戏系统、虚拟现实（VR）、增强现实、物联网及传感器驱动的环境和个人辅助技术（如通过亚马逊的 Echo 和 Echo Dot 的 Alexa、谷歌的 Home 和 Home Mini） ·虽然传感器技术并不包含在远程医疗服务模式中，但向作业治疗师远程传输实时数据（同步）或传输作业治疗师用于监测和调整患者的治疗过程的记录数据（异步）将构成在远程医疗服务提供模型中传感器技术应用的部分。治疗师可以在远程医疗服务模型中使用传感器技术，为建立“智能家庭”提供干预措施、家庭锻炼项目或咨询，以提高在患者各种环境下的独立性和作业表现 ·虚拟现实通常指使用计算机硬件和软件创建的交互式模拟，为用户提供机会，让他们参与到看起来和感觉上与现实世界的物体和事件相似的环境中。作业治疗师在进行评估和提供干预时，可以使用带有 VR 技术的远程医疗服务提供模式。结合虚拟现实技术的远程医疗已在脑卒中康复中得到应用。VR 技术已经应用到对创伤性脑损伤患者进行评估，对电动轮椅使用者进行训练，并对帕金森病患者进行康复治疗

表 22-2-3　远程医疗技术

技术类型	举例	考虑因素
同步的	· 医疗健康视频会议软件（如 Vsee Zoom，Doxy.Me） · 消费者高清电视视频会议 · 电话/POTS · 带有商业视频会议的远程医疗网络系统 · 传感器技术（将实时数据传输给远程治疗师）	· 保密性（安全、隐私） · 完整性（防止未经授权用户更改的信息） · 可用性（信息、服务） · 成本效益比高 · 社会经济考虑 · 利用现有基础设施（设备和人员） · 技术连接要求（如宽带、T1 线路） · 声音和图像质量 · 设备可访问性
非同步的	· 移动信息传递 · 来自可穿戴设备或远程患者监控设备的数据 · 数字图像、视频或文件 · 传感器技术（向远程治疗师提供存储和转发数据）	

续表

技术类型	举例	考虑因素
同步（交互式）或非同步（存储和转发数据）	· 远程监控技术 — 家庭监控系统/设备 — 传感器/可穿戴技术 · 传感器技术 —远程使用游戏和 VR 系统/设备	

改编自 Cason J.Telerehabilitation：an adjunct service delivery model for early intervention services.Int J Telerehabil，2011，3（1）：24，19-30.POTS：普通老式电话服务；VR：虚拟现实。

远程康复归属于远程医疗领域内，是专门用于提供康复和适应性训练的信息及通信技术的应用。然而，远程医疗能很好地体现作业治疗的服务范围，并且是美国各州和联邦政策中常使用的术语。基于以上原因，远程医疗是通过信息和通信技术提供作业治疗服务中推荐使用的术语。

第三节　作业治疗中远程医疗的使用

作业治疗的首要目标是通过作业活动的参与来支持人们融入生活，从而为有与残疾相关或非残疾相关的其他需求的客户提供适应训练、康复、健康福祉促进服务。这一目标的实现有赖于作业治疗过程的各个方面，包括评估、干预、促进或维持个人、群体和大众的健康与参与。

作业治疗远程医疗服务可以分为同步和非同步两种模式。同步模式通过在真实环境下使用交互式技术实现；非同步模式通过储存转发技术实现治疗师与客户之间的沟通交流（表 22-2-3）。作业治疗师通过使用远程医疗为有需要的，而物理距离相对较远的客户在其生活、工作、学习和娱乐的场所提供服务。在 COVID-19 大流行期间，远程医疗模式成为医疗健康服务提供的主要方式。

远程医疗服务提供模式的优点包括增加了客户获得服务的机会，特别是客户居住在偏远的或服务匮乏的地区、增加了客户在线下无法获得专业服务提供者或专家服务的机会，避免了接受医疗服务中一些不必要的延误、促进专业实践者通过远程咨询分享专业知识。以下是一些通过远程医疗提供作业治疗服务的例子。①评估患者因素、活动需求、表现技巧、表现模式、情境和环境；②促进作业表现、日常生活活动和工具性日常生活活动的参与；③提升健康和福祉、角色能力、幸福感和生活质量。

鉴于远程医疗服务提供模式的可变性和适当性，治疗师应该根据自身的临床推理和专业判断为客户提供个性化服务。表 22-3-1 中列举了在作业治疗实践领域远程医疗的应用。

表 22-3-1　远程医疗在儿童作业治疗中的案例

病例	远程医疗在作业治疗过程中的应用	治疗内容和结果
Angela，10 岁，有脊柱裂等的复杂病史。她在家和社区中的行动能力非常有限。虽然她可以通过驱动电动轮椅在镇上行驶和参加家庭活动，但这辆轮椅对她来说太小，功能较差。Angela 的上肢肌力和关节活动度的下降，导致她不能很好地在轮椅上重新调整体位，并且正确地进行重心的转移	Angela 在长途旅行和保持坐位方面有困难。她和妈妈约见了附近诊所的 OT，同时，与在异地具有电动轮椅专业知识的 OT 使用符合 HIPAA 标准的视频会议软件远程参与了作业治疗会议。远程 OT 为她们提供座椅系统框架、机动性能、底座和配件及资助政策方面的咨询服务	在与 Angela 和她的母亲交流并看了 Angela 目前的轮椅后，远程 OT 推荐了更合适的电动轮椅 在得到监管机构的批准后，远程 OT 使用符合隐私的视频会议软件来指导轮椅交付、安装，评估安装情况，向 Angela 提供关于在社区和家庭中使用轮椅的方法和建议 Angela 受益于无须长途旅行的远程服务。当地 OT 获得了更多关于电动轮椅的知识

续表

病例	远程医疗在作业治疗过程中的应用	治疗内容和结果
Alex，7 岁，是一名小学生，被诊断为痉挛型脑瘫。Alex 目前每周在学校接受 45 分钟的作业治疗，作为 IEP 的相关服务，以支持学业表现 Alex 通常在学校上课，但由于最近的一次手术，目前正在接受短期的家庭教学服务。手术后的恢复期，Alex 将离开教室 7～8 周，在此期间将接受学业辅导服务	为了无缝地为 Alex 提供作业治疗服务，团队建议 Alex 在 7～8 周接受远程作业治疗服务。因为学校的 OT 熟悉远程医疗的使用，并且也有软件和硬件条件，以及确认远程医疗的隐私、安全、道德和其他后勤等条件都有相应的保障。通过远程医疗提供的作业治疗干预包括每周家长、学生和 OT 之间的咨询交流；每周虚拟会话 45 分钟。学生家长在整个远程治疗过程中都在场。OT 确保每个远程医疗课程至少有 5 分钟的咨询时间，包括讨论学生的进步和家庭计划的实施	远程医疗服务提供模式使 Alex 能够在家期间通过 ICT 继续接受作业治疗服务。OT 在学校大楼里见到 Alex 的时间和日期与他之前安排的时间一致，避免了任何对日程的干扰。家长满意度很高，家长积极参与治疗课程 Alex 在工具使用（如剪刀、胶水棒、铅笔）、书写、识字和自我照顾（如穿、脱外套）方面表现出功能上的改进 8 周后，他重新回到学校上学，技能没有减退
18 岁的 Jane 是一名大一新生。COVID-19 大流行以后，她一直在家中上网课。虽然她性格外向，喜欢运动，对新的大学生活感到兴奋，但长时间的网络学习，与社会的隔离对她的身心健康造成了影响。她出现了抑郁和焦虑症状，影响了她的睡眠和日常活动，她无法按时上课，与同学疏远，不能完成作业 但由于疫情影响 Jane 难以预约治疗，远程医疗被推荐为首选干预方式	Jane 使用视频会议与 OT 进行互动，以确定和实施治疗方案。OT 要求 Jane 完成一周的活动安排日志。Jane 和 OT 共同监督日志的完成情况，确定了参加的课程、完成作业和在线课程的提升。他们讨论了住宿的方案，制订用于学业和机动的时间。OT 给了职业发展方向；合理安排全天的活动；使用 iPad 进行身体锻炼；并采用抗压力管理来解决焦虑。讨论了几种要使用的技术工具和应用程序用于时间管理。Jane 和 OT 每周使用虚拟平台见面	通过远程医疗提供作业治疗服务使 OT 能在能力建设框架下，对 Jane 制订和实施有效的治疗策略。结果，她以及格成绩完成了这学期的课程。OT 的治疗使 Jane 生活能力得到加强，还启发她的计划执行能力，并在危急时培养坚强的性格及解决问题的能力

注：虽然在各案例中没有明确说明，但建议在美国的作业治疗师根据以下步骤进行作业治疗远程医疗服务的提供。这些步骤可以根据各国的法律和专业要求进行修改：

- 审查可能影响使用信通技术提供服务的国家远程医疗法律和条例。
- 浏览《国家作业治疗实践法》和作业治疗专业委员会的网站，获取关于利用远程医疗在国内提供作业治疗服务的指导性方针。
- 向患者所在国家和地区的作业治疗许可委员会咨询，以进一步阐明与远程医疗有关的政策。
- 向费用支付者查询远程医疗报销和文件要求。
- 向医疗事故保险公司确认医疗事故保险是否为 ICT 提供了相同的保险范围。

一、基于信息和通信技术的评估：远程评估

信息和通信技术的发展使远程评估（tele-evaluation）成为可能。许多研究都应用了远程医疗进行作业治疗领域的评估，如认知筛查和咨询服务、手功能评估、淋巴水肿评估、轮椅使用、居家评估、设备适用性评估、家庭环境改造和人体工效学评估。

临床思维指导治疗师选择适当的信息和通信技术对患者的作业活动、患者因素、表现技巧和模式、情境和环境方面进行评估。当进行远程评估时，作业治疗师应当考虑评估工具的信效度。

研究人员对作业治疗实践者使用的评估工具进行信度的评价，并发现如下几个评估工具在远程使用时具有可信性。

（1）蒙特利尔认知评估（Montreal cognitive assessment）。

（2）简易精神状态量表（Mini-Mental State Examination）。

（3）功能性触及测试和欧洲脑卒中量表（functional reach test and European stroke scale）。

（4）科尔曼生活技能评估和加拿大作业表现测量量表（Kohlman evaluation of living skills and canadian occupational performance measure）。

（5）起立-行走计时测试（timed up and go test）。

（6）功能独立性测试（FIM）、Jamar 握力测量（Jamar dynamometer）、普雷斯顿捏力计（Preston pinch gauge）、九孔插板测试（nine-hole peg test）和帕金森统一评分量表（unified Parkinson's disease rating scale）。

（7）关节炎的人体工效学评估工具（ergonomic assessment tool for arthritis）。

在某些情况下，评估过程可能需要评估人员如护理人员和其他卫生专业人员进行现场评估（如居家环境评估、轮椅和座椅的评估等），并将评估结果传送给进行远程医疗的治疗师。

当使用远程医疗模式进行评估时，作业治疗师应当考虑到患者的医疗照护需求、患者的偏好、远程医疗技术的可获取性及评估结果的解读能力。治疗师在实施评估时应当遵循评估工具使用的相关法律法规和要求。如果在远程评估中需要对评估工具或实施方案进行修改，治疗师应当在评估结果中进行记录，并在评估结果的解读中进行相关说明。

有证据表明，当远程医疗是在合理的临床推理和伦理判断的基础上，患者可以在不需要由远程治疗师面对面见到的情况下得到有效的治疗。作业治疗师可能会综合考虑而决定患者是需要进行面对面的评估或是一种混合评估的方式（即评估的某些部分通过远程进行，某些部分通过面对面进行）。由于与远程医疗相关的知识和技术在近几年内得到快速的发展，治疗师应当通过查阅最新的文献研究，不断更新知识储备，为患者提供紧跟时代发展的远程评估。

二、基于信息和通信技术的治疗：远程干预（teleintervention）

远程医疗可用于提供具有预防性、适应性或康复性质的干预措施。在计划或实施以信息和通信技术为基础的远程治疗时，需要考虑如下几点因素。

（1）技术的实用性及作业治疗师和患者的选择。

（2）完全通过远程医疗或以混合模式进行远程干预的安全性、有效性和质量保证。

（3）患者对通过远程医疗的模式进行治疗的接受程度。

（4）患者预期的结果，包括他们对所接受的治疗的想法。

（5）保险。

（6）遵守国家医疗保健法律、法规和政策，包括专业培训、资格和许可证要求。

三、基于信息和通信技术的咨询：远程咨询

远程咨询（teleconsultation）是一种虚拟咨询，包括以下几点。

（1）远程服务的提供者和接受者，以及适当的护理人员。

（2）远程服务的提供者和本地服务提供者（如治疗师、可持续性医疗设备供应商、义肢矫形师、医生），以及远程服务接受者和相关护理人员。

（3）仅有远程服务的提供者和本地服务提供者，无远程服务接受者。

远程咨询是一种利用信息和通信技术获取健康和医疗信息或建议的服务模式。远程咨询被用于克服美国各地各种康复专业人员的缺乏。例如，尽管作业治疗师与患者之间存在一定的物理距离，但治疗师可以通过使用具有视频会议功能的计算机软件，远程访问患者所在当地临床医生的计算机系统，对患者的义肢设备进行评估，并给出合理化调整的建议。同样，Schein 等证实了远程坐席专家和当地治疗师在评估轮椅处方时进行远程咨询有着积极的效果。

此外，远程咨询可用于进行居家安全和家庭环境改造评估、预防和健康服务、人体工效学咨询、

接受全髋关节和全膝关节置换术的患者入院前咨询，以及慢性病患者的团体支持。在儿科领域，远程咨询已被用于治疗患有复杂喂养障碍的儿童，促进脑瘫儿童的协调和运动控制，支持有复杂医疗需求的儿童的学校服务，并为孤独症幼儿的照顾者提供作业治疗方面的指导。

四、基于信息和通信技术的监护：远程监护

远程监护（telemonitoring），或远程患者监护（remote patient monitoring，RPM），通常用于慢性疾病管理的医疗模式中，涉及传输患者的生命体征（如血压、心率、血氧含量）和其他健康数据（如血糖水平、体重、ADL 表现、跌倒事件），以供临床医生复查和确保及时的监护。这种类型的监护可以防止健康危机、减少急诊室的使用和住院，并可以促进健康和福祉。

作业治疗师可以在跨专业团队中使用远程监护进行慢性疾病管理。治疗师可以使用信息和通信技术来监护患者以下信息。

（1）对干预方案的依从性。

（2）ADL。

（3）认知状态的改变。

（4）跌倒风险。

目前正在研究可穿戴设备和基于家庭传感器监测系统对髋部骨折的老年人进行监护，以辅助老年人在家中有效安全地进行 ADL 的训练。作业治疗师可以利用远程监护帮助患者达到预期的目标。此外，远程监护可以为作业治疗师提供患者在自然环境下作业表现的相关信息和问题。

第四节　作业治疗远程医疗的注意事项

一、专业资质和行业道德

作业治疗师的专业资质和行业道德要求治疗师在其各自的能力水平和专业领域范围内提供服务。《作业治疗行业道德准则》明确了以远程医疗模式提供作业治疗服务时，作业治疗师所必须遵守的安全指南和实践原则。在 COVID-19 大流行期间，美国各州对通过远程医疗模式提供作业治疗服务的规定各不相同，因此各州作业治疗远程医疗的具体实施要求也各不相同。AOTA 编制了一份美国各州作业治疗法规、条例和各州作业治疗许可委员会所采用的立场声明的图表。然而，远程医疗可能不是以患者需求为中心提供服务的最佳方式。美国作业治疗师在提供远程医疗服务之前必须联系其所在州的发证机构，并且根据各个地区的相关政策原则，遵守职业道德规范和各地的监管要求。

《作业治疗行业道德准则》第 4B 条规定指出，作业治疗师应该“根据作业治疗接受者的需求，为他们提供合适的评估和治疗计划”。这一要求强调作业治疗师应该考虑通过远程医疗模式提供评估和治疗服务是否能满足患者的需求，以及这一服务提供模式是否是基于患者目前的情况下所采取的最佳方案。

作业治疗师应该根据临床思维和道德推理来指导选择合适的远程医疗服务，从而确实地评估和解决患者的需求。作业治疗师在提供远程医疗服务模式时，应该考虑其安全性、有效性和恰当性。当患者在进行某些私密性的作业活动时（如穿衣、沐浴、如厕），治疗师需要特别注意避免患者在未穿衣服或其他不方便的状态下将其身体暴露在摄像机前。治疗师可以通过观察患者穿着紧身衣或泳衣参与到作业活动中，或根据照顾者的报告，来关注患者在不同情境下的个人因素和表现技巧，从而在遵守行业道德准则的基础上解决患者所关注的问题。

作业治疗师应该掌握相关硬件、软件使用和其他技术应用的知识，并且在出现技术问题时，能得到相关技术部门的支持。作业治疗师要利用循证文献、导师指导和继续教育来保持和提高在作业治疗中使用远程医疗技术的能力。

二、远程医疗技术的监管

不论采用何种监管方法，都必须遵守国家相关的法律和法规、关于作业治疗学生和人员的特定机构指南，如《作业治疗服务的监管、角色和职责》和《作业治疗行业道德准则》。在监督和指导下，远程医疗可被使用来支持在偏远或农村地区工作的作业治疗师和学生。可能会影响监管模式和监督频率的因素包括患者需求的复杂性、患者数量和多样性、作业治疗师和作业治疗师助手的专业能力、实践环境的种类、实践环境的要求及其他相关监管要求。

总　结

1. 远程医疗是一种利用信息和通信技术为物理距离相隔较远的患者与治疗者提供健康相关服务的模式。AOTA 指出作业治疗师可以使用同步或非同步的 ICT 为物理距离较远的患者提供评估、咨询、预防和治疗服务。使用远程医疗服务模式的作业治疗师必须遵守所有实践标准和要求，如《作业治疗行业道德准则》和《作业治疗实践标准》；遵守国家和各省市的相关法律法规，从而确保作业治疗师的专业素质和能力，以及患者的健康和福祉。

2. 作业治疗师在提供远程医疗服务模式时，应该考虑通过远程医疗服务的评估或干预是否最符合患者的需求，以及是否是根据患者目前的情况和治疗师的能力提供最合适的服务方法。作业治疗师应该根据临床思维和道德推理来指导选择合适的远程医疗服务，从而确实地评估和满足患者的需求。

3. 远程医疗并不是新的技术。它起源于美国，并在几十年来在全球社会得到有效实施。当谈及远程医疗时，我们通常只考虑到技术。但是医疗健康是以人的需求为本的行业。我们可以在任何地方购买技术，但关键的不同之处在于人。正是在技术中赋予了人性，才让远程医疗更为与众不同。

4. COVID-19 的大流行对全世界个人、家庭和社区的生活、健康和福祉都产生了深远影响。初创公司总裁 Jack Miner 在 2020 年 TED 演讲（2020 年 8 月 7 日）中谈到了 COVID-19 大流行会导致远程医疗的加速发展，以及它在推动未来医疗卫生发展中的作用。温斯顿·丘吉尔在第二次世界大战后组建联合国时曾说过一句名言："永远不要浪费一次好的危机。"当世界从危机中复苏时，作业治疗师会做一些以前从未想过要做的事。而这就是现今医疗服务提供模式所处的阶段。试想如果治疗师把在电脑上浪费的时间转变成与患者沟通的时间，这将能弥补包括作业治疗师在内的医疗专业人员的短缺问题，并能在 2030 年实现提供高质量的康复服务的医疗目标。如果我们应用远程医疗向资源有限的地区提供服务，那么残疾儿童及其监护人可以通过智能手机获得作业治疗服务。这将缩减他们从预约到接受治疗的时间。同时远程医疗还要经受 COVID-19 带来的严峻挑战，即心理健康问题、焦虑、抑郁和不断攀升的青少年自杀率。

5. 不要重蹈历史覆辙。让医疗系统尽可能高效、方便和可获取。医疗卫生尽管很复杂，但远程医疗已被证明具有可行性、有效性、高效率和可持续性。作为一名专业人员，我们了解到由于 COVID-19 大流行对人们造成的影响，包括但不限于资源的获取、日常生活活动、交流、流行性、社会孤立、流离失所、心理健康和福祉。作业治疗师深明保持身体和心理健康的必要性，所以，作业治疗师需要把握住让作业治疗服务于大众的机会。

参考文献

国务院办公厅，2021-12-31. 国务院办公厅关于转发教育部等部门“十四五”特殊教育发展提升行动计划的通知. [2022-09-03]. http://www. gov. cn/zhengce/zhengceku/2022-01/25/content_5670341. htm.

彭梦思，刘胜锋，张凯，等，2021. 作业治疗在新生儿重症监护病房的应用现状. 中国康复医学杂志，36(7): 896-904.

严朝珊, 彭娟, 韩平, 2020. 5～21 岁儿童和青少年作业治疗实践指南(一). 康复学报, 30(6): 421-433.

燕铁斌, 章马兰, 于佳妮, 等, 2023. 国家标准《功能、残疾、健康分类的康复组合评定》践行指南. 中国康复医学杂志, 38(6): 724-729.

中华医学会儿科学分会康复学组，中国康复医学会物理治疗专委会，2021. 中国神经重症儿童的亚重症康复管理专家共识(2021). 中华危重病急救医学, 33(10): 1165-1174.

Anderson T, Perlman M R, 2019. Therapeutic interpersonal skills for facilitating the working alliance//Working Alliance Skills for Mental Health Professionals. Oxford: Oxford University Press: 43-68.

Ayhan A B, Aki E, Mutlu B, et al., 2015. A study of conceptual development and visual perception in six-year-old children. Perceptual and Motor Skills, 121(3): 832-839.

Bryant-Waugh R, 2019. Feeding and eating disorders in children. Psychiatr Clin North Am, 42(1): 157-167.

Case-Smith J, O’Brien J C, 2015. Occupational Therapy for Children and Adolescents. 7th ed. Clay: Mosby.

Ferreira M, Howell R, 2023. Occupational Therapy for Children with DME or Twice Exceptionality: A Practical Approach to Support High Learning Potential, Sensory Processing Differences and Self-Regulation. London: Routledge.

Hauber M, Millholen A, Kiely J, et al., 2020. Frames of reference for Pediatric Occupational Therapy. Philadelphia: Lippincott Williams & Wilkins.

Hemphill-Pearson, Barbara J. 2019. Assessments in occupational therapy mental health: An integrative approach. 3rd ed. San Francisco: Slack Incorporated.

Hochhauser M, Wagner M, Shvalb N, 2023. Assessment of children’s writing features: a pilot method study of pen-grip kinetics and writing surface pressure. Assistive Technology, 35(1): 107-115.

Holmes J, Holmes J, 2014. John Bowlby and Attachment Theory. London: Routledge.

Ingersoll B, Dvortcsak A, 2019. Teaching Social Communication to Children with Autism & Other Developmental Delay: The Project ImPACT Manual for Parents. New York: Guilford Press.

Kramer P, Hinojosa J, Howe T H, 2020. Frames Of Reference for Pediatric Occupational Therapy. Fourth Edition. China. Alphen aan den Rijn: Wolters Kluwer.

附录一　专业词汇表

附录二　本书 PPT